护理学基础理论与临床应用

主编 温率 靳燕燕 张莉 董玉聘
洪倩 刘晓妮 王冬冬

黑龙江科学技术出版社
HEILONGJIANG SCIENCE AND TECHNOLOGY PRESS

图书在版编目（CIP）数据

护理学基础理论与临床应用 / 温率等主编. -- 哈尔滨：黑龙江科学技术出版社，2023.2

ISBN 978-7-5719-1794-4

Ⅰ．①护… Ⅱ．①温… Ⅲ．①护理学 Ⅳ．①R47

中国国家版本馆CIP数据核字（2023）第029048号

护理学基础理论与临床应用
HULIXUE JICHU LILUN YU LINCHUANG YINGYONG

主　编	温　率　靳燕燕　张　莉　董玉聘　洪　倩　刘晓妮　王冬冬	
责任编辑	陈兆红	
封面设计	宗　宁	
出　版	黑龙江科学技术出版社	
	地址：哈尔滨市南岗区公安街70-2号　邮编：150007	
	电话：（0451）53642106　传真：（0451）53642143	
	网址：www.lkcbs.cn	
发　行	全国新华书店	
印　刷	黑龙江龙江传媒有限责任公司	
开　本	787 mm×1092 mm　1/16	
印　张	24.5	
字　数	618千字	
版　次	2023年2月第1版	
印　次	2023年2月第1次印刷	
书　号	ISBN 978-7-5719-1794-4	
定　价	238.00元	

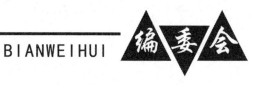

主　编

温　率　靳燕燕　张　莉　董玉聘

洪　倩　刘晓妮　王冬冬

副主编

邢亚芹　马荣荣　陈　丽　李　楠

高　爽　张　岩

编　委（按姓氏笔画排序）

马荣荣（聊城市人民医院）

王冬冬（锦州医科大学附属第一医院）

邢亚芹（枣庄市滕州市北辛街道社区卫生服务中心）

刘晓妮（烟台毓璜顶医院）

李　楠（曹县人民医院）

张　岩（河北省中医院）

张　莉（山东省枣庄市妇幼保健院）

陈　丽（广东省社会福利服务中心/广东江南医院）

洪　倩（巨野县北城医院）

高　爽（荆楚理工学院附属中心医院/荆门市第二人民医院）

董玉聘（曹县人民医院）

温　率（招远市人民医院）

靳燕燕（山东省枣庄市中医医院）

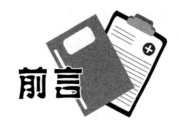

前言

护理工作是医疗卫生事业的重要组成部分，在保护和增进人类健康事业中扮演着重要角色。随着社会的进步、科学技术的发展，基础医学和临床医学得到了快速发展，护理学的整体水平也随之得到了迅速提高，护理内容和护理范畴已由过去单纯的疾病护理转变为以人为中心、以护理程序为框架的责任制整体护理，且护理工作内容划分也越来越精细。同时，越来越多的新理论、新知识、新技术被运用到了护理领域，大大丰富了护理学的内容，加速了护理事业的发展。因此，为了将优质护理服务及最新的护理技术运用到临床中，快速减轻患者的痛苦，满足临床护理工作的需要，我们组织相关专家编写了《护理学基础理论与临床应用》一书。本书编者均由从事一线工作的护理工作者担任，在编写过程中参阅了国内外大量最新、最权威的相关文献，希望对护理工作者、护理教育者有所帮助。

本书先介绍了护理学基础知识、手术室护理及血液透析室护理；后围绕临床各科室疾病展开了详细叙述，主要包括护理诊断、护理目标、护理措施等内容。本书从临床护理的实际出发，内容涵盖临床多个学科，兼顾科学性、指导性、可操作性，充分吸收了近几年的护理新理论、新知识和新技术，紧密联系临床实际，对各专科疾病的一般护理、常用诊疗技术护理配合等进行了总结提炼，适合临床护理人员、进修人员、医学院学生学习，也可供护理专业研究生参考使用。

由于编者编写时间仓促和经验有限，书中存在的不足和错误之处恳请各位同仁予以指正，以便进一步修订完善。

《护理学基础理论与临床应用》编委会
2022 年 12 月

目录

第一章

护理学基本理论

第一节 系 统 理 论

一、系统理论的产生

系统作为一种思想,早在古代就已萌芽,但作为科学术语使用,还是在现代。系统论的观点起源于 20 世纪 20 年代,由美籍奥地利理论生物学家路·贝塔朗菲提出,1932－1934 年,他先后发表了《理论生物学》和《现代发展理论》,提出用数学和模型来研究生物学的方法和机体系统论概念,可视为系统论的萌芽。1937 年,贝塔朗菲第一次提出一般系统论的概念。1954 年,以贝塔朗菲为首的科学家们创办了"一般系统论学会"。1968 年,贝塔朗菲发表了《一般系统论——基础、发展与应用》。系统论主要解释了事物整体及其组成部分间的关系及这些组成部分在整体中的相互作用。其理论框架被广泛应用到许多科学领域,如物理、工程、管理及护理等,并日益发挥重大而深远的影响。

二、系统的基本概念

(一)系统的概念

系统是由相互联系、相互依赖、相互制约、相互作用的事物和过程组成的,具有整体功能和综合行为的统一体。各种系统,尽管它的要素有多有少,具体构成千差万别,但总有两部分组成:一部分是要素的集合;另一部分是各要素间相互关系的集合。

(二)系统的基本属性

系统是多种多样的,但都具有共同的属性。

1.整体性

组成系统的每个部分都具有各自独特的功能,但这些组成部分不具有或不能代表系统总体的特性。系统整体并不是由各组成部分简单罗列和相加构成的,各部分必须相互作用、相互融合才能构成系统整体。因此,系统整体的功能大于并且不同于各组成部分的总和。

2.相关性

系统的各个要素之间都是相互联系、相互制约,若任何要素的性质或行为发生变化,都会影响其他要素,甚至系统整体的性质或行为。如人是一个系统,作为一个有机体,由生理、心理、社会文化等各部分组成,其整体生理功能又由血液循环、呼吸、消化、泌尿、神经肌肉和内分泌等不同系统和组织器官组成。当一个人神经系统受到干扰,就会影响他的消化系统、心血管系统的功能。

3.层次性

对于一个系统来说,它既是由某些要素组成,同时,它自身又是组成更大系统的一个要素。系统的层次间存在着支配与服从的关系。高层次支配低层次,决定系统的性质,低层次往往是基础结构。

4.动态性

系统是随时间的变化而变化。系统进行活动,必须通过内部各要素的相互作用,能量、信息、物质的转换,内部结构的不断调整以达到最佳功能状态。此外,系统为适应环境,维持自身的生存与发展,需要与环境进行物质、能量、信息的交流。

5.预决性

系统具有自组织、自调节能力,可通过反馈适应环境,保持系统稳态,这样就呈现某种预决性。预决性程度标志系统组织水平高低。

三、系统的分类

自然界或人类社会可存在千差万别的各种系统,可从不同角度对它们进行分类。分类方法如下。

(一)按组成系统的要素性质分类

系统可分成自然系统与人造系统。自然系统如生态系统、人体系统等;人造系统如机械系统、计算机软件系统等。自然系统与人造系统的结合,称为复合系统,如医疗系统、教育系统。

(二)按组成系统的内容分类

系统可分为物质系统与概念系统。物质系统,如动物、仪器等;概念系统,如科学理论系统、计算机程序软件等。多数情况下,实物系统与概念系统是相互结合、密不可分的。

(三)按系统与环境的关系分类

系统可分为开放系统与封闭系统。封闭系统是指与环境间不发生相互作用的系统,即与环境没有物质、信息或能量的交换,事头上绝对的封闭系统是不存在的。与封闭系统相反,开放系统是指通过与环境间的持续相互作用,不断进行物质、能量和信息交流的系统,如生命系统、医院系统等。在开放系统中,按系统有无反馈可分为开环系统与闭环系统。没有反馈的系统称为开环系统,有反馈的系统称为闭环系统。

(四)按系统运动的属性分类

系统可分为动态系统与静态系统。动态系统,如生物系统、生态系统;静态系统,如一个建筑群、基因分析图谱等。

四、系统理论的基本原则及在护理实践中的应用

(一)整体性原则

整体性原则是系统理论最基本的原则,也是系统理论的核心。

1.从整体出发,认识、研究和处理问题

护理人员在处理患者健康问题时,要以整体为基本出发点,深入了解,把握整体,找出解决问

题的有效方法。

2.注重整体与部分、部分与部分之间的相互关系

从整体着眼,从部分入手,把护理工作的重点放在系统要素的各种联系上。如医院的护理系统是指从护理部到病区助理护士,若任何一个要素薄弱,都会影响医院护理的整体效应。

3.注重整体与环境的关系

整体性原则要求护理人员在护理患者时,要考虑系统对环境的适应性,通过调整人体系统内部结构,使其适应周围环境,或是改变周围环境,使其适应系统发展的需要。

(二)优化原则

系统的优化原则是通过系统的组织和调节活动,达到系统在一定环境下最佳状态,发挥最好功能。

1.局部效应应服从整体效应

系统的优化是与系统整体性紧密联系的,当系统的整体效应与局部效应不一致时,局部效应服从整体效应。护理人员在实施护理计划时,要善于抓主要矛盾,追求整体效应,实现护理质量、效率的最优化。

2.坚持多极优化

优化应贯穿系统运动的全过程。护理人员在护理患者时,为追求最佳护理活动效果,在确定患者健康问题、确定护理目标、制订护理措施、实施护理计划、建立评价标准时都要进行优化抉择。

3.优化的绝对性与相对性相结合

优化本身的"优"是绝对的,但优化的程度是相对的。护理人员在工作中选择优化方案时,应从实际出发、科学分析、择优而从,如工作中常会遇到病情复杂的患者或复杂研究问题,往往会出现这方面问题解决较好,而那方面问题却未能很好解决,且难找到完善的方案。这就要在相互矛盾的需求之中,选择一个各方面都较满意的相对优化方案。

(三)模型化原则

预先设计一个与真实系统相似的模型,通过对模型的研究来描述和掌握真实系统的特征和规律的方法称为模型化。在模型化过程中应遵循的原则称为模型化原则。在护理研究领域中应用的模型有多种,如形态上可分为具体模型与抽象模型,从性质上可分为结构模型与功能模型。在设计模型进行护理研究时,必须遵循模型化原则。模型化原则有以下 3 个方面。

1.相似性原则

模型必须与原型相似,这样建立的模型才能真正反映原型的某些属性、特征和运动规律。

2.简化原则

模型既应真实,又应是原型的简化,如无简化性,模型就失去它存在的意义。

3.客观性原则

任何模型总是真实系统某一方面的属性、特征、规律性的模仿,因此建模时,要以原型作为检验模型的真实性客观依据。

（马荣荣）

第二节 需 要 理 论

一、需要概述

每个人都有一些基本的需要,包括生理的、心理的和社会的。这些需要的满足使人类得以生存和发展。

(一)需要的概念

需要是人脑对生理与社会要求的反应。人类的基本需要具有共性,在不同年代、不同地区或不同人群,为了自身与社会的生存与发展,必须对一定的事物产生需求,如食物、睡眠、情爱、交往等,这些需求反映在个体的头脑中,就形成了他的需要。当个体的需要得到满足时,就处于一种平衡状态,这种平衡状态有助于保持个体健康。反之,当个体的需要得不到满足时,个体则可能陷入紧张、焦虑、愤怒等负性情绪中,严重者可导致疾病的发生。

(二)需要的特征

1.需要的对象性

人的任何需要都是指向一定对象的。这种对象既可以是物质性的,也可以是精神性的。无论是物质性的还是精神性的需要,都必须有一定的外部物质条件才可获得满足。

2.需要的发展性

需要是个体生存发展的必要条件,如婴儿期的主要需要是生理需要,少年期则产生了尊重的需要。

3.需要的无限性

需要不会因暂时满足而终止,当某些需要满足后,还可产生新的需要,新的需要就会促使人们去开展新的满足需要的活动。

4.需要的社会历史制约性

人的各种需要的产生及满足均可受到所处环境条件与社会发展水平的制约。

5.需要的独特性

人与人之间的需要既有相同,也有不同,其需要的独特性是由个体的遗传因素、环境因素所决定。在临床工作中,护理人员应细心观察患者需要的独特性,及时给予合理的满足。

(三)需要的分类

常见的分类有两种。

1.按需要的起源分类

需要可分生理性需要与社会性需要。生理性需要如饮食、排泄等;社会性需要如劳动、娱乐、交往等。生理性需要主要作用是维持机体代谢平衡;社会性需要的主要作用是维持个体心理与精神的平衡。

2.按需要的对象分类

需要可分物质需要与精神需要。物质需要如衣、食、住、行等;精神需要如认识的需要、交往的需要等。物质需要既包括生理性需要,也包括社会性需要;精神需要是指个体对精神文化方面的要求。

(四)需要的作用

需要是个体从事活动的基本动力,是个体行为积极性的源泉。根据需要的作用,护理人员在护理患者时,既要满足患者的基本需要,又要激发患者依靠自己的力量恢复健康的需要。

二、需要层次理论

许多哲学家和心理学家试图将人的需要这一概念发展成理论,并用以解释人的行为。心理学家亚伯拉罕·马斯洛于1943年提出了人类基本需要层次论,这一理论已被广泛应用于心理学、社会学和护理学等许多学科领域。

(一)需要层次论的主要内容

马斯洛将人类的基本需要分为5个层次,并按照先后次序,由低向高依次排列,包括生理的需要、安全的需要、爱与归属的需要、尊敬的需要和自我实现的需要。

1.生理的需要

生理的需要是人类最基本的需要,包括食物、空气、水、温度(衣服和住所)、排泄、休息和避免疼痛。

2.安全的需要

人需要一个安全、有秩序、可预知、有组织的世界,以使其感到有所依靠,不被意外的、危险的事情所困扰,即包括安全、保障、受到保护及没有焦虑和恐惧。

3.爱与归属的需要

人渴望归属于某一群体并参与群体的活动和交往,希望在群体或家庭中有一个适当的位置,并与他人有深厚的情感,即包括爱他人、被爱和有所归属,以免遭受遗弃、拒绝、举目无亲等痛苦。

4.尊敬的需要

尊敬的需要是个体对自己的尊严和价值的追求,包括自尊和被尊两方面。尊敬需要的满足可使人感到自己有价值、有能力、有力量和必不可少,使人产生自信心。

5.自我实现的需要

自我实现的需要是指一个人要充分发挥自己才能与潜力的要求,是力求实现自己可能之事的要求。

马斯洛在晚年时,又把人的需要概括为三大层次:基本需要、心理需要和自我实现需要。

(二)各需要层次之间的关系

马斯洛不仅将人的需要按照不同层次进行了划分,而且十分强调各层次之间的关系。他指出以下几点。

(1)必须首先满足较低层次的需要,然后再考虑满足较高层次的需要。生理需求是最低层次的,也是最重要的,人在最基本的生理需要满足后,才得以维持生命。

(2)通常一个层次的需要被满足后,更高一层的需要才会出现,并逐渐明显和强烈。例如,人的生理需要得到满足后,会争取满足安全的需要;同样,在安全的需要满足之后,才会提出爱和更高层次的需要。但是,有些人在追求满足不同层次的需要时会出现重叠,甚至颠倒。例如,有的科研工作者为探求科学真理(自我实现),不顾试验场所可能存在危害生命的因素(安全的需要);有的运动员为夺冠军,为祖国争光(自我实现),不考虑自己可能会受伤甚至致残(生理和安全的需要),也要勇往直前。

(3)维持生存所必需的低层次需要是要求立即和持续予以满足的,如氧气;越高层次的需要越可被较长久地延后,如性的需要、尊敬的需要等。但是,这些可被暂时延缓或在不同时期有所变化的需要是始终存在的,不可被忽视。

(4)人们满足较低层次需要的活动基本相同,如对氧的需要,都是通过呼吸运动来满足。而越是高层次的需要越为人类所特有,人们采用的满足方式越具有差异性,如满足自我实现需要的需要时,作家从事写作,科学家做研究,运动员参加竞赛等。同时,低层次需要比高层次需要更易确认、更易观测、更有限度,如人只吃有限的食物,而友爱、尊重和自我实现需要的满足则是无限的。

(5)随着需要层次向高层次移动,各种需要满足的意义对每个人来说越具有差异性。这是受个人的愿望、社会文化背景及身心发展水平所决定的。例如,有的人对有一个稳定的职业、受他人尊敬的职位就很满意了,而有的人还要继续学习,获得更高的学位,不断改革和创新。

(6)各需要层次之间可相互影响。例如,有些较高层次需要并非生存所必需,但它能促进生理功能更旺盛,使人的健康状态更佳、生活质量更高,如果不被满足,会引起焦虑、恐惧、抑郁等情绪,导致疾病的发生,甚至危及生命。

(7)人的需要满足程度与健康成正比。当所有的需要被满足后,就可达到最佳的健康状态。反之,基本需要的满足遭受破坏,会导致疾病。人若生活在高层次需要被满足的基础上,就意味着有更好的食欲和睡眠、更少的疾病、更好的心理健康和更长的寿命。

(三)需要层次论对护理的意义

需要层次论为护理学提供了理论框架,它是护理程序的理论基础,可指导护理实践有效进行。

(1)帮助护理人员识别患者未满足的需要的性质,以及对患者所造成的影响。

(2)帮助护理人员根据需要层次和优势需要,确定需要优先解决的健康问题。

(3)帮助护理人员观察、判断患者未感觉到或未意识到的需要,给予满足,以达到预防疾病的目的。

(4)帮助护理人员对患者的需要进行科学指导,合理调整需要间关系,消除焦虑与压力。

三、影响需要满足的因素

当人的需要人部分被满足时,人就能处于一种相对平衡的健康状态。反之,会造成机体环境的失衡,导致疾病的发生。因此,了解可能引起人的需要满足的障碍因素十分必要。

(一)生理的障碍

生理的障碍包括生病、疲劳、疼痛、躯体活动有障碍等,如因腹泻而影响水、电解质的平衡及食物摄入的需要。

(二)心理的障碍

人处于焦虑、恐惧、愤怒、兴奋或抑郁等状态时会影响基本需要的满足,如引起食欲缺乏、失眠、精力不集中等。

(三)认知的障碍和知识缺乏

人要满足自身的基本需要是要具备相关知识的,如营养知识、体育锻炼知识和安全知识等。人的认知水平较低时会影响对有关信息的接受、理解和应用。

(四)能力障碍

一个人具备多方面能力,如交往能力、动手能力、创造能力等。当个体某方面能力较差,就会导致相应的需要难以满足。

(五)性格障碍

一个人性格与他的需要产生和满足有密切关系。

(六)环境的障碍

如空气污染、光线不足、通风不良、温度不适宜、噪声等都会影响某些需要的满足。

(七)社会的障碍

缺乏有效的沟通技巧、社交能力差、人际关系紧张、与亲人分离等都会导致缺乏归属感和爱,也可影响其他需要的满足。

(八)物质的障碍

需要的满足需要一定的物质条件,当物质条件不具备时,以这些条件为支撑的需要就无法满足。如生理需要的满足需要食物、水;自我实现的需要的满足需要书籍、实验设备等。

(九)文化的障碍

如地域习俗的影响、信仰、观念的不同、教育的差别等,都会影响某些需要的满足。

四、患者的基本需要

一个人在健康状态下能够由自己来满足各类需要,但在患病时,情况就发生了变化,许多需要不能自行满足。这就需要护理人员作为一种外在的支持力量,帮助患者满足需要。

(一)生理的需要

1.氧气

缺氧、呼吸道阻塞、呼吸道感染等。

2.水

脱水、水肿、电解质紊乱、酸碱失衡。

3.营养

肥胖、消瘦、各种营养缺乏、不同疾病(如糖尿病、肾脏疾病)的特殊饮食需要。

4.体温

过高、过低、失调。

5.排泄

便秘、腹泻、大小便失禁等。

6.休息和睡眠

疲劳、各种睡眠形态紊乱。

7.避免疼痛

各种类型的疼痛。

(二)刺激的需要

患者在患病的急性期,对刺激的需要往往不很明显,当处于恢复期时,此需要的满足日趋重要。如长期卧床的患者,如果他心理上刺激的需要、生活上活动的需要不能得到满足,那就意味着其心理上、生理上都在退化。因此,卧床患者需要翻身、肢体活动,以减轻或避免皮肤受损、肌肉萎缩等。

长期单调的生活不但会引起体力衰退、情绪低落,而且智力也会受到影响,故应注意环境的美化,安排适当的社交和娱乐活动。对于长期住院的患者,更应注意满足其刺激的需要,如布置优美、具有健康教育性的住院环境,病友之间的交流和娱乐等。

(三)安全的需要

患病时由于环境的变化、舒适感的改变,安全感会明显降低,如担心自己的健康没有保障;寂寞和无助感;怕被人遗忘和得不到良好的治疗和护理;对各种检查和治疗产生恐惧和疑虑;对医护人员的技术不信任;担心经济负担问题等。具体护理内容包括以下两点。

1.避免身体伤害

应注意防止发生意外,如地板过滑、床位过高或没有护栏、病室内有噪声、院内发生交叉感染等均会对患者造成伤害。

2.避免心理威胁

应进行入院介绍和健康教育,增强患者自信心和安全感,使患者对医护人员产生信任感和信赖感,促进治疗和康复。

(四)爱与归属的需要

患病住院期间,由于与亲人的分离和生活方式的变化,这种需要的满足受到影响,就变得更加强烈,患者常常希望得到亲人、朋友和周围人的亲切关怀、理解和支持。护理人员要通过细微、全面的护理,与患者建立良好的护患关系,允许家属探视,鼓励亲人参与患者护理的活动,帮助患者之间建立友谊。

(五)自尊与被尊敬的需要

在爱和所属的需要被满足后,患者也会感到被尊敬和被重视,因而这两种需要是相关的。患病会影响自尊需要的满足,患者会觉得因生病而失去自身价值或成为他人的负担,护理人员在与患者交往中,应始终保持尊重的态度、礼貌的举止。

注意帮助患者感到自己是重要的、是被他人接受的,如礼貌称呼患者的名字,而不是床号;初次与患者见面时,护士应介绍自己的名字;重视、听取患者的意见;让患者做力所能及的事,使患者感到自身的价值。

在进行护理操作时,应注意尊重患者的隐私,减少暴露,为患者保密,理解和尊重患者的个人习惯、价值观、宗教信仰等,不要把护士自己的观念强加给患者,以增加其自尊和被尊感。

(六)自我实现的需要

个体在患病期间最受影响且最难满足的需要是自我实现的需要。特别是能力严重丧失时,如失明、耳聋、失语、瘫痪、截肢等。但是,疾病也会对某些人的成长起到促进作用,从而对自我实现有所帮助。此需要的满足因人而异,护理的功能是切实保证低层次需要的满足,使患者意识到自己有能力、有潜力,并加强学习,为自我实现创造条件。

五、满足患者需要的方式

护理人员满足患者需要的方式有3种。

(一)直接满足患者的需要

对于暂时或永久丧失自我满足某方面需要能力的患者,护理人员应采取有效措施来满足患者的基本需要,以减轻痛苦,维持生存。

（二）协助患者满足需要

对于具有或恢复一定自我满足需要能力的患者,护理人员应有针对性地给予必要的帮助和支持,提高患者自护能力,促进早日康复。

（三）间接满足患者的需要

可通过卫生宣教、健康咨询等多种形式为护理对象提供卫生保健知识,避免健康问题的发生或恶化。

（马荣荣）

第三节　自理理论

奥瑞姆是美国著名的护理理论学家之一。她在长期的临床护理、教育和护理管理及研究中,形成和完善了自理模式。强调护理的最终目标是恢复和增强人的自护能力,对护理实践有着重要的指导作用。

一、自理理论概述

奥瑞姆的自理模式主要包括自理理论、自理缺陷理论和护理系统理论。

（一）自理理论

每个人都有自理需要,而且因不同的健康状况和生长发育的阶段而不同。自理理论包括自我护理、自理能力、自理的主体、治疗性自理需要和自理需要等五个主要概念。

（1）自我护理是个体为维持自身的结构完整和功能正常,维持正常的生长发育过程,所采取的一系列自发的调节行为。人的自我护理活动是连续的、有意义的。完成自我护理活动需要智慧、经验和他人的指导与帮助。正常成人一般可以进行自我护理活动,但是婴幼儿和那些不能完全自我护理的成人则需要不同程度的帮助。

（2）自理能力是指人进行自我护理活动的能力,也就是从事自我照顾的能力。自理能力是人为了维护和促进健康及身心发展进行自理的能力,是一个趋于成熟或已成熟的人的综合能力。人为了维持其整体功能正常,根据生长发育的特点和健康状况,确定并详细叙述自理需要,进行相应的自理行为,满足其特殊需要,比如人有预防疾病和避免损伤的需要,在患病或受损伤后,有减轻疾病或损伤对身心损害的需要。奥瑞姆认为自理能力包括十个主要方面。①重视和警惕危害因素的能力:关注身心健康,有能力对危害健康的因素引起重视,建立自理的生活方式。②控制和利用体能的能力:人往往有足够的能量进行工作和日常生活,但疾病会不同程度地降低此能力,患病时人会感到乏力,无足够的能量进行肢体活动。③控制体位的能力:当感到不适时,有改变体位或减轻不适的能力。④认识疾病和预防复发的能力:患者知道引发疾病的原因、过程、治疗方法及预后,有能力采取与疾病康复和预防复发相关的自理行为,如改善或调整原有的生活方式,避免诱发因素、遵医嘱服药等。⑤动机:是指对疾病的态度。若积极对待疾病,患者有避免各种危险因素的意向或对恢复工作回归社会有信心等。⑥对健康问题的判断能力:当身体健康出现问题时,能作出决定,及时就医。⑦学习和运用与疾病治疗、康复相关的知识及技能的能力。⑧与医护人员有效沟通,配合各项治疗和护理的能力。⑨安排自我照顾行为的能力,能解释自理活动的内容和益处,并合理安排自理活动。⑩从个人、家庭和社会各方面,寻求支持和帮助的能力。

(3)自理的主体是指完成自我护理活动的人。在正常情况下,成人的自理主体是本身,但是儿童、患者或残疾人等的自理主体部分是自己、部分为健康服务者或是健康照顾者,如护士等。

(4)治疗性自理需要:在特定时间内,以有效的方式进行一系列相关行为以满足自理需要,包括一般生长发育的和健康不佳时的自理需要。

(5)自理需要:为了满足自理需要而采取的所有活动,包括一般的自理需要,成长发展的自理需要和健康不佳的自理需要。

一般的自理需求:与生命过程和维持人体结构和功能的整体性相关联的需求。①摄取足够的空气、水和食物。②提供与排泄有关的照料。③维持活动与休息的平衡。④维持孤独及社会交往的平衡。⑤避免对生命和健康有害因素。⑥按正常规律发展。

发展的自理需求:与人的成长发展相关的需求;不同的发展时期有不同的需求;有预防和处理在成长过程中遇到不利情况的需求。

健康不佳时的自理需求:个体在身体结构和功能、行为和日常生活习惯发生变化时出现的自理需求,包括以下几方面。①及时得到治疗。②发现和照顾疾病造成的影响。③有效地执行诊断、治疗和康复方法。④发现和照顾因医护措施引起的不适和不良反应。⑤接受并适应患病的事实。⑥学习新的生活方式。

(6)基本条件因素:反映个体特征及生活状况的一些因素,包括年龄、健康状况、发展水平、社会文化背景、健康照顾系统、家庭、生活方式、环境和资源等。

(二)自理缺陷理论

自理缺陷理论是奥瑞姆理论的核心,是指人在满足其自理需要方面,在质或量上出现不足。当自理需要小于或等于自理主体的自理能力时,人就能进行自理活动。当自理主体的自理能力小于自理需要时,就会出现自理缺陷。这种现象可以是现存的,也可以是潜在的。自理缺陷包括两种情况:一种是当自理能力无法全部满足治疗性自理需求时,即出现自理缺陷;另一种是照顾者的自理能力无法满足被照顾者的自理需要。自理缺陷是护理工作的重心,护理人员应与患者及其家属进行有效沟通,保持良好的护患关系,以确定如何帮助患者,与其他医疗保健专业人士和社会教育性服务机构配合,形成一个帮助性整体,为患者及其家属提供直接帮助。

(三)护理系统理论

护理理论系统是在人出现自理缺陷时护理活动的体现,是依据患者的自理需要和自理主体的自理能力制定的。

护理力量是受过专业教育或培训的护士所具有的护理能力,即了解患者的自理需求及自理力量,并作出行动、帮助患者,通过执行或提高患者的自理力量来满足治疗性自理需求。

护理系统也是护士在护理实践中产生的动态的行为系统,奥瑞姆将其分为三个系统:即全补偿护理系统、部分补偿系统、辅助教育系统。各护理系统的适用范围、护士和患者在各系统中所承担的职责如下所述。

1.全补偿护理系统

患者没有能力进行自理活动;患者神志和体力上均没有能力;虽然神志清楚,知道自己的自理需求,但体力上不能完成;虽然体力上具备,但存在精神障碍无法对自己的自理需求作出判断和决定,对于这些患者需要护理给予全面的帮助。

2.部分补偿护理系统

这是满足治疗性自理需求,既需要护士提供护理照顾,也需要患者采取自理行动。

3.辅助教育系统

患者能够完成自理活动,同时也要求其完成;需要学习才能完成自理,没有帮助就不能完成。护士通过对患者提供教育、支持、指导,提高患者的自理能力。

这三个系统类似于我国临床护理中一直沿用至今的分级护理制度,即特级护理和一级护理、二级护理和三级护理。

奥瑞姆理论的特征:其理论结构比较完善且有新意;相对简单而且易于推广;奥瑞姆的理论与其他已被证实的理论、法律和原则也是一致的;奥瑞姆还强调了护理的艺术性及护士应具有的素质和技术。

二、自理理论在护理实践中的应用

奥瑞姆的自理理论被广泛应用在护理实践中,她将自理理论与护理程序有机地联系在一起,通过设计好的评估方法和工具评估患者的自理能力及自理缺陷,以帮助患者更好地达到自理。她将护理程序分为以下三步。

(一)评估患者的自理能力和自理需要

在这一步中,护士可以通过收集资料来确定病种存在哪些自理缺陷及引起自理缺陷的原因,评估患者的自理能力与自理需要,从而确定患者是否需要护理帮助。

1.收集资料

护士收集的资料包括患者的健康状况,患者对自身健康的认识,医师对患者健康的意见,患者的自理能力,患者的自理需要等。

2.分析与判断

在收集自理能力资料的基础上,确定以下问题:①患者的治疗性自理需要是什么。②为满足患者的治疗性自理需求,其在自理方面存在的缺陷有哪些。③如果有缺陷,由什么原因引起的。④患者在完成自理活动时具备的能力有哪些。⑤在未来一段时间内,患者参与自理时具备哪些潜在能力,如何制订护理目标。

(二)设计合适的护理系统

根据患者的自理需要和能力,在完全补偿系统、部分补偿系统和辅助教育系统中选择一个合适的护理系统,并依据患者智力性自理需求的内容制订出详细的护理计划,给患者提供生理和心理支持及适合于个人发展的环境,明确护士和患者的角色功能,以达到促进健康、恢复健康、提高自理能力的目的。

(三)实施护理措施

根据护理计划提供适当的护理措施,帮助和协调患者恢复和提高自理能力,满足患者的自理需求。

（王冬冬）

第四节 健康系统理论

贝蒂·纽曼1970年提出了健康系统模式,后经两年的完善于1972年在《护理研究》杂志上发表了"纽曼健康系统模式"一文。经过多次修改,于1988年再版的《纽曼系统模式在护理教育与实践中的应用》中阐述了纽曼的护理观点,并被广泛地应用于临床护理及社区护理实践中。

一、健康系统理论概述

纽曼健康系统模式主要以格式塔特心理学为基础,并应用了贝塔朗菲的系统理论,席尔压力与适应理论及凯普兰三级预防理论。主要概念如下。

(一)个体

个体是指个体的人,也可为家庭、群体或社区,是与环境持续互动的开放系统,称为服务对象系统。

1.正常防御线

正常防御线是指每个个体经过一定时间逐渐形成对外界反应的正常范围,即通常的健康/稳定状态。它是由生理的、心理的、社会文化的、发展的、精神的技能组成,用来对付应激源的。这条防御线是动态的,与个体随时需要保持稳定有关。一旦压力源入侵正常防线,个体发生压力反应,表现为稳定性减低和产生疾病。

2.抵抗线

抵抗线是防御应激源的一些内部因素,其功能是使个体稳定并恢复到健康状态(正常防御线)。它保护的是基本结构,并且当环境中的应激源侵入或破坏正常防御线时,抵抗线会被激活,如免疫机制,如果抵抗线的作用(反应)是有效的,系统可以重建;但如果抵抗线的作用(反应)是无效的,其结果是能量耗尽,系统灭亡。

3.弹性防御线

为外层的虚线,也是动态的,能在短期内迅速发生变化。当环境施加压力时,它是正常防御线的缓冲剂,而当环境给以支持并有助于成长和发展时,它是正常防御线的过滤器。其功能会因一些变化,如失眠、营养不良或其他日常生活变化而降低。

当这个防御线的弹性作用不能再保护个体对抗应激源时,应激源就会破坏正常防御线而导致疾病。当弹性防御线与正常防御线之间的距离增加时,表明系统保障程度增强。

以上三种防御机制,既有先天赋予的,又有后天习得的,抵抗效能取决于心理、生理、社会文化、生长发育、精神等五个变量的相互作用。三条防御线的相互关系是:弹性防御线保护正常防御线,抵抗线保护基本结构。当个体遇到压力源时,弹性防御线首先激活以防止压力源入侵。若弹性防御线抵抗不消,压力源侵入正常防御线,人体发生反应,出现症状。此时,抵抗线被激活。当抵抗有效时,个体又恢复到正常防御线未遭受入侵时的健康状态。

(二)应激源

纽曼将应激源定义为能够产生紧张及潜在地引起系统失衡的刺激。系统需要应对一个或多个刺激。纽曼系统模式中强调的是确定应激源的类型、本质和强度。

1.个体外的

这是发生在个体以外的力量。如失业,是受同事是否接受(社会文化力量)、个人对失业的感受(心理的)及完成工作的能力(生理的、发展的、心理的)的影响。

2.个体间的

发生在一个或多个个体之间的力量。如夫妻关系,常受不同地区和时代(社会文化)、双方的年龄和发展水平(生理和发展的)和对夫妻的角色感觉和期望(心理的)的影响。

3.个体内的

发生在个体内部的力量。如生气,是一种个体内部力量,其表达方式是受年龄(发展的)、体力(生理的)、同伴们的接受情况(社会文化的)及既往应对生气的经历(心理的)的影响。

应激源可以对此个体有害,但对另一个体无害。因而仔细评估应激源的数量、强度、相持时间的长度及对该系统的意义和既往的应对能力等,对护理干预是非常重要的。

(三)反应

纽曼认为保健人员应根据个体对应激源反应情况进行以下不同的干预。

1.初级预防

初级预防是指在只有怀疑有或已确定有应激源而尚未发生反应的情况下就开始进行的干预。初级预防的目的是预防应激源侵入正常防御线或通过减少与应激源相遇的可能性,以及增强防御线来降低反应的程度。如减轻空气污染、预防免疫注射等。

2.二级预防

如果反应已发生,干预就从二级预防开始。其主要是早期发现患者、早期治疗症状以增强内部抵抗线来减少反应,如进行各种治疗和护理。

3.三级预防

三级预防是指在上述治疗计划后,已出现重建和相当程度的稳定时进行的干预。其目的是通过增强抵抗线维持其适应性以防止复发,如进行患者教育,提供康复条件等。

二、纽曼系统模式在护理中的应用

纽曼系统模式自正式发表以来得到了护理学术界的一致认同,已被广泛用于护理教育、科研和临床护理实践中。

纽曼系统模式的整体观、三级预防概念及对于个人、家庭、群体、社区护理的广泛适应性,为中专、大专、本科、硕士等不同层次护理专业学生的培养提供了有效的概念框架。除了用于课程设置,此系统模式还可作为理论框架设计护理评估、干预措施和评价工具供学生在临床实习使用,且具有可操作性。

在护理科研方面,纽曼系统模式既已用于指导对相关护理现象的定性研究,又已作为对不同服务对象预防性干预效果的定量研究理论框架,而此方面报道最多的是应用纽曼系统模式改善面对特定生理、心理、社会、环境性压力源患者的护理效果研究。

在临床护理实践方面,大量文献报道,纽曼系统模式可用于从不同生长发育阶段人的护理。它既在精神科使用,也在内外科、重症监护室、急诊、康复病房、老年护理院等使用。纽曼系统模式已被用于对多种患者的护理,如慢性阻塞性肺疾病、多发性硬化、高血压、肾脏疾病、癌症、急慢性脊髓损伤、矫形整容手术等患者,甚至也用于对艾滋病和一些病情非常危重复杂的患者,如多器官衰竭、心肌梗死患者的护理。

(王冬冬)

第五节 应激与适应理论

一、应激及其相关内容

(一)应激

应激又称压力或紧张,是指内、外环境中的刺激物作用于个体而使个体产生的一种身心紧张状态。应激可降低个体的抵抗力、判断力和决策力,如面对突如其来的意外事件或长期处于应激状态,可影响个体的健康甚至致病;但应激也可促使个体积极寻找应对方法、解决问题,如面临高考时紧张复习、护士护理患者时遇到疑难问题设法查阅资料、请教他人等。人在生活中随时会受到各种刺激物的影响,因此应激贯穿于人的一生。

(二)应激源

又称压力原或紧张原,任何对个体内环境的平衡造成威胁的因素都称为应激源。应激源可引起应激反应,但并非所有的应激源对人体均产生同样程度的反应。常见的应激源分为以下3类。

1.一般性应激源

(1)生物性:各种细菌、病毒、寄生虫等。

(2)物理性:温度、空气、声、光、电、外力、放射线等。

(3)化学性:酸、碱、化学药品等。

2.生理病理性应激源

(1)正常的生理功能变化:如月经期、妊娠期、更年期,或基本需要没有得到满足,如饮食、性欲、活动等。

(2)病理性变化:各种疾病引起的改变,如缺氧、疼痛、电解质紊乱、乏力等,以及手术、外伤等。

3.心理和社会性应激源

(1)一般性社会因素:如生离死别、搬迁、旅行、人际关系纠葛及角色改变,如结婚、生育、毕业等。

(2)灾难性社会因素:如地震、水灾、战争、社会动荡等。

(3)心理因素:如应付考试、参加竞赛、理想自我与现实自我冲突等。

(三)应激反应

应激反应是对应激源的反应,可分为两大类。

1.生理反应

应激状态下身体主要器官系统产生的反应包括心率加快、血压升高、呼吸深快、恶心、呕吐、腹泻、尿频、血糖增加、伤口愈合延迟等。

2.心理反应

如焦虑、抑郁、使用否认、压抑等心理防卫机制等。

一般来说,生理和心理反应经常是同时出现的,因为身心是持续相互作用的。应激状态下出现的应激反应常具有以下规律：①一个应激源可引起多种应激反应的出现，如当贵重物品被窃后，个体可能出现心悸、头晕，同时感觉愤怒、绝望，此时，头脑混乱无法作出正确决定。②多种应激源可引起同一种应激反应。③对极端的应激源，如灾难性事件，大部分人都会以类似的方式反应。

二、有关应激学说

汉斯·塞尔耶是加拿大的生理学家和内分泌学家，也是最早研究应激的学者之一。早在1950年，塞尔耶在《应激》一书中就阐述了他的应激学说。他的一般理论对全世界的应激研究产生了影响。他认为应激是身体对任何需要作出的非特异性反应；例如，不论个人是处于精神紧张、外伤、感染、冷热、X光线侵害等任何情况下，身体都会发生反应，而这些反应是非特异性的。

塞尔耶还认为，当个体面对威胁时，无论是什么性质的威胁，体内都会产生相同的反应群，他称之为全身适应综合征（GAS），并提出这些症状都是通过神经内分泌途径产生的（图1-1）。

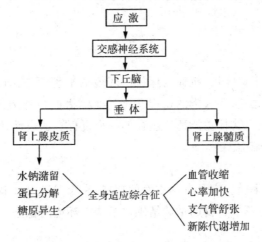

图1-1 应激反应的神经内分泌途径

全身适应综合征解释了为什么不同的应激源可以产生相同的应激反应，尤其是生理应激的反应。此外，塞尔耶还提出了局部适应综合征（LAS）的概念，即机体对应激源产生的局部反应，这些反应常发生在某一器官或区域，如局部的炎症、血小板聚集、组织修复等。

无论GAS还是LAS，塞尔耶认为都可以分为3个独立的阶段（图1-2）。

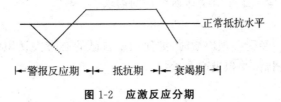

图1-2 应激反应分期

（一）警报反应期

这是应激源作用于身体的直接反应。应激源作用于人体，开始抵抗力下降，如果应激源过强，可致抵抗力进一步下降而引起死亡。但绝大多数情况下，机体开始防御，如激活体内复杂的神经内分泌系统功能，使抵抗水平上升，并常常高于机体正常抵抗水平。

(二)抵抗期

若应激源仍然存在,机体将保持高于正常的抵抗水平与应激源抗衡。此时机体也处于对应激适应的阶段。当机体成功地适应了应激之后,GAS将在此期结束,机体的抵抗力也将使原有的水平有所提高。相反则由此期进入衰竭期。

(三)衰竭期

发生在应激源强烈或长期存在时,机体所有的适应性资源和能力被消耗殆尽,抵抗水平下降。机体表现为体重减轻,肾上腺增大,随后衰竭,淋巴结增大,淋巴系统功能紊乱,激素分泌先增加后衰竭。这时若没有外部力量如治疗、护理的帮助,机体将产生疾病甚至死亡。

由此可见,为防止应激源作用于机体产生衰竭期的后果,运用内部或外部力量及时去除应激源、调整应激源的作用强度,保护和提高机体的抵抗水平是非常重要的。

塞尔耶认为,不仅GAS分为以上三期,MS也具有这样三期的特点,只是当LAS的衰竭期发生时,全身适应综合征的反应将开始被激活和唤起。

三、适应与应对

(一)适应

适应是指应激源作用于机体后,机体为保持内环境的平衡而作出改变的过程。适应是生物体区别于非生物体的特征之一,而人类的适应又比其他生物更为复杂。适应是生物体调整自己以适应环境的能力,或促使生物体更能适于生存的一个过程。适应性是生命最卓越的特性,是内环境平衡和对抗应激的基础。

(二)应对

即个体对抗应激源的手段。它具有两方面的功能:一个是改变个体行为或环境条件来对抗应激源,另一个是通过应对调节自身的情绪情感并维持内环境的稳定。

(三)适应的层次

人的适应层次不同于其他生物体,除生理层次的适应外,还有心理、社会文化、知识技术层次的适应。

1.生理层次

生理层次是指发生在体内的代偿性变化。如一个从事脑力劳动的人进行跑步锻炼,开始会感到肌肉酸痛、心跳加快,但坚持一段时间后,这些感觉就会逐渐消失,这是由于体内的器官慢慢地增加了强度和功效,适应了跑步对身体所增加的需求。

2.心理层次

心理层次是指当人们经受心理应激时,如何调整自己的心态去认识情况和处理情况。如癌症患者平静接受自己的病情,并积极配合治疗。

3.社会文化层次

社会文化层次是调整个人的行为,使之与各种不同群体,如家庭、专业集体、社会集团等信念和习俗及规范相协调。如遵守家规、校规、院规。

4.知识技术层次

知识技术层次是指对日常生活或工作中涉及的知识及使用的设备、技术的适应。例如,电脑时代年轻人应学会使用电脑,护士应学会使用先进监护设备、掌握护理技术的方法等。

(四)适应的特性

所有的适应机制,无论是生理的、心理的、文化的或技术的,都有共同特性。

(1)所有的适应机制都是为了维持最佳的身心状态,即内环境的平衡和稳定。

(2)适应是一种全身性的反应过程,可同时包括生理、心理、社会文化甚至技术各个层次。如医学生在病房实习时,不仅要有充足的体力和心理上的准备,还应掌握足够的专业知识和操作技能,遵守医院、病房的规章制度,并与医师、护士、患者和其他同学做好沟通工作。

(3)适应是有一定限度的,这个限度是由个体的遗传因素如身体条件、才智及情绪的稳定性决定的。如人对冷热不可能无限制的耐受。

(4)适应与时间有关,应激源来得越突然,个体越难以适应;相反,时间越充分,个体越有可能调动更多的应对资源抵抗应激源,适应得就越好,如急性失血时,易发生休克,而慢性失血则可以适应,一般不发生休克。

(5)适应能力有个体差异,这与个人的性格、素质、经历、防卫功能的使用有关。比较灵活和有经验的人,能及时对应激源作出反应,也会应用多种防卫机制,因而比较容易适应环境而生存。

(6)适应功能本身也具有应激性。如许多药物在帮助个体对付原有疾病时,药物产生的不良反应又成为新的应激源给个体带来危害。

(五)应对方式

面对应激源个体所使用的应对方式、策略或技巧是多种多样的。常用的应对方式如下。

1.去除应激源

避免机体与应激源的接触,如避免食用引起变态反应的食物,远离过热、过吵及不良气味的地方等。

2.增加对应激的抵抗力

适当的营养、运动、休息、睡眠、戒烟、酒,接受免疫接种,定期做疾病筛查等,以便更有效地抵抗应激源。

3.运用心理防卫功能

心理上的防卫能力决定于过去的经验、所受的教育、社会支持系统、智力水平、生活方式、经济状况及出现焦虑的倾向等。此外,坚强度也应作为对抗应激源的一种人格特征。因为一个坚强而刻苦耐劳的人相信:人生是有意义的;人可以影响环境;变化是一种挑战。这种人在任何困境下都能知难而进,尽快适应。人的一生都在学习新的应对方法,用来对抗和征服应激源。

4.采用缓解紧张的方法

缓解紧张的方法包括以下几种:①身体运动,可使注意力从担心的事情上分散开来而减轻焦虑。②按摩。③松弛术。④幽默等。

5.寻求支持系统的帮助

一个人的支持系统是由那些能给予他物质上或精神上帮助的人组成的,常包括其家人、朋友、同事、邻居等,此外,曾有过与其相似经历并很好应对过的人,也是支持系统中的重要成员。当个体处于应激状态时,非常需要有人与他一起分担困难和忧愁,共同讨论解决问题的良策,支持系统在对应激的抵抗中起到了强有力的缓冲剂的作用。

6.寻求专业性帮助

专业性帮助包括医师、护士、理疗师、心理医师等专业人员的帮助。人一旦患有身心疾病,就必须及时寻找医护人员的帮助。由医护人员提供针对性的治疗和护理,如药物治疗、心理治疗、物理疗法等,并给予必要的健康咨询和教育来提高患者的应对能力,以利于疾病的痊愈。

四、应激与适应在护理中的应用

应激源作用于个体,使其处于应激状态时,个体会选择和采取一系列的应对方法对应激进行适应。若适应成功,则机体达到内环境的平衡;若适应失败,则会导致机体产生疾病。为帮助患者提高应对能力,维持身心平衡,护理人员应协助住院患者减轻应激反应,措施如下。

(1)评估患者所受应激的程度、持续时间、过去个体应激的经验等。

(2)分析患者的具体情况,协助患者找出应激源。

(3)安排适宜的住院环境。减少不良环境因素对患者的影响。

(4)协助患者适应实际的健康状况,应对可能出现的心理问题。

(5)协助患者建立良好的人际关系,并与家属合作减轻患者的陌生、孤独感。

（王冬冬）

第二章

生命体征的测量技术

第一节　体温单的使用

体温单除记录患者的体温外，还记录其脉搏、呼吸及其他情况，如出入院、分娩、转科或死亡时间，大便、小便、出入量、血压、体重等。在患者住院期间，体温单排列在住院病案首页，以便于查阅。

一、眉栏部分

(1)用蓝黑、碳素墨水笔填写姓名、科别、病室、床号、住院号及日期、住院日数等项目。

(2)填写"日期"栏时，每页第一天应填年、月、日，其余6天只写日。如在6天中遇到新的年度或月份开始，则应填年、月、日。

(3)"住院日数"从入院后第一天开始写，直至出院。

(4)用红钢笔填写"手术(分娩)后日数"，以手术(分娩)次日为第一天，依次填写至14天为止。若在14天内行第二次手术，则停写第一次手术日数，在第二次手术当天填写0/2，依次填写到14天为止。

二、40～42 ℃填写

用红钢笔纵行在40～42 ℃相应时间格内填写入院、转入、手术、分娩、出院、死亡时间，注意时间应使用24小时时间制。

三、体温、脉搏、呼吸曲线的绘制

(一)体温曲线的绘制

体温符号：口温为蓝"●"腋温为蓝"×"肛温为蓝"⊙"。按实际测量度数，用蓝笔绘制于体温单35～42 ℃内，相邻的温度用蓝线相连。如体温不升，于35 ℃线处用蓝笔画一蓝"●"，并在蓝点处向下画箭头"↓"，长度不超过两小格，并与相邻温度相连；物理降温半小时后测量的体温以红"○"表示，画在物理降温前温度的同一纵格内，并用红虚线与降温前温度相连，下次测得的温度仍与降温前温度相连；体温若与上次温度差异较大或与病情不符时，应重复测试，无误者在原体温符号上方蓝笔写上一英文字母"V"(verified,核实)。

（二）脉搏曲线的绘制

脉搏以红"●"表示，相邻脉搏以红线相连。脉搏与体温重叠时，先画体温符号，再用红笔在体温符号外画"○"。

（三）呼吸曲线的绘制

呼吸以蓝"○"表示，相邻的呼吸用蓝线相连。呼吸与脉搏重叠时，先画呼吸符号"○"，再用红笔在其外画"○"。

四、底栏填写

底栏的内容包括血压、体重、尿量、大便次数、出入水量、其他等，用蓝笔填写。数据以阿拉伯数字记录，免写计量单位。

（1）大便次数：每 24 小时记一次，记前一天的大便次数，如未解大便记"0"，大便失禁以"※"表示。灌肠符号以"E"表示：1/E 表示灌肠后大便一次；0/E 表示灌肠后无大便排出；11/E 表示自行排便一次，灌肠后又排便一次。

（2）尿量：记前一天的总量。

（3）出入量：记前一天的出、入总量，分子为出量，分母为入量。

（4）体重：以 kg 计算填入。一般新入院应记录体重，住院患者每周应记录体重一次。

（5）血压：以 mmHg 计算填入。一天内连续测量血压，则上午写在前半格内，下午写在后半格内，术前血压写有前面，术后血压写在后面。

（6）"其他"栏作为机动，根据需要填写，如药物过敏试验结果，阴性为（－），阳性为（＋），"＋"用红笔填写。

（温　率）

第二节　体温的测量

一、正常体温及生理性变化

（一）正常体温

通常说的体温是指机体内部的温度，即胸腔、腹腔、中枢神经的温度，又称体核温度，较高且稳定。皮肤温度称体壳温度。临床上通常用口温、肛温、腋温来代替体温。在这 3 个部位测得的温度接近身体内部的温度，且测量较为方便。3 个部位测得的温度略有不同，口腔温度居中，直肠温度较高，腋下温度较低。同时在 3 个部位进行测量，其温度差一般不超过 1 ℃。这是由于血液在不断地流动，将热量很快地由温度较高处带往温度较低处，因而机体各部的温度一般差异不大。

成人体温平均值及正常值范围。①口温：平均 37 ℃，正常范围为 36.3～37.2 ℃。②腋温：平均 36.5 ℃，正常范围为 36～37 ℃。③肛温：平均 37.5 ℃，正常范围为 36.5～37.7 ℃。

（二）生理性变化

人的体温在一些因素的影响下，会出现生理性的变化，但这种体温的变化，往往是在正常范围内或是一闪而过的。

1.时间

人的体温 24 小时内的变动在 0.5～1.0 ℃,一般清晨 2～6 时体温最低,下午 13～18 时体温最高。这种昼夜的节律波动,可能与人体活动代谢的相应周期性变化有关。如长期从事夜间工作的人员,可出现夜间体温上升,日间体温下降的现象。

2.年龄

新生儿因体温调节中枢尚未发育完全,调节体温的能力差,体温易受环境温度影响而变化;儿童由于代谢率高,体温可略高于成人;老年人代谢率较低,血液循环变慢,加上活动量减少,因此体温偏低。

3.性别

一般来说,女性比男性有较厚的皮下脂肪层,维持体热能力强,故女性体温较男性高约 0.3 ℃。女性的基础体温随月经周期出现呈规律变化,即月经来潮后逐渐下降,至排卵后,体温又逐渐上升。这种体温的规律性变化与血中孕激素及其代谢产物的变化相吻合。

4.环境温度

在寒冷或炎热的环境下,机体的散热受到明显的抑制或加强,体温可暂时性地降低或升高。另外,气流、个体暴露的范围大小也影响个体的体温。

5.活动

任何需要耗费体力的活动,都使肌肉代谢增强,产热增加,可以使体温暂时性地上升 1～2 ℃。

6.饮食

进食物的冷热可以暂时性地影响口腔温度,进食后,由于食物的特殊动力作用,可以使体温暂时性地升高 0.3 ℃左右。

另外,强烈的情绪反应、冷热的应用及个体的体温调节机制都对体温有影响,在测量体温的过程中要加以注意并能够做出解释。

二、异常体温的观察

(一)体温过高

体温过高又称发热,是指由于各种原因使下丘脑体温调节中枢的调定点上移,产热增加而散热减少,导致体温升高超过正常范围的现象。

1.原因

(1)感染性:如病毒、细菌、真菌、螺旋体、立克次体、支原体、寄生虫等感染引起的发热,最多见。

(2)非感染性:无菌性坏死物质的吸收引起的吸收热、变态反应性发热等。

2.临床分度(以口腔温度为标准)

按照发热的高低将发热分为低热 37.5～37.9 ℃,中等热 38.0～38.9 ℃,高热 39.0～40.9 ℃,超高热 41 ℃及以上。

人体最高的耐受热为 40.6～41.4 ℃,高达 43 ℃则很少存活。直肠温度持续升高超过41 ℃,可引起永久性的脑损伤;高热持续在 42 ℃以上 24 小时常导致休克及严重并发症。

3.发热过程

发热的过程常依据疾病在体内的发展情况而定,一般分为3个阶段。

(1)体温上升期。①特点:产热大于散热。②主要表现:皮肤苍白、干燥无汗,患者畏寒、疲乏,体温升高,有时伴寒战。③方式:骤升和渐升。骤升指体温在数小时内升至高峰,如肺炎球菌导致的肺炎;渐升指体温在数小时内逐渐上升,数天内达高峰,如伤寒。

(2)高热持续期。①特点:产热和散热在较高水平上趋于平衡。②主要表现:体温居高不下,皮肤潮红,呼吸加深加快,脉搏增快并有头痛、食欲缺乏、恶心、呕吐、口干、尿量减少等症状,甚至惊厥、谵妄。

(3)体温下降期。①特点:散热增加,产热趋于正常,体温逐渐恢复至正常水平。②主要表现:大量出汗、皮肤潮湿、温度降低。老年人易出现血压下降、脉搏细速、四肢厥冷等循环衰竭的症状。③方式:骤降和渐降。骤降指体温在数小时内降至正常,如大叶性肺炎、疟疾;渐降指体温在数天内降至正常,如伤寒、风湿热。

4.热型

将不同的时间测得的体温绘制在体温单上,互相连接就构成体温曲线。各种体温曲线形状称为热型。有些发热性疾病有特殊的热型,通过观察体温曲线可协助诊断。但需注意,药物的应用可使热型变得不典型。常见的热型有以下几种(图2-1)。

(1)稽留热:体温持续在39～40 ℃,达数天或数周,24小时波动范围不超过1 ℃。常见于大叶性肺炎、伤寒等急性感染性疾病的极期。

(2)弛张热:体温多在39 ℃以上,24小时体温波动幅度可超过2 ℃,但最低温度仍高于正常水平。常见于化脓性感染、败血症、浸润性肺结核等疾病。

(3)间歇热:体温骤然升高达高峰后,持续数小时又迅速降至正常,经过1天或数天间歇后,体温又突然升高,如此有规律地反复发作,常见于疟疾。

(4)不规则热:发热不规律,持续时间不定。常见于流行性感冒、肿瘤等疾病引起的发热。

5.护理

(1)降温:较好的降温措施是物理降温(特别是病因未明时)。体温超过39 ℃,可用冰袋冷敷头部;体温超过39.5 ℃时,可用乙醇擦浴、温水擦浴或做大动脉冷敷。物理降温半小时后观测体温,并做好记录及交班。

(2)密切观察:高热患者应每隔4小时测量体温一次,注意观察患者的面色、脉搏、呼吸、血压及出汗等体征,体温降至38.5 ℃以下时,改为每天测量4次。小儿高热易出现惊厥,如有异常应及时处理。体温恢复正常3天后,可递减为每天测2次体温。

(3)营养和水分的补充:给患者营养丰富易消化的流质或半流质饮食,鼓励少量多餐,多饮水,一天应有2 500～3 000 mL的水分摄入。对不能进食者,遵医嘱予以静脉输液或鼻饲,以补充水分、电解质和营养物质。

(4)增进舒适,预防并发症:高热时,代谢增快,进食少,消耗大,体质虚弱,故应卧床休息,减少活动。高热患者唾液分泌减少,口腔黏膜干燥,当机体抵抗力下降时,极易引起口腔炎、舌炎和黏膜溃疡,应在晨起、睡前的饭后协助患者漱口或用棉球擦拭,做好口腔护理,防止口腔感染,口唇干裂者应涂护肤油保护。患者在退热过程中大量出汗,应及时擦干汗液,更换衣服及床单、被套、保持皮肤清洁,防止着凉感冒,长期高热卧床者,应防止压疮和肺炎等并发症。

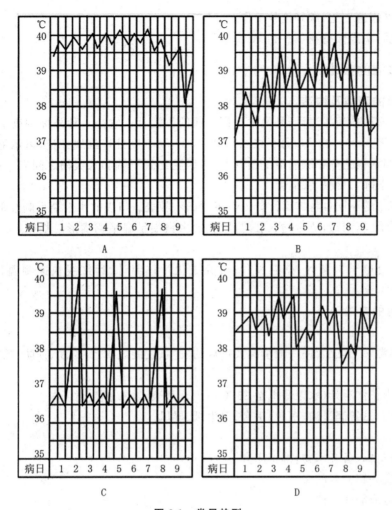

图 2-1　常见热型

A.稽留热;B.弛张热;C.间歇热;D.不规则热

(5)注意安全:高热患者有时会躁动不安、谵妄,应防止坠床、舌咬伤,必要时用床挡,约束带固定患者。

(6)心理护理:患者高热时易产生焦虑和恐惧心理,应体贴、安慰患者,及时有效地解除躯体痛苦,以消除其不安心理。

(二)体温过低

由于各种原因引起的产热减少或散热增加,导致体温低于正常范围,称为体温过低。当体温低于 35 ℃时,称为体温不升。

1.原因

(1)体温调节中枢发育未成熟:如早产儿、新生儿。

(2)疾病或创伤:见于失血性休克、极度衰竭等患者。

(3)药物中毒。

2.体温过低的护理

(1)保暖:给予棉被、热水袋等。

(2)密切观察病情变化,做好抢救工作。

(3)提高室温:室温保持在 24～26 ℃。

三、测量体温的技术

(一)体温计的种类及构造

水银体温计又称玻璃体温计,是最常用最普通的体温计。它是一种外标刻度的真空玻璃毛细管。其刻度范围为 35～42 ℃,每小格 0.1 ℃,在 37 ℃刻度处以红线标记,以示醒目。体温计一端贮存水银,当水银遇热膨胀后沿毛细管上升;因毛细管下端和水银槽之间有一凹陷,所以水银柱遇冷不至于下降,以便检视温度。

根据测量部位的不同可将体温计分为口表、肛表、腋表。口表的水银端呈圆柱形,较细长;肛表的水银端呈梨形,较粗短,适合插入肛门;腋表的水银端呈扁平鸭嘴形。临床上口表可代替腋表使用。

其他体温计有电子体温计、感温胶片、可弃式化学体温计、远红线快速测温仪、报警体温计等。

(二)测体温的方法

1.目的

通过测量体温,了解患者的一般情况及疾病的发生、发展规律,为诊断、预防、治疗提供依据。

2.用物准备

(1)测温盘内备体温计(水银柱甩至 35 ℃以下)、秒表、纱布、笔、记录本。

(2)若测肛温,另备润滑油、棉签、手套、卫生纸、屏风。

3.操作步骤

(1)洗手、戴口罩,备齐用物,携至床旁。

(2)核对患者并解释目的。

(3)协助患者取舒适卧位。

(4)测体温:根据病情选择合适的测温方法。①测腋温法:擦干汗液,将体温计放在患者腋窝,紧贴皮肤,屈肘臂过胸,夹紧体温计。测量10分钟后,取出体温计用纱布擦拭。②测口温法:嘱患者张口,将口表汞杆端放于舌下热窝。嘱患者闭嘴用鼻呼吸,勿用牙咬体温计。测量时间3分钟。嘱患者张口,取出口表,用纱布擦拭。③测肛温法:协助患者取合适卧位,露出臀部。润滑肛表前端,戴手套,用手垫卫生纸分开臀部,轻轻插入肛表3～4 cm。测量时间3分钟。用卫生纸擦拭肛表。

(5)检视读数,放体温计盒内,记录。

(6)整理床单位。

(7)洗手,绘制体温于体温单上。

(8)消毒用过的体温计。

4.注意事项

(1)测温前应注意有无影响体温波动的因素存在,如 30 分钟内有无进食、剧烈活动、冷热敷、坐浴等。

(2)发现体温值如与病情不符时,应在旁重新监测,必要时肛温和口温对照复查。

(3)腋下有创伤、手术或消瘦夹不紧体温计者不宜测腋温;腹泻、肛门手术、心肌梗死的患者禁测肛温;精神异常、昏迷、婴幼儿等不能合作者及口鼻疾病或张口呼吸者禁测口温;进热食或面颊部热敷者,应间隔30分钟后再测口温。

(4)对小儿、重症患者测温时,应守护在旁。

(5)测口温时,如不慎咬破体温计,应立即清除玻璃碎屑,以免损伤唇、舌,口腔、食管、胃肠道黏膜,然后口服蛋清或牛奶,以保护消化道黏膜并延缓汞的吸收。如病情允许者,进食粗纤维丰富的食物(如韭菜、芹菜等),以加快汞的排出。

(三)体温计的消毒与检查

1.体温计的消毒

为防止测体温引起的交叉感染,保证体温计清洁,用过的体温计应消毒。

(1)先将体温计分类浸泡于含氯消毒液内30分钟后取出,再用冷开水冲洗擦干,放入清洁容器中备用。集体测温后的体温计,用后全部浸泡于消毒液中,5分钟后取出清水冲净,擦干后放入另一消毒液容器中进行第二次浸泡,半小时后取出,清水冲净,擦干后放入清洁容器中备用。

(2)消毒液的容器及清洁体温计的容器每周进行两次高压蒸汽灭菌消毒,消毒液每天更换一次,若有污染随时消毒。

(3)传染病患者应设专人体温计,单独消毒。

2.体温计的检查

在使用新的体温计前,或定期消毒体温计后,应对体温计进行校对,以检查其准确性。将全部体温计的水银柱甩至35 ℃以下,同一时间放入已测好的40 ℃水内,3分钟后取出检视。若体温计之间相差0.2 ℃以上或体温计上有裂痕者,取出不用。

(温　率)

第三节　脉搏的测量

一、正常脉搏及生理性变化

(一)正常脉搏

随着心脏节律性收缩和舒张,动脉内的压力也发生周期性的波动,这种周期性的压力变化可引起动脉血管发生扩张与回缩的搏动,这种搏动在浅表的动脉可触摸到,临床简称为脉搏。正常人的脉搏节律均匀、规则,间隔时间相等,每搏强弱相同且有一定的弹性,每分钟搏动的次数为60~100次(即脉率)。脉搏通常与心率一致,是心率的指标。

(二)生理性变化

脉率受许多生理性因素影响而发生一定范围的波动。

1.年龄

一般新生儿、幼儿的脉率较成人快。

2.性别

同龄女性比男性快。

3.情绪

兴奋、恐惧、发怒时脉率增快,忧郁时则慢。

4.活动

一般人运动、进食后脉率会加快;休息、禁食则相反。

5.药物

兴奋剂可使脉搏增快,镇静剂、洋地黄类药物可使脉搏减慢。

二、异常脉搏的观察

(一)脉率异常

1.速脉

成人脉率在安静状态下＞100次/分,又称为心动过速。见于高热、甲状腺功能亢进(由于代谢率增加而使脉率增快)、贫血或失血等患者。正常人可有窦性心动过速,为一过性的生理现象。

2.缓脉

成人脉率在安静状态下低于60次/分,又称心动过缓。颅内压升高、病态窦房结综合征、二度以上房室传导阻滞,或服用某些药物如地高辛、普尼拉明、利舍平、普萘洛尔等可出现缓脉。正常人可有生理性窦性心动过缓,多见于运动员。

(二)脉律异常

脉搏的搏动不规则,间隔时间时长时短,称为脉律异常。

1.间歇脉

在一系列正常均匀的脉搏中出现一次提前而较弱的脉搏,其后有一较正常延长的间歇(即代偿性间歇),也称期前收缩。见于各种心脏病或洋地黄中毒的患者,正常人在过度疲劳、精神兴奋、体位改变时也偶尔出现间歇脉。

2.脉搏短绌

脉搏短绌是指同一单位时间内脉率少于心率。由于心肌收缩力强弱不等,有些心排血量少的搏动可发出心音,但不能引起周围血管搏动,导致脉率少于心率。特点是脉律完全不规则,心率快慢不一、心音强弱不等。多见于心房纤颤者。

(三)强弱异常

1.洪脉

当心排血量增加,血管充盈度和脉压较大时,脉搏强大有力,称洪脉。见于高热、甲状腺功能亢进、主动脉关闭不全等患者,运动后、情绪激动时也常触到洪脉。

2.细脉

当心排血量减少,动脉充盈度降低时,脉搏细弱无力,扪之如细丝,称细脉或丝脉。见于大出血、主动脉瓣狭窄和休克、全身衰竭的患者,是一种危险的脉象。

3.交替脉

交替脉指节律正常而强弱交替时出现的脉搏,称为交替脉。交替脉是左心室衰竭的重要体征。常见于高血压性心脏病、急性心肌梗死、主动脉关闭不全等患者。

4.水冲脉

脉搏骤起骤落,有如洪水冲涌,故名水冲脉。主要见于主动脉关闭不全、动脉导管未闭、甲状腺功能亢进、严重贫血患者。检查方法是将患者前臂抬高过头,检查者用手紧握患者手腕掌面,可明显感知。

5.奇脉

在吸气时脉搏明显减弱或消失为奇脉。其产生主要与吸气时左心室的搏出量减少有关。常见于心包腔积液、缩窄性心包炎等患者,是心脏压塞的重要的体征之一。

(四)动脉壁异常

由于动脉壁弹性减弱,动脉变得迂曲不光滑,有条索感,如按在琴弦上,多见于动脉硬化的患者。

三、测量脉搏的技术

(一)部位

临床上常在浅在、靠近骨骼的动脉测量脉搏,最常用、最方便的是桡动脉,患者也乐于接受。其次为颞动脉、颈动脉、肱动脉、腘动脉、足背动脉、胫后动脉和股动脉等。如怀疑患者心搏骤停或休克时,应选择大动脉为诊脉点,如颈动脉、股动脉。

(二)测脉搏的方法

1.目的

通过测量脉搏,可间接了解心脏的情况,观察相关疾病发生、发展规律,为诊断、治疗提供依据。

2.准备

治疗盘内备带秒钟的表、笔、记录本及听诊器。

3.操作步骤

(1)洗手,戴口罩,备齐用物,携至床旁。

(2)核对患者,解释目的。

(3)协助患者取坐位或半坐卧位,手臂放在舒适位置,腕部伸展。

(4)以示指、中指、无名指的指端按在桡动脉表面,压力大小以能清楚地触及脉搏为宜,注意脉律、强弱、动脉壁的弹性。

(5)一般情况下测 30 秒,所测得的数值乘以 2,心脏病患者、脉率异常者、危重患者则应以 1 分钟记录。

(6)协助患者取舒适体位。

(7)将脉搏绘制在体温单上。

4.注意事项

(1)诊脉前患者应保持安静,剧烈运动后应休息 20 分钟后再测。

(2)偏瘫患者应选择健侧肢体测量。

(3)脉搏细、弱难以测量时,用听诊器测心率。

(4)脉搏短绌的患者,应由两人同时测量,一人听心率,另一人测脉率,由听心率者发出"开始"和"停止"的口令,计数 1 分钟,以分数式记录:心率/脉率。若心率 120 次,脉率 90 次,即应写成 120/90 次/分。

(温 率)

27

第四节　呼吸的测量

一、正常呼吸及生理性变化

(一)正常呼吸

机体不断地从外界环境摄取氧气并将二氧化碳排出体外的气体交换过程称为呼吸。呼吸是维持机体新陈代谢和功能活动所必需的生理过程之一,一旦呼吸停止,生命也将终止。正常成人在安静状态下呼吸是自发的,节律规则,均匀无声且不费力,每分钟 16～20 次。

(二)生理性变化

呼吸受许多因素的影响,在不同生理状态下,正常人的呼吸也会在一定范围内波动。呼吸与脉搏的比例为 1:4,男性及儿童以腹式呼吸为主,女性以胸式呼吸为主。

1.年龄

年龄越小,呼吸频率越快(表 2-1)。

表 2-1　各年龄段呼吸频率

年龄	呼吸频率(次/分)	年龄	呼吸频率(次/分)
新生儿	30～40	学龄儿童	15～25
婴儿	20～45	青少年	15～20
幼儿	20～35	成人	12～20
学龄前儿童	20～30	老年人	12～18

2.性别

同年龄的女性呼吸频率比男性稍快。

3.运动

肌肉的活动可使呼吸系统加快,呼吸也因说话、唱歌、哭、笑及吞咽、排泄等动作有所改变。

4.情绪

强烈的情绪变化,如害怕、恐惧、愤怒、紧张等会刺激呼吸中枢,导致屏气或呼吸加快。

5.其他

如环境温度升高或海拔增加,均会使呼吸加快加深。

二、异常呼吸的观察

(一)频率异常

1.呼吸过速

呼吸过速指呼吸频率超过 24 次/分,但节律规则,又称气促。多见于高热、疼痛、甲状腺功能亢进的患者。一般体温每升高 1 ℃,呼吸频率增加 3～4 次/分。

2.呼吸过慢

呼吸过慢指呼吸频率缓慢,低于 10 次/分,但仍有规则。多见于麻醉药或镇静剂过量、颅脑疾病等呼吸中枢受抑制者。

（二）节律异常

1.潮式呼吸

潮式呼吸又称陈-施呼吸，是一种周期性的呼吸异常。其表现为呼吸由浅慢到深快，达高潮后又逐渐变浅变慢，经过5～10秒的暂停，又重复出现上述状态的呼吸，呈潮水般涨落。

发生机制：由于呼吸中枢兴奋性减弱，血中正常浓度的二氧化碳不能引起呼吸中枢兴奋，只有当缺氧严重、动脉血二氧化碳分压增高到一定程度，才能刺激呼吸中枢，使呼吸加强；当积聚的二氧化碳呼出后，呼吸中枢失去有效刺激，呼吸逐渐减弱甚至停止。多见于脑炎、尿毒症等患者，常表现为呼吸衰竭。一些老年人在深睡时也可出现潮式呼吸，是脑动脉硬化的表现。

2.间断呼吸

间断呼吸又称比奥呼吸，表现为有规律地呼吸几次后，突然停止呼吸，间隔一个短时期后又开始呼吸，如此反复交替。其产生机制与潮式呼吸一样，但预后更严重，常在呼吸停止前发生。见于颅内病变或呼吸中枢衰竭的患者。

3.点头呼吸

在呼吸时，头随呼吸上下移动，患者已处于昏迷状态，是呼吸中枢衰竭的表现。

4.叹气式呼吸

间断一段时间后做一次大呼吸，伴叹气声。偶然的一次叹气是正常的，可以扩张小肺泡，多见于精神紧张、神经症患者。如反复发作叹气式呼吸，是临终前的表现。

（三）深浅度异常

1.深度呼吸

深度呼吸又称库斯莫尔呼吸，是一种深长而规则的呼吸。见于糖尿病酮症酸中毒和尿毒症酸中毒等，以便机体排出较多的二氧化碳，调节血中的酸碱平衡。

2.浅快呼吸

呼吸浅表而不规则。见于呼吸肌麻痹、胸肺疾病、休克患者。

（四）声音异常

1.鼾声呼吸

由于气管或大支气管内有分泌物积聚，呼吸深大且有鼾声。多见于昏迷或神经系统疾病的患者。

2.蝉鸣样呼吸

由于细支气管、小支气管堵塞，吸气时出现高调的哮鸣音，多见于支气管哮喘、喉头水肿的患者。

（五）呼吸困难

呼吸困难是指因呼吸频率、节律或深浅度的异常，导致气体交换不足，机体缺氧。患者自感空气不足、胸闷、呼吸费力，表现为焦虑、烦躁、鼻翼翕动、口唇发紫等，严重者不能平卧。

1.吸气性呼吸困难

吸气性呼吸困难特点是吸气明显困难、吸气时间延长，出现三凹征（吸气时胸骨上窝、锁骨上窝、肋间隙或腹上角出现凹陷）。由于上呼吸道部分梗阻，气流不能顺利进入肺，吸气时呼吸肌收缩，肺内负压极度增高所致。常见于气管阻塞、气管异物、喉头水肿等。

2.呼气性呼吸困难

呼气性呼吸困难特点是呼气费力,呼气时间延长。由于下呼吸道部分梗阻、气流呼出不畅所致。常见于支气管哮喘、阻塞性肺气肿。

3.混合性呼吸困难

混合性呼吸困难特点是吸气和呼气均感费力,呼吸浅而快。由于广泛性肺部病变使呼吸面积减少,影响换气功能所致。常见于重症肺炎、广泛肺纤维化、大片肺不张、大量胸腔积液等。

三、呼吸的测量

(一)目的

通过测量呼吸,观察、评估患者的呼吸状况。

(二)准备

治疗盘内备秒表、笔、记录本、棉签(必要时)。

(三)操作步骤

测量脉搏后,护士仍保持诊脉手势,观察患者的胸、腹部起伏情况及呼吸的节律、性质、声音、深浅,呼出气体有无特殊气味,呼吸运动是否对称等;以胸(腹)部一起一伏为一次呼吸,计数1分钟;记录,将呼吸次数绘制于体温单上。

(四)注意事项

(1)尽量去除影响呼吸的各种生理性因素,在患者精神松弛的状态下测量。

(2)由于呼吸受意识控制,所以,测呼吸时,不应使患者察觉。

(3)呼吸微弱或危重患者,可用少许棉花置其鼻孔前,观察棉花纤维被吹动的次数,计数1分钟。

(4)小儿、呼吸异常者应测1分钟。

(温　率)

第五节　血压的测量

一、正常血压及生理性变化

(一)正常血压

血压是指血液在血管内流动时对血管壁的侧压力。一般指动脉血压,如无特别注明均指肱动脉的血压。

当心脏收缩时,主动脉压急剧升高,至收缩中期达最高值,此时的动脉血压称收缩压。当心室舒张时,主动脉压下降,至心舒末期达动脉血压的最低值,此时的动脉血压称舒张压。血压的计量单位,过去多用mmHg(毫米汞柱),后改用国际统一单位kPa(千帕)。目前仍用mmHg(毫米汞柱)。以下为两者换算公式:

$$1\ kPa = 7.5\ mmHg$$
$$1\ mmHg = 0.133\ kPa$$

在安静状态下,正常成人的血压范围为(12.0～18.5)/(8.0～11.9) kPa[(90～139)/(60～89) mmHg],脉压为4.0～5.3 kPa(30～40 mmHg)。

(二)生理性变化

在各种生理情况下,动脉血压可发生各种变化,影响血压的生理因素有以下几点。

1.年龄

随着年龄的增长血压逐渐升高,以收缩压升高较明显。以下为儿童血压的计算公式:

$$收缩压(mmHg)＝80＋年龄×2$$
$$舒张压＝收缩压×2/3$$

2.性别

青春期前的男女血压差别不明显。成年男子的血压比女性高0.7 kPa(5 mmHg);绝经期后的女性血压又逐渐升高,与男性差不多。

3.昼夜和睡眠

血压在上午8～10时达全天最高峰,之后逐渐降低;午饭后又逐渐升高,下午16～18时出现全天次高值,然后又逐渐降低;至入睡后2小时,血压降至全天最低值;早晨醒来又迅速升高。睡眠欠佳时,血压稍升高。

4.环境

寒冷时血管收缩,血压升高;气温高时血管扩张,血压下降。

5.部位

一般右上肢血压常高于左上肢,下肢血压高于上肢。

6.情绪

紧张、恐惧、兴奋及疼痛均可引起血压升高。

7.体重

正常人发生高血压的危险性与体重增加成正比。

8.其他

吸烟、劳累、饮酒、药物等都对血压有一定的影响。

二、异常血压的观察

(一)高血压

目前基本上采用1999年世界卫生组织(WHO)和国际高血压联盟(ISH)高血压治疗指南的高血压定义:在未服抗高血压药的情况下,成人收缩压≥18.7 kPa(140 mmHg)和/或舒张压≥12.0 kPa(90 mmHg)。95％的患者为病因不明的原发性高血压,多见于动脉硬化、肾炎、颅内压增高等,最易受损的部位是心、脑、肾、视网膜。

(二)低血压

一般认为血压低于正常范围且有明显的血容量不足表现如脉搏细速、心悸、头晕等,即可诊断为低血压。常见于休克、大出血等。

(三)脉压异常

脉压增大多见于主动脉瓣关闭不全、主动脉硬化等;脉压减小多见于心包积液、缩窄性心包炎等。

三、血压的测量

(一)血压计的种类和构造

1.水银血压计

分立式和台式两种,其基本结构都包括输气球、调节空气的阀门、袖带、能充水银的玻璃管、水银槽几部分。袖带的长度和宽度应符合标准:宽度比被测肢体的直径宽20%,长度应能包绕整个肢体。能充水银的玻璃管上标有刻度,范围为 0.0～40.0 kPa(0～300 mmHg),每小格表示 0.3 kPa(2 mmHg);玻璃管上端和大气相通,下端和水银槽相通。当输气球送入空气后,水银由玻璃管底部上升,水银柱顶端的中央凸起可指出压力的刻度。水银血压计测得的数值相当准确。

2.弹簧表式血压计

由一袖带与有刻度 2.7～4.0 kPa(20～30 mmHg)的圆盘表相连而成,表上的指针指示压力。此种血压计携带方便,但欠准确。

3.电子血压计

袖带内有一换能器,可将信号经数字处理,在显示屏上直接显示收缩压、舒张压和脉搏的数值。此种血压计操作方便,清晰直观,不需听诊器,使用方便、简单,但欠准确。

(二)测血压的方法

1.目的

通过测量血压,了解循环系统的功能状况,为诊断、治疗提供依据。

2.准备

听诊器、血压计、记录纸、笔。

3.操作步骤

(1)测量前,让患者休息片刻,以消除活动或紧张因素对血压的影响。检查血压计,如袖带的宽窄是否适合患者,玻璃管有无裂缝,橡胶管和输气球是否漏气等。

(2)向患者解释,以取得合作。患者取坐位或仰卧,被测肢体的肘臂伸直、掌心向上,肱动脉与心脏在同一水平。坐位时,肱动脉平第 4 软骨;卧位时,肱动脉平腋中线。如手臂低于心脏水平,血压会偏高;手臂高于心脏水平,血压会偏低。

(3)放平血压计于上臂旁,打开水银槽开关,将袖带平整地缠于上臂中部,袖带的松紧以能放入一指为宜,袖带下缘距肘窝2～3 cm。如测下肢血压,袖带下缘距腘窝3～5 cm,将听诊器胸件置于腘动脉搏动处,记录时注明下肢血压。

(4)戴上听诊器,关闭输气球气门,触及肱动脉搏动。将听诊器胸件放在肱动脉搏动最明显的地方,但勿塞入袖带内,以一手稍加固定。

(5)挤压输气球,打气至肱动脉搏动音消失,水银柱又升高 2.7～4.0 kPa(20～30 mmHg)后,以每秒 0.5 kPa(4 mmHg)左右的速度放气,使水银柱缓慢下降,视线与水银柱所指刻度平行。

(6)在听诊器中听到第一声动脉音时,水银柱所指刻度即为收缩压;当搏动音突然变弱或消失时,水银柱所指的刻度即为舒张压。当变音与消失音之间有差异时,或危重者应记录两个读数。

(7)测量后,驱尽袖带内的空气,解开袖带。安置患者于舒适卧位。

(8)血压计右倾 45°,关闭气门,气球放在固定的位置,以免压碎玻璃管,关闭血压计盒盖。

(9)用分数式,即收缩压/舒张压 mmHg 记录测得的血压值,如 14.7/9.3 kPa(110/70 mmHg)。

4.注意事项

(1)测血压前,要求安静休息 20～30 分钟,如运动、情绪激动、吸烟、进食等可导致血压偏高。

(2)血压计要定期检查和校正,以保证其准确性,切勿倒置或震动。

(3)打气不可过猛、过高,如水银柱里出现气泡,应调节或检修,不可带着气泡测量。

(4)如所测血压异常或血压搏动音听不清时,需重复测量。先将袖带内气体排尽,使水银柱降至"0",稍等片刻再行第二次测量。

(5)对偏瘫、一侧肢体外伤或术后患者,应在健侧手臂上测量。

(6)排除影响血压值的外界因素,如袖带太窄、袖带过松、放气速度太慢测得的血压值偏高,反之则测得的血压值偏低。

(7)长期测血压应做到四定:定部位、定体位、定血压计、定时间。

（温　率）

第三章

基础护理操作技术

第一节 床 上 擦 浴

一、目的

皮肤覆盖于人体表面,是身体最大的器官。完整的皮肤还具有保护机体、调节体温、吸收、分泌、排泄及感觉等功能,是抵御外界有害物质入侵的第一道屏障。皮肤的新陈代谢迅速,其代谢产物如皮脂、汗液及表皮碎屑等能与外界细菌及尘埃结合成污垢,黏附于皮肤表面,如不及时清除,可刺激皮肤,降低皮肤的抵抗力,以致破坏其屏障作用,成为细菌入侵的门户,造成各种感染。因此,去除皮肤污垢,消除令人不快的身体异味,保持皮肤清洁,促进患者机体放松,增进患者舒适及活动度,防止肌肉挛缩和关节僵硬等并发症,刺激皮肤血液循环,增加皮肤的排泄功能,防御皮肤感染和压疮的发生。适用于病情较重、长期卧床或使用石膏、牵引、卧床、生活不能自理及无法自行沐浴的患者。

皮肤的清洁与护理有助于维持机体的完整性,给机体带来舒适感,可预防感染发生,防止压疮及其他并发症。

二、准备

(一)物品准备

治疗盘内:浴巾、毛巾各 2 条,沐浴液或浴皂、小剪刀、梳子、50%乙醇、护肤用品(爽身粉、润肤剂)、一次性油布 1 条、手套。

治疗盘外:面盆 2 个,水桶 2 个(一桶内盛 50~52 ℃的温水,并按年龄、季节和生活习惯调节水温;另一桶接盛污水用),清洁衣裤和被服,另备便盆、便盆巾和屏风。

(二)患者、操作人员及环境准备

患者了解床上擦浴目的、方法、注意事项及配合要点,根据需要协助患者使用便器排便,避免温水擦洗中引起患者排尿和排便反射,调整情绪,指导或协助患者取舒适体位。操作人员应衣帽整齐,修剪指甲,洗手,戴口罩。环境安静、整洁、关闭门窗,室温控制在 22~26 ℃,必要时备屏风。

三、评估

(1)评估病情、治疗情况、意识、心理状态、卫生习惯及合作度。

(2)患者皮肤情况,有无感染、破损及并发症、肢体活动度、自理能力。

(3)向患者解释床上擦浴的目的、方法、注意事项及配合要点。

四、操作步骤

(1)根据医嘱,确认患者,了解病情。

(2)向患者解释说明目的、过程及方法。解除患者紧张情绪,使患者有安全感,取得合作。

(3)拉布幔或屏风遮挡患者,预防受凉并保护患者隐私,使患者身心放松。

(4)面盆内倒入 50~52 ℃温水约 2/3 处或根据患者的习惯调节水温。

(5)根据病情摇平床头及床尾支架,松开床尾盖被,放平靠近操作者的床挡,将患者身体移向床沿,尽量靠近操作者,确保患者舒适,利用人体力学原理,减少操作过程中机体的伸展和肌肉紧张及疲劳度。

(6)戴手套,托起头颈部,将浴巾铺在枕头上,另一浴巾放在患者胸前(每擦一处均应在其下面铺浴巾,保护床单位,并用浴毯遮盖好擦洗周围的暴露部位),防止枕头和被褥弄湿。

(7)毛巾放入温水中浸透,拧至半干叠成手套状,包在操作者手上,用毛巾不同面,先擦患者眼部按由内眦到外眦依次擦干眼部,再用较干的毛巾擦洗一遍。毛巾折叠能提高擦洗效果,同时保持毛巾的温度。

(8)操作者一手轻轻固定患者头部,用洗面乳或香皂(根据患者习惯选择),依次擦洗患者额部、鼻翼、颊部、耳郭、耳后直至额下、颈部,再用清水擦洗,然后再用较干毛巾擦洗一遍。褶皱部应重复擦洗,如额下、颈部位、耳郭、耳后。

(9)协助患者脱下上衣,置治疗车下层。按先近侧后对侧,先擦洗双上肢(上肢由远心端向近侧擦洗,避免静脉回流),再擦洗胸腹部顺序(腹部以脐为中心,从右向左顺结肠走向擦洗,乳房处环形擦洗)。先用涂浴皂的湿毛巾擦洗,再用湿毛巾擦净皂液,清洗拧干毛巾后再擦洗干,最后用大浴巾边按摩边擦干。根据需要随时调节更换水温。擦洗过程中注意观察患者病情及皮肤情况,患者出现寒战、面色苍白时,应立即停止擦洗,给予适当处理。

(10)协助患者侧卧,背向操作者,浴巾一底一盖置患者擦洗部下及暴露部,依次进行擦洗后劲、背、臀部。背部及受压部位可用 50%乙醇做皮肤按摩,促进血液循环,防止并发症发生。根据季节扑爽身粉。

(11)协助患者更换清洁上衣,一般先穿远侧上肢,再穿近侧、患侧,再穿健侧,可减少关节活动,避免引起患者疼痛不适。及时用棉被盖好胸、腹部,避免受凉。

(12)更换水、盆、毛巾,擦洗患者下肢、足部背侧,患者平卧,脱下裤子后侧卧,脱下衣物置治疗车下层,将浴巾纵向垫在下肢,浴巾盖于会阴部及下肢前侧,依次从踝部向膝关节、大腿背侧顺序擦洗。

(13)协助患者平卧,擦洗两下肢、膝关节处、大腿前侧部位。

(14)更换温水、盆、毛巾,擦洗会阴部、肛门处(注意肛门部皮肤的褶皱处擦洗干净,避免分泌物滞留,细菌滋生),撤去浴巾,为患者换上干净裤子。

(15)更换温水、盆、毛巾,协助患者移向近侧床边,盆移置足下,盆下铺一次性油布或将盆放于床旁椅上,托起患者小腿部屈膝,将患者双脚同时或先后浸泡于盆内,浸泡片刻软化角质层,洗清双足,擦干足部。

(16)根据需要修剪指甲,足部干裂者涂护肤品,防止足部干燥和粗糙。

(17)为患者梳头,维护患者个人形象,整理床单位,必要时更换床单。

(18)协助患者取舒适体位后,开窗换气。

(19)整理用物,进行清洁消毒处理,避免致病菌的传播。

(20)洗手、记录。

五、注意事项

(1)按擦浴顺序、步骤和方法进行。

(2)擦洗眼部时,尽量避免浴皂,防止对眼部刺激。

(3)操作过程中注意观察患者的病情变化,保持与患者沟通,询问患者感受。

(4)擦洗动作要轻柔、利索,尽量注意少搬动、少暴露患者,注意保暖。

(5)擦洗时注意褶皱处如额下、颈部、耳郭、耳后、腋窝、指间、乳房下褶皱处、脐部、腹股沟、肛周等要擦洗干净。

(6)肢体有损伤者,应先脱健侧衣裤后脱患侧,穿时应先穿患侧后穿健侧,避免患者关节过度活动,引起疼痛和损伤。

六、压疮的预防及护理

压疮是身体局部组织长期受压,血液循环障碍,局部组织持续缺血、缺氧、营养缺乏引起的组织破损和坏死。压疮可造成从表皮到皮下组织、肌肉,以致引起骨骼和骨关节的破坏,严重者可继发感染,引起败血症导致死亡。因此,护理人员要注意对患者进行压疮危险因素的评估,特别是对高危险人群要早预防、早发现、早治疗。适当的活动是预防压疮的最佳途径。

(一)压疮预防

1.避免局部组织长期受压

经常翻身是卧床患者最简单而有效地解除压力的方法。对能自行翻身的患者,应鼓励和定时督促或协助翻身。当患者不能自主活动时,如昏迷、瘫痪患者,自主活动受到很大限制的患者,如高龄、体衰、多发伤患者及有感觉障碍时,自主进行活动受限,导致个人自理能力下降,使受压部位破溃的可能性增加。通常昏迷、脊髓受伤或糖尿病患者是压疮发生的潜在因素,应做到定时翻身,翻身时必须使患者保持处于稳定平衡的姿势,防止患者倾倒造成摔伤、扭伤及呼吸不畅等。意识的改变及感觉障碍患者:体位变换时的不当体位,造成关节处、骨突隆起处,如股骨的大转子结节更突出于体表,可使骨突起部位承受更多的压力,产生骨突起部位严重的血液循环障碍。所以患者取侧卧位时,应屈髋屈膝,两腿前后分开,身体下面的臂向前略伸,身体上面的臂前伸与腋为30°,增大受压面积的同时,使患者身体下半身处于髂前上棘与股骨大转子及下腿膝外侧所形成的三角平面内,防止体重集中压迫到髂前上棘一点上,保持身体稳定平衡,防止压疮发生。翻身间隔时间可根据病情及受压部位皮肤状况而定,至少每2个小时翻身1次,必要时每30分钟到1小时1次。并建立床头翻身卡,记录翻身时间、患者的体位及皮肤情况。翻身后应采取软枕予以支撑,极度衰弱和肢体瘫痪的患者,可使用肢体架或其他设备架空骨突出部,支持身体空隙处,防止对肢体压迫造成伤害。

2.避免摩擦力和剪切力

在协助患者翻身、更换床单、衣服及搬动患者时,要注意患者身体各个部分的位置,要抬起患者的身体,尤其是臀部要抬高,禁止拖、拉、拽等损伤皮肤。可以用吊架或提床单式的方式使患者变换体位,皮肤与床单之间不发生皮肤摩擦。患者需在床上解决大小便,使用便盆时应把患者臀部抬高,不可硬塞、硬拉,在便盆上垫软纸或布垫。患者取头高或取半卧位时,床头抬高<30°防止患者身体下滑,产生剪切力和骶部受压,同时在骶尾部垫棉垫圈,使骶尾部处于悬空,借助臀部丰富的皮下脂肪代替骶骨承担身体体重。

3.病情危重者

病情危重者及其他原因不宜翻身时,局部可用环形棉垫、海绵垫、枕头、高分子人工脂肪垫等,缓解骨隆突处压力。如压点移动性气垫,就是利用黑白充气囊交替膨胀与收缩,以此来移动压迫点分散体压。此外还有灌水垫、电动式气垫等,气垫床褥通过床垫气囊中的不同气流压力来分散患者身体受压部位,同时在身体空隙处垫海绵垫及软枕,增加受压面积,均能起到分散压力的效应。但都不能完全依赖用具,仍要强调定时翻身,预防受压。同时对局部受压部位按摩,对已压红部位禁止按摩,按摩反而会加重皮肤的损伤。方法:50%乙醇或50%红花乙醇,涂抹患处,用手掌大小鱼肌处贴紧患处,均匀按向心方向,由轻到重,再由重到轻,按摩5分钟左右,加快血液循环,可效预防压疮的发生。

4.保护组织避免受不良刺激

皮肤经常受到潮湿或排泄物刺激,皮肤表皮保护能力下降,局部剪切力和摩擦力增大,因此增加受压组织发生压疮的概率。老年人皮肤褶皱多,加之汗液、大小便失禁导致皮肤软化,应特别注意防止擦伤、撕裂。保持患者皮肤和床单位清洁、干燥、平整、无皱,直接接触的内衣要柔软,帮患者翻身要用力抬起,不能拖、推,以免擦伤。另外要每天用温水擦浴、擦背或用温热毛巾敷于受压部位,勤洗浴、勤换衣裤,保持皮肤干燥、光滑。皮肤褶皱处扑上一层薄的爽身粉,以减少摩擦力并吸收潮湿。动作要轻柔,防止损伤皮肤。注意不可让患者直接卧于橡胶单或塑料布上,局部皮肤可涂凡士林软膏以保护、润滑皮肤(禁止在溃疡的皮肤上涂抹),经常检查受压部位。

5.补充营养增加机体修复机制

蛋白质是机体组织修复所必需的物质,维生素C及锌在伤口愈合中也起着很重要的作用。高蛋白、高热量、高维生素、富含钙锌的膳食,能保证机体供给,确保正氮平衡,加速疮面愈合。营养供给方式多样,可根据患者病情选择。

(二)压疮护理

1.控制感染,预防败血症

减少或除去伤口不能愈合的局部性因素,高蛋白、高热量、高维生素、富含钙锌的膳食,纠正低蛋白血症,保障疮面愈合。

2.淤血红润期

为压疮的初期,受压部位出现短暂性血液循环障碍,组织缺氧,局部充血,皮肤出现红、肿、热、麻木或有触痛。压力持续30分钟后,皮肤颜色不能恢复正常,若能及时处理,短时间内能自愈,加热可使细胞新陈代谢增加,反而使组织缺氧,促使损伤加重,因而此期不主张局部热疗。增加患者翻身次数,避免局部过度受压,改善局部血液循环(紫外线、红外线照射等);避免摩擦、潮湿及排泄物的不良刺激,阻止压疮继续发展,主要的护理措施:保持床单元干净、平整、无皱、无屑;保持良好体位,避免摩擦力和剪切力;加强营养摄入提高机体抵抗能力。

3.炎性浸润期

损伤延伸到真皮层及皮下组织,由于红肿部位继续受压,血液循环得不到改善,静脉血回流受阻,受压局部表面静脉淤血,呈紫红色,皮下产生硬结,皮肤水肿而变薄,表皮有水疱形成。此时皮肤易破溃,患者有疼痛感,硬结明显。若不采取积极措施,压疮则继续发展。若能及时解除受压,改善血液循环,清洁疮面,仍可以防止压疮进一步发展。保护疮面皮肤,预防疮面感染。除继续加强以上措施,对于有水疱的部位,加强水疱的护理,未破的小水疱要避免摩擦,防止破裂感染,使其自行吸收。水疱较大或吸收较慢时,可在无菌情况下,用无菌注射器抽出水疱内的液体(保护水疱表皮完整性),消毒穿刺部位及周围,然后用无菌敷料覆盖并稍加压进行包扎,防止水疱渗液及感染。此期可继续用紫外线、红外线照射法(紫外线照射,有消炎和干燥作用,对各类细菌感染疮面均有较好的杀菌效果;红外线照射,有消炎、促进血液循环、增强细胞功能等作用,同时可使疮面干燥,减少渗出,有利于组织的再生和修复),遵医嘱每天或隔天照射 1 次,每次 15～20 分钟。

4.浅度溃疡期

此期全层皮肤破坏,可深及皮下组织和深层组织。表皮水疱逐渐扩散扩大,水疱破溃后,可显露潮湿红润的疮面,有黄色渗出液流出,感染后表面有脓液覆盖,致使浅层组织坏死,溃疡形成,患者疼痛加剧。主要是清洁疮面,去除坏死组织和促进肉芽组织生长,促使疮面愈合。此期护理原则是清创要彻底,直至出现渗血的新鲜疮面。可使用透明膜、水胶体、水凝胶等敷料覆盖疮面,此类保湿敷料及伤口覆盖膜可使伤口保持湿润,有利于坏死组织和纤维蛋白的溶解,并能保持、促进多种生物因子的活性;有利于细胞增殖分化和移行,加速肉芽组织的形成;还可避免敷料与新生肉芽组织粘连,更换敷料时造成再次机械性损伤,为疮面愈合提供适宜的环境。此期需要特别重视疮面的保护,避免疮面继续受压,应尽量保持局部清洁、干燥。可用鹅颈灯距疮面 25 cm 处照射疮面,每天 1～2 次,每次 10～15 分钟,照射后以外科换药法处理疮面。还可采用新鲜的鸡蛋内膜、纤维蛋白膜、骨胶原膜等贴于疮面治疗。因为此类内膜还有一种溶菌酶,能分解异种生物的细胞壁,杀死细菌,可视为消炎、杀菌剂。同时内膜含有蛋白质,能在疮面表层形成无色薄膜覆盖疮面,防止污染和刺激,减轻疼痛,促进炎症局限化,具有明显的收敛作用。

5.坏死溃疡期

此期是压疮的严重期。坏死组织侵入全层皮肤、肌肉、骨骼及韧带,感染可向周边及深部扩展,可深达骨面,时有窦管形成。坏死组织发黑,脓性分泌物增多,有臭味。严重者若细菌及毒素侵入血液循环可引起败血症及脓毒血症,造成全身感染,甚至危及生命。此护理原则是去除坏死组织,清洁疮面、促进肉芽组织生长,保持引流通畅,促进愈合。可采用清热解毒、活血化瘀、去腐生肌收敛的中成药,如中药生肌膏散、烧烫宁喷雾剂等有促进局部疮面血液循环,促进健康组织生长的作用。如疮面有感染时,先用生理盐水或 0.02% 呋喃西林溶液清洗疮面,也可采用甲硝唑湿敷或用生理盐水清理疮面,再涂以磺胺嘧啶银粉或选择使用湿润烧伤膏、生肌散等,也可用密闭性、亲水性、自黏性的新型系列敷料。对渗出性伤口可用高度吸收敷料,并保持敷料的密闭性,可促进自溶性清创,有利于焦痂的伤口可用含水胶体、水凝胶和藻酸盐类敷料,有助于腐肉的去除。对于溃疡较深、引流不畅者,应用 3% 过氧化氢溶液冲洗,以抑制厌氧菌生长,再用非粘连性敷料填塞或水凝胶类敷料对伤口的腔道进行填充,可防止在伤口愈合前窦道的开口闭合。也可采用空气隔绝后局部持续吸氧法治疗压疮,方法是用塑料袋罩住疮面并固定四周通过小孔向袋内吹氧,氧流量为 5～6 L/min,每天 2 次,每次 15 分钟。治疗完毕,疮面用无菌敷料覆盖或暴露均可。其原理是利用纯氧抑制疮面厌氧菌生长,提高疮面组织供氧,改善局部组织有氧代谢,并利用氧气流干燥疮面,促进结痂,有利于愈合。对长期保守治疗不愈合、创面肉芽老化、创缘有瘢痕组织形成,且合并有骨、关节感染或深部窦道形成者,应考虑进行减张肌皮瓣术、植皮等手术治疗。

(刘晓妮)

第二节　静脉输液

一、准备

(1)仪表:着装整洁,佩戴胸牌,洗手、戴口罩。

(2)用物:注射盘内放干棉球缸、一次性输液器、网套、止血带、橡皮小枕及一次性垫巾、弯盘、0.75%碘酊、棉签、胶布、启盖器、药液瓶外贴输液标签(上写患者姓名、床号、输液药品、剂量、用法、日期、时间、输液架)。

二、操作步骤

(1)根据医嘱备齐用物,携至床旁查对床号、姓名、剂量、用法、时间、药液瓶和面貌,并摇动药瓶对光检查。

(2)做好解释工作,询问大小便,备胶布。

(3)开启铝盖中心部分(如备物时加完药可省去)套网套,消毒瓶塞中心及瓶颈,挂于输液架上,检查输液器并打开,插入瓶塞至针头根部。

(4)排气,排液3~5 mL至弯盘内。

(5)选择血管,置小枕及垫巾,扎止血带,消毒皮肤,待干。

(6)再次查对床号、姓名、剂量、用法、时间、药液瓶和面貌。

(7)再次检查空气是否排尽,夹紧,穿刺时左手绷紧皮肤并用拇指固定静脉,见回血,松止血带及螺旋夹。

(8)胶布固定,干棉球遮盖针眼,调节滴速,开始15分钟应慢,无异常调节正常速度。

(9)交代注意事项,整理床单元及用物。

(10)爱护体贴患者,协助致舒适体位。

(11)洗手、消毒用物。

三、临床应用

(一)静脉输液注意事项

(1)严格执行无菌操作和查对制度。

(2)根据病情需要,有计划地安排轮流顺序,如需加入药物,应合理安排,以尽快达到输液目的,注意配伍禁忌。

(3)需长期输液者,要注意保护和合理使用静脉,一般从远端小静脉开始。

(4)输液前应排尽输液管及针头内空气,药液滴尽前要按需及时更换溶液瓶或拔针,严防造成空气栓塞。

(5)输液过程中应加强巡视,耐心听取患者的主诉,严密观察注射部位皮肤有无肿胀、针头有无脱出、阻塞或移位、针头和输液器衔接是否紧密、输液管有无扭曲受压、输液滴速是否适宜及输液瓶内溶液量等,及时记录在输液卡或护理记录单上。

(6)需 24 小时连续输液者,应每天更换输液器。

(7)颈外静脉穿刺置管,如硅胶管内有回血,须及时用稀释肝素溶液冲注,以免硅胶管被血块堵塞;如遇输液不畅,须注意是否存在硅胶管弯曲或滑出血管外等情况。

(二)常见输液反应及防治

1.发热反应

(1)减慢滴注速度或停止输液,及时与医师联系。

(2)对症处理,寒战时适当增加盖被或用热水袋保暖,高热时给予物理降温。

(3)按医嘱给抗过敏药物或激素治疗。

(4)保留余液和输液器,必要时送检验室细菌培养。

(5)严格检查药液质量、输液用具的包装及灭菌有效期等,防止致热物质进入体内。

2.循环负荷过重(肺水肿)

(1)立即停止输液,及时与医师联系,积极配合抢救,安慰患者,使患者有安全感和信任感。

(2)为患者安置端坐位,使其两腿下垂,以减少静脉回流,减轻心脏负担。

(3)加压给氧,可使肺泡内压力增高,减少肺泡内毛细血管渗出液的产生;同时给予 20%~30%乙醇湿化吸氧,因乙醇能减低肺泡内泡沫的表面张力,使泡沫破裂消散,从而改善肺部气体交换,迅速缓解缺氧症状。

(4)按医嘱给予镇静药、扩血管药物和强心药如洋地黄等。

(5)必要时进行四肢轮流结扎,即用止血带或血压计袖带作适当加压,以阻断静脉血流,但动脉血流仍通畅。每隔 5~10 分钟轮流放松一侧肢体的止血带,可有效地减少静脉回心血量,待症状缓解后,逐步解除止血带。

(6)严格控制输液滴速和输液量,对心、肺疾病患者及老年、儿童尤应慎重。

3.静脉炎

(1)严格执行无菌操作,对血管壁有刺激性的药物应充分稀释后应用,并防止药物溢出血管外。同时,要有计划地更换注射部位,以保护静脉。

(2)患肢抬高并制动,局部用 95%乙醇或 50%硫酸镁行热湿敷。

(3)理疗。

(4)如合并感染,根据医嘱给予抗生素治疗。

4.空气栓塞

(1)立即停止输液,及时通知医师,积极配合抢救,安慰患者,以减轻恐惧感。

(2)立即为患者置左侧卧位和头低足高位(头低足高位在吸气时可增加胸内压力,以减少空气进入静脉;左侧位可使肺的位置低于右心室,气泡侧向上漂移到右心室,避开肺动脉口。由于心脏搏动将空气混成泡沫,分次小量进入肺动脉内)。

(3)氧气吸入。

(4)输液前排尽输液管内空气,输液过程中密切观察,加压输液或输血时应专人守护,以防止空气栓塞发生。

(刘晓妮)

第三节 铺 床 法

病床是病室的主要设备,是患者睡眠与休息的必须用具。患者尤其是卧床患者与病床朝夕相伴,因此,床铺的清洁、平整和舒适,可使患者心情舒畅,增强治愈疾病的自信心,并可预防并发症的发生。

铺床总的要求为舒适、平整、安全、实用、节时、节力。常用的病床有以下 3 种。①钢丝床:有的可通过支起床头、床尾(二截或三截摇床)而调节体位,有的床脚下装有小轮,便于移动。②木板床:为骨科患者所用。③电动控制多功能床:患者可自己控制升降或改变体位。

病床及被服类规格要求包括以下几项。①一般病床:高 60 cm,长 200 cm,宽 90 cm。②床垫:长宽与床规格同,厚 9 cm。以棕丝制作垫芯为好,也可用橡胶泡沫,塑料泡沫作垫芯,垫面选帆布制作。③床褥:长宽同床垫,一般以棉花作褥芯,棉布作褥面。④棉胎:长 210 cm,宽 160 cm。⑤大单:长 250 cm,宽 180 cm。⑥被套:长 230 cm,宽 170 cm,尾端开口缝四对带。⑦枕芯:长 60 cm,宽 40 cm,内装木棉或高弹棉、锦纶丝绵,以棉布作枕面。⑧枕套:长 65 cm,宽 45 cm。⑨橡胶单:长 85 cm,宽 65 cm,两端各加白布 40 cm。⑩中单:长 85 cm,宽 170 cm。以上各类被服均以棉布制作。

一、备用床

(一)目的
铺备用床为准备接受新患者和保持病室整洁美观。

(二)用物准备
床、床垫、床褥、枕芯、棉胎或毛毯、大单、被套或衬单及罩单、枕套。

(三)操作方法

1.被套法

(1)将上述物品置于护理车上,推至床前。

(2)移开床旁桌,距床 20 cm,并移开床旁椅置床尾正中,距床 15 cm。

(3)将用物按铺床操作的顺序放于椅上。

(4)翻床垫:自床尾翻向床头或反之,上缘紧靠床头。床褥铺于床垫上。

(5)铺大单:取折叠好的大单放于床褥上,使中线与床的中线对齐,并展开拉平,先铺床头后铺床尾。①铺床头:一手托起床头的床垫,一手伸过床的中线将大单塞于床垫下,将大单边缘向上提起呈等边三角形,下半三角平整塞于床垫下,再将上半三角翻下塞于床垫下。②铺床尾:至床尾拉紧大单,一手托起床垫,一手握住大单,同法铺好床角。③铺中段:沿床沿边拉紧大单中部边沿,然后,双手掌心向上,将大单塞于床垫下。④至对侧:同法铺大单。

(6)套被套方法包括以下2种。①S形式套被套法(图3-1):被套正面向外使被套中线与床中线对齐,平铺于床上,开口端的被套上层倒转向上约1/3。棉胎或毛毯竖向三折,再按S形横向三折。将折好的棉胎置于被套开口处,底边与被套开口边平齐。拉棉胎上边至被套封口处,并将竖折的棉胎两边展开与被套平齐(先近侧后对侧)。盖被上缘距床头15 cm,至床尾逐层拉平盖被,系好带子。边缘向内折叠与床沿平齐,尾端掖于床垫下。同上法将另一侧盖被整理好。②卷筒式套被套法(图3-2):被套正面向内平铺于床上,开口端向床尾,棉胎或毛毯平铺在被套上,上缘与被套封口边齐,将棉胎与被套上层一并由床尾卷至床头(也可由床头卷向床尾),自开口处翻转,拉平各层,系带,余同S形式。

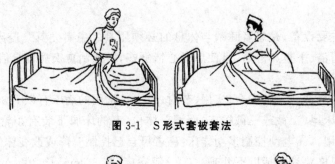

图3-1 S形式套被套法

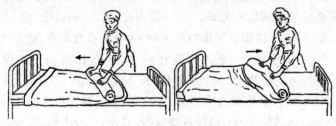

图3-2 卷筒式套被套法

(7)套枕套:于椅上套枕套,使四角充实,系带子,平放于床头,开口背门。

(8)移回桌椅,检查床单,保持整洁。

2.被单法

(1)移开床旁桌、椅,翻转床垫、铺大单,同被套法。

(2)将反折的人单(衬单)铺于床上,上端反折10 cm,与床头齐,床尾按铺大单法铺好床尾。

(3)棉胎或毛毯平铺于衬单上,上端距床头15 cm,将床头衬单反折于棉胎或毛毯上,床尾同大单铺法。

(4)铺罩单,正面向上对准床中线,上端与床头齐,床尾处则折成斜45°,沿床边垂下。转至对侧,先后将衬单、棉胎及罩单同上法铺好。

(5)余同被套法。

(四)注意事项

(1)铺床前先了解病室情况,若患者进餐或做无菌治疗时暂不铺床。

(2)铺床前要检查床各部分有无损坏,若有则修理后再用。

(3)操作中要使身体靠近床边,上身保持直立,两腿前后分开稍屈膝以扩大支持面增加身体稳定性,既省力又能适应不同方向操作。同时手和臂的动作要协调配合,尽量用连续动作,以节省体力消耗,并缩短铺床时间。

(4)铺床后应整理床单及周围环境,以保持病室整齐。

二、暂空床

(一)目的
铺暂空床供新入院的患者或暂离床活动的患者使用,保持病室整洁美观。

(二)用物准备
同备用床,必要时备橡胶中单、中单。

(三)操作方法
(1)将备用床的盖被四折叠于床尾。若被单式,在床头将罩单向下包过棉胎上端,再翻上衬单做25 cm的反折,包在棉胎及罩单外面。然后将罩单、棉胎、衬单一并四折,叠于床尾。

(2)根据病情需要铺橡胶中单、中单。中单上缘距床头50 cm,中线与床中线对齐,床沿的下垂部分一并塞床垫下。至对侧同上法铺好。

三、麻醉床

(一)目的
(1)铺麻醉床便于接收和护理术后患者。

(2)使患者安全、舒适,预防并发症。

(3)防止被褥污染并便于更换。

(二)用物准备
1.被服类

同备用床,另加橡胶中单、中单两条。弯盘、纱布数块、血压计、听诊器、护理记录单、笔。根据手术情况备麻醉护理盘或急救车上备麻醉护理用物。

2.麻醉护理盘用物

治疗巾内置张口器、压舌板、舌钳、牙垫、通气导管、治疗碗、镊子、输氧导管、吸痰导管、纱布数块。治疗巾外放电筒、胶布等。必要时备输液架,吸痰器、氧气筒、胃肠减压器等。天冷时无空调设备应备热水袋及布套各2只、毯子。

(三)操作方法
(1)拆去原有枕套、被套、大单等。

(2)按使用顺序备齐用物至床边,放于床尾。

(3)移开床旁桌椅等同备用床。

(4)同暂空床铺好一侧大单、中段橡胶中单、中单及上段橡胶中单、中单,上段中单与床头齐。转至对侧,按上法铺大单、橡胶中单、中单。

(5)铺盖被包括以下内容。①被套式:盖被头端两侧同备用床,尾端系带后向内或向上折叠与床尾齐,将向门口一侧的盖被三折叠于对侧床边。②被单式:头端铺法同暂空床,下端向上反折和床尾齐,两侧边缘向上反折同床沿齐,然后将盖被折叠于一侧床边。

(6)套枕套后将枕头横立于床头,以防患者躁动时头部碰撞床栏而受伤(图3-3)。

(7)移回床旁桌,椅子放于接受患者对侧床尾。

(8)麻醉护理盘置于床旁桌上,其他用物放于妥善处。

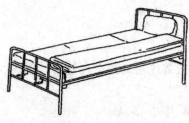

图 3-3　麻醉床

(四)注意事项

(1)铺麻醉床时,必须更换各类清洁被服。

(2)床头一块橡胶中单、中单可根据病情和手术部位需要铺于床头或床尾。若下肢手术者将单铺于床尾,头胸部手术者铺于床头。全麻手术者为防止呕吐物污染床单则铺于床头。而一般手术者,可只铺床中部中单即可。

(3)患者的盖被根据医院条件增减。冬季必要时可置热水袋两只加布套,分别放于床中部及床尾的盖被内。

(4)输液架、胃肠减压器等物放于妥善处。

四、卧有患者床

(一)扫床法

1.目的

(1)使病床平整无皱褶,患者睡卧舒适,保持病室整洁美观。

(2)随扫床操作协助患者变换卧位,又可预防压疮及坠积性肺炎。

2.用物准备

护理车上置浸有消毒液的半湿扫床巾的盆,扫床巾每床 1 块。

3.操作方法

(1)备齐用物,推护理车至患者床旁,向患者解释,以取得合作。

(2)移开床旁桌椅,半卧位患者,若病情许可,暂将床头、床尾支架放平,以便操作。若床垫已下滑,须上移与床头介。

(3)松开床尾盖被,助患者翻身侧卧背向护士,枕头随患者翻身移向对侧。松开近侧各层被单,取扫床巾分别扫净中单、橡胶中单后搭在患者身上。然后自床头至床尾扫净大单上碎屑,注意枕下及患者身下部分各层应彻底扫净,最后将各单逐层拉平铺好。

(4)助患者翻身侧卧于扫净一侧,枕头也随之移向近侧。转至对侧,以上法逐层扫净拉平铺好。

(5)助患者平卧,整理盖被,将棉胎与被套拉平,掀成被筒,为患者盖好。

(6)取出枕头,揉松,放于患者头下,支起床上支架。

(7)移回床旁桌椅,整理床单位,保持病室整洁美观,向患者致谢意。

(8)清理用物,归回原处。

(二)更换床单法

1.目的

(1)使病床平整无皱褶,患者睡卧舒适,保持病室整洁美观。

(2)随扫床操作协助患者变换卧位,又可预防压疮及坠积性肺炎。

2.用物准备

清洁的大单、中单、被套、枕套,需要时备患者衣裤。护理车上置浸有消毒液的半湿扫床巾的盆,扫床巾每床1块。

3.操作方法

(1)适用于卧床不起,病情允许翻身者(图3-4)。①备齐用物推护理车至患者床旁,向患者解释,以取得合作。移开床旁桌椅,半卧位患者,若病情许可,暂将床头、床尾支架放平,以便操作。若床垫已下滑,须上移与床头齐。清洁的被服按更换顺序放于床尾椅上。②松开床尾盖被,助患者侧卧,背向护士,枕头随之移向对侧。③松开近侧各单,将中单卷入患者身下,用扫床巾扫净橡胶中单上的碎屑,搭在患者身上再将大单卷入患者身下,扫净床上碎屑。④取清洁大单,使中线与床中线对齐。将对侧半幅卷紧塞于患者身近侧,半幅自床头、床尾、中部先后展平拉紧铺好,放下橡胶中单,铺上中单(另一半卷紧塞于患者身下),两层一并塞入床垫下铺平。移枕头并助患者翻身面向护士。转至对侧,松开各单,将中单卷至床尾大单上,扫净橡胶中单上的碎屑后搭于患者身上,然后将污大单从床头卷至床尾与污中单一并丢入护理车污衣袋或护理车下层。⑤扫净床上碎屑,依次将清洁大单、橡胶中单、中单逐层拉平,同上法铺好。助患者平卧。⑥解开污被套尾端带子,取出棉胎盖在污被套上,并展平。将清洁被套铺于棉胎上(反面在外),两手伸入清洁被套内,抓住棉胎上端两角,翻转清洁被套,整理床头棉被,一手抓棉被下端,一手将清洁被套往下拉平,同时顺手将污棉套撤出放入护理车污衣袋或护理车下层。棉被上端可压在枕下或请患者抓住,然后至床尾逐层拉平后系好带子,掀成被筒为患者盖好。⑦一手托起头颈部,一手迅速取出枕头,更换枕套,助患者枕好枕头。⑧清理用物,归回原处。

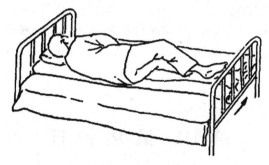

图 3-4 卧有允许翻身患者床换单法

(2)适用于病情不允许翻身的侧卧患者(图3-5)。①备齐用物推护理车至患者床旁,向患者解释,以取得合作。移开床旁桌椅,半卧位患者,若病情许可,暂将床头、床尾支架放平,以便操作。若床垫已下滑,需上移与床头齐。清洁的被服按更换顺序放于床尾椅上。②2人操作。一人一手托起患者头颈部,另一人一手迅速取出枕头,放于床尾椅上。松开床尾盖被,大单、中单及橡胶中单。从床头将大单横卷成筒式至肩部。③将清洁大单横卷成筒式铺于床头,大单中线与床中线对齐,铺好床头大单。一人抬起患者上半身(骨科患者可利用牵引架上拉手,自己抬起身躯),将污大单、橡胶中单、中单一起从床头卷至患者臀下,同时另一人将清洁大单也随着污单拉至臀部。④放下上半身,一人托起臀部,一人迅速撤出污单,同时将清洁大单拉至床尾,橡胶中单放在床尾椅背上,污单丢入护理车污衣袋或护理车下层,展平大单铺好。⑤一人套枕套为患者枕好。一人备橡胶中单、中单,并先铺好一侧,余半幅塞患者身下至对侧,另一人展平铺好。⑥更换被套、枕套同方法一,两人合作更换。

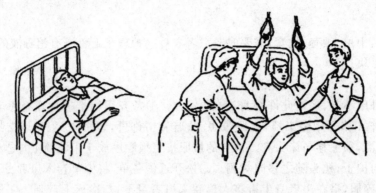

图 3-5　卧有不允许翻身患者床换单法

（3）盖被为被单式更换衬单和罩单的方法：①将床头污衬单反折部分翻至被下，取下污罩单丢入污衣袋或护理车下层。②铺大单（衬单）于棉胎上，反面向上，上端反折 10 cm，与床头齐。③将棉胎在衬单下由床尾退出，铺于衬单上，上端距床头 15 cm。④铺罩单，正面向上，对准中线，上端和床头齐。⑤在床头将罩单向下包过棉胎上端，再翻上衬单做 25 cm 的反折，包在棉胎和罩单的外面。⑥盖被上缘压于枕下或请患者抓住，在床尾撤出衬单，并逐层拉平铺好床尾，注意松紧，以防压迫足趾。

4.注意事项

（1）更换床单或扫床前，应先评估患者及病室环境是否适宜操作。需要时应关闭门窗。

（2）更换床单时注意保暖，动作敏捷，勿过多翻动和暴露患者，以免患者过劳和受凉。

（3）操作时要随时注意观察病情。

（4）患者若有输液管或引流管，更换床单时可从无管一侧开始，操作较为方便。

（5）撤下的污单切勿丢在地上或他人床上。

（靳燕燕）

第四节　清洁护理

清洁是患者的基本需求之一，是维持和获得健康的重要保证，清洁可以清除微生物及污垢，防止细菌繁殖，促进血液循环，有利于体内废物排泄，同时清洁使人感到愉快、舒适。

一、口腔护理

口腔护理的目的有以下几方面。①保持口腔的清洁、湿润，使患者舒适，预防口腔感染等并发症。②防止口臭、口垢，促进食欲，保持口腔的正常功能。③观察口腔黏膜和舌苔的变化、特殊的口腔气味，可提供病情的动态信息，如肝功能不全患者，出现肝臭，常是肝昏迷的先兆。

常用的漱口液有生理盐水、朵贝尔溶液（复方硼酸溶液）、1％～3％过氧化氢溶液、2％～3％硼酸溶液、1％～4％碳酸氢钠溶液、0.02％呋喃西林溶液、0.1％醋酸溶液。

(一)协助口腔冲洗

1.目的

协助口腔术后使用固定器,或对有口腔病变的患者清洁口腔。

2.用物准备

治疗碗、治疗巾、弯盘、生理盐水、朵贝尔溶液、口镜、抽吸设备、压舌板、手电筒、20 mL 空针及冲洗针头。

3.操作步骤

(1)洗手。

(2)准备用物携至患者床旁。

(3)向患者解释。协助患者采取半坐位式,并于胸前铺治疗巾及放置弯盘。①装生理盐水及朵贝尔溶液于溶液盘内,并接上,用 20 mL 注射器抽吸并连接针头。②协助医师冲洗。③冲洗毕,擦干患者嘴巴。④整理用物后洗手。⑤记录。

4.注意事项

为了避免冲洗中弄湿患者,必要时给予手电筒照光,冲洗时需特别注意齿缝、前庭外,若有舌苔,可用压舌板外包纱布予以机械性刮除,冲洗中予以持续性的低压抽吸,必要时协助更换湿衣服。

(二)特殊口腔冲洗

1.用物准备

(1)治疗盘:治疗碗(内盛含有漱口液的棉球12～16 个,棉球湿度以不能挤出液体为宜;弯血管钳、镊子)、压舌板、弯盘、吸水管、杯子、治疗巾、手电筒,需要时备张口器。

(2)外用药:按需准备,如液状石蜡、冰硼散、西瓜霜、金霉素甘油等,酌情使用。

2.操作步骤

(1)将用物携至床旁,向患者解释以取得合作。

(2)协助患者侧卧,面向护士,取治疗巾,围于颌下,置弯盘于口角边。

(3)先湿润口唇、口角,观察口腔黏膜有无出血、溃疡等现象。对长期应用抗生素、激素者应注意观察有无真菌感染。有活动义齿者,应取下。一般先取上面义齿,后取下面义齿,并放置容器内,用冷开水冲洗刷净,待患者漱口后戴上或浸入清水中备用(昏迷的患者的义齿应浸于清水中保存)。浸义齿的清水应每天更换。义齿不可浸在乙醇或热水中,以免变色、变形和老化。

(4)协助患者用温开水漱口后,嘱患者咬合上下齿,用压舌板轻轻撑开一侧颊部,以弯血管钳夹有漱口液的棉球由内向门齿纵向擦洗。同法擦洗对侧。

(5)嘱患者张口,依次擦洗一侧牙齿上内侧面、上颌面、下内侧面、下颌面,再弧形擦洗一侧颊部。同法擦洗另一侧。洗舌面及硬腭部(勿触及咽部,以免引起恶心)。

(6)擦洗完毕,帮助患者用洗水管以漱口水漱口,漱口后用治疗巾拭去患者口角处水。

(7)口腔黏膜如有溃疡,酌情涂药于溃疡处。口唇干裂可涂擦液状石蜡。

(8)撤去治疗巾,清理用物,整理床单。

3.注意事项

(1)擦洗时动作要轻,特别是对凝血功能差的患者要防止碰伤黏膜及牙龈。

(2)昏迷患者禁忌漱口,需用张口器时,应从臼齿放入(牙关紧闭者不可用暴力张口),擦洗时须用血管钳夹紧棉球,每次 1 个,防止棉球遗留在口腔内,棉球蘸漱口水不可过湿,以防患者将溶液吸入呼吸道。

(3)传染病患者的用物按隔离消毒原则处理。

二、头发护理

(一)床上梳发

1.目的

梳发、按摩头皮,可促进血液循环,除去污垢和脱落的头发、头屑,使患者清洁舒适和美观。

2.用物准备

治疗巾、梳子、30%乙醇溶液、纸袋(放脱落头发)。

3.操作步骤

(1)铺治疗巾于枕头上,协助患者把头转向一侧。

(2)将头发从中间梳向两边,左手握住一股头发,由发梢逐渐梳到发根。长发或遇有打结时,可将头发绕在示指上慢慢梳理。避免强行梳拉,造成患者疼痛。如头发纠集成团,可用30%乙醇湿润后,再小心梳理,同法梳理另一边。

(3)长发酌情编辫或扎成束,发型尽可能符合患者所好。

(4)将脱落头发置于纸袋中,撤下治疗巾。

(5)整理床单位,清理用物。

(二)床上洗发(橡胶马蹄形垫法)

1.目的

同床上梳发、预防头虱及头皮感染。

2.用物准备

治疗车上备一只橡胶马蹄形垫,治疗盘内放小橡胶单、大、中毛巾各1条,眼罩或纱布、别针、棉球两只(以不吸水棉花为宜)、纸袋、洗发液或肥皂、梳子、小镜子、护肤霜,水壶内盛40~45℃热水,水桶(接污水)。必要时备电吹风。

3.操作步骤

(1)备齐用物携至床旁,向患者解释,以取得合作,根据季节关窗或开窗,室温以24℃为宜。按需要给予便盆。移开床旁桌椅。

(2)垫小橡胶单及大毛巾于枕上,松开患者衣领向内反折,将中毛巾围于颈部,以别针固定。

(3)协助患者斜角仰卧,移枕于肩下,患者屈膝,可垫膝枕于两膝下,使患者体位安全舒适。

(4)置马蹄形垫垫于患者后颈部,使患者颈部枕于突起处,头在槽中,槽形下部接污水桶。

(5)用棉球塞两耳,用眼罩或纱布遮盖双眼或嘱患者闭上眼。

(6)洗发时先用两手掬少许水于患者头部试温,询问患者感觉,以确定水温是否合适,然后用水壶倒热水充分湿润头发,倒洗发液于手掌上,涂遍头发,用指尖揉搓头皮和头发,用力要适中,揉搓方向由发际向头顶部,使用梳子除去落发,置于纸袋中,用热水冲洗头发,直到冲净为止。观察患者的一般情况,注意保暖,洗发完毕,解下颈部毛巾,包住头发,一手托头,一手撤去橡胶马蹄垫。除去耳内棉球及眼罩,用患者自备的毛巾擦干脸部,酌情使用护肤霜。

(7)帮助患者卧于床正中,将枕、橡胶单、浴巾一起自肩下移至头部,用包头的毛巾揉搓头发,再用大毛巾擦干或电风吹干。梳理成患者习惯的发型,撤去上述用物。

(8)整理床单,清理用物。

4.注意事项

(1)要随时观察患者的病情变化,如脉搏、呼吸、血压有异常时应立即停止操作。

(2)注意室温和水温,及时擦干头发,防止患者受凉。

(3)防止水流入眼及耳内,避免沾湿衣服和床单。

(4)衰弱患者不宜洗发。

三、皮肤清洁与护理

(一)床上擦浴

1.用物准备

治疗车上备面盆两只、水桶两只(一桶盛热水,水温在 50～52 ℃,并按年龄、季节、习惯,增减水温,另一桶接污水)、治疗盘(内置小毛巾两条、大毛巾、浴皂、梳子、小剪刀、50%乙醇、爽身粉)、清洁衣裤、被服。另备便盆、便盆布和屏风。

2.操作步骤

(1)推治疗车至床边,向患者解释,以取得合作。

(2)将用物放在便于操作处,关好门窗调节室温,用屏风或拉布遮挡患者,按需给予便盆。

(3)将脸盆放于床边桌上,倒入热水 2/3 满,测试水温,根据病情放平床头及床尾支架,松开床尾盖被。

(4)将微湿小毛巾包在右手上,为患者洗脸及颈部,左手扶患者头顶部,先擦眼,然后像写"3"字样,依次擦洗一侧额部、颊部、鼻翼部、人中、耳后下颌,直至颈部。同法另一侧。用较干毛巾依次擦洗一遍,注意擦净耳郭,耳后及颈部皮肤。

(5)为患者脱下衣服,在擦洗部位下面铺上浴巾,按顺序擦洗两上肢、胸腹部。协助患者侧卧,背向护士依次擦洗后颈部、背臀部,为患者换上清洁裤子。擦洗中,根据情况更换热水,注意擦净腋窝及腹股沟等处。

(6)擦洗的方法为先用涂肥皂的小毛巾擦洗,再用湿毛巾擦去皂液。清洗毛巾后再擦洗,最后用浴巾边按摩边擦干。动作要敏捷,为取得按摩效果,可适当用力。

(7)擦洗过程中,如患者出现寒战、面色苍白等病情变化时,应立即停止擦浴,给予适当的处理,同时注意观察皮肤有无异常。擦洗毕,可在骨突处用 50%乙醇做按摩,扑上爽身粉。

(8)整理床单,必要时梳发、剪指甲及更换床单。

(9)如有特殊情况,需做记录。

3.注意事项

护士操作时,要站在擦浴的一边,擦洗完一边后再转至另一边,站立时两脚要分开,重心应在身体中央或稍低处,拿水盆时,盆要靠近身边,减少体力消耗;操作时要体贴患者,保护患者自尊,动作要敏捷、轻柔,减少翻动和暴露,防止受凉。

(二)压疮的预防及护理

压疮是指机体局部组织由于长期受压,血液循环障碍,造成组织缺氧、缺血、营养不良而致的溃烂和坏死。导致活动受限的因素一般都会增加压疮的发生。常见的因素有压力、剪力、摩擦力、潮湿等。好发部位为枕部、耳郭、肩胛部、肘部、骶尾部、髋部、膝关节内外侧、外踝、足跟。

1.预防措施

预防压疮在于消除其发生的原因。因此,要求做到勤翻身、勤按摩、勤整理、勤更换。交班时要严格细致的交接局部皮肤情况及护理措施。

(1)避免局部长期受压:①鼓励和协助卧床患者经常更换卧位,使骨骼突出部位交替的受压,翻身间隔时间应根据病情及局部受压情况而定。一般2小时翻身1次,必要时1小时翻身1次,建立床头翻身记录卡。②保护骨隆突处和支持身体空隙处,将患者体位安置妥当后,可在身体空隙处垫软枕、海绵垫。需要时可垫海绵垫、气垫褥、水褥等,使支持体重的面积宽而均匀,作用于患者身上的正压及作用力分布在一个较大的面积上,从而降低在隆突部位皮肤上所受的压强。③对使用石膏、夹板、牵引的患者,衬垫应平整、松软适度,尤其要注意骨骼突起部位的衬垫,要仔细观察局部皮肤和肢端皮肤颜色改变的情况,认真听取患者反映,适当给予调节,如发现石膏绷带凹凸不平,应立即报告医师,及时修正。

(2)避免潮湿、摩擦及排泄物的刺激:①保持皮肤清洁干燥。大小便失禁、出汗及分泌物多的患者应及时擦干,以保护皮肤免受刺激。床铺要经常保持清洁干燥,平整无碎屑,被服污染要随时更换。不可让患者直接卧于橡胶单上。小儿要勤换尿布。②不可使用破损的便盆,以防擦伤皮肤。

(3)增进局部血液循环:对易发生压疮的患者,要常检查,用温水擦澡、擦背或用湿毛巾行局部按摩。手法按摩包括以下2种。①全背按摩:协助患者俯卧或侧卧,露出背部,先以热水进行擦洗,再以两手或一手沾上少许50%乙醇按摩。按摩者斜站在患者右侧,左腿弯曲在前,右腿伸直在后,从患者骶尾部开始,沿脊柱两侧边缘向上按摩(力量要能够刺激肌肉组织)至肩部时用环状动作。按摩后,手再轻轻滑至尾骨处。此时,左腿伸直,右腿弯曲,如此有节奏按摩数次,再用拇指指腹由骶尾部开始沿脊柱按摩至第7颈椎。②受压处局部按摩:沾少许50%乙醇,以手掌大、小鱼际紧贴皮肤,压力均匀向心方向按摩,由轻至重,由重至轻,每次3~5分钟。

电动按摩器按摩:电动按摩器是依靠电磁作用,引导治疗器头震动,以代替各种手法按摩,操作者持按摩器根据不同部位选择合适的按摩头,紧贴皮肤,进行按摩。

(4)增进营养的摄入:营养不良是导致压疮的内因之一,又可影响压疮的愈合。蛋白质是身体修补组织所必需的物质,维生素也可促进伤口愈合,因此在病情允许时可给予高蛋白、高维生素膳食,以增进机体抵抗力和组织修复能力。此外,适当补充矿物质,可促进慢性溃疡的愈合。

2.压疮的分期及护理

(1)淤血红润期:为压疮初期,局部皮肤受压或受到潮湿刺激后,开始出现红、肿、热、麻木或有触痛。此期要及时除去致病原因,加强预防措施,如增加翻身次数及防止局部继续受压、受潮。

(2)炎性浸润期:红肿部位如果继续受压,血液循环仍得不到改善,静脉回流受阻,局部静脉淤血,受压表面呈紫红色,皮下产生硬结,表面有水疱形成,对未破小水疱要减少摩擦,以防破裂感染,让其自行吸收,大水疱用无菌注射器抽出泡内液体,涂以消毒液,用无菌敷料包扎。

(3)溃疡期:静脉血液回流受到严重障碍,局部淤血致血栓形成,组织缺血缺氧。轻者,浅层组织感染,脓液流出,溃疡形成;重者,坏死组织发黑,脓性分泌物增多,有臭味,感染向周围及深部扩展,可达骨骼,甚至可引起败血症。

四、会阴部清洁卫生的实施

(一)目的

保持清洁,清除异味,预防或减轻感染、增进舒适、促进伤口愈合。

（二）用物准备

便盆、屏风、橡胶单、中单、清洁棉球、大量杯、镊子、浴巾、毛巾、水壶（内盛 50～52 ℃ 的温水）、清洁剂或呋喃西林棉球。

（三）操作方法

1.男性患者会阴的护理

（1）携用物至患者床旁，核对后解释。

（2）患者取仰卧位。为遮挡患者可将浴巾折成扇形盖在患者的会阴部及腿部。

（3）带上清洁手套，一手提起阴茎，一手取毛巾或用呋喃西林棉球擦洗阴茎头部、下部和阴囊。擦洗肛门时，患者可取侧卧位，护士一手将臀部分开，一手用浴巾将肛门擦洗干净。

（4）为患者穿好衣裤，根据情况更换衣、裤、床单。整理床单位，患者取舒适卧位。

（5）整理用物，清洁整齐，记录。

2.女性患者会阴部护理

（1）用物至患者床旁，核对后解释。

（2）患者取仰卧位。为遮挡患者可将浴巾折成扇形盖在患者的会阴部及腿部。

（3）先将橡胶单及中单置于患者臀下，再置便盆于患者臀下。

（4）护士一手持装有温水的大量杯，一手持夹有棉球的大镊子，边冲水边用棉球擦洗。

（5）冲洗后擦干各部位。撤去便盆及橡胶单和中单。

（6）为患者穿好衣裤，根据情况更换衣、裤、床单。整理床单位，患者取舒适卧位。

（7）整理用物，清洁整齐，记录。

（四）注意事项

（1）操作前应向患者说明目的，以取得患者的合作。

（2）在执行操作的原则上，尽可能尊重患者习惯。

（3）注意遮挡患者，保护患者隐私。

（4）冲洗时从上至下。

（5）操作完毕应及时记录所观察到的情况。

（靳燕燕）

第五节　休息与睡眠护理

休息与睡眠是人类最基本的生理需要。良好的休息和睡眠如同充分的营养和适度的运动一样，对保持和促进健康起着重要作用。作为护士，必须了解睡眠的分期、影响睡眠的因素及患者的睡眠习惯，切实解决患者的睡眠问题，帮助患者达到可能的最佳睡眠状态。

一、休息

休息是指在一段时间内，通过相对地减少机体活动，使身心放松，处于一种没有紧张和焦虑的松弛状态。休息包括身体和心理两方面的放松，通过休息，可以减轻疲劳和缓解精神紧张。

（一）休息的意义和方式

1.休息的意义

对健康人来说，充足的休息是维持机体身心健康的必要条件；对患者来说，充足的休息是促进疾病康复的重要措施。休息对维护健康具有重要的意义，具体表现如下：①休息可以减轻或消除疲劳，缓解精神紧张和压力。②休息可以维持机体生理调节的规律性。③休息可以促进机体正常的生长发育。④休息可以减少能量的消耗。⑤休息可以促进蛋白质的合成及组织修复。

2.休息的方式

休息的方式是因人而异的，取决于个体的年龄、健康状况、工作性质和生活方式等因素。对不同的人而言，休息有着不同的含义。例如，对从事脑力劳动的人而言，他的休息方式可以是散步、打球、游泳等；而对于从事这些活动的运动员来讲，他的休息反而是读书、看报、听音乐。无论采取何种方式，只要达到缓解疲劳、减轻压力、促进身心舒适和精力恢复的目的，就是有效的休息。在休息的各种形式中，睡眠是最常见也是最重要的一种。

（二）休息的条件

要想得到充足的休息，应满足以下 3 个条件，即充足的睡眠、生理上的舒适和心理上的放松。

1.充足的睡眠

休息的最基本的先决条件是充足的睡眠。充足的睡眠可以促进个体精力和体力的恢复。虽然每个人所需要的睡眠时间有较大的区别，但都有最低限度的睡眠时数，满足了一定的睡眠时数，才能得到充足的休息。护理人员要尽量使患者有足够的睡眠时间和建立良好的睡眠习惯。

2.生理上的舒适

生理上的舒适也就是身体放松，是保证有效休息的前提。因此，在休息之前必须将患者身体上的不适降至最低程度。护理人员应为患者提供各种舒适服务，包括祛除或控制疼痛、提供舒适的体位或姿势、协助患者搞好个人卫生、保持适宜的温湿度、调节睡眠时所需要的光线等。

3.心理上的放松

要得到良好的休息，必须有效地控制和减少紧张和焦虑，心理上才能得到放松。患者由于生病、住院时个体无法满足社会上、职业上或个人角色在义务上的需要，加之住院时对医院环境及医护人员感到陌生，对自身疾病的担忧等，患者常常会出现紧张和焦虑。因此，护理人员应耐心与患者沟通，恰当地运用其知识和技能，提供及时、准确的服务，尽量满足患者的各种需要，才能帮助患者减少紧张和焦虑。

二、睡眠

睡眠是各种休息中最自然、最重要的方式。人的一生中有 1/3 的时间要用在睡眠上。任何人都需要睡眠，通过睡眠可以使人的精力和体力得到恢复，可以保持良好的觉醒状态，这样人才能精力充沛地从事劳动或其他活动。睡眠对于维持人的健康，尤其是促进疾病的康复，具有重要的意义。

（一）睡眠的定义

现代医学界普遍认为睡眠是一种主动过程，是一种知觉的特殊状态。睡眠时，人脑并没有停止工作，只是换了模式，虽然对周围环境的反应能力降低，但并未完全消失。通过睡眠，人的精力和体力得到恢复，睡眠后可保持良好的觉醒状态。

由此，可将睡眠定义为周期性发生的持续一定时间的知觉的特殊状态，具有不同的时相，睡眠时可相对地不做出反应。

(二)睡眠原理

睡眠是与较长时间的觉醒交替循环的生理过程。目前认为,睡眠由睡眠中枢控制。睡眠中枢位于脑干尾端,它向上传导冲动,作用于大脑皮质(也称上行抑制系统),与控制觉醒状态的脑干网状结构上行激动系统的作用相拮抗,引起睡眠和脑电波同步化,从而调节睡眠与觉醒的相互转化。

(三)睡眠分期

通过脑电图(EEG)测量大脑皮质的电活动,眼电图(EOG)测量眼睛的运动,肌电图(EMG)测量肌肉的状况,发现睡眠的不同阶段脑、眼睛、肌肉的活动处于不同的水平。正常的睡眠周期可分为两个相互交替的不同时相状态,即慢波睡眠和快波睡眠。成人进入睡眠后,首先是慢波睡眠,持续80~120分钟后转入快波睡眠,维持20~30分钟后,又转入慢波睡眠。整个睡眠过程中有4~5次交替,越近睡眠的后期,快波睡眠持续时间越长。两种睡眠时相状态均可直接转为觉醒状态,但在觉醒状态下,一般只能进入慢波睡眠,而不能进入快波睡眠。

1.慢波睡眠

脑电波呈现同步化慢波时相,伴有慢眼球运动,肌肉松弛但仍有一定张力,也称正相睡眠或非快速眼球运动睡眠(non-rapid eye movement sleep,NREM sleep)。在这段睡眠期间,大脑的活动下降到最低,使得人体能够得到完全的舒缓。此阶段又可分为四期。

(1)第Ⅰ期:为入睡期。第Ⅰ期是所有睡眠时相中睡得最浅的一期,常被认为是清醒与睡眠的过渡阶段,仅维持几分钟,很容易被唤醒。此期眼球有着缓慢的运动,生理活动开始减少,同时生命体征和新陈代谢逐渐减缓,在此阶段的人们仍然认为自己是清醒的。

(2)第Ⅱ期:为浅睡期。此阶段的人们已经进入无意识阶段,不过仍可听到声音,仍然容易被唤醒。此期持续10~20分钟,眼球不再运动,机体功能继续变慢,肌肉逐渐放松,脑电图偶尔会产生较快的宽大的梭状波。

(3)第Ⅲ期:为中度睡眠期。持续15~30分钟。此期肌肉完全放松,心搏缓慢,血压下降,但仍保持正常,难以唤醒并且身体很少移动,脑电图显示梭状波与δ波(大而低频的慢波)交替出现。

(4)第Ⅳ期:为深度睡眠期。持续15~30分钟。全身松弛,无任何活动,极难唤醒,生命体征比觉醒时明显下降,体内生长激素大量分泌,人体组织愈合加快,遗尿和梦游可能发生,脑电波为慢而高的δ波。

2.快波睡眠

快波睡眠也称异相睡眠或快速眼球运动睡眠(rapid eye movement sleep,REM sleep)。此期的睡眠特点是眼球转动很快,脑电波活跃,与觉醒时很难区分。其表现与慢波睡眠相比,是各种感觉功能进一步减退,唤醒阈值提高,极难唤醒,同时骨骼肌张力消失,肌肉几乎完全松弛。此外,这一阶段还会有间断的阵发性表现,如眼球快速运动、部分躯体抽动,同时有心排血量增加、血压上升、心率加快、呼吸加快而不规则等交感神经兴奋的表现。多数在醒来后能够回忆的生动、逼真的梦境都是在此期发生的。

睡眠中的一些时相对人体具有特殊的意义,如在NREM第Ⅳ期的睡眠中,机体会释放大量的生长激素来修复和更新上皮细胞和某些特殊细胞,如脑细胞,故慢波睡眠有利于促进生长和体力的恢复。而REM睡眠则对于学习记忆和精力恢复似乎很重要。因为在快波睡眠中,脑耗氧量增加,脑血流量增多,且脑内蛋白质合成加快,有利于建立新的突触联系,可加快幼儿神经系统成熟。同时快波睡眠对保持精神和情绪上的平衡最为重要。因为这一时期的梦境都是生动的、充满感情色彩的,此梦境可减轻、缓解精神压力,使人将忧虑的事情从记忆中消除。非快速眼球运动睡眠与快速眼球运动睡眠的比较见表 3-1。

表 3-1 非快速眼球运动睡眠与快速眼球运动睡眠的比较

项目	非快速眼球运动睡眠	快速眼球运动睡眠
脑电图	(1)第 I 期:低电压 α 节律 8～12 次/秒 (2)第 II 期:宽大的梭状波 14～16 次/秒 (3)第 III 期:梭状波与 δ 波交替 (4)第 IV 期:慢而高的 δ 波 1～2 次/秒	去同步化快波
眼球运动	慢的眼球转动或没有	阵发性的眼球快速运动
生理变化	(1)呼吸、心率减慢且规则 (2)血压、体温下降 (3)肌肉渐松弛 (4)感觉功能减退	(1)感觉功能进一步减退 (2)肌张力进一步减弱 (3)有间断的阵发性表现:心排血量增加,血压升高,呼吸加快且不规则,心率加快
合成代谢	人体组织愈合加快	脑内蛋白质合成加快
生长激素	分泌增加	分泌减少
其他	第 IV 期发生夜尿和梦游	做梦且为充满感情色彩、稀奇古怪的梦
恢复	有利于个体体力的恢复	有利于个体精力的恢复

(四)睡眠周期

对大多数成人而言,睡眠是每 24 小时循环 1 次的周期性程序。一旦入睡,成人每晚经历 4～6 个完整的睡眠周期,每个睡眠周期由不同的睡眠时相构成,分别是 NREM 睡眠的 4 个时相和 REM 睡眠,持续 60～120 分钟,平均为 90 分钟。睡眠周期各时相按一定的顺序重复出现。这一模式总是从 NREM 第 1 期开始,依次经过第 II 期、第 III 期、第 IV 期之后,返回 NREM 的第 III 期然后到第 II 期,再进入 REM 期,当 REM 期完成后,再回到 NREM 的第 II 期(图 3-6),如此周而复始。在睡眠时相周期的任一阶段醒而复睡时,都需要从头开始依次经过各期。

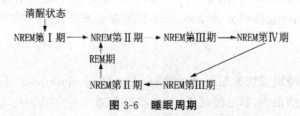

图 3-6 睡眠周期

在睡眠周期中,每一时相所占的时间比例随睡眠的进行而有所改变。一般刚入睡时,个体进入睡眠周期约 90 分钟后才进入 REM 睡眠,随睡眠周期的进展,NREM 第 III、IV 时相缩短,REM 阶段时间延长。在最后一个睡眠周期中,REM 睡眠可达到 60 分钟。因此,大部分 NREM 睡眠发生在上半夜,REM 睡眠则多在下半夜。

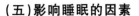

（五）影响睡眠的因素

1.生理因素

（1）年龄：通常人睡眠的需要量与其年龄成反比，但有个体差异。新生儿期每天睡眠时间最长，可达 16～20 小时，成人 7～8 小时。

（2）疲劳：适度的疲劳，有助于入睡，但过度的精力耗竭反而会使入睡发生困难。

（3）昼夜节律："睡眠-觉醒"周期具有生物钟式的节律性，如果长时间频繁地夜间工作或航空时差，就会造成该节律失调，从而影响入睡及睡眠质量。

（4）内分泌变化：妇女月经前期和月经期常出现嗜睡现象，绝经期妇女常失眠，与内分泌变化有关。

（5）寝前习惯：睡前的一些行为习惯，如看报纸杂志、听音乐、喝牛奶、洗热水澡或泡脚等，当这些习惯突然改变或被阻碍进行时，可能使睡眠发生障碍。

（6）食物因素：含有较多 L-色氨酸的食物，如肉类、乳制品和豆类都能促进入睡，缩短入睡时间，是天然的催眠剂；少量饮酒能促进放松和睡眠，但大量饮酒会干扰睡眠，使睡眠变浅；含有咖啡因的浓茶、咖啡及可乐饮用后使人兴奋，即使入睡也容易中途醒来，且总睡眠时间缩短。

2.病理因素

（1）疾病影响：几乎所有疾病都会影响睡眠。例如，各种原因引起的疼痛未能及时缓解时严重影响睡眠，精神分裂症、强迫性神经症等患者常处于过度觉醒状态。生病的人需要更多时间的睡眠来促进机体康复，却往往因为多种症状困扰或特殊的治疗限制而无法获得正常的睡眠。

（2）身体不适：身体的舒适是获得休息与安睡的先决条件，饥饿、腹胀、呼吸困难、憋闷、身体不洁、皮肤瘙痒、体位不适等都是常见的影响睡眠的原因。

3.环境因素

睡眠环境影响睡眠状况，适宜的温湿度、安静、整洁、舒适、空气清新的环境常可增进睡眠，反之则会对睡眠产生干扰。

4.心理因素

焦虑不安、强烈的情绪反应（如恐惧、悲哀、激动、喜悦）、家庭或人际关系紧张等常常影响患者的睡眠。

5.其他

食物摄入多少、体育锻炼情况、某些药物等也会影响睡眠形态。

（六）促进睡眠的护理措施

1.增进舒适

人们在感觉舒适和放松时才能入睡。为了使患者放松，对于一些遭受病痛折磨的患者采用有效镇痛的方法；做好就寝前的晚间护理，如协助患者洗漱、排便；帮助患者处于正确的睡眠姿势，妥善安置身体各部位的导管、引流管，以及牵引、固定等特殊治疗措施。

2.环境控制

人们睡眠时需要的环境条件包括适宜的室温和通风、最低限度的声音、舒适的床和适当的照明。一般冬季室温 18～22 ℃、夏季 25 ℃左右、相对湿度以 50%～60% 为宜；根据患者需要，睡前开窗通风，清除病房内异味，使空气清新；保持病区尽可能地安静，尽量减少晚间交谈；提供清洁、干燥的卧具和舒适的枕头、被服；夜间调节住院单元的灯光。

3.重视心理护理

多与患者沟通交流,找出影响患者休息与睡眠的心理-社会因素,通过鼓励倾诉、正确指导,消除患者紧张和焦虑情绪,恢复平静、稳定的状态,提高休息和睡眠质量。

4.建立休息和睡眠周期

针对患者的不同情况,帮助患者建立适宜的休息和睡眠周期。患者入院后,原有的休息和睡眠规律被打乱,护士应在患者醒时进行评估、治疗和常规护理工作,避免因一些非必需任务而唤醒患者,同时鼓励患者合理安排日间活动,适当锻炼。

5.尊重患者的睡眠习惯

病情允许的情况下,护理人员应尽可能根据患者就寝前的一些个人习惯,选择如提供温热饮料,允许短时间的阅读、听音乐,协助沐浴或泡脚等方式促进睡眠。

6.健康教育

使患者了解睡眠对健康与康复的重要作用,心、身放松的重要意义和一些促进睡眠的常用技巧。与患者一起讨论有关休息和睡眠的知识,分析困扰患者睡眠的因素,针对具体情况给予相应指导,帮助患者建立有规律的生活方式,养成良好的睡眠习惯。

（靳燕燕）

第四章

手术室护理

第一节　手术室的护理配合

一、洗手护士配合

（一）洗手护士工作流程

洗手护士工作流程主要包括以下几个步骤：①准备术中所需物品；②外科手消毒；③准备无菌器械台；④清点物品；⑤协助铺手术巾；⑥传递器械物品配合手术；⑦清点物品；⑧关闭伤口；⑨清点物品；⑩手术结束器械送消毒供应中心处理。

（二）洗手护士职责

1.术前准备职责

洗手护士应工作严谨、责任心强，严格落实查对制度和无菌技术操作规程；术前了解手术步骤、配合要点和特殊准备，熟练配合手术；按不同手术准备术中所需的手术器械，力求齐全。

2.术中配合职责

洗手护士应提前 15 分钟洗手，进行准备。具体工作分器械准备、术中无菌管理和物品清点几个部分。

（1）器械准备：①整理器械台，物品定位放置；②检查器械零件是否齐全，关节性能是否良好；③正确、主动、迅速地传递所需器械和物品；④及时收回用过的器械，擦净血迹，保持器械干净。

（2）术中无菌管理：①协助医师铺无菌巾；②术中严格遵守无菌操作原则，保持无菌器械台及手术区整洁、干燥，无菌巾如有潮湿，应及时更换或重新加盖无菌巾。

（3）物品清点：①与巡回护士清点术中所需所有物品，术后确认并在物品清点单上签名；②术中病理标本要及时交予巡回护士管理，防止遗失；③关闭切口前与巡回护士共同核对术中所用的所有物品，正确无误后，告知主刀医师，才能缝合切口，关闭切口及缝合皮肤后再次清点所有物品。

3.术后处置职责

术后擦净手术患者身上的血迹，协助包扎伤口；术后器械确认数量无误后，用多酶溶液浸泡15 分钟，初步处理后送消毒供应中心按器械处理原则集中处理，不能正常使用的器械做好标识并通知及时更换。

二、巡回护士配合

(一)巡回护士工作流程

巡回护士工作流程主要包括以下几个步骤：①术前访视手术患者；②核对(患者身份、所带物品、手术部位)；③检查(设备仪器、器械物品)；④麻醉前实施安全核查(Time-Out)；⑤放置体位；⑥开启无菌包,清点物品；⑦协助术者上台；⑧配合使用设备仪器,供应术中物品,加强术中巡视观察；⑨手术结束前清点物品,保管标本；⑩手术结束后与病房交接。

(二)巡回护士工作职责

1.术前准备职责

(1)术前实施术前访视,了解患者病情、身体、心理状况及静脉充盈情况,必要时简单介绍手术流程,给予心理支持；了解患者手术名称、手术部位、术中要求及特殊准备等。

(2)术前了解器械、物品的要求并准备齐全；检查所需设备及手术室环境,处于备用状态。

(3)认真核对患者姓名、床号、住院号、手术名称、手术部位、血型、皮试、皮肤准备情况；按物品交接单核对所带物品；用药时认真做到"三查七对"。

(4)根据不同手术和医师要求放置体位,术野暴露良好,使患者安全舒适。

2.术中配合职责

(1)与洗手护士共同清点所有物品,及时准确地填写物品清点单,并签全名。

(2)协助手术者上台,术中严格执行无菌操作,督查手术人员的无菌操作。

(3)严密观察病情变化,重大手术做好应急准备。

(4)严格执行清点查对制度,包括各种手术物品、输血和标本等,及时增添所需各种用物。

(5)保持手术间安静、有序。

3.术后处置职责

(1)手术结束,协助医师包扎伤口。

(2)注意保暖,保护患者隐私。

(3)患者需带回病房的物品应详细登记,并与工勤人员共同清点。

(4)整理手术室内一切物品,物归原处,并保证所有仪器设备完好,呈备用状态。

(5)若为特殊感染手术,按有关要求处理。

三、预防术中低体温

低体温是手术过程中最常见的一种并发症,60%～90%的手术患者可发生术中低体温,而术中低体温可导致诸多并发症,由此增加的住院天数和诊疗措施会导致额外医疗经费的支出。因此手术室护士应采取有效的护理措施来维持手术患者的正常体温,预防低体温的发生。

(一)低体温的定义和特点

通常当手术患者的核心体温低于36℃时,将其定义为低体温。在手术过程中发生的低体温呈现出3个与麻醉时间相关的变化阶段:重新分布期、直线下降期和体温平台期。重新分布期,指发生在麻醉诱导后的1小时内,核心温度迅速向周围散布,可导致核心温度下降大约1.6℃；直线下降期,指发生在麻醉后的数个小时内,在这一时期,手术患者热量的流失超过新陈代谢所产热量。在这一时期给予患者升温能有效限制热量的流失；体温平台期,指在之后一段手术期间内,手术患者体温维持不变。

(二)与低体温相关的不良后果和并发症

手术过程中出现的低体温,除了给手术患者带来不适、寒冷的感觉外,在术中及术后可能导致一系列不良后果和并发症,包括术中出血增加,导致外源性输血、术后伤口感染率增加、术后复苏时间延长、麻醉复苏时颤抖、心肌缺血、心血管并发症、药物代谢功能受损、凝血功能障碍、创伤手术患者的死亡率增加、免疫功能受损、深静脉血栓发生率增加。

(三)与低体温发生相关的风险因素

1.新生儿和婴幼儿

由于新生儿和婴幼儿体积较小,体表面积相对较大,从而导致热量快速地通过皮肤流失;同时新生儿和婴幼儿的体温中枢不完善且体温调节能力较弱,容易受环境温度的影响,当手术房间室温过低时,其体温会急剧下降。

2.外伤性或创伤性手术患者

由于失血、休克、快速低温补液、急救被脱去衣服等多因素导致外伤性或创伤性手术患者极易在手术过程中发生低体温,而且研究显示术中低体温会增加创伤性手术患者的死亡率。

3.烧伤手术患者

被烧伤的组织引起的热辐射、暴露的组织与空气进行对流传导及皮肤保护功能的损伤,都使烧伤手术患者成为发生低体温的高危人群。

4.麻醉

全麻和半身麻醉(包括硬膜外麻醉和脊髓麻醉)过程中使用的麻醉药物尤其是抑制血管收缩类药物,使手术患者血管扩张,导致核心温度向患者体表散布。因此当麻醉过程长于1小时,患者发生低体温的风险增加。

5.年龄

老年手术患者在生理上不可避免地出现生命器官功能减退,如脂肪肌肉组织的减少、新陈代谢率降低、对温度敏感性减弱等,以及对麻醉和手术的耐受性和代偿功能明显下降,因此更容易导致低体温。

6.其他与低体温发生相关的因素

包括体重(消瘦患者)、代谢障碍(甲状腺功能减退、垂体功能减退)、抗精神疾病和抗抑郁症药物治疗的慢性疾病、使用电动空气止血仪、手术室室温过低、低温补液及血液制品输注、手术过程中开放的腔隙等。

(四)围术期体温监测

1.围术期体温监测的重要性

围术期常规监测体温,能够为手术室护士制订护理计划提供建议;将体温监测结果与风险因素的评估结合,有助于采取有效措施,预防和处理低体温。

2.体温监测方式

能准确监测核心体温的四种体温监测方式是鼓膜监测法、食管末梢监测法、鼻咽监测法和肺动脉监测法,其中尤以前3种在围术期可行性较高。此外常用的体温监测部位还包括肛门、腋窝、膀胱、口腔和体表等。

(五)围术期预防低体温的护理干预措施

1.术前预热手术患者

进行麻醉诱导前对手术患者进行至少 15 分钟的预热,能有效缩小患者核心温度和体表温度的温度梯度,同时能减小麻醉药物引起的血管扩张作用,预防低体温的发生,尤其是低体温发生第一阶段时核心温度的下降。

2.使用主动升温装置

(1)热空气加温保暖装置:临床循证学已证明热空气动力加温保暖装置能安全有效预防术中低体温,对新生儿、婴幼儿、病态肥胖患者均有效果。

(2)循环水毯:将循环水毯铺于手术患者身下能有效将热量通过接触传导给患者,维持正常体温。

3.加温术中输液或输血

术中当手术患者需要大量输液或输血时,尤其当成年手术患者每小时的输液量超过 2 L 时,应该考虑使用加温器将补液或血液加温至 37 ℃,防止因过量低温补液输入引起的低体温。同时有研究表明热空气动力加温保暖装置与术中静脉补液加温联合使用,预防低体温的效果更佳。

4.加温术中灌洗液

在进行开放性手术的过程中,当需要进行腹腔、胸腔、盆腔灌洗时,手术室护士可加温灌洗液至 37 ℃左右或用事先放于恒温箱中的灌洗液进行术中灌洗。

5.控制手术房间温度

巡回护士应有效控制手术间温度,避免室温过低。在手术患者进手术间前 15 分钟开启空调,使手术间的室温在手术患者到达时已达到 22~24 ℃。

6.减少手术患者暴露

将大小适宜的棉上衣盖在非手术部位,保证非手术区域的四肢与肩部不裸露,起到保暖的作用。在运送手术患者至复苏室或病房的过程中,选用相应厚薄盖被,避免手术患者肢体或肩部裸露在外。

7.维持手术患者皮肤干燥

术前进行皮肤消毒时,须严格控制消毒液剂量,避免过剩的消毒液流至手术患者身下;术中洗手护士应及时协助手术医师维持手术区域的干燥,及时将血液、体液和冲洗液用吸引装置吸尽,手术结束时,应及时擦净擦干皮肤,更换床单保持干燥。

8.湿化加温麻醉气体

对麻醉吸入气体进行湿化加温的护理预防措施对预防新生儿和儿童发生低体温尤其有效。

四、外科冲洗和术中用血、用药

(一)外科冲洗

即在外科手术过程中采用无菌液体或药液冲洗手术切口、腔隙及相关手术区域,达到减少感染、辅助治疗的目的。常用于以下两种情况。

1.肿瘤手术患者

常采用 42 ℃低渗灭菌水 1 000~1 500 mL 冲洗腹腔,或化疗药物稀释液冲洗手术区域,并保留 3~5 分钟,可以有效防止肿瘤脱落细胞的种植。

2.感染手术患者

常采用0.9%生理盐水2 000～3 000 mL冲洗,或低浓度消毒液体冲洗感染区域,尤其对于消化道穿孔的手术患者可以有效降低术后感染率。

(二)术中用血

1.术中用血的方式

根据患者的病情,可采用以下几种方式。①静脉输血:经外周静脉、颈内静脉、锁骨下静脉进行输血;②动脉输血:经左手桡动脉穿刺或切开置入导管,是抢救严重出血性休克的有效措施之一,该法不常用,可迅速补充血容量,并使输入的血液首先注入心脏冠状动脉,保证大脑和心脏的供血;③自体血回输:使用自体血回输装置,将术中患者流出的血进行回收,经抗凝、过滤、离心后,将分离沉淀所得的红细胞加晶体液即可回输给患者。

2.术中用血的注意事项

术中用血具有一定的特殊性,应注意以下几个方面:①巡回护士应将领血单、领取血量、手术房间号等交接清楚;输血前巡回护士应与麻醉医师实施双人核对;核对无误,双方签名后方可使用,以防输错血。②避免快速、大量地输入温度过低的血液,以防患者体温过低而加重休克症状。③输血过程中应做好记录,及时计算出血量和输血量,结合生命体征,为手术医师提供信息以准确判断病情。④手术结束而输血没有结束,血制品必须与病房护士当面交接,以防出错。⑤谨防输血并发症及变态反应,特别是在全麻状态下,许多症状可能不典型,必须严密观察。

(三)术中用药

手术室的药品除了常规管理外,还必须注意以下几点:①手术室应严格区分静脉用药与外用药品,统一贴上醒目标签,以防紧急情况下拿错;②麻醉药必须专柜上锁管理,对人体有损害的药品应妥善保管;建立严格的领取制度,使用须凭专用处方领取;③生物制品、血制品及需要低温储存的药品应置于冰箱内保存,定期清点。

五、手术物品清点

手术过程中物品的清点和记录非常重要,应遵循以下原则:①清点遵循"二人四遍清点法"原则,即洗手护士和巡回护士两人,在手术开始前、关闭腔隙前、关闭腔隙后、缝合皮肤后分别进行清点;②在清点过程中,洗手护士必须说出物品的名称、数量和总数,清点后由巡回护士唱读并记录;③清点过程必须"清点一项、记录一项";④如果在清点手术用物时,发现清点有误,巡回护士必须立即通知手术医师,停止关闭腔隙或缝合皮肤,共同寻找物品去向,直至物品清点无误后再继续操作。物品清点单作为病史的组成部分具有法律效力,不可随意涂改。

六、手术室护理文书记录

护理文书是护理工作以书面记录保存的档案,是整个医疗文件的重要组成部分,护理文书与医疗记录均属于具有法律效力的证明文件。规范的手术室文书记录对提高手术室护理质量、确保手术安全、提高患者满意度起到了重要的辅助作用。

(一)手术室护理文书记录意义

手术护理文书是指手术室护士记录手术患者接受专科护理治疗的情况,能客观反映事实。部分手术护理文书需保存在病历内,并且具有法律效力。特别是《医疗事故处理条例》引入了"举证责任倒置"这一处理原则,护理文书书写的规范及质量显得更为重要。手术室护士应本着对手术患者负责、对自己负责的认真态度,根据卫生健康委员会 2010 年 3 月 1 日印发的《病历书写规范》要求及手术室护理相关规范制度,如实、准确地书写各类护理文书。

(二)手术室护理文书记录的主要内容

手术室护理文书一般包含四大部分:手术患者交接、手术安全核查、术中护理及手术患者情况和手术物品清点情况。

1.手术患者交接记录

记录的护理表单是《手术患者转运交接记录单》。手术患者入手术室后,巡回护士与病区护士进行交接,对手术患者的神志、皮肤情况、导管情况、带入手术室药物及其他物品等内容交接记录并签名;手术结束后,巡回护士对手术患者的神志、皮肤情况、导管情况、带回病区或监护室药物及其他物品等内容进行记录并签名。

2.手术安全核查

记录的护理表单是《手术安全核查表》。手术室巡回护士与手术医师、麻醉师应分别在麻醉实施前、手术划皮前和患者离开手术室前进行手术安全核查,核查步骤必须按照手术安全核查制度的内容和流程进行,每核对一项内容,并确保正确无误后,巡回护士依次在《手术安全核查表》相应核对内容前打勾表示核对通过。核对完毕无误后,三方在《手术安全核查表》上签名确认。巡回护士应负责督查手术团队成员正确执行手术安全核查制度和签名确认,不得提前填写《手术安全核查表》或提前签名。

3.术中护理及患者情况

记录的护理表单是《手术室护理记录单》。护理记录内容主要包括手术体位放置、消毒液使用、电外科设备及负压吸引使用、手术标本管理、术前及术中用药、术中止血带使用和植入物管理等内容。

4.物品清点情况

记录的护理表单是《器械、纱布、缝针等手术用品清点单》。手术室护士应记录术中所使用的器械、纱布、缝针等手术用品名称和数目,确保所有物品不遗落在手术患者体腔或切口内。手术过程中如需增加用物,应及时清点并添加记录。手术结束,巡回护士与洗手护士应确认物品清点情况后,签名确认。

(三)手术室护理文书的书写要求

根据《病历书写基本规范》,填写手术护理记录单时,应符合以下要求:①使用蓝黑钢笔或碳素笔填写各种记录单,要求各栏目齐全、卷面整洁,符合要求,并使用中文和医学术语,时间应具体到分钟,采用 24 小时制计时。②书写应当文字工整、字迹清晰、表述准确、语句通顺、标点正确;出现错字时用双划线在错字上,不得采用刮、粘、涂等方法掩盖或去除原来的字迹。③内容应客观、真实、准确、及时、完整,重点突出,简明扼要,并由注册护理人员签名;实习医护人员、试用期医护人员书写的病历应当经过本医疗机构合法执业的医护人员审阅、修改并签名。④护士长、高年资护士有审查修改下级护士书写的护理文件的责任。修改时,应当使用同色笔,必须注明修改日期、签名,并保持原记录清楚、可辨。⑤抢救患者必须在抢救结束后 6 小时内据实补记,并加以注明。

七、手术标本处理

(一)标本处理流程

1.病理标本

由手术医师在术中取下标本交给洗手护士,由洗手护士交予巡回护士;巡回护士将标本放入容器,并贴上标签,写明标本名称;术后与医师核对后,加入标本固定液,登记签名,交给专职人员送病理科,并由接受方核对签收。

2.术中冰冻标本

由手术医师在术中取下标本,交给洗手护士,由洗手护士交给巡回护士;巡回护士将标本放入容器,并贴上标签,写明标本名称,立即与手术医师核对,无误后登记签名,交给专职人员送病理科,并由接受方核对签收;病理科完成检查后电话通知手术室护士,同时传真书面报告;巡回护士接到检查结果后立即通知手术医师。

(二)注意事项

(1)术中取下的标本应及时交予巡回护士,装入标本容器,及时贴上标签,分类放置。

(2)术中标本应集中放置在既醒目又不易触及的地方妥善保管;传送的容器应密闭,以确保标本不易打翻。

(3)术后手术医师与巡回护士共同核对,确认无误后加入标本固定液,登记签名后将标本置于标本室的指定处。

(4)专职工勤人员清点标本总数,准确无误后送病理室,病理室核对无误后签收。

(王冬冬)

第二节　普外科手术的护理

普外科是外科领域中历史最长、发展较全面的学科。该学科内容广泛,是外科其他各专业学科的基础;其范围较大,除了各个专业学科,如颅脑外科、骨科、整形外科、泌尿外科等之外,其余未能包括在专科范围内的内容均属于普外科的范畴。普外科手术以腹部外科为基础,还包括了甲状腺疾病、乳腺疾病、周围血管疾病等。在实际工作中,普外科又可分出一些学科,如胃肠外科、肛肠外科、肝胆外科、胰腺外科、周围血管外科等。下面以几个经典的普外科手术为例,介绍手术的护理配合。

一、急性肠梗阻手术的护理配合

小肠分为十二指肠、空肠和回肠三部分。十二指肠起自胃幽门,与空肠交接处为十二指肠悬韧带(Treitz 韧带)所固定。回肠末端连接盲肠,并具回盲瓣。空肠和回肠全部位于腹腔内,仅通过小肠系膜附着于腹后壁。肠梗阻是指肠内容物不能正常运行、顺利通过肠道,是外科常见急腹症之一,常为物理性或功能性阻塞,发病部位主要为小肠。小肠梗阻是指小肠肠腔发生机械性阻塞或小肠正常生理位置发生不可逆变化,如肠套叠、肠嵌闭和肠扭转等。绝大多数机械性肠梗阻需作外科手术治疗,缺血性肠梗阻和绞窄性肠梗阻更需及时急诊手术处理。

(一)主要手术步骤及护理配合

1.术前准备

手术患者取仰卧位,行全身麻醉。切口周围皮肤消毒范围:上至剑突、下至大腿上 1/3,两侧至腋中线。按照腹部正中切口手术铺巾法建立无菌区域。

2.主要手术步骤

(1)经腹正中切口开腹:22 号大圆刀切开皮肤,电刀切开皮下组织、腹白线、腹膜,探查腹腔。

(2)分离:切开相应肠系膜,分离、切断肠系膜血管,传递血管钳 2 把钳夹血管,解剖剪剪断,慕丝线结扎或缝扎。

(3)分别切断肠管近远端:传递肠钳钳夹肠管,15 号小圆刀于两肠钳间切断,移除标本,传递碘伏棉球擦拭残端(图 4-1)。

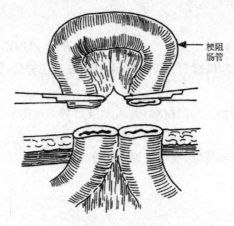

图 4-1　切断肠管

(4)关闭腹腔:传递温生理盐水冲洗腹腔;放置引流管,三角针慕丝线固定;传递可吸收缝线或圆针慕丝线关腹。

(5)行肠肠吻合:对拢肠两断端,传递圆针慕丝线连续缝合或传递管型吻合器吻合(图 4-2)。

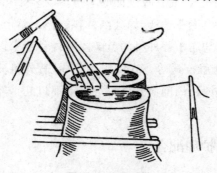

图 4-2　肠肠吻合

(6)关闭肠系膜裂隙:传递圆针慕丝线或可吸收缝线间断缝合(图 4-3)。

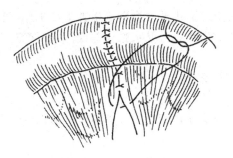

图 4-3 关闭肠系膜裂隙

(二)围术期特殊情况及处理

1.急诊手术,病情危急

手术室值班护士接到急诊手术通知单,立即安排手术间,联系相关病房做好术前准备,安排人员转运患者(病情危重的手术患者必须由手术医师陪同送至手术室)。

手术室护士按照手术要求,备齐手术器械及仪器等设备,如高频电刀、超声刀、负压吸引装置,检查仪器功能,并调试至备用状态。同时应预计可能出现的突发事件和可能需要的物品,以备不时之需。如患者为剖腹探查手术,除了肠道切除和吻合外,存在肠道破裂、腹腔污染的可能,因此必须备齐大量冲洗液体。

同时应通知手术医师及麻醉师及时到位,三方进行手术患者手术安全核查,保证在最短时间内开始手术。

2.肠道吻合的护理配合

肠道吻合器是临床常用的外科吻合装置之一,在手术使用时,主要做好以下护理配合。

(1)型号选择:应按照医师要求,根据肠腔直径和吻合位置,目测或利用测量器,选择不同型号的吻合器,目前常用的肠道吻合器型号有 25～34 号,并分直线和弯型吻合器。

(2)严格核对:手术医师要求使用 32 号直线型管型吻合器吻合肠腔,由于吻合器价格较为昂贵,为一次性高值耗材,巡回护士在打开吻合器外包装之前必须再次与手术医师认真确认吻合器的型号、规格,检查有效期及外包装完整性,均符合要求方可打开使用。

(3)配合使用:洗手护士将抵钉座组件取下交予手术医师,手术医师将抵钉座与吻合器头部分别放入将欲吻合的消化管两端,旋转吻合器手柄末端调节螺母,通过弹簧管及吻合器头部伸出的芯轴,将抵钉座连接固定于吻合器头部。医师进行击发,完成肠管钉合并切除消化管腔内多余的组织。

(4)使用后处置:吻合完成后,配合医师共同检查切下的组织切缘是否完整成环,以保证不出现吻合口瘘。吻合器使用后,按照一次性医疗废弃物标准处理,严禁任何人员将使用过的吻合器带出手术室。

二、甲状腺手术的护理配合

甲状腺是人体最大的内分泌腺体,位于甲状软骨下方,紧贴气管两旁,由中央的峡部和左右两个侧叶构成。甲状腺由两层被膜包裹,内层被膜称甲状腺固有被膜,紧贴腺体并伸入到腺实质内;外层被膜称甲状腺外科被膜,易于剥离,两层被膜之间有甲状腺动静脉、淋巴结、神经和甲状旁腺等,因此手术时分离甲状腺应在此两膜间进行。当单纯性甲状腺肿压迫气管、食管、喉返神经等引起临床症状,或巨大单纯甲状腺肿物影响患者生活工作,或结节性甲状腺肿有甲状腺功能亢进或恶变,或甲状腺良性肿瘤都应行甲状腺大部或部分(腺瘤小)切除,其中甲状腺腺瘤是最常见的甲状腺良性肿瘤。

(一)主要手术步骤及护理配合

1.术前准备

手术患者取垂头仰卧位,行全身麻醉。切口周围皮肤消毒范围:上至下唇,下至乳头连线,两侧至斜方肌前缘。

2.主要手术步骤

(1)切开皮肤、皮下组织及肌肉:传递22号大圆刀在胸骨切迹上两横指处切开皮下组织及颈阔肌。

(2)分离皮瓣:传递纱布,缝合在上下皮瓣处,牵引和保护皮肤;传递组织钳提起皮肤,电刀游离上、下皮瓣。

(3)暴露甲状腺:纵形打开颈白线,传递甲状腺拉钩牵开两侧颈前带状肌群,暴露甲状腺。

(4)处理甲状腺血管:传递圆针慕丝线缝扎甲状腺上动脉和上静脉、甲状腺下动脉和下静脉。

(5)处理峡部:传递血管钳或直角钳分离并钳夹峡部,传递15号小圆刀或解剖剪切除峡部。

(6)切下甲状腺组织:传递血管钳或蚊氏钳,沿预定切线依次钳夹,传递15号小圆刀切除,取下标本,切除时避免损伤喉返神经。传递慕丝线结扎残留甲状腺腺体,传递圆针慕丝线间断缝合甲状腺被膜。

(7)冲洗切口,置引流管,关切口:生理盐水冲洗,传递吸引器吸尽冲洗液并检查有无活动性出血;放置负压引流管于甲状腺床,传递三角针慕丝线固定;传递圆针慕丝线依次缝合颈阔肌、皮下组织,三角针慕丝线缝合皮肤,或使用无损伤缝线进行皮内缝合,或使用专用皮肤吻合皮钉吻合皮肤。

(二)围术期特殊情况及处理

1.甲状腺次全切除术患者体位

甲状腺次全切除术的手术患者应放置垂头仰卧位,该体位适用于头面部及颈部手术。在手术患者全麻后,巡回护士与手术医师、麻醉师一同放置体位。放置垂头仰卧位时除了遵循体位放置一般原则外,还需注意以下几方面:①在仰卧位的基础上,双肩下垫一肩垫平肩峰,抬高肩部20°,使头后仰颈部向前突出,充分暴露术野。②颈下垫颈枕,防止颈部悬空。③头下垫头圈,头两侧置小沙袋,固定头部,避免术中移动。④双手平放于身体两侧并使用中单将其保护、固定。⑤双膝用约束带固定。

2.甲状腺手术术中发生电刀故障

术中发生高频电刀报警,电刀无法正常工作使用,巡回护士应先检查连接线各部分完整性及电刀连接线与电刀主机、电极板连接线与电刀主机的连接处,避免连接线折断或连接部位接触不紧密的情况发生;查看电极板与手术患者身体部位贴合是否紧密,是否放置在合适部位。当进行以上处理后问题仍未解除,应更换电刀头,如仍无法正常使用,更换高频电刀主机,及时联系厂家维修。此外,当手术医师反映电刀输出功率不够,要求加大功率时,巡回护士不可盲目加大功率,造成手术患者发生电灼伤隐患;应积极寻找原因,检查电刀各连接线连接是否紧密的同时,提醒洗手护士及时清除电刀头端的焦痂,保持良好传导性能。

3.手术并发症

手术患者在拔管后突然自觉呛咳、胸闷、心悸、呼吸困难、氧饱和度下降等情况,说明很可能由于手术止血不彻底,形成了切口内血肿。应立即通知手术医师及麻醉师进行抢救,并查看手术患者情况:若伤口敷料有渗血、颈部肿胀、负压引流内有大量新鲜血液,则可初步判断为切口内出血所致,应立即备好手术器械,准备二次手术止血。手术室护士首先应配合麻醉师再次气管插管,保持呼吸道通畅;传递线剪或拆钉器,协助手术医师打开切口,清除血肿,解除对气管的压迫,寻找并结扎出血的血管或组织,如手术患者情况仍无改善,则立即行气管切开。

三、肝移植手术的护理配合

移植术是指将一个体的细胞、组织或器官用手术或其他方法,移植到自体或另一个体的某一部位。人体移植学科的发展是 20 世纪医学最杰出的成就之一。从最早开展的输全血,到肾、肝、心、胰腺和胰岛、肺、甲状旁腺等器官组织的移植,一直发展到心肺、心肝、胰肾联合移植和腹内多器官联合移植,移植手术的操作技术和移植效果都取得了巨大成就。

近年来,伴随外科技术、器官保存水平、免疫抑制剂运用等各医疗领域技术发展,作为移植术中难度较高的肝移植也取得了飞速发展,成为治疗末期肝病的首选方法。目前,全世界肝移植中心已超过 30 个,每年平均以 8 000 例次为基数持续上升。标准的肝移植术式为原位肝移植,近年来创新多种术式,包括减体积性肝移植、活体部分肝移植、劈离式肝移植、背驮式原位肝移植(图 4-4)等,其中活体肝移植是指从健康捐肝人体上切取部分肝脏作为供肝移植给患者的手术方式,其已成为众多先天性胆道闭锁患儿治疗的唯一选择。

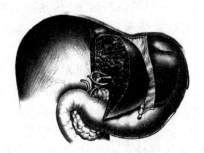

图 4-4　背驮式肝移植

(一)主要手术步骤及护理配合

1.术前准备

(1)物品准备:准备肝移植器械、肝移植双支点自动拉钩、肝移植显微器械及常用敷料包。准备高频电刀、负压吸引装置、氩气刀、变温毯、保温箱、DSA-C 臂机、各种止血物品。

(2)患者准备:患者放置仰卧位,行全身麻醉。手术医师进行切口周围皮肤消毒,范围为上至颈,下至大腿中上 1/3,包括会阴部,两侧至腋中线。

(3)核对:手术划皮前巡回护士、手术医师和麻醉师三方进行 Time Out 核对患者身份、手术方式、术前备血情况等。

2.供体手术主要手术步骤

活体肝移植包括供体手术和受体手术两部分,供体手术通常为左半肝切除,具体操作如下。

(1)上腹部 L 形切口进腹:传递 22 号大圆刀划开皮肤;传递两把有齿镊、高频电刀配合常规进腹。

(2)安装肝移植悬吊拉钩:传递大纱布保护切口,按顺序安装悬吊拉钩。

(3)切除胆囊,进行胆道造影:传递小分离钳、无损伤镊、解剖剪游离胆囊和胆囊管,丝线结扎。传递硅胶管和抽有造影剂的 20 mL 针筒配合术中造影。

(4)解剖第一肝门:传递小分离钳、解剖剪进行游离;传递橡皮悬吊带牵引左肝动脉、门静脉左支。

(5)阻断左肝动脉、门静脉左支:传递无损伤镊、血管阻断夹进行阻断。

(6)切除肝脏实质:传递氩气刀或 CUSA 刀配合,遇到所有肝内管道结构,传递小分离钳、无损伤镊、解剖剪进行游离、钳夹、剪断,传递丝线进行结扎、缝扎或钛夹夹闭。

(7)处理左肝管:传递小分离钳进行游离;传递橡皮悬吊带牵引左肝管,穿刺造影确认左肝管位置后,传递解剖剪剪断并缝扎。

(8)游离左肝静脉:传递小分离钳、解剖剪,游离左肝静脉;传递橡皮悬吊带牵引。

(9)供肝血管离断、切除供肝:传递小分离钳、解剖剪剪断左肝动脉;传递两把门静脉阻断钳、解剖剪剪断门静脉左支;传递肝静脉阻断钳、解剖剪剪断左肝静脉。

(10)止血、关腹:传递无损伤缝针关闭血管及胆道残端;传递引流管;传递圆针慕丝线缝合肌肉和皮下组织,三角针慕丝线缝皮。

3.受体手术主要手术步骤

(1)上腹部 Mercede 切口(又称"人字形"切口,先在肋缘下 2 横指做弧形切口,再做一纵形切口向上至剑突下)进腹;传递 22 号大圆刀划开皮肤;传递两把有齿镊、电刀配合常规进腹。

(2)肝周韧带及第一肝门、第二肝门的游离解剖:传递小分离钳、解剖剪、电刀进行游离解剖;遇血管分支准备结扎、缝扎或钛夹传递;传递橡皮悬吊带对肝动脉、门静脉、肝静脉进行牵引。

(3)切除病肝、准备供肝植入:传递阻断钳和血管阻断夹进行血管阻断。

(4)依次行供受体肝静脉、门静脉、肝动脉及胆道的吻合:传递无损伤镊、笔式持针器和无损伤缝针进行配合;在吻合肝动脉时,巡回护士须及时准备术中用显微镜;洗手护士传递显微镊、显微剪刀配合动脉吻合。

(5)止血,放置引流管,关腹:准备各类止血用物,传递引流管进行放置;传递碘伏与生理盐水 1∶10 配制的冲洗溶液及大量灭菌注射用水进行腹腔及伤口冲洗;传递圆针慕丝线关腹。

4.术后处置

巡回护士协助麻醉师妥善固定气管导管;连接腹腔引流管与集尿袋,并妥善固定,观察引流液色、质、量。仔细检查手术患者皮肤状况,尤其是骶尾部、足跟、肩胛骨、手臂肘部和枕部。监测手术患者体温,控制室温,做好保暖措施,预防术后低体温发生。巡回护士与麻醉师、手术医师一同送患者入重症监护室(ICU)。若手术患者为肝炎病毒携带者,则术后按一般感染手术术后处理原则进行用物和环境处理。

(二)围术期特殊情况及处理

1.肝移植手术过程中变温毯操作

(1)变温毯(以"Blanketrol Ⅱ型变温毯"为例)操作步骤如下。①术前:检查蓄水池内水量及水位→安装耦合接头,阴阳相接→确认连接管已接好→放平水毯。②手术时:插入电源插头→打开总电源,开关处于"On"→机器自检,控制面板显示"CK STEPT"→按下"TEMPSET"开关→

按上下箭头调节所需水温→按下"Manual Control"启动变温毯。

(2)使用"Blanketrol Ⅱ型变温毯"的注意事项：①蓄水池内只能使用蒸馏水，禁止使用去离子水，大部分的去离子水不是 pH 为 7 的中性水。如果去离子水是酸性，它将导致电池效应，铜质制冷机将开始腐蚀，最终导致制冷机系统泄漏。②禁止使用乙醇，因为乙醇会腐蚀变温毯。③蓄水池应每月更换蒸馏水，保护蓄水池不受细菌污染。④变温毯禁止在无水条件下操作，避免该情况引起对内部组件的破坏。⑤禁止蓄水池内过分充水，当变温毯里的水流回进处于关闭状态的系统当中，过分充水可能导致溢出。⑥禁止在患者和变温毯之间放置额外的加热设备，引起皮肤损伤。⑦患者和变温毯之间的区域应该保持干燥以避免患者意外受伤。⑧使用变温毯每隔20 分钟，或者在医师的指导下，巡回护士应检查患者的体温和与变温毯接触区域的皮肤状况，同时检查变温毯里的水温，对小儿患者、温度敏感者、血管疾病患者必须更为频繁地进行检查。⑨关闭变温毯电源开关时，应待水毯内的水回流到蓄水器内(让管子和变温毯连接10 分钟以上)再拔出电源线。

2.手术过程中使用氩气刀的注意事项

每次使用前，先检查钢瓶内氩气余量。操作时一定要先开氩气再开机，先关氩气再关机。术中使用时将电刀头缩回并打开氩气，将氩气喷头对准渗血部位，按下电凝开关。注意提醒手术医师氩气刀适当的工作距离，氩气刀刀头与创面最佳工作距离一般为 1～1.5 cm，禁止将氩气刀刀头直接接触创面工作。使用时注意观察氩气刀喷射时氩弧颜色：正常为蓝色，出现发红则说明工作距离太近。选择合适喷射角度使氩气喷头与受损组织成 45°～60°最佳。每次使用完毕后，检查钢瓶内氩气余量，当余量不足时应充足备用。

(王冬冬)

第三节　心胸外科手术的护理

心胸外科专业开创于 20 世纪初期，起步较晚但近年来却是发展最快的外科学分支之一。心胸外科通常可分为普通胸外科和心脏外科，普通胸外科治疗包括肺、食管、纵隔等疾病；心脏外科则是治疗心脏的先天性或后天性疾病。常见的先天性心脏病手术包括房间隔缺损修补，肺动脉狭窄拓宽、法洛四联症矫治术和动脉导管未闭结扎术等；后天性心脏病手术包括瓣膜置换术、瓣膜成形术、冠状动脉搭桥术、带瓣管道置换术等；下面以几个经典的心胸外科手术为例，介绍手术的护理配合。

一、瓣膜病置换手术的护理配合

心脏瓣膜病是指心脏瓣膜结构(瓣叶、瓣环、腱索、乳头肌)的功能或结构异常导致瓣口狭窄及(或)关闭不全。常见的致病因素包括炎症、黏液样变性、退行性改变、先天性畸形、缺血性坏死、创伤、梅毒、钙化、发育异常等。心脏瓣膜置换术是指在低体温麻醉下，通过外科手术切除病变瓣膜，使用人工心脏瓣膜替换的一种治疗方法。以下以二尖瓣置换术为例做手术配合介绍。

(一)主要手术步骤及护理配合

1.术前准备

手术患者入室前,巡回护士应先将凝胶体位垫和变温水毯放置于手术床上,其有防止压疮和体外循环恢复后升温的作用。手术患者取仰卧位,双手平放于身体两侧并使用中单将其保护固定。手术患者行全身麻醉,巡回护士配合麻醉师进行动静脉穿刺;留置导尿管,并连接精密集尿袋。留置肛温探头进行术中核心体温的监测;巡回护士合理粘贴电极板,通常将电极板与患者轴线垂直地粘贴于臀部侧方肌肉丰富处,不宜粘贴于大腿处,以防术中进行股动脉、股静脉的紧急插管。切口周围皮肤消毒范围为:上至肩,下至髂峰连线,两侧至腋中线。按照胸部正中切口手术铺巾法建立无菌区域。

2.主要手术步骤

(1)经胸骨正中切口开胸:传递22号大圆刀切开皮肤,电刀切开皮下组织及肌层,切开骨膜;传递电锯锯开胸骨,并传递骨蜡进行骨创面止血(图4-5,图4-6)。

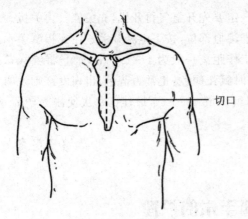

图 4-5　胸正中切口

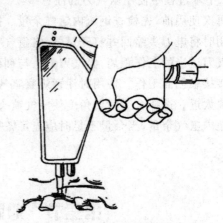

图 4-6　使用电锯将胸骨纵形锯开

(2)撑开胸骨:利用胸腔撑开器撑开胸骨显露胸腺、前纵隔及心包;传递无损伤镊夹持心包,配合解剖剪剪开,传递圆针7号慕丝线进行心包悬吊,显露心脏(图4-7)。

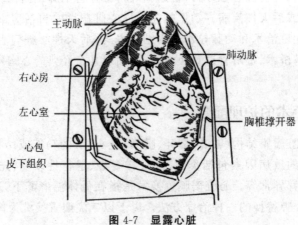

图 4-7　显露心脏

(3)建立体外循环:传递25 cm解剖剪、无损伤镊、血管游离钳等游离上下腔静脉及升主动脉,配合插管荷包的制作及上下腔静脉和升主动脉插管,放置心脏冷停搏液灌注管,传递阻断钳阻断上、下腔静脉和主动脉,灌注停跳液(原理为含高浓度钾,导致心脏停搏),外膜敷冰泥保护心肌,直至心脏停止。

(4)显露二尖瓣:传递11号尖刀经房间沟切开左心房壁,心房拉钩牵开心房,显露二尖瓣(图4-8)。

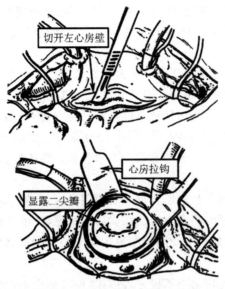

图 4-8 切开左心房,显露二尖瓣

(5)剪除二尖瓣及腱索:传递25 cm解剖剪沿瓣环剪除二尖瓣及腱索,无损伤镊配合操作,同时准备湿纱布,及时擦拭解剖剪及无损伤镊上残留腱索和组织。

(6)换人工瓣膜:传递测瓣器测定瓣环大小,选择大小合适的人工瓣膜,传递瓣膜缝合线缝合人工瓣膜。

(7)关闭切口,恢复正常循环:传递不可吸收缝线关闭二尖瓣切口和左房切口。传递夹管钳,配合撤离体外循环,并传递不可吸收缝线或各种止血用品配合有效止血;开启变温水毯至38~40 ℃,调高手术间内温度,加温输注的液体或血液进行复温,待心脏跳动恢复、有力,全身灌注情况改善,放置胸腔闭式引流管,传递无损伤缝线缝合并关闭心包,传递胸骨钢丝关胸及慕丝线缝合切口。

3.术后处置

为手术患者包扎伤口,及时加盖棉被进行保温。检查手术患者骶尾部、足跟等易发生压疮的皮肤,及时发现皮肤发红、破损等异常情况。固定胸腔引流管、导尿管,保持引流通畅,并观察引流液的色、量、质,加强管道护理,防止滑脱。协助麻醉师、手术医师小心谨慎地将手术患者转移至监护床上,转运途中严密监测血压、心率、心律、氧饱和度等生命体征。保障患者安全,与心外科监护室护士做好交接班。

(二)围术期特殊情况及处理

1.调节手术患者体温

正常机体需高血流量灌注重要脏器,包括肾、心、脑、肝等,而机体代谢与体温直接有关,体温每下降7 ℃组织代谢率可下降50%,如体温降至30 ℃,则氧需要量减少50%,体温降至23 ℃时氧需要量则是正常的25%。因此,在建立体外循环过程中需要降温,以减低需氧量,预防重要脏器缺血缺氧,提高灌注的安全性。降温程度根据病情、手术目的和手术方法等各种情况而定,可分为不同的类型。

(1)常温体外循环:适用于简单心脏畸形能在短时间内完成手术者。

(2)浅低温体外循环:适用于病情中等者,心内畸形不太复杂者。

(3)深低温微流量体外循环,适用于:①心功能差,心内畸形复杂者。②侧支循环丰富,心内手术时有大量回血者。③合并动脉导管未闭者。④升主动脉瘤或假性动脉瘤手术深低温停循环者。

(4)婴幼儿深低温体外循环:适用于各种心脏复杂畸形。

(5)成人深低温体外循环:主要适用于升主动脉及弓部动脉瘤手术。

体外循环通过与低温结合应用,可使体外循环灌注流量减少,血液稀释度增加,氧合器血气比例降低。手术室的降温/保温设备有空调、制冰机、恒温箱、水床、变温毯及热空气动力装置等,通过这些设备,手术室护士可以达到调节和控制手术患者体温的目的。

2.心脏复苏困难

进行体外循环后,手术患者发生心脏复苏困难原因很多,常见于心脏扩大、心肌肥厚、心功能不全及电解质平衡紊乱等。例如,手术患者为二尖瓣狭窄患者,由于长时间的容量及压力负荷加重,且心功能基础较差,长时间的升主动脉阻断更加重了心肌的缺血缺氧损害,因此可能发生心脏复苏困难。

对于这样的手术患者,首先应给予积极处理措施,如实施电击除颤等,如果效果不佳则立即再次阻断主动脉,在主动脉根部灌注单纯温氧合血5~10分钟,由于血液不但能为受损的心脏提供充足的氧,还能避免或减轻心肌的再灌注损伤。而后再次开放主动脉,一般即可自动复跳或经电击除颤后复跳。如多次除颤后仍不复跳则需再次阻断主动脉,灌注停搏液使心电机械活动完全停止,让心脏得以充分的休息,降低氧耗,为再次复跳做好准备。

3.心脏复跳后因高血钾心搏骤停

心脏复跳后发生高钾血症的可能原因包括肾排钾减少、血液破坏、酸中毒、摄入过多等,如心脏停搏液(含钾)灌注次数和容量过多,大量的血液预充等。高钾血症可使静息电位接近阈电位水平,细胞膜外干夫极化阻滞状态,钠通道失活,动作电位的形成和传导发生障碍,心肌兴奋性降低或消失,兴奋-收缩耦联减弱,心肌收缩降低,从而发生心搏骤停。

(1)胸内心脏按压:第一时间内迅速给予。胸内心脏按压方法可分为单手或双手心脏按压术,一般用单手按压时,拇指和大鱼际紧贴右心室的表面,其余4指紧贴左心室后面,均匀用力,有节奏地进行按压和放松,频率为80~100次/分。双手胸内心脏按压,用于心脏扩大、心室肥厚者,术者左手放在右室面,右手放在左室面,双手掌向心脏做对合按压,其余同单手法(图4-9)。切勿用手指尖按压心脏,以防止心肌和冠状血管损伤。

(2)胸内电除颤:巡回护士立即准备除颤仪及无菌除颤极板配合手术医师进行胸内除颤。首先打开除颤器电源,选择非同步除颤方式,继而选择电能进行充电;手术医师将胸内除颤电极板分别置于心脏的两侧或前后并夹紧,电击能量成人为10~40 J,小儿为5~20 J。

(3)复苏成功后,应配合麻醉师使用药物纠正低血压及电解质紊乱等,同时给予冰袋施行头部物理降温,同时用冰袋置于颈部、腋窝、腹股沟等大血管流经处进行体表降温,预防脑水肿等。心跳恢复后,有可能再度停搏或发生心室纤维性颤动,巡回护士应严密观察患者生命体征。

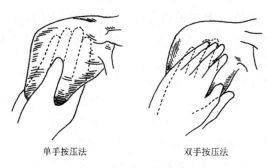

单手按压法　　　　　　双手按压法

图 4-9　心内按压示意图

二、小切口微创心脏手术的护理配合

传统心脏外科手术,多采用胸骨正中切口,部分采用左胸后外侧切口,但往往痛苦大、手术切口长。随着近年来心血管手术安全性的不断提高,小切口心脏手术渐趋盛行。小切口心脏手术的特点是切口美观、隐蔽、创伤小、出血少、恢复快、愈合好、畸形少、费用低等。但由于切口小,术中术野显露较差,术前应明确诊断,严格掌握手术指征,同时对外科医师的手术操作技能也提出较高要求。下面以右腋下小切口微创房间隔缺损修补术为例介绍手术护理配合。

(一)主要手术步骤及护理配合

1.术前准备

患者静脉复合麻醉伴行气管插管,体位在仰卧位的基础上右胸垫高,成左侧 60°半侧卧位,下半身尽量平卧,显露股动脉。右上肢屈肘悬吊于手术台支架上。摆放体位后,协助医师正确粘贴体外除颤板。切口周围皮肤消毒范围为:前后过中线,上至锁骨及上臂 1/3 处,下过肋缘。按照胸部侧卧位切口手术铺巾法建立无菌区域。

2.主要手术步骤

(1)右前胸切口:即取右侧腋中线第二肋交点与腋前线第五肋间交点连线行约 5 cm 切口,于腋前线第四肋进胸。传递 22 号大圆刀切开皮肤,电刀切开皮下组织及肌层,传递侧胸撑开器暴露切口。

(2)建立体外循环:传递无损伤镊、25 cm 解剖剪剪开心包并传递圆针慕丝线固定心包。传递血管游离钳游离上、下腔静脉和主动脉并在主动脉根部作荷包缝合,插特定制作的长形带导芯的主动脉供血管。于右心耳部做荷包,并切开心耳插上腔静脉引流管;于右心房壁作荷包缝线,切开后插下腔静脉引流管。体外循环开始后,阻断升主动脉并于主动脉根部注入冷停搏液。

(3)暴露房间隔缺损:传递无损伤镊及无损伤剪,切开右心房,暴露房间隔缺损。

(4)修补房间隔缺损:如缺损较小,传递不可吸收缝线予以直接缝合;如缺损较大或位置比较特殊也可使用自体心包片或涤纶补片修补缺损。在缝合心房切口的同时排除右心房内气体,主动脉开放后心脏复跳。

(5)关闭切口:放置胸腔闭式引流管,传递三角针慕丝线固定,传递无损伤缝线缝合并关闭心包,传递慕丝线缝合切口。

3.术后处置

为手术患儿包扎伤口,及时加盖棉被进行保温。检查手术患儿受压侧眼睛、耳朵、各处骨突部位及悬吊的上肢,及时发现皮肤发红、破损等异常情况。固定胸腔引流管、导尿管,保持引流通畅,并观察引流液的色、量、质,加强管道护理,防止滑脱。协助麻醉师、手术医师小心谨慎地将手术患者转移至监护床上,转运途中严密监测血压、心率、氧饱和度等生命体征。保障患者安全,与心外科监护室护士做好交接班。

(二)围术期特殊情况及护理

1.低龄手术患者如何进行术前准备

多数先天性心脏病患者需在儿时接受手术,因此必须加强以下几个方面的护理工作。

(1)做好心理护理,完善术前访视:对手术患儿关心爱护、态度和蔼,对家长解释病情和检查治疗过程,建立良好的护患关系,消除家长和手术患儿的紧张,取得理解和配合。全面了解手术患儿的基本情况,包括基础生命体征、皮肤准备情况、备血、配血和手术方案等。做好护理计划,儿童术前禁食 10 小时,婴幼儿禁食 2 小时。

(2)手术间及物品准备:手术间温度要保持恒定,对于 10 kg 以下及术中需要深低温降温的手术患儿,术前应在手术床上铺好变温毯,以便降温或复温时使用。10 kg 以下的手术患儿应用输液泵严格控制液体入量。准备好摆放体位时所需的适合患儿身高体重的体位摆放辅助用品。准备好适合小儿皮肤的消毒液,一般用碘伏进行消毒。

(3)器械准备:根据手术患儿的身高和体重,准备合适的小儿心脏外科器械,如小儿使用阻断钳等,同时由于从侧胸入路手术,术前需要准备侧胸撑开器及加长的心脏外科器械,如 25 cm 解剖剪、长柄 15 号小圆刀等,方便术中使用。

2.术中需要更换手术方式

术中病情突变、需要更换手术方式是非常紧急的情况,必须争分夺秒,以挽救手术患者的生命。手术室护士应做好以下几个方面的工作。

(1)术前准备周全:首先手术室护士应在术前将各种风险可能考虑周全,并事先准备好各种可能使用的器械物品,如股动脉插管管道、各种规格的涤纶补片等。手术医师也应考虑到手术方式改变或股动脉插管的可能,在消毒铺单时应扩大范围。

(2)及时供应器械:如需改变手术方式,紧急调用其他器械,手术室巡回护士应立即将情况向值班护士长汇报,同时积极联系其他手术房间或者专科护士寻找合适的器械或替代物品,并及时提供到手术台上供医师使用,尽量减少耗费时间,保证患儿安全。

3.手术时间意外延长

手术时间意外延长可能导致非预期事件的发生,手术室护士必须及时调整和处理,以最大限度保护手术患儿及其家属。

(1)做好护理配合:手术室护士在整个手术过程应沉着冷静、全神贯注,预见性准备好下一步骤所需物品,配合手术医师尽量减少操作时间,降低手术对其他脏器损伤,减少手术并发症。

(2)预防性使用抗生素:常用的头孢菌素血清半衰期为 1~2 小时,为了保证药物有效浓度能覆盖手术全过程,当手术延长到 3~4 小时或失血量＞1 500 mL 时,应追加一个剂量,预防术后感染。

(3)无菌区域的保证:手术时间意外延长如超过 4 小时,应在无菌区域内加盖无菌巾,手术人员更换隔离衣及手套等。

(4)加强体位管理:术中每隔 30 分钟检查手术患儿体位情况,对于容易受压部位应定时进行减压,保证整个手术过程手术患儿皮肤的完整性,肢体功能不受损。

(5)联系并告知相关部门:联系病房告知患儿家属手术情况,安抚紧张情绪。告知护理排班人员,以便其做好工作安排。

(王冬冬)

第四节　神经外科手术的护理

神经外科作为一门独立的学科是在 19 世纪末神经病学、麻醉术、无菌术发展的基础上诞生的。神经外科是医学中最年轻、最复杂而又发展最快的一门学科。神经外科是外科学的分支,包括颅脑损伤、脑肿瘤、脑血管畸形、脊髓病变。神经外科又可分出颅底外科、脑内镜、功能神经外科等。下面以几个经典神经外科手术为例,介绍手术的护理配合。

一、颅内动脉瘤夹闭术的护理配合

颅内动脉瘤是当今人类致死、致残最常见的脑血管病。颅内动脉瘤是脑动脉上的异常膨出部分,指血管壁上浆果样的或先天性的突起,可能是血管先天性的缺陷或血管壁变性引起,通常发生在脑底动脉环的大血管分叉处。颅内动脉瘤分类:颈内动脉瘤(30%～40%)、前交通动脉瘤(30%)、大脑中动脉瘤(20%)、大脑后动脉瘤(1%)、椎基底动脉瘤(10%)。颅内动脉瘤夹闭术手术治疗的原则是将动脉瘤排除于血液循环之外,使之免于再破裂,同时保持载瘤动脉的通畅,防止发生脑缺血。

(一)主要手术步骤及护理配合

1.术前准备

手术患者行全身麻醉,手术体位为仰卧位,患侧肩下垫一小枕,头向右倾斜 30°～45°,上半身略抬高,脑外科头架固定。双眼涂金霉素眼药膏并用眼贴膜覆盖保护,双耳塞干棉球保护,以免消毒液流入眼和耳内。头部手术皮肤消毒时,应由手术区中心部向四周涂擦,包括头部及前额。消毒范围包括手术切口周围 15～20 cm 的区域。按照神经外科手术铺巾法建立无菌区域。

2.主要手术步骤

(1)铺巾:按常规皮肤消毒铺巾。

(2)切开头皮:传递 22 号大圆刀切开皮肤,传递头皮夹,夹住皮肤切口止血。

(3)皮瓣形成:以锐性分离法将皮瓣沿帽状腱膜下游离,并向后翻开皮瓣。

(4)骨瓣形成:传递骨膜剥离器剥离骨膜,暴露颅骨,选择合适的钻孔部位,安装并传递气钻或电钻进行钻孔,并用铣刀铣开骨瓣。

(5)切开硬脑膜:打开硬脑膜前传递腰穿针行脑脊液引流;传递蚊氏钳提夹,11 号尖刀切开硬脑膜一小口,传递解剖剪(又称"脑膜剪")扩大切口,圆针 0 号慕丝线悬吊。

(6)游离载瘤动脉:传递显微弹簧剪刀切开蛛网膜,神经剥离子协助轻轻剥开;传递脑压板,其下垫脑棉牵开并保护脑组织;传递小号显微吸引器、双极电凝暴露肿瘤邻近的血管及神经组织,逐步游离载瘤动脉的近端和远端、瘤颈直至整个瘤体。

(7)确认和夹闭动脉瘤:夹闭动脉瘤,根据情况选择合适长短及角度的动脉瘤夹蘸水后,与施夹钳一同传递。

(8)切口缝合:逐层关闭切口,放置引流,骨瓣覆盖原处并使用连接片和螺钉固定,传递圆针慕丝线依次缝合颞肌筋膜、帽状腱膜,缝合皮下组织,角针慕丝线缝合皮肤。

3.术后处置

为手术患者包扎伤口,戴上弹力帽,注意保护耳郭避免受压。检查受压部位皮肤,固定引流管,护送手术患者入神经外科监护室进行交接。

(二)围术期特殊情况及处理

1.急诊手术的术前准备

接到急诊手术通知单,立即选择安排特别洁净或标准洁净手术室,联系急诊室或者病房做好术前准备,安排人员转运患者(病情危重的手术患者必须由手术医师陪同送至手术室)。

(1)环境准备:手术室温度保持在 23~25 ℃,湿度保持在 40%~60%。严格根据手术间面积控制参观人员,1 台手术不得超过 3 名。

(2)特殊器械准备:显微持针器、显微弹簧剪刀、显微枪形镊、各种型号的显微吸引器、神经剥离子、各种型号动脉瘤夹及施夹钳、可调节吸引器、多普勒探头、多普勒血流测定仪。

(3)特殊物品准备:7~9 号的血管缝线、"纤丝速即纱"止血材料和 3% 罂粟碱溶液。

(4)辅助物品准备:准备带有腰穿针留置孔的手术床及两套负压吸引装置。

同时通知手术医师及麻醉医师及时到位,三方进行手术患者安全核查,保证在最短时间内开始手术。

2.腰椎穿刺术手术体位

术前腰穿留置针的操作应在全麻后进行,避免刺激患者诱发动脉瘤的破裂出血。具体配合方法如下。

(1)调整体位(图 4-10):手术患者行全身麻醉后,巡回护士与手术医师、麻醉师一同缓慢地将手术患者翻转呈侧卧位,背齐床沿,头部和两膝尽量向胸部屈膝,腰背部向后弓起,使棘突间的椎间隙变宽,利于腰穿针进入鞘膜囊内,巡回护士站立于手术患者前面,帮助固定体位并保护手术患者以防坠床,配合麻醉师行腰穿。

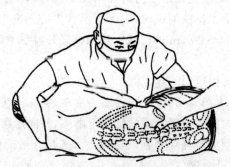

图 4-10 腰椎穿刺术

(2)保护腰穿针头:完成腰穿留置引流后,立即用无菌小纱布保护腰穿针头,胶布固定,避免针芯脱落。

(3)确认腰穿留置针位置:手术医师、麻醉师共同将手术患者向床中央稍稍移动,其中一人用手轻扶腰穿针,巡回护士负责观察、确认腰穿留置针与手术床中央留置孔的位置相吻合后,共同将手术患者安置成仰卧位。

(4)术中监测:地面与手术床上留置孔的相应部位放置药碗(当腰穿针开放时可存取脑脊

液)。加强巡视和检查,并按照要求进行相应特殊检查。

3.动脉瘤手术过程中的药物管理

对于手术台上使用的各种药物,巡回护士必须与洗手护士严格核对;无菌台上的术中用药,洗手护士必须加强管理,以防混淆或错用。

(1)药物标识规范:手术台上所有的药物及盛放药物的容器(包括注射器、药杯、药碗)必须有明确的标识,其上注明药物名称、浓度、剂量。

(2)杜绝混淆:无菌台上第一种药物未做好标识前,不可传递第二种药物至无菌台。

(3)特殊药物的配合:当需解除血管痉挛时,递显微枪形镊夹持含有3‰罂粟碱溶液的小脑棉湿敷载瘤动脉5分钟。

(4)严格区分放置:注射药、静脉输液、消毒液必须严格区分放置,标识清晰。外观相似或读音相近的药物必须严格区分放置。

4.颅内动脉瘤过早破裂

颅内动脉瘤破裂是术中的危急情况,必须及时、恰当处理,主要方法包括以下几种。

(1)指压法:巡回护士或台下医师协助压迫颈动脉,手术医师在颅内暂时阻断载瘤动脉,制止出血,同时处理颅内动脉瘤。洗手护士传递两只大号吸引器,手术医师迅速清除手术视野内的血液,找到动脉瘤破口,立即用其中一只吸引器对准出血点,迅速游离和处理动脉瘤。

(2)吸引器游离法:洗手护士传递大号显微吸引器,手术医师将动脉瘤吸住后,迅速夹闭瘤颈,该法适用于瘤颈完全游离,如使用不当可引起动脉瘤破口再次扩大。

(3)压迫止血法:洗手护士根据要求传递比破口小的锥形吸收性明胶海绵,手术医师将起头端插入动脉瘤破口处,并传递小型脑棉,在其外覆盖,同时传递小型显微吸引器轻压片刻后,迅速游离动脉瘤。

(4)双极电凝法:仅适用于颅内动脉瘤破口小且边缘整齐的情况下。洗手护士准确快速传递双极电凝镊,手术医师用其夹住出血部位,启动电凝,帮助止血。

5.脑棉的使用和清点

神经外科手术风险大、难度高、手术时间长,脑棉的清点工作是神经外科手术护理的重点和难点,应按照以下方法进行。

(1)术前清点:术前洗手护士应提前洗手,保证充分的时间进行脑棉的清点和整理。由洗手护士和巡回护士两人共同清点脑棉,并记录于手术护理记录单上。清点脑棉时应特别注意,脑棉以10块1包装,每台手术以50块为基数。清点脑棉时需细致谨慎,应及时发现是否存在两块脑棉重叠放置的现象。此外必须检查每一块脑棉的完整性,确认每一块脑棉上带有牵引线。

(2)术中管理:传递脑棉时,需将脑棉平放于示指的指背上或手背上,光面向前,牵引线向后。术中添加脑棉也必须及时清点并记录。添加脑棉时,同样以10块的倍数进行添加。术中严禁手术医师破坏脑棉的形状,如修剪脑棉或撕扯脑棉。巡回护士应及时捡起术中掉落的脑棉并放至指定位置。

(3)关闭脑膜前清点:必须确认脑棉的数量准确无误方可关闭并记录。关闭脑膜后必须再次确认脑棉的数量准确无误并记录。

二、后颅肿瘤切除手术的护理配合

后颅肿瘤是指小脑幕下的颅后窝肿瘤,常见有小脑、脑桥小脑角区、第四脑室、斜坡、脑干、枕大孔区肿瘤等。经临床和影像学检查证实的后颅肿瘤,除非有严重器质性病变不宜开颅者,一般均应手术治疗,根据手术部位常采用正中线直切口、钩状切口、倒钩形切口。下面以最典型和最常用的枕下正中切口后颅窝开颅术为例说明手术入路及手术配合。

(一)主要手术步骤及护理配合

1.术前准备

手术患者行全身麻醉,手术体位为俯卧位,上半身略抬高,头架固定。双眼涂金霉素眼药膏并用眼贴膜覆盖保护,双耳塞棉花球保护,以免消毒液流入眼和耳内。头部手术皮肤消毒时,应由手术区中心部向四周涂擦。消毒范围要包括手术切口周围15~20 cm的区域。按照神经外科手术铺巾法建立无菌区域。

2.手术步骤

(1)常规皮肤消毒铺巾。

(2)切开头皮:传递22号大圆刀切开皮肤,传递头皮夹,夹住皮肤切口止血。

(3)牵开肌层:传递骨膜剥离器分离两侧附着于枕骨的肌肉及肌腱,显露寰椎后结节和枢椎棘突,传递乳突拉钩或梳式拉钩用于牵开肌层。

(4)骨窗形成:传递气钻或电钻在枕骨鳞部钻一孔,并传递鼻甲咬骨钳扩大骨窗,向上至横窦,向下咬开枕骨大孔,必要时咬开寰椎后弓。

(5)切开并悬吊硬脑膜:传递蚊氏钳提夹,11号尖刀切开硬脑膜一小口,传递解剖剪扩大切口,圆针0号慕丝线悬吊。

(6)肿瘤切除并止血:传递取瘤钳分块切取肿瘤,传递止血纱布进行止血。

(7)清点脑棉,缝合硬脑膜。

(8)切口缝合:逐层关闭切口,放置引流,严密缝合枕下肌肉、筋膜,缝合皮下组织和皮肤。

3.术后处置

为手术患者包扎伤口,戴上弹力帽,注意保护耳郭,检查受压部位皮肤,固定引流管,护送患者入复苏室进行交接。处理术后器械及物品。

(二)围术期特殊情况及处理

1.小脑肿瘤切除术的术前准备

小脑手术部位深,手术复杂,对护理的配合要求高,因此,手术室护士应尽最大可能做好充分的手术准备。具体包括以下内容。

(1)环境准备:安排入特别洁净或标准洁净手术室,手术室温度保持在23~25 ℃,湿度保持在40%~60%。严格根据手术间面积控制参观人员,1台手术不得超过3名。

(2)特殊器械及物品准备:头架、气钻、显微镜、一次性显微镜套、超声刀、吸收性明胶海绵、骨蜡、电刀、"纤丝速即纱"、双极电凝、负压球、医用化学胶水、脑棉、显微弹簧剪、显微枪形剪、枪形息肉钳等。

(3)常规用品准备:术前了解手术患者病情、手术部位,根据手术患者的体型、手术体位等实际情况准备手术所需常规用品。

(4)抢救用品准备:充分估计术中可能发生的意外,提前准备好各种抢救用品。对出血比较多的手术如巨大脑膜瘤等,应事先准备两路吸引器。

2.患者俯卧位的摆放

摆放体位之前,巡回护士应做好充分的准备;将体位垫4~5个呈三角形放于手术床上,体位垫的大小选择根据手术患者的体型确定,体位垫上的布单应保持平整,无皱褶、无潮湿。

手术患者在患者推床上接受全身麻醉后,巡回护士脱去患者衣服,双臂放于身体两旁,用中单加以固定,防止在翻身时肩关节、肘关节扭曲受伤。然后巡回护士与手术医师、麻醉师同时将患者抬起缓慢翻转到手术床上呈俯卧位;注意其中手术医师托住患者颈肩部和腰部,巡回护士托住患者臀部和窝部,麻醉师注意避免气管插管、输液管及导尿管脱落;同时应注意保持头、颈、胸椎在同一水平上旋转。翻转成功后巡回护士根据需要调整体位垫,保证胸腹悬空不受压,四肢处于功能位,全身各个部位得到妥善固定。

3.术中观察

术中还应巡逻护士要密切观察生命体征的变化,观察四肢有无受压、静脉回流是否畅通等。注意保持静脉通路和导尿管的通畅,特别是应手术需要在手术进行中挪动患者体位或疑似患者体位有变动时必须立即检查。常规状态下每1~2小时观察1次。

4.超声刀的连接和使用

脑外科专用超声刀设备较为昂贵,使用要求高,手术室护士应正确使用,以确保其发挥最大的效能。

(1)超声刀使用流程:见图4-11。

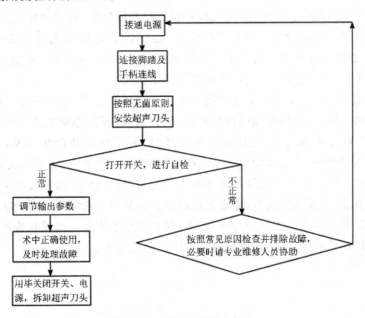

图4-11 超声刀使用流程图

(2)脑外科专用超声刀使用前的操作要点包括以下几方面:①先插上电源,连接踏脚和机器,打开机器开关。检查仪器是否完好。②吸引瓶内采用一次性带止逆阀吸引袋,并连接机器。③洗手护士正确无误地衔接好超声刀手柄电线、吸引管、冲洗管并将三者合一,妥善固定,将其远端传递给辅助护士。巡回护士分别将超声刀插头、吸引管、冲洗管与机器相应插口及冲洗液连接。④巡回护士根据需要调节吸引力、超声频率、冲洗液流量至最合适的范围。

(3)脑外科专用超声刀仪使用时的注意事项:①超声刀头置于安全稳妥的地方,刀头不可触及任何物品。②及时擦净超声刀头上的血迹并吸取生理盐水保持吸引头通畅。③当仪器处于工作状态时,手远离转轴。

(4)脑外科专用超声刀使用后的注意事项:①脚踩踏脚开关,用超声刀头吸生理盐水200 mL冲洗超声刀头中的管腔,然后关闭电源开关。②超声刀头用湿纱布擦拭干净,禁止放在含酶的消毒液中,应送环氧乙烷灭菌。③收好电源电线、踏脚开关等物件,吸引袋按一次性医疗废弃物处理。④登记使用情况。

5.神经外科手术中显微镜的使用

显微镜是神经外科手术最为常用的仪器设备之一,护士应掌握正确的使用和维护保养方法,从而为患者提供安全的治疗,同时延长物品的使用寿命。

(1)使用前的注意事项:①接通电源,连接视频线至彩色监视器,打开电源开关。②根据手术部位调整好助手镜的位置,打开显微镜开关。检查显微镜的各项功能,如聚焦、调整平衡等。目镜的屈光度数,使图像清晰度与助手镜和监视器一样。③拉直显微镜臂,用无菌显微镜套将显微镜套好。

(2)使用中的注意事项:①洗手护士在手术显微镜下配合手术时,要特别注意显示屏上显示的手术操作及进展,主动与主刀医师配合。②传递器械动作幅度要小,做到轻、稳、准。做到一手递,一手接,保证医师在接后即能用。③传递脑棉时,根据需要将不同大小的脑棉传递到医师的视野内。④做各种操作时绝对不可倚靠及碰撞手术床及显微镜底座,以免影响手术区域及操作。

(3)使用后的注意事项:①关闭手术显微镜光源,打开固定器,将显微镜推离手术区。②将手术显微镜镜臂收起,缩至最短距离,注意保护镜头。③关闭总电源,收好电源线和视频线,将手术显微镜放置原位,固定底座开关。④取下手术显微镜套后,应检查手术显微镜上有无血迹,清洁擦拭干净。⑤按要求在专用登记本上记录显微镜使用状况。

(4)保养的注意事项:①手术显微镜的镜头是整个机器的心脏,非常娇贵,所以每次使用后,要用镜头专用纸清洁镜头,禁用粗糙的物品擦拭,防止出现划痕,影响镜头的清晰程度。②勿用乙醇、乙醚等有机溶剂擦拭镜身,可用软布蘸水擦拭;各个螺丝和旋钮不要拧得过紧或过松。③关闭显微镜时,要先将调节光源旋钮旋至最小,再将光源电源关闭,最后关闭显微镜电源开关,以延长灯泡的使用寿命。④随时记录手术显微镜的使用情况、性能、故障及解决方法。⑤手术显微镜应放置于干净、干燥通风的地方,注意避免碰撞。⑥显微镜通常处于平衡状态,无特殊要求,不要轻易调节。⑦专人负责检查,设专用登记本,每次使用后需登记情况并签名。⑧每3个月由专业人员做一次预防性维修和保养,每年进行1次安全性检查。

（王冬冬）

第 五 章

血液透析室护理

第一节　血液透析发展史及原理

一、血液透析发展史

血液透析(血液净化)已成为慢性肾衰竭的有效治疗方法,血液透析治疗最长的生存期达30年。半个世纪以前,所有慢性肾衰竭的患者都无法治疗,只能以死亡告终。为了救治这些患者,医学界、生物学界工程技术人员进行了大量的研究,最终获得成功,并应用于临床,替代了肾脏的功能,即称人工肾。

早在19世纪上叶,人们做了大量实验来治疗肾衰竭,甚至利用古老的方法,如热浴、热疗、发汗、放血等方法进行治疗。1913年美国人阿培尔和他的同事用火棉胶制成管子,将动物的血引至管子中,并将管子放在生理盐水中,然后将血液引入动物体内,利用渗透原理清除体内的内源性和外源性毒素。随后一位荷兰医师Johm Kolf用赛璐玢无缝管子,内装含有尿素的水或血,把管子放在生理盐水的水槽里,并不停摇晃管子,证实所有尿素都能排出体外。在工程技术人员的帮助下,1943年试制成转鼓式人工肾。1947年Kolf-Brigham旋鼓式人工肾诞生,同时,又出现蠕管型透析器和平行型透析器。1959年又产生了双管蠕管型透析器。1960年挪威Frederik第一个创用铜仿膜制作Kiil透析器,同年第一个慢性肾功能衰竭的尿毒症患者Clyde Shiede开始行间歇性血液透析。1963年研制成人工肾中央供水系统并以醋酸盐代替碳酸氢盐。1961年空心纤维透析器问世。1966年Brescia和Cimino建立了慢性透析的血管通道,使血液透析成为能长期进行的可靠方法,也使患者靠血透维持生存。

国内从1973年开始研制人工肾,由上海中山医院、常州市第一人民医院牵头,邀请常州柴油机厂、常州林业机械厂、常州电子仪器厂及上海化工厂共同研制,1974年获得成功,并在大量动物实验基础上证实效果良好,同年应用于临床,定名为Kiil型平板人工肾。1976年唐山大地震救治了大批因挤压伤引起的急性肾衰竭患者。

近年来,由于科学技术的进展,又研制成空心纤维透析器,透析的动力系统及水处理装置有了进一步改进,使透析设备趋于完善和安全。随着相关科学的发展,已有多种血透方法,可根据患者的病情及需要选择维持性血液透析、血液滤过、血液灌注、血浆置换和免疫吸附等系统血液净化疗法,成为替代终末期肾病尿毒症患者的有效手段之一。

自改革开放以来,我国血液净化事业发展非常迅速,已能自制优良的人工肾,并已普及到县级医疗单位,挽救了大批尿毒症患者,培养了一批从事血液净化的专业人员,成立了血液净化的专业学组,定期进行学术交流,为我国血液透析事业的发展和提高做出了贡献。

二、血液透析的原理

血液透析通过半透膜在血液与透析液之间,使溶质发生弥散与对流作用,达到清除体内代谢废物或毒物,纠正水、电解质与酸碱平衡的目的,称为血液净化。任何溶质总是从浓度高的物质向浓度低的物质流动,这种依靠浓度梯度差进行的转运称为弥散。两种不同的溶液,如氯化钠溶液与氯化钾溶液,利用半透膜为界分隔,则钠离子通过半透膜向氯化钾侧移动,而钾离子向氯化钠侧移动,氯离子也相应移动。如氯化钠和氯化钾的浓度相同,表面上看似乎不移动,但最终氯化钠和氯化钾溶液中的钠、钾和氯离子浓度都相同,这就是通过半透膜进行的弥散作用。又如不同浓度的葡萄糖溶液,以半透膜分隔,则葡萄糖分子可迅速由浓溶液侧向稀溶液侧移动。反之,水分子从稀溶液侧向浓溶液侧移动,最后形成浓度相同的等容量溶液。之所以产生这种现象,是因为半透性膜有极细的孔,通过这些微孔,两种不同溶液中的溶质能达到均匀化。

溶质通过半透膜转运的另一个机制是对流。它是指溶质随溶液移动的方向通过半透膜而不受溶质分子量和浓度梯度差的影响,利用这种作用清除水分和溶质的方法叫超滤,血液滤过即用此原理。如清蛋白、球蛋白等不能通过半透膜,但蛋白质分子带有负电荷,通过半透膜吸引与其带有相反电荷的离子,使其通过半透膜到同一侧来;而且清蛋白还能拖住与它带有相反电荷的离子,使其不能通过半透膜到对侧。这样,由于有不能通过半透膜的蛋白质存在,会直接影响离子的移动,结果造成某些离子在半透膜两侧分布不均匀现象,称为杜南膜平衡原理。

目前国内外都用中孔纤维透析器,因为其容积小,体外循环量小,耐压能力强,清除率和超滤率高,而且较为安全。目前使用最多的是铜仿膜、醋酸纤维素膜和高分子合成的膜,透析膜截留溶质最大分子量为 35 000 Da,细菌、病毒和内毒素一般不能通过,除非透析膜有破损,上述物质才能通过破损处进入人体。

(温　率)

第二节　血液透析患者的心理特点

患者心理是指患者在患病或出现主观不适后伴随着诊断、治疗和护理过程所发生一系列心理反应的一般规律。在生物心理社会医学模式中,患者心理的研究与应用是临床工作中一项重要的内容。人的心理与躯体疾病是一个统一体,准确地把握透析患者的心理特点,对于建立融洽的医患关系,有效地控制疾病进展,全面地改善透析患者的生存质量是十分有益的。

一、否认心理

多数尿毒症患者在患病之初都有过否认心理。患者否认尿毒症的诊断,拒绝透析治疗这个严酷的事实,他们常以自己的主观感觉良好来否认疾病的存在,照常工作、学习,以维持暂时的心理平衡;有的患者怀疑医师的诊断,反复询问病情,到处奔走就医,企图通过复查,推翻原有的结论;有的患者否认疾病的严重性,他们虽能接受尿毒症的诊断,但仍存在不同程度的侥幸心理,总认为医师喜欢把病情说得重一些,对疾病的严重程度半信半疑,因此不按医嘱行事,尽可能拖延做血管通路手术的时间;还有的患者表现沉闷,内心极端痛苦,不去积极治疗,甚至拒绝治疗;更多的患者则压抑自己强烈的情绪反应,表现为迟钝、犹豫,进而感到孤独,产生一种被遗弃感。有学者认为,否认疾病的存在在短时间内和一定程度上可缓解应激,减轻过分的担忧与恐惧,具有一定的积极意义,但是不顾事实的长期否认,将会延误治疗的时机。

二、焦虑心理

焦虑是一种常见的情绪反应,是一个人在感受到疾病威胁时产生的恐惧与忧虑,是一种与危险有关而又不知所措的不愉快体验,有人用"失助感"来解释焦虑。透析患者由于惧怕透析过程中可能出现的痛苦,担心失去正常生活的能力,尤其害怕死亡的来临,表现出真实的痛苦与焦虑。有的患者对于长期依赖透析治疗这个事实不理解或不接受,越接近透析日期,心理负担越重,焦虑和恐惧越明显,甚至坐卧不安,食不知味,夜不能寐。此外,医院环境的不良刺激,也容易使透析患者心境不佳,情绪低落,特别是当看到为抢救危重患者来回奔忙的医护人员,看到同病相怜的病友死亡时,更容易产生恐惧与焦虑,好像自己也面临着同样威胁。长期过度的焦虑,导致心理的失衡,不利于疾病的治疗。

三、抑郁心理

抑郁是一种闷闷不乐、忧愁压抑的消极心情,主要是由现实丧失或预期丧失引起的。接受透析治疗对于任何人来说,都不是一件愉快的事,多少都伴随着丧失感,所以多数透析患者都会产生程度不等的抑郁情绪,并随着病情的轻重和治疗效果的不同而有所差异,突出表现为自尊心低、沮丧、伤感、绝望和失助感,把生活看得灰暗,总认为自己的将来比现在更糟,缺乏自信,接受治疗消极,严重者甚至出现自杀行为。

四、孤独与怪癖心理

透析患者由于受到抑郁、焦虑等消极情绪的长期折磨,扭曲了原来的心理。他们暂时或长期丧失生活自理能力,自感无助于家庭与社会,成为家庭与社会的累赘而产生孤独感,这种心理变化长期持续存在会导致行为上的怪僻。他们常常把医护人员和家属当作替罪羊,无休止地向他们发泄不满,怨天尤人,一会儿责怪医师没有精心治疗,一会儿埋怨家人没有尽心照顾,要求逐渐增多,情绪极易激惹,有时为了一点小事就大发雷霆,任性挑剔,伤害他人感情,甚至出现自残和攻击医护人员的行为。

五、依赖心理

透析患者大都存在一种依赖的心理状态,对自己的日常行为、生活自理能力失去信心,自己有能力做的事情也不愿去做,事事依赖他人,情感幼稚,行为变得被动顺从。一向独立、意志坚强的人也变得犹豫不决,一向自负好胜的人也变得畏缩不前。透析患者的这种被动依赖心理,不利于疾病的控制,如一味姑息迁就他们的依赖心理,则难以培养他们与疾病斗争的信念。

六、悲观与绝望心理

对于刚被确诊为尿毒症的患者,悲观是常见的心理反应,在那些主观症状越来越明显,尤其是经过一段透析治疗,没有达到预期效果的患者身上表现得更为突出,他们对透析治疗由希望到失望再到绝望,惶惶不可终日,痛苦心情难以言表。有的患者为了不给家人添麻烦,不让他们过分地痛苦和担忧,反而表现得异常平静;有的透析患者意志薄弱,失去信心,不敢面对现实,万念俱灰,求生意志丧失殆尽,坐等死亡的到来。

（温　率）

第三节　血液透析患者的心理需求

对于透析患者来说,有物质与医疗服务的需求,但相对更重要的是心理需求能够得到满足。虽然透析患者的心理需求因人而异,但也有共性规律可循,有学者根据马斯洛提出的人的需求层次理论,结合自己的观察与思考,认为透析患者主要有以下 6 种心理需求。

一、需要尊重

透析患者希望得到他人及社会的理解和尊重,特别是希望得到医护人员的关心和重视,得到较好的治疗待遇。不同社会角色的人常有意或无意地透露和显示自己的身份,想让别人知道他们的重要性,期望医护人员对他们给予特殊照顾。作为医护人员应该懂得,一切患者都是因为生病才来就医,他们在各自的工作岗位上都是为党和人民的事业服务的,在这一方面,大家都是平等的。所以,对待透析患者既要一视同仁,又要让他们每一个人都能感受到他是得到特殊照顾的。

二、需要接纳

由于透析患者需要定期到医院接受透析治疗,打乱了原有的生活习惯和作息时间,肯定会有一个逐步适应的过程,尤其是走进一个陌生的地方,需要尽快地熟悉环境,被新的群体(透析患者、透析室医护人员)所接纳,特别渴望医护人员和病友能够主动与其进行沟通和相处,在情感上被接纳。

三、需要信息

有研究资料表明,80%的患者有想了解自己疾病真实情况的想法,而 80%的医师拒绝告诉患者。到底是否应当告知患者疾病的相关信息呢? 学者认为,对于透析患者,应当矫正他们对透析治疗的不正确认识,根据患者的需要程度和心理承受能力提供适当的信息,解除其不必要的恐惧与焦虑,避免产生消极的情绪反应。但应注意,为透析患者提供的信息不可完全真实,否则会加剧其应激心理;又不可完全不真实,否则,他们根本不相信。对于透析患者,应当向他们提供以下一些信息:①尿毒症是不能治愈的慢性疾病,透析治疗是维持他(她)们生命的重要手段,拒绝治疗就意味着放弃生命。②建立血管通路(动静脉内瘘及临时性或半永久性血管通路)是进行治

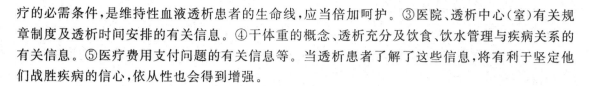

疗的必需条件,是维持性血液透析患者的生命线,应当倍加呵护。③医院、透析中心(室)有关规章制度及透析时间安排的有关信息。④干体重的概念、透析充分及饮食、饮水管理与疾病关系的有关信息。⑤医疗费用支付问题的有关信息等。当透析患者了解了这些信息,将有利于坚定他们战胜疾病的信心,依从性也会得到增强。

四、需要安慰

不管意志多么坚强的人,一旦进入透析治疗阶段后,心理都会失衡,再乐观豁达的人此时也希望得到亲朋好友尤其是医护人员的安慰和鼓励。因此,患者在透析治疗或住院期间,医护人员和患者亲近的人应通过各种形式给予他们精神上的安慰和鼓励,这对控制和稳定病情是不可或缺的。

五、需要安全感

由于透析治疗的特殊性及透析患者在治疗过程中可能出现的种种不适,容易使他们产生不安全感。他们需要了解自己的病情,期盼生命不再受到威胁,希望各种治疗既安全顺利又无痛苦。他们把能得到安全感和生命延续视为求医的最终目的。因此,医护人员对透析患者进行的任何治疗都应事先向他们做耐心细致的解释并有一定的技术保障,以增强他们的安全感。

六、需要和谐的环境

健康人的生活常常是丰富多彩的,而透析患者则几乎被束缚和封闭在一个单调的世界里,白色的墙壁,白色的床单,白色的工作服,循环往复的透析治疗,使他们始终处于一种被动的状态,感到无所事事,度日如年,特别是那些年轻及事业心较强的患者,更会如此。所以,要根据透析中心的客观条件尽可能营造出一种和谐温馨的环境,并根据透析患者身体的具体情况,安排他们做适当的文体活动,不时给予透析患者有新鲜感的刺激,这将有利于调动他们的主观能动性,愉悦心情,促进身体的康复。

(温 率)

第四节 血液透析患者心理问题的评估方法

一、评定量表概论

评定量表是评定个人行为的常用工具,是心理卫生评估的重要手段。它具有心理测验的特征,但在形式上又有所区别。在心理咨询和心理治疗中,应用评定量表可以使研究结论具有客观性、可比性和可重复性。

二、评定量表的价值

(一)客观

每个评定量表都有一定的客观标准,不论是谁,也不论在什么时间,在什么条件下评定受评者,都根据这个标准作出等级评定。

(二)量化

用数字代替文字描述(量化),有助于分类研究,观察结果便于作统计学处理,研究的结果表达符合科学要求。

(三)全面

评定量表的内容全面系统,等级清楚,用它来收集个体资料,评价心理卫生各个方面,估计防治效果,不会遗漏重要内容。

(四)经济

评定量表的操作方法比较容易掌握,完成每一份量表只需要 20～30 分钟,省时、省力、省钱。评定者与受评者都乐于接受。

三、评定量表的应用

(一)Scl-90 症状自评量表

1.Scl-90 症状自评量表的内容

Scl-90 症状自评量表(表 5-1)内容量大,反映症状丰富,准确地刻画了患者自觉症状的特点,作为心理卫生问题的一种评定工具,可以帮助医护人员了解透析患者的心理状况。

表 5-1　Scl-90 症状自评量表

姓名:		性别:		年龄:		病室:		研究编号:	
病历号:			评定日期:					第 次评定	
					没有	很轻	中等	偏重	严重
1.头痛					[　]	[　]	[　]	[　]	[　]
2.神经过敏,心中不踏实					[　]	[　]	[　]	[　]	[　]
3.头脑中有不必要的想法或字句盘旋					[　]	[　]	[　]	[　]	[　]
4.头晕或昏倒					[　]	[　]	[　]	[　]	[　]
5.对异性的兴趣减退					[　]	[　]	[　]	[　]	[　]
6.对旁人责备求全					[　]	[　]	[　]	[　]	[　]
7.感到别人能控制您的思想					[　]	[　]	[　]	[　]	[　]
8.责怪别人制造麻烦					[　]	[　]	[　]	[　]	[　]
9.忘性大					[　]	[　]	[　]	[　]	[　]
10.担心自己的衣饰及仪态					[　]	[　]	[　]	[　]	[　]
11.容易烦恼和激动					[　]	[　]	[　]	[　]	[　]
12.胸痛					[　]	[　]	[　]	[　]	[　]
13.怕空旷的场所和街道					[　]	[　]	[　]	[　]	[　]
14.感到自己的精力下降,活动减慢					[　]	[　]	[　]	[　]	[　]
15.想结束自己的生命					[　]	[　]	[　]	[　]	[　]
16.听到旁人听不到的声音					[　]	[　]	[　]	[　]	[　]
17.发抖					[　]	[　]	[　]	[　]	[　]
18.感到大多数人都不可信任					[　]	[　]	[　]	[　]	[　]

续表

姓名:		性别:		年龄:		病室:		研究编号:	
病历号:			评定日期:				第 次评定		
						没有	很轻	中等	偏重	严重

	没有	很轻	中等	偏重	严重
19.胃口不好	[ ]	[ ]	[ ]	[ ]	[ ]
20.容易哭泣	[ ]	[ ]	[ ]	[ ]	[ ]
21.同异性相处时感到害羞、不自在	[ ]	[ ]	[ ]	[ ]	[ ]
22.感到受骗、中了圈套或有人想抓住您	[ ]	[ ]	[ ]	[ ]	[ ]
23.无缘无故地感到害怕	[ ]	[ ]	[ ]	[ ]	[ ]
24.自己不能控制地大发脾气	[ ]	[ ]	[ ]	[ ]	[ ]
25.怕单独出门	[ ]	[ ]	[ ]	[ ]	[ ]
26.经常责怪自己	[ ]	[ ]	[ ]	[ ]	[ ]
27.腰痛	[ ]	[ ]	[ ]	[ ]	[ ]
28.感到难以完成任务	[ ]	[ ]	[ ]	[ ]	[ ]
29.感到孤独	[ ]	[ ]	[ ]	[ ]	[ ]
30.感到苦闷	[ ]	[ ]	[ ]	[ ]	[ ]
31.过分担忧	[ ]	[ ]	[ ]	[ ]	[ ]
32.对事物不感兴趣	[ ]	[ ]	[ ]	[ ]	[ ]
33.感到害怕	[ ]	[ ]	[ ]	[ ]	[ ]
34.感情容易受到伤害	[ ]	[ ]	[ ]	[ ]	[ ]
35.旁人能知道您的私下想法	[ ]	[ ]	[ ]	[ ]	[ ]
36.感到别人不理解您、不同情您	[ ]	[ ]	[ ]	[ ]	[ ]
37.感到别人对您不友好、不喜欢您	[ ]	[ ]	[ ]	[ ]	[ ]
38.做事必须做得很慢以保证做得正确	[ ]	[ ]	[ ]	[ ]	[ ]
39.心跳得很厉害	[ ]	[ ]	[ ]	[ ]	[ ]
40.恶心或胃部不舒服	[ ]	[ ]	[ ]	[ ]	[ ]
41.感到比不上他人	[ ]	[ ]	[ ]	[ ]	[ ]
42.肌肉酸痛	[ ]	[ ]	[ ]	[ ]	[ ]
43.感到有人在监视您、谈论您	[ ]	[ ]	[ ]	[ ]	[ ]
44.难以入睡	[ ]	[ ]	[ ]	[ ]	[ ]
45.做事必须反复检查	[ ]	[ ]	[ ]	[ ]	[ ]
46.难以做出决定	[ ]	[ ]	[ ]	[ ]	[ ]
47.怕乘电车、公共汽车、地铁或火车	[ ]	[ ]	[ ]	[ ]	[ ]
48.呼吸有困难	[ ]	[ ]	[ ]	[ ]	[ ]
49.一阵阵发冷或发热	[ ]	[ ]	[ ]	[ ]	[ ]
50.因为感到害怕而避开某些东西	[ ]	[ ]	[ ]	[ ]	[ ]

续表

姓名：		性别：		年龄：		病室：		研究编号：		
病历号：			评定日期：					第 次评定		
					没有	很轻	中等	偏重	严重	
51.脑子变空了					[ ]	[ ]	[ ]	[ ]	[ ]	
52.身体发麻或刺痛					[ ]	[ ]	[ ]	[ ]	[ ]	
53.喉咙有梗塞感					[ ]	[ ]	[ ]	[ ]	[ ]	
54.感到前途没有希望					[ ]	[ ]	[ ]	[ ]	[ ]	
55.不能集中注意力					[ ]	[ ]	[ ]	[ ]	[ ]	
56.感到身体的某一部分软弱无力					[ ]	[ ]	[ ]	[ ]	[ ]	
57.感到紧张或容易紧张					[ ]	[ ]	[ ]	[ ]	[ ]	
58.感到手或脚发重					[ ]	[ ]	[ ]	[ ]	[ ]	
59.想到死亡的事					[ ]	[ ]	[ ]	[ ]	[ ]	
60.吃得太多					[ ]	[ ]	[ ]	[ ]	[ ]	
61.当别人看着您或谈论您时感到不自在					[ ]	[ ]	[ ]	[ ]	[ ]	
62.有一些不属于您自己的想法					[ ]	[ ]	[ ]	[ ]	[ ]	
63.有想打人或伤害他人的冲动					[ ]	[ ]	[ ]	[ ]	[ ]	
64.醒得太早					[ ]	[ ]	[ ]	[ ]	[ ]	
65.必须反复洗手、点数目或触摸某些东西					[ ]	[ ]	[ ]	[ ]	[ ]	
66.睡得不稳、不深					[ ]	[ ]	[ ]	[ ]	[ ]	
67.有想摔坏或破坏东西的冲动					[ ]	[ ]	[ ]	[ ]	[ ]	
68.有一些别人没有的想法或念头					[ ]	[ ]	[ ]	[ ]	[ ]	
69.感到对别人神经过敏					[ ]	[ ]	[ ]	[ ]	[ ]	
70.在商店或电影院等人多的地方感到不自在					[ ]	[ ]	[ ]	[ ]	[ ]	
71.感到做任何事情都很困难					[ ]	[ ]	[ ]	[ ]	[ ]	
72.一阵阵恐惧或惊恐					[ ]	[ ]	[ ]	[ ]	[ ]	
73.感到在公共场合吃东西很不舒服					[ ]	[ ]	[ ]	[ ]	[ ]	
74.经常与人争论					[ ]	[ ]	[ ]	[ ]	[ ]	
75.单独一人时很紧张					[ ]	[ ]	[ ]	[ ]	[ ]	
76.认为别人对您的成绩没有作出恰当的评价					[ ]	[ ]	[ ]	[ ]	[ ]	
77.即使和别人在一起也感到很孤单					[ ]	[ ]	[ ]	[ ]	[ ]	
78.感到坐卧不安、心神不定					[ ]	[ ]	[ ]	[ ]	[ ]	
79.感到自己没有什么价值					[ ]	[ ]	[ ]	[ ]	[ ]	
80.感到熟悉的东西变成陌生或不像是真的					[ ]	[ ]	[ ]	[ ]	[ ]	
81.大叫或摔东西					[ ]	[ ]	[ ]	[ ]	[ ]	
82.害怕在公共场所昏倒					[ ]	[ ]	[ ]	[ ]	[ ]	
83.感到别人想占您的便宜					[ ]	[ ]	[ ]	[ ]	[ ]	
84.为一些有关"性"的想法很苦恼					[ ]	[ ]	[ ]	[ ]	[ ]	

姓名:		性别:		年龄:		病室:		研究编号:		
病历号:			评定日期:					第 次评定		
					没有	很轻	中等	偏重	严重	
85.您认为应该因为自己的过错而受到惩罚					[ ]	[ ]	[ ]	[ ]	[ ]	
86.感到要赶快把事情做完					[ ]	[ ]	[ ]	[ ]	[ ]	
87.感到自己的身体有严重的问题					[ ]	[ ]	[ ]	[ ]	[ ]	
88.从未感到和其他人很亲近					[ ]	[ ]	[ ]	[ ]	[ ]	
89.感到自己有罪					[ ]	[ ]	[ ]	[ ]	[ ]	
90.感到自己的脑子有毛病					[ ]	[ ]	[ ]	[ ]	[ ]	

SCL-90 症状自评量表含有 90 个项目,分为 10 大类,即 10 个因子。10 个因子的定义及所含项目为以下几项。

(1)躯体化(反映主观的身体不适应):包括 1、4、12、27、40、42、48、49、52、53、56、58 共 12 项。

(2)强迫症状:包括 3、9、10、28、38、45、46、51、55、56 共 10 项。

(3)人际关系敏感:包括 6、21、34、36、37、41、61、69、73 共 9 项。

(4)忧郁:包括 5、14、15、20、22、26、29、30、31、32、54、71、79 共 13 项。

(5)焦虑:包括 2、17、23、33、39、57、72、78、80、86 共 10 项。

(6)敌对:包括 11、24、63、67、74、81 共 6 项。

(7)恐怖:包括 13、25、47、50、70、75、82 共 7 项。

(8)偏执:包括 8、18、43、68、76、83 共 6 项。

(9)精神疾病性:包括 7、16、35、62、77、84、85、87、88、90 共 10 项。

(10)其他(反映睡眠及食欲):包括 19、44、59、60、64、66、89 共 10 项。

2.SCL-90 症状自评量表的应用

(1)评分标准:每项采用 5 级评分制。①1 分(无):自觉无该项症状。②2 分(轻度):自觉有该项问题,但发生得不频繁、不严重。③3 分(中度):自觉有该项症状,其严重程度为轻到中度。④4 分(相当重):自觉有该项症状,其程度为中到严重。⑤5 分(严重):自觉有该项症状,频率与程度都十分严重。

凡是自认为没有症状的,都可记 1 分,没有反向评分项目。

(2)判断标准。①总分:将 90 个项目的各单项得分相加便得到总分。总均分＝总分/90。总的来说,患者的自我感觉总是介于总均分(1～5 分)的某个分值上。阴性项目数:表示患者"无症状"项目有多少。阳性项目数:表示患者在多少项目中呈现"有症状"。阳性症状均分＝(总分－阴性项目数)/阳性项目数,表示有"症状"项目的平均得分,可以看出该患者自我感觉不佳的项目范围内的症状,究竟严重到什么程度。如某患者总分 130 分,阴性项目为 24,阳性项目则为 90－24＝66,阳性症状均分＝(130－24)/66＝1.61,即阳性症状较轻。②因子分:SCL-90 有 10 个因子,每一个因子反映患者某一方面的情况,因此,因子分可了解患者症状分布的特点及其病情的具体演变过程。因子分＝组成某一因子各项目的总分/组成某一因子的项目数。如某患者偏执因子各项得分之和为 18 分,偏执因子的总项目为 6 项,所以,其偏执因子得分＝18/6＝3,这位患者的偏执因子是 3 分,处于中度水平。

（二）汉密尔顿抑郁量表

1.汉密尔顿抑郁量表的内容

汉密尔顿抑郁量表是汉密尔顿于 1960 年编制,1967 年又发表了新版本。本量表是经典的抑郁评定量表(属于他评量表,见表 5-2),包括 24 条目,方法简单,标准明确,容易掌握。

表 5-2 汉密尔顿抑郁量表(HRSD)

项目	得分					项目	得分			
1.抑郁情绪	0	1	2	3	4	13.全身症状	0	1	2	
2.有罪感	0	1	2	3	4	14.性症状	0	1	2	
3.自杀	0	1	2	3	4	15.疑病	0	1	2	3
4.入睡困难	0	1	2			16.体重减轻	0	1	2	
5.睡眠不深	0	1	2			17.自知力	0	1	2	
6.早醒	0	1	2			18.日夜变化	0	1	2	
7.工作和兴趣	0	1	2	3	4	19.人格或现实解体	0	1	2	
8.迟缓	0	1	2	3	4	20.偏执症状	0	1	2	3
9.激越	0	1	2	3	4	21.强迫症状	0	1	2	
10.精神性焦虑	0	1	2	3	4	22.能力减退感	0	1	2	
11.躯体性焦虑	0	1	2	3	4	23.绝望感	0	1	2	
12.胃肠道症状	0	1	2			24.自卑感	0	1	2	3

2.汉密尔顿抑郁量表(HRSD)的应用

(1)评分标准:采用 5 级评分(0～4 分)。①0 分(无):自觉无该项症状。②1 分(轻度):自觉有该项问题,但发生得不频繁、不严重。③2 分(中度):自觉有该项症状,其严重程度为轻到中度。④3 分(重度):自觉有该项症状,其程度为中到严重。⑤4 分(严重):自觉有该项症状,频率与程度都十分严重。

(2)判断标准:对照标准算出分数,＜8 分,无抑郁;＞20 分,轻度或中度抑郁;＞35 分,严重抑郁。

（温　率）

第五节　血液透析患者精神异常的防治

透析患者出现的精神异常临床上多为反应性精神疾病,属于心因性精神疾病的范畴,与单纯的心理障碍有所不同,它以精神异常为主,多由剧烈持久的精神紧张或精神创伤直接引起。临床上常见于刚被确诊为尿毒症、即将接受透析治疗或透析治疗初始不顺利的患者。主要表现为起病比较突然,多发生在存在个性缺陷(胆怯、敏感等)或神经类型偏弱(神经官能症的个性特点)的患者,症状常反映精神刺激的内容,一旦消除了精神刺激或引起发病的处境有了改变,并给予适当的治疗,精神状态通常可以恢复正常,预后良好且不易复发。

一、发病机制

按照巴甫洛夫学派的观点,急遽强烈的刺激作用于高级神经活动过程,可以引起兴奋、抑制或灵活性的过度紧张及相互冲突;中枢神经系统为了避免进一步的损伤或"破裂"则往往引起超限抑制,而在抑制过程的扩散过程中,中枢神经系统低级部位的功能,包括一些非条件反射,就会脱抑制而释放出来,这样就产生了大脑皮质与皮质下活动相互作用异常的各种形式。在临床上可表现为不受意识控制的情绪变化、无目的的零乱动作和原始性反应;由于抑制扩散的深度和广度不同,患者可出现不同程度的意识障碍或呈现出木僵状态;临床上也的确可以经常看到患者先表现为兴奋过程增强,而后转向抑制状态;超强刺激还可激发大脑皮质的惰性兴奋灶,这就是幻觉和妄想发生的病理基础;网状结构上升激活系统功能亢进对皮质兴奋灶的形成,也起着一定的作用。一般认为遗传因素对反应性精神疾病的发生没有重大作用,根据北京安定医院的资料分析,有精神疾病家族史者占 29%,其中以患者的父母及兄弟姐妹多见,这是否意味着反应性精神疾病有遗传素质的倾向,尚有待于做进一步研究。

二、临床特征

大多数尿毒症患者发生反应性精神疾病有一个逐渐形成的过程。一般多在知道自己患尿毒症这个事实后 1~3 周发病,其前常有烦躁不安、苦思冥想、焦虑难眠、不能自制等情况存在;少数患者呈急性起病或在即将开始做透析前 1~2 天发病,也有个别患者在透析数月、数年后发生。

临床上可分为以下四种类型。

(一)反应性意识模糊状态

在国外文献中,常用"confusion"(混乱)或"amentia"(错乱)一词来描述这种状态,它是一种轻度的意识障碍,急性起病中比较常见。通常这一状态持续时间较短,学者体会,如给予适当治疗,一般 1 周左右即可恢复正常。患者清醒后可有片段回忆,似有大梦一场的感觉。主要表现:①迷惑、注意力涣散及定向力障碍(尤其对时间的定向力),似处于从睡眠到清醒的过渡状态中;②患者的自我意识往往保持良好,可出现幻觉,但较简单,不像在症状性精神疾病所见到的那样生动和鲜明;③言语零乱,条理性差,有时令人难以理解,更为突出的是表情紧张或恐惧,言语不连贯,表现茫然;④动作杂乱而无目的性,或运动性不安,可见冲动性行为;⑤意识障碍的程度极易波动,有时表现为安静合作,有时则兴奋不安,难以接触。

(二)反应性兴奋状态

这一类型病程较短,多数在 1 周左右恢复正常。主要表现:①精神运动性兴奋,哭笑无常、言语错乱,但定向力基本存在;②有时可类似躁狂状态,并有打人毁物现象;③有的患者先表现为一过性木僵,后转入兴奋状态,此时可出现轻度意识障碍,到处乱走,或做出一些无意义的动作;④可有幻觉、错觉体验和妄想症状。

(三)反应性木僵状态

这一类状态比较少见。主要表现:①表情呆木,僵住不动,患者可长时间呆坐或卧床不起,甚至对痛觉刺激也无反应,终日缄默少语,毫无情感反应,难以交谈;②一般历时短暂,通常为几小时,长者 1~2 天恢复正常或转入意识模糊状态。

(四)反应性抑郁症

本型在维持性血液透析患者中比较常见,尤以中年以上的患者为多,男女差别并不明显。主要表现：①情绪低落、唉声叹气、焦虑苦闷、自责自卑，甚至产生生不如死的绝望念头；②对疾病的痛苦体验不因时过境迁而冲淡，常触景生情、伤心落泪；③由于情绪的影响，入睡困难或易为噩梦惊醒；④患者常主诉疲乏无力、不思饮食及躯体不适等。

三、诊断

有人片面地把凡在起病中有精神因素（特别是负性情绪）参与的疾病，均诊断为反应性精神疾病，尤其容易与心理疾病混为一谈，以至造成诊断上的扩大化。为此有必要拟出下列 4 条作为本病的诊断标准。

(1)发病由明显的精神刺激所引起，这一刺激对于患者来说具有一定强度，甚至是难以忍受的。

(2)起病在时间上与精神刺激有密切关系。

(3)精神症状在内容上围绕着创伤性体验及其处境，并伴有相应的情感反应，一般无荒唐离奇的思维内容。

(4)通常病程不长，改变环境及接受适当的治疗后可较快地恢复正常。

四、治疗

本病的治疗应以精神治疗为主，配合必要的药物治疗，并针对不同的临床表现采取恰当的综合治疗措施，预后是良好的。

(一)精神治疗

有学者认为，精神治疗一定要因人而异，缓急并重，对个别患者甚至可采取暂时回避的方法（安排家属陪住并提供必要的医疗监护），通常可以有较好的临床效果。具体做法如下：①采用向患者多解释、安慰和保证等方法，向患者分析并指出如何对待发病的精神刺激，如何正确对待和处理现实生活中的各种困难；②详细讲明尿毒症及透析治疗的本质，解除顾虑，充分调动患者的主观能动性；③同时做好家属工作，争取社会支持，促使病情向有利的方面转化。

(二)药物治疗

首先要保证患者充足的睡眠，对具有焦虑不安、心烦不眠的患者，通过延长生理睡眠，可以加强内抑制过程，使弱化的高级神经功能得以恢复，从而调节整个大脑的功能状态。常用的药物有安定、地西泮、多美康、百忧解等，并可根据患者的个体情况做相应处理。具体做法如下。

(1)对表现为兴奋、幻觉及妄想症状的患者，可给予氯丙嗪、奋乃静、氟哌啶醇等药物，用中等治疗量即可，如奋乃静 2~4 mg，3 次/天，口服；或氟哌啶醇 1~2 mg，3 次/天，口服；或5 mg，肌内注射，效果肯定。

(2)对兴奋、激动严重者，可给予氯丙嗪 25~50 mg，肌内注射，1~2 次/天。

(3)对不能主动进食的患者，如木僵和抑郁状态的患者，应注意给予鼻饲或输液，以保证必要的营养支持。

(温　率)

第六节 血液透析患者的健康教育

一、健康教育的目的

透析患者和其他慢性疾病患者一样需要在日常生活中进行自我管理,改变以往的生活方式以适应透析治疗。血液透析需要每周 2～3 次,9～15 小时的治疗时间。不仅是患者自身,也需要其家人的配合,共同改变以往的生活方式。因此,作为护理人员,对患者及其家属进行宣教,使他们获得透析治疗所需的知识及技术,是十分必要的。

二、健康教育前的评价

(一)对患者的评价

进行健康教育前应首先对患者的个人情况进行评价。通过把握患者目前的情况,以提供适用于不同患者进行自我管理所需要的知识。一般应评估患者的身体状况、情绪状况、心理社会状况及目前为止已掌握的知识,进而选择适合的宣教方法,具体见表 5-3。

(二)影响患者自我管理能力的因素

患者需要在透析治疗的同时不断调整自身状况以适应新的生活。有些因素影响着患者自我管理能否顺利进行,这些因素包括环境因素和个体因素,如患者的身体状况、对透析治疗的接受程度、包括家人在内的社会支持系统等。具体因素见表 5-4。

表 5-3　透析患者健康教育前的评价项目

评价项目	评价内容	收集信息
身体状况	发病以来疾病的控制情况	现病史、既往史
	目前疾病的状况	症状、体征
	有无并发症及其程度	由并发症引发的身体障碍(如糖尿病、脑血管疾病等)
	机体功能障碍的程度	实验室检查结果
		视力、听力、语言、知觉、行动等
		治疗方法及内容
		透析条件,透析中的状况(血压、症状、体重增加等)
		活动度,透析疗法,饮食,药物,内瘘,并发症(心血管疾病、糖尿病等)等处置
情绪状况	接受治疗及学习的意愿	是否不安、抑郁,是否拒绝透析
	疾病的接受过程,目前所处阶段	对身体和疾病关心的内容
	健康观、自我观、疾病观	社会责任的变化
	人际关系	经济状况
心理社会状况	患者的目标	年龄、性别
	理解力(阅读、书写、计算)	家庭构成、职业、地位、生活计划

续表

评价项目	评价内容	收集信息
		每天的行动计划
		阅读能力
已掌握的知识	以往学习的知识、技能	目前为止对有关肾功能不全、透析治疗所了解的知识、技术
	正在实施的康复计划	患者陈述的康复经验
	新学习的知识、技术等	与专家的交流
	医学专业术语的理解程度	
	患者希望的宣教方法,视觉(电视、图片、阅读)、听觉(交流、听录音等)	

表 5-4　影响患者自我管理能力的因素及原因

评价项目	原因	内容
充分透析	身体状况	
	肾功能	尿毒症引发的症状、并发症
	心功能	血红蛋白、尿素氮、血肌酐及血钾
	贫血	血压是否稳定
	骨、关节疾病	内瘘的状况
	内瘘	血液透析次数、透析时间、透析器
	末梢血管障碍	体力
	透析中的状态	
	有无并发症	
自我管理行为	透析接受情况	
	对疾病(透析疗法)的接受程度	接受程度,适应阶段(不安、抑郁、是否接受透析)
	饮食管理	有无活动的限制(听力、视力、知觉、步行)
	用药管理	透析过程是否顺利
	内瘘管理	饮食方式,血钙、血磷、血钾值
		水、盐的摄取方式,体重增加率
		服药状况
		内瘘有无闭塞、出血、感染,内瘘的观察
环境因素	家庭构成	家庭、高龄患者、独居
	居住环境	有无来自家庭的援助
	家庭及社会支持	经济保障(经济状况、保险的种类)
	信息源	住院方式(住院时间、有无陪护)
	社会资源	人际关系
个人原因	宗教	年龄
	兴趣	职业、职位、对职业的责任及兴趣
	社会责任	对自身的接受

评价项目	原因	内容
自我管理知识	社会生活	
	自我照顾能力	
	宗派	
	原有的知识、技能	
	患者的康复经验	
	宣教内容	
	宣教后的生活规划	

三、健康教育指导

血透患者只有具备良好的身心状态,进行有效的自我管理,才能保证良好的生活质量,护理人员对此担负着重要的责任。

(一)诱导期的自我管理指导

患者从保守治疗进入到透析治疗,护理人员首先应全面评价患者的身心状况,从而制定出具体的宣教计划。对于诱导期的患者,宣教的目标是让患者了解自我管理的重要性,改善患者的身体状况,通过心理护理使患者尽早接受透析治疗,改变原有的生活方式,适应透析生活。

1.健康教育指导的内容

(1)持续透析为使透析治疗顺利进行,在诱导期需要让患者了解肾功能不全的相关知识、血液透析原理及其必要性。为更好地提高透析治疗的效果,需要患者进行自我管理(充分透析、合理饮食、适当运动、预防感染、排便)等。同时应指导患者学会读取实验室检查结果、预防并发症(贫血、血钙的代谢异常、感染、糖尿病)的发生,一旦发现异常与医院进行联系,并指导患者日常生活中的注意事项。

(2)透析饮食的制定方法:透析饮食的制定原则是维持和促进健康、保证摄入平衡。具体要点如下:①营养平衡、优质的食物。②适当的热量。③必要的蛋白质(不要摄入过量)。④控制水分。⑤禁食含钾食物。⑥禁食含磷食物。

(3)告知患者如水、盐摄入过量易导致心功能不全、脑出血;热量摄入过多易出现高脂血症、动脉硬化;血钙、血磷摄入不平衡易引发甲状旁腺功能亢进症。①水盐的摄入方法:每次血液透析过程中,脱水量最好控制在体重的5%以内。告知患者如果透析期间体重增加过多,易增加心脏、血管的负担,体液过多导致高血压、心功能不全等并发症。此外,体重增加过多时,透析中可出现脱水困难、体力下降等问题。②钾的摄入方法:由于肾功能不全使钾不能在尿中排泄,因此如果钾摄取过量,易引发猝死等危险。指导患者每天钾的摄取量最好是 1 500~2 000 mg。③磷的摄入方法:蛋白质含量多的食物,磷的含量也比较高(1 g 蛋白质,含磷 12~14 mg)。指导患者不要过量摄取蛋白质含量多的食物,最好应用食品成分表选择食物。

(4)慢性肾衰竭患者因肾功能减退,药物排泄受阻,药物血浓度增高,半衰期延长,需调整用药剂量及用药间隔时间,尽量避免使用对肾脏有毒性作用的药物,如庆大霉素等。

(5)透析可丢失水溶性维生素,故需补充叶酸、B族维生素、维生素 C,但不能过量。补钙药应含服或嚼服,同时适当补充维生素 D,并监测血钙浓度。

(6)大多数血液透析的患者常伴有高血压。高血压主要是由水、钠潴留引起的。通过透析清除多余的水分,纠正高钠后,血压会得到控制。但也会有部分患者尽管通过充分透析和超滤,血压仍持续升高,透析期间需服用降压药来控制血压。指导患者正确有规律地服用降压药,不得随意增减、不可自行停药;教会患者及家属自己测量血压,同时测量卧位、坐位和立位血压,防止直立性低血压;体位改变时动作尽量缓慢,防止直立性低血压的发生;透析前和透析中减少或停用降压药,以避免透析中低血压和透析后的直立性低血压;每天监测血压至少 2 次,做好记录;在服药过程中如出现不良反应,及时通知医师进行处理。

(7)有贫血者定期注射促红细胞生成素,并注意药物不良反应的观察,每月复查血常规,口服铁剂如硫酸亚铁等,宜饭后 30 分钟口服,以减少胃肠道反应。同时忌饮浓茶,以免影响药物吸收。服药过程中如出现不良反应,及时通知医师进行处理,避免不良反应发生。

(8)从肾脏排泄的药物(如 H_2 受体拮抗剂等抗溃疡药物等),因在体内停留时间较长,为防止药效过量,应减少药量。

(9)易被透析清除的药物(如头孢类药物),原则上应该在透析后服用或注射。

(10)患者应了解目前口服或注射药物的用途、作用、服用方法、不良反应及注意事项等。

(11)内瘘管理:内瘘是维持性血液透析患者的生命线,为了保持内瘘能长久的应用,应防止发生闭塞、狭窄、感染及出血。一旦出现问题,透析治疗就不能顺畅进行,进而导致透析不充分。因此,应指导患者了解内瘘对于患者的意义及其重要性,学习自我观察要点及透析后的止血方法等。

2.健康教育方法

(1)持续透析:①相对于说明书这类的文字说明,图片或照片、录像带、模型、实物等能更加贴近现实。为让患者更好地理解血液透析疗法,可以让其观看透析管路、透析器及透析膜断面的实物,以减少恐惧感,增进理解。②让患者熟悉各项实验室检查的正常值,便于自我管理。③为预防和早期发现并发症,可以应用各种宣传手册加深患者的认识,同时也可让一些自我管理较好的患者介绍经验。④对于刚刚开始透析治疗,身体状态调整不佳或对疾病尚未完全接受的患者,此时可能并不能马上进行自我管理。护理人员切忌向患者介绍过多的知识,以免增加负担,仅提供1～2 个重要的信息即可。可以告诉患者所谓的自我管理是指患者能够对自身情况进行观察和判断。此外介绍一些患者感兴趣、关心的事情,注意在宣教的时候应注意与患者的个人情况相结合。

(2)水分和饮食管理:①对患者进行饮食指导,最好能连同营养师一起进行。②平衡的饮食应该是有效控制水和盐,不过量摄入钾和磷。③可以通过宣传手册、录像带等形式让患者了解食品种类及成分。④告知患者每摄入 1 g 盐能使 100 mL 的水贮存在体内。为加深印象,可以让患者观看血管内充满水时的照片,并比较正常时和心功能不全时胸部 X 线片,以增加患者的感官认识。

(3)药物管理:①应该让患者记住正在服用的口服药和透析中应用的注射药物的药品名、作用及不良反应,还应告诉患者为达到最佳药效必须按照规定的方法服药。②提醒患者把正在服用的其他科室的处方药和保健食品等告诉护理人员。③有些患者会根据以往的习惯进行服药,所掌握的知识可能是不完全正确的,因此护理人员应对患者了解的知识进行评估,对缺乏的部分进行补充说明,对错误的部分给予修正。

(4)内瘘管理:①可以让患者看内瘘的图片或照片,举例说明内瘘管理的重要性。②指导患者了解内瘘的部位、走行,用手触摸内瘘搏动,用耳倾听内瘘的范围和强度。③指导患者每天观察内瘘血管的紧张度、弹性等,防止发生闭塞、感染、出血等异常情况,一旦发现异常,应马上和医院取得联系。④宣教时应注意根据患者的实际情况来进行,避免使用专业术语,多用一些患者能理解的语言。

3.健康教育技术

(1)测量体重:向患者说明为达到水、盐管理的意义,做到每天测量体重,告知透析前后测量体重的意义,并强调如果测量错误可能出现透析不充分、脱水过量进而导致心功能不全和低血压。

(2)测量血压:测量血压是自我管理的项目之一。护理人员应向患者说明通过血压测量可以及时观察到水盐管理的效果、降压药或升压药的药效。患者应该掌握血压的正常值和测量方法,护理人员在指导患者进行血压测量时,可让其反复练习,并提醒患者血压出现异常时一定和医院取得联系。

(3)观察内瘘:为预防内瘘出现闭塞等情况,应每天进行观察。教会患者沿着血管的走行进行触摸、利用听诊器听取血流声音。了解正常的声音及血管搏动的范围。

(4)做观察笔记:指导患者每天做观察笔记,记录的内容包括血压值、身体状态、自我感觉、身体调整状况、与医护人员交流后获得的信息、日常情况等。

(5)健康教育要点:①掌握正确的方法,护理人员进行指导的时候,先演示正确的方法,让患者进行观看,然后让患者来做,进行观察,对错误的地方进行纠正。通过反复的练习逐渐掌握正确的操作方法。②模仿正确的行为,模仿是提高学习效果的重要方法。为了使患者掌握正确的行为,指导者应注意每次进行演示时都应一致,不应有不同,这样才便于患者进行模仿。③减少操作错误,告知患者在测量血压和体重时,如操作不规范,可能出现错误的结果,应尽量减少操作失误。

4.心理、社会指导

(1)慢性肾衰竭患者因病难愈,需长期透析治疗并负有沉重的经济负担。患者易产生悲观、失望、焦虑、抑郁的情绪和逆反行为,对治疗信心不足。作为护理人员,首先对患者深表同情,充分认识了解患者的心理要求,态度和蔼、热情、认真,操作熟练准确,获得患者与家属的信赖。重视与患者家属沟通,取得家属的支持。根据患者不同的实际给予鼓励、帮助、提供相关忠告、咨询与支持,适当解释情绪对病情的影响,做好疏导工作,有计划地使患者了解透析的原理、疗效、血管通路的保护、控制导致疾病加重的危险因素及合适的生活方式和稳定的情绪对恢复健康的重要性等。鼓励患者树立乐观向上的思想,保持精神愉快,以最佳的身心状态接受治疗。

(2)当患者出现愤怒、悲伤的情绪时,护理人员应鼓励患者记录下自己的心理反应,或者与医护人员进行交流。护理人员应多创造与患者交流的机会,帮助患者度过心理危机。如果出现了不能解决的心理问题,应适当请教心理专家进行援助。

(3)如果是社会因素,如原有的社会义务无法履行,或由于住院给家人带来了麻烦,或者是由于住院环境、经济状况、医保手续等方面的问题而造成的困难,都可能给患者带来影响。针对具体原因提供相关的信息给患者,并注意为患者争取来自社会支持系统的援助。

(4)护理人员应特别关注高龄患者和由于并发症而影响日常生活的患者。

(5)有些患者因担心治疗无法继续履行自己的社会责任(工作、家庭和学业),体力无法从事重体力劳动而产生忧虑,这时可以适当向患者提供腹膜透析或肾移植等方面的信息,便于患者结

5.对患者家属的健康教育

作为透析患者的家属,应做好与患者的治疗和疾病长期相处的精神准备。护理人员应指导家属正确的理解疾病和透析治疗,指导其作为协助者,多给予患者必要的、长期的援助。

(1)宣教内容和方法:在对家属进行宣教时,一般应和患者共同进行,护理人员应制定包括宣教次数、时间、内容和方法等内容的具体计划,便于操作。

(2)慢性肾功能不全和透析疗法:向患者的家属及周围人说明患者一旦出现慢性肾功能不全就应做好终身依靠血液透析维持生命的准备,家人应给予长期的援助。

(3)协助饮食管理:患者家属应该和患者共同学习透析饮食的原则。在饮食制作上多下功夫,因为只有家人的参与与支持才能保证饮食疗法的正确实施。

(4)协助用药管理:告知家属患者目前正在应用的药物的品名、作用、服用方法,当药物变化、停药及出现不良反应等情况时,能及时发现。如患者不能与医师进行有效沟通时,家人应积极与医院取得联系,进行详细说明。对于个别不能有效进行体重管理、血压管理和用药管理的患者,护理人员应向家属进行详细的介绍,提醒家人做好监督。

(5)协助内瘘管理:护理人员应指导家属了解内瘘的意义、重要性,出现异常时学会如何应对,必要时应与医院进行联系。

(6)观察日常生活行动:家属在日常生活中应注意观察患者的身体变化、体重、血压、实验室检查结果,并协助记录观察笔记,便于为医护人员提供相关信息。

(7)社会资源的利用:由于患者长期进行透析治疗,给家庭带来了一定的经济负担。护理人员应该向家属介绍医疗保险、商业保险等信息。长期透析治疗也会给家属带来影响,出现心理、社会等方面的问题,护理人员应给予关注,并给予必要的援助。

(二)维持期患者的健康教育

维持期是指患者在诱导期之后病情趋于稳定,能正确对待疾病和治疗、能进行自我管理的阶段。

1.健康教育内容和方法

(1)持续透析:①为使透析治疗顺利进行,指导患者了解充分透析的意义、体重和血压管理的重要性、如何根据实验室检查结果判断健康状态及如何预防并发症等。②有效利用透析记录、实验室检查结果、观察笔记的内容,制定出保证患者充分透析的计划。③医院方面,可以成立患者联谊会促进患者之间的经验交流,通过印制透析手册宣传相关知识。④提醒患者学会判断异常情况,以及出现时应尽早和医院取得联系。

(2)水分和饮食管理:饮食管理中,要特别留意患者的自我管理记录、实验室检查结果、透析中的状态。对于自我管理较为困难的患者,不能单纯地进行鼓励,应注意与患者多沟通,以了解具体的原因,给予有针对性的指导。

(3)药物管理:了解患者目前正在使用的药物并观察其服药的方法是否正确等。

(4)内瘘管理:指导患者了解有关内瘘的种类、血管的走行、长期使用者的观察要点等知识,并了解患者是否进行正确的自我观察。

(5)适当的体育锻炼:大多数维持性血透患者对运动知识缺乏了解,害怕运动会加重病情。为提高患者的日常生活活动能力(ADL),要注意调整适合自身的活动量。医护人员在为患者做透析治疗时,应向其宣传正确的体育运动方法及适当运动的益处。对于长期透析患者来说,除了规律透析、合理膳食外,加强运动锻炼,不但可以增强肌力、改善心功能、改善全身机体状态,使透析更加充分,还可以转移患者的注意力,缓解抑郁、焦虑等不良情绪。患者由于贫血、营养不良、血管疾病等限制了疾病的耐受力,运动应在控制血压、纠正贫血及心力衰竭的情况下进行。锻炼的原则:早期、渐进、维持、综合,以有氧运动为主,每次运动30分钟左右,不可过长,4~6次/周。锻炼项目:如散步、跳绳、骑自行车、练气功、打太极拳等,以出现轻度气喘、疲乏及出汗为运动充分的标准,禁止剧烈运动。

2.心理-社会等因素的指导

透析治疗过程中,患者常由于透析并发症伴有的躯体不适、对预后的担心、对家庭关系的担忧、对经济的忧虑、需要不断往返于医院而带来的困难而出现各种心理、社会等方面的问题。为此,护理人员在不断改善患者躯体症状的同时,应留心观察患者日常生活中的烦恼,建立良好的护患关系,与患者进行有效的交流。

有关心理、社会方面的指导目标是使患者在接受透析治疗的同时还能担负工作和家庭的责任。

有些患者,由于运动功能、心功能及视力等方面的障碍而导致日常生活活动能力(ADL)下降;有些患者由于容貌的变化、依赖家人及原有社会责任的丧失等原因出现自卑等情绪。对于这些患者,作为护理人员,应对其经济能力、社会支持、患者心理等进行深入研究,充分了解患者目前所面临的困难,给予有效地援助,扩大患者的活动范围。

四、健康教育评价

对健康教育效果进行评价时,护理人员可以通过观察法、问卷调查法、陈述法、模拟练习等形式来了解患者对相关知识的掌握情况。此外,还可以通过患者的体重增加率、血压是否平稳、血钾和血磷是否正常等来了解其水分和饮食管理的情况。此外还应评价患者的用药管理、内瘘管理等方面的能力。

对血液透析患者的健康教育,是提高患者自我管理能力的途径,而建立一个以患者为主体的学习环境是十分重要的。它需要护理人员对患者已有知识、经验及实际生活等方面进行正确、全面的评价,在此基础上结合患者的具体情况,制定出合理的宣教计划,有步骤地进行。

(温 率)

第七节 血液透析血管通路的护理

血管通路是血液透析关键环节之一,通路问题常会影响患者有效透析治疗,导致透析不充分。血液透析护士是血管通路的使用者,在血管通路护理中血液透析护士需掌握正确的方法解决通路问题,才能更好地维护血管通路的功能。

建立一条有效而通畅的血管通路是血液透析患者得以有效透析、长期存活的基本条件,血管通路也是血液透析患者的生命线。

一、血管通路的特点及分类

建立能够反复使用的血管通路是维持血液透析患者保证长期透析质量的重要环节。无论选择何种方式建立的血管通路,都应该具备以下几个特征:①易于反复建立血液循环;②血流量充分、稳定;③能长期使用;④没有明显的并发症;⑤可减少和防止感染;⑥不影响和限制患者活动;⑦使用安全,能迅速建立。

根据血管通路使用的时间,临床将血管通路分为两大类:临时性血管通路和永久性血管通路。临时性血管通路包括动静脉直接穿刺、中心静脉留置导管;永久性血管通路包括动静脉内瘘、移植血管内瘘。目前临床常用的血管通路有动静脉内瘘、中心静脉留置导管、聚四氟乙烯人造血管通路等。

二、临时性血管通路及护理

临时性血管通路指建立迅速、能立即使用的血管通路,包括动静脉直接穿刺、中心静脉留置导管。临时性血管通路主要适用于急性肾衰竭;慢性肾衰竭还没建立永久性血管通路,内瘘未成熟或因阻塞、流量不足、感染等暂时不能使用者或出现危及生命的并发症,如高血钾、急性左心衰竭或酸碱平衡紊乱需紧急透析或超滤者;中毒抢救、腹膜透析、肾移植术后紧急透析;其他疾病需行血液净化治疗,如血液灌流、免疫吸附、血浆置换、连续性血液净化治疗等。

(一)直接动脉穿刺

直接动脉穿刺操作简便,血流量大,可以立即使用,适用于各年龄组,常用穿刺部位有桡动脉、足背动脉、肱动脉。其缺点是透析中和透析后并发症较多,如早期的血肿和大出血;后期的假性动脉瘤;透析中活动受限,透析后止血困难;反复穿刺易导致血管损伤,与周围组织粘连,对慢性肾功能不全的患者影响永久性血管通路——动静脉内瘘的建立,因此临床的使用受到严格的限制。

1.穿刺方法

(1)穿刺前评估患者,包括神志、皮肤黏膜有无出血、需选用的穿刺部位、动脉搏动强弱、患者合作性及对疼痛耐受性。

(2)充分暴露血管,摸清血管走向。

(3)让患者采用舒适体位,做好穿刺肢体的固定,以免透析中患者体位不适影响血流量。

(4)连接好血液管路与穿刺针,常规消毒后穿刺针先进入皮下,摸到明显搏动后沿血管壁进入血管。

(5)见有冲击力的回血和搏动后固定针翼。

2.护理

(1)不宜反复进行穿刺,反复穿刺容易引起出血、血肿。穿刺尽量做到"一针见血"。

(2)穿刺后血流量不足,多受疼痛导致血管痉挛的影响,此时不用调节穿刺针位置,只要穿刺针在血管内,随疼痛缓解血流量会逐渐改善。如仍不足,可另穿刺一条浅表动脉或静脉,用无过滤器的输液管连接穿刺针,另一端接泵前侧动脉侧管,形成两条闭式循环通路,保证血流量。

(3)透析过程中加强巡视,穿刺肢体严格制动,发现针体移位致血肿或渗血应及时处理。

(4)透析结束后穿刺点做好局部止血,先指压30分钟,再用纸球压迫弹力绷带固定2~4小时后逐渐放松,同时观察有无出血。

（5）透析结束后做好患者宣传教育，教会患者对局部穿刺点出血、血肿的观察，出血处理的要点及措施，如出现出血先指压出血部位，再寻求帮助，出现血肿当天（24小时内）进行冷敷，次日（24小时后）开始热敷或用喜疗妥（多磺酸黏多糖软膏）局部敷，保持局部清洁，预防感染。

（6）由于动脉直接穿刺有损伤血管、出血、血肿及影响以后内瘘建立等缺点，故有条件应尽量选择中心静脉置管。

（二）中心静脉留置导管通路

1.中心静脉导管的种类

（1）不带涤纶套的中心静脉导管：最早的临时性血液通路是动静脉套针穿刺，后来被单腔或单针双腔静脉导管取代，如图5-1所示。随着材料的改进，一种外形设计统一的单针双腔导管被普遍采用。该导管尖部的侧孔作为出血的通路，即动脉出口、端口作为回血通路，称为静脉入口。为减少血液透析时重复循环，端孔与侧孔的距离相距2～3 cm。用聚氨基甲酸乙酯或聚乙烯材料制成的导管在室温下相对较韧，在不用鞘管的情况下即可轻松插入静脉内。进入静脉后，由于体温及血流的作用，导管变得较柔软，这样便减少了对血管的机械损伤。由于不带涤纶套，在插管时不需要做皮下隧道，因此操作过程快捷、损伤小，在床旁及无X线透视条件下即可进行。

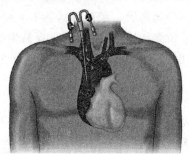

图5-1 置于颈内静脉的不带涤纶套的中心静脉导管

（2）带涤纶套的中心静脉导管：带涤纶套的中心静脉导管是1987年开始应用。这种导管是由硅胶材料制成，其硬度比普通双腔导管小，需要采用Seldinger技术并在撕开式鞘管帮助下插入静脉，做皮下隧道并将涤纶套埋入皮下导管出口处，如图5-2所示。由于涤纶套与皮下组织紧密粘贴，从而阻止了致病菌进入隧道引起感染。该种导管口径粗，且质地柔软，可以在X线下将导管尖端放置于心房内，因此具有较高的血流量。

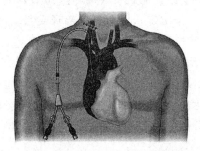

图5-2 置于颈内静脉的带涤纶套的中心静脉导管

2.中心静脉导管插管部位

中心静脉（如颈内静脉、锁骨下静脉和股静脉）具有血流量充足、操作简单易行、不损害血管和可以反复使用等优点，已成为最常用的临时性血管通路，中心静脉置管可立即行血液透析，并保证透析充分,是一种安全、迅速和可靠的血管通路。通常置管部位有股静脉、锁骨下静脉及颈内静脉,在不同的临床情况下有各自不同的优缺点,见表5-5。

表 5-5　中心静脉插管部位优缺点比较

置管部位	优点	缺点	患者选择
股静脉	置管技术要求低 致命性并发症罕见	留置时间短、易感染 活动受限	ICU有心脏和呼吸支持患者
颈内静脉	留置时间长 中心静脉狭窄发生率低、活动不受限	置管技术要求高 对气管插管有影响	除气管切开和气管插管患者
锁骨下静脉	留置时间长 舒适、易固定	置管技术要求高 已发生严重并发症	上述通路无法选择时

颈内静脉插管手术较易,并发症少,且能提供较高的血流量,一般作为插管首选途径。右侧颈内静脉较粗且与头静脉、上腔静脉几乎成一直线,插管较易成功;左侧颈内静脉走行弯曲,手术难度相对较大,一般应选择右侧颈内静脉。锁骨下静脉插管手术难度和风险大,易出现血气胸等并发症,一般情况下不提倡锁骨下静脉插管。股静脉插管手术简单、操作简便、安全有效,不易发生危及生命的严重并发症,但由于位置原因,较颈内静脉容易发生感染、血栓,且血流量差、留置时间短,给患者行动带来不便,故股静脉插管只适用于短期透析的卧床患者或颈部无法建立临时性血管通路的患者。

3.中心静脉留置导管的护理

(1)治疗前取下置管部位覆盖敷料,检查导管固定翼缝线是否脱落,置管口有无渗血、渗液、红肿或脓性分泌物,周围皮肤有无破溃、皲裂等过敏现象,如无特殊,采用常规消毒置管部位、更换无菌敷料。

(2)取下导管外延端敷料,铺无菌治疗巾,取下肝素帽,消毒导管口两次后用5 mL注射器回抽出导管内的封管肝素液及可能形成的血凝块,回抽腔内容量在导管腔容量基础上增加0.2～0.3 mL,以避免患者失血过多。

(3)从静脉导管端注入首次量抗凝剂,连接血管通路管,开启血泵进行透析。透析管路与留置导管连接处用无菌治疗巾覆盖。

(4)做好透析管路的固定:固定血管通路管时注意给患者留有活动长度,最好固定在患者身上某个部位(根据留置导管置管部位决定),以免患者翻身或移动时将导管带出。

(5)透析结束后常规消毒导管口,用20 mL生理盐水冲洗导管动脉端管腔,按常规回血后再注入相应导管腔容量的肝素封管液于动、静脉导管腔内。肝素封管液的浓度采用个体化进行封管,推注肝素时速度应缓慢,在注入管腔等量肝素封管液的同时立即夹闭导管,使导管腔内保持正压状态,然后拧紧消毒的肝素帽。导管外延端用无菌敷料包扎并妥善固定。

(6)严格无菌操作,避免感染;抗凝剂封管液量应视管腔容量而定;肝素帽应于下次透析时更换。

(7)指导留置导管患者每天监测体温,体温异常应及时告知医护人员,以便做进一步处理。

(8)与插管相关并发症的护理:与留置导管技术相关的并发症有气胸、血胸、心律失常、相邻的动脉损伤、空气栓塞、纵隔出血、心脏压塞、臂丛神经损伤、血肿、穿刺部位出血等。除血肿、穿刺部位出血外,上述并发症均需紧急处理,必要时通过手术拔管,并进行积极抢救。①穿刺部位出血及护理:穿刺部位出血是常见的并发症之一,多由于反复穿刺造成静脉损伤较重或损伤了穿刺路径上的血管造成。置管后,全身使用抗凝剂或对置管处的过度牵拉,也可能导致出血。局部压迫止血是有效而简便的方法,如指压 20~30 分钟。应用云南白药或凝血酶局部加压包扎或冰袋冷敷时应注意伤口的保护。嘱患者不能剧烈运动,应静卧休息。如透析过程中出血,可适当减少肝素用量,用低分子量肝素或无抗凝透析;如透析结束后出血仍未停止,可经静脉注入适量鱼精蛋白中和肝素。②局部血肿形成的护理:局部血肿也是较常见并发症,多与穿刺时静脉严重损伤或误入动脉造成。一旦形成血肿,尤其出血量较多时应拔管,同时用力压迫穿刺部位 30 分钟以上,直至出血停止,之后局部加压包扎,并严密观察血肿是否继续增大,避免增大血肿压迫局部重要器官造成其他严重后果。

(9)置管远期并发症的护理:留置导管使用过程中的远期并发症如血栓形成、感染、静脉狭窄、导管功能不良、导管脱落等可直接影响到患者血液透析的顺利进行及透析的充分性,预防留置导管使用过程中的远期并发症的发生是血液透析护士的主要职责。

1)血栓:留置导管因使用时间长,患者高凝状态,抗凝剂的使用量不足,封管时肝素用量不足或封管操作时致管腔呈负压状,或有部分空气进入或管路扭曲等原因易引起血栓形成。与导管相关的血栓形成可分为导管腔内血栓、导管外尖部血栓、静脉腔内血栓和附壁血栓。导管腔内血栓多由注入封管肝素量不足,肝素液流失或血液反流入导管腔内所致。导管尖部血栓因封管后肝素封管液从导管侧孔流失而不能保留在尖部引起微小血栓形成。在护理中应首先重视预防:每次透析前应认真评估通路的通畅情况,在抽吸前次封管液时应快速抽出,若抽出不畅时,切忌向导管内推注液体,以免血凝块脱落而致栓塞。如有血栓形成,可采用尿激酶溶栓。具体方法为5 万~15 万 U 尿激酶加生理盐水 3~5 mL 分别注入留置导管动静脉腔内,保留 15~20 分钟,回抽出被溶解的纤维蛋白或血凝块,若一次无效可重复进行。局部溶栓治疗适用于早期新鲜血栓,如果血栓形成时间比较长,则不宜采用溶栓治疗。反复溶栓无效则拔管。

2)感染:感染是留置导管的主要并发症。根据导管感染部位不同可将其大致分为 3 类:①导管出口处感染。②皮下隧道感染。③血液扩散性感染。引起导管感染的影响因素有很多,如导管保留时间、导管操作频率、导管血栓形成、糖尿病、插管部位、铁负荷过大、免疫缺陷、皮肤或鼻腔带菌等。许多研究表明,股静脉置管感染率明显高于颈内静脉或锁骨下静脉插管。有涤纶套的导管比普通导管菌血症的发生率低。减少留置导管感染的护理重在预防,加强置管处皮肤护理。①置管处的换药:每天 1 次。一般用安尔碘由内向外消毒留置导管处皮肤两遍,消毒范围直径>5 cm,并清除局部的血垢,覆盖透气性好的无菌纱布并妥善固定;换药时应注意观察置管部位或周围皮肤或隧道表面有无红、肿、热或脓性分泌物溢出等感染迹象。可疑伤口污染应随时换药。随着新型伤口敷料的临床应用,局部换药时间已逐渐延长,一般仅需在透析时进行伤口护理。②正确封管:根据管腔容量采用纯肝素封管,保留时间长,可减少封管次数,减少感染的机会;尽量选用颈内静脉,少用股静脉。③感染的监测:每天监测患者体温变化;透析过程中注意观察导管相关性感染的临床表现;患者血液透析开始 1 小时左右,患者出现畏寒,重者全身颤抖,随之发热,在排除其他感染灶的前提下,应首先考虑留置导管内细菌繁殖致全身感染的可能;导管出口部感染是局部感染,一般无全身症状,普通透析导管可拔出并在其他部位插入新导管;对于带涤纶套的导管应定时局部消毒换药、局部应用抗生素或口服抗生素,以供继续使用。隧道感染主要发生于有涤纶套的透析导管,一旦表现为隧道感染应立即拔管,使用有效抗生素 2 周。若需继续透析在其他部位置入新导管。血液扩散性感染时应予以拔管,并将导管前端剪下做细菌培养,根据细菌对药物的敏感情况使用抗生素。

3)导管功能障碍:导管功能障碍主要表现为导管内血栓形成、血流不畅、完全无血液引出或单向阻塞,不能达到透析要求的目标血流量。置管术后血流不佳,通常是导管尖端位置或血管壁与导管侧孔相贴造成"贴壁"引起,后期多是由于血栓形成引起。可先调整导管位置至流出通畅。随着使用时间的延长和患者活动,虽然导管借助固定翼和皮肤缝合,导管位置也会发生不同程度改变,血液透析过程中突然出现血流不畅或完全出血停止,有时触及导管震颤感,护士应首先考虑是否是导管动脉开口处吸附管壁,立即给予置管创口处导管外延部和局部皮肤消毒,必要时停止血泵,小角度旋转导管或调整导管留置深度即可恢复满意血流量。当导管动脉端出现功能障碍而静脉端血流量充足时,可将两端对换使用,静脉导管作为引血、动脉导管作为静脉回路,这种处理方法的缺陷是导管血栓在泵压力下有可能进入体内循环,同时也和动脉端开口于侧壁型导管的使用设计原理相矛盾,其再循环率及透析的充分性受到影响。如导管一侧堵塞而另一侧通畅,可将通畅一侧作为引血,另行建立周围静脉作回路。

4)导管脱落:临时性静脉留置导管因保留时间长,患者活动多,造成固定导管的缝线断裂;或人体皮肤对异物(缝线)的排斥作用,使缝线脱离皮肤;或在透析过程中由于导管固定不佳,由于重力牵拉作用等导致导管滑脱。为防止留置导管脱出,应适当限制患者活动,换药、封管及透析时注意观察缝线是否断裂,置管部位是否正常,一旦缝线脱落或断裂应及时缝合固定好插管。当发生导管脱出时,首先判断插管是否在血管内,如果插管前端仍在血管内,插管脱出不多,在插管口无局部感染情况下可在进行严格消毒后重新固定,并尽快过渡到永久通路。如果前端已完全脱出血管外,应拔管并局部压迫止血,以防局部血肿形成或出血。

(10)中心静脉留置导管拔管的护理:中心静脉留置导管拔管时先消毒局部皮肤,拆除固定翼缝线,用无菌敷料按压插管口拔出导管,局部指压30分钟后观察局部有无出血现象。患者拔管采取卧位,禁取坐位拔管,以防静脉内压力低而产生气栓,拔管后当天不能沐浴,股静脉拔管后应卧床4小时。

(11)中心静脉留置导管自我护理及卫生宣传教育:①置管术后避免剧烈活动,以防由于牵拉致导管滑脱。②做好个人卫生,保持局部清洁干燥,如需淋浴,应先将导管及皮肤出口处用无菌敷贴封闭,以免淋湿后导致感染,淋浴后及时更换敷贴。③每天监测体温变化,观察置管处有无肿、痛等现象,如有体温异常,局部红、肿、热、痛等症状应立即告知医护人员,及时处理。④选择合适的卧位休息,以平卧位为宜。避免搔抓置管局部,以免导管脱出。⑤股静脉留置导管者应限制沽动,颈内静脉、锁骨下静脉留置导管运动不受限制,但也不宜剧烈运动,以防过度牵拉引起导管滑脱,一旦滑出,立即压迫局部止血,并立即到医院就诊。⑥留置导管者,在穿脱衣服时需特别注意,避免将导管拔出,特别是股静脉置管者,颈内静脉或锁骨下静脉置管应尽量穿对襟上衣。⑦中心静脉留置导管是患者透析专用管路,一般不作其他用途,如输血、输液、抽血等。

三、动静脉内瘘的护理

动静脉内瘘是指动脉、静脉在皮下吻合建立的一种安全并能长期使用的永久血管通路,包括直接动静脉内瘘和移植血管内瘘。直接动静脉内瘘是利用自体动静脉血管吻合而成的内瘘,其优点是感染发生率低,使用时间长。其缺点是等待"成熟"时间长或不能成熟,表现为早期血栓形成或血流量不足,发生率在9%~30%,如超过3个月静脉仍未充分扩张,血流量不足,则内瘘失败,需重新制作。

动、静脉吻合后静脉扩张,管壁肥厚即为"成熟",一般需要 4～8 周,如需提前使用,至少应在 3 周以后,NKF-DOQI 推荐内瘘成型术后 1 个月使用。我国的透析通路使用指南建议术后 3 个月后使用。

(一)制作动静脉内瘘部位及方法

自体动静脉内瘘常见手术部位:①前臂内瘘。桡动脉-头静脉(图 5-3)、桡动脉-贵要静脉、尺动脉-贵要静脉和尺动脉-头静脉,此外还可以采用鼻咽窝内瘘。②上臂内瘘。肱动脉-上臂头静脉、肱动脉-贵要静脉、肱动脉-肘正中静脉。③其他部位,如踝部、小腿部内瘘、大腿部内瘘等,临床上很少采用。

动静脉内瘘吻合方式包括端-端吻合法、端-侧吻合法、侧-侧吻合法。吻合口径大小与血流量密切相关,一般为 5～7 mm。吻合口径＜3 mm 时,血流量常＜150 mL/min,此时透析效果差或透析困难。如吻合口＞7 mm 或血流量＞400 mL/min 时影响心脏功能,增加心脏负荷。进行血管吻合的方法有两种。①缝合法:可采用连续缝合或间断缝合。②钛轮钉法:动静脉口径相差比较小的患者很适合钛轮钉吻合法,一般采用直径 2.5～3.0 mm 的钛轮钉。采用钛轮钉法手术损伤小,内膜接触良好,吻合口大小恒定,不会因吻合口扩张而导致充血性心力衰竭;吻合后瘘管成熟相对比较快;钛金属组织相容性好,体内可长期留置。其缺点是容易造成远端组织缺血;动静脉口径不一致、血管与钛钉口径不一致时,血管壁易造成撕裂或损伤。

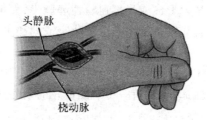

图 5-3 上肢桡动脉与头静脉的动静脉血管内瘘

(二)动静脉内瘘制作应遵循的原则

动静脉内瘘是维持血液透析患者的生命线,制作时应根据患者的血管条件最大限度地利用最合适的血管。选择内瘘血管应遵循的原则:①由远而近,从肢体的最远端开始,逐渐向近端移行。②从左到右,选择非惯用性上肢造瘘,以方便患者的生活和工作。③先上后下,上肢皮下浅静脉多,血液回流阻力小,关节屈曲对血液循环影响较少;而下肢动静脉位置较深,两者间距大,吻合后静脉充盈不良不利于穿刺,且下肢蹲、坐、站立影响下肢静脉回流,易形成血栓,感染率也高,故应选择上肢做内瘘。④先选择自身血管后移植血管。

(三)动静脉内瘘制作的时机及功能评估

终末期肾病患者都应由肾科医师做出早期治疗安排,包括药物、饮食疗法及最终的治疗方式(如腹膜透析、血液透析、肾移植);对于准备行血液透析的患者应保护好静脉血管,避免在这些静脉上行穿刺或插管,特别是上肢静脉血管;有预期血液透析的患者在透析前 2～3 个月、内生肌酐清除率＜25 mL/min 或血清肌酐＞400 mmol/L 时建议制作动静脉血管内瘘,这样可有充足时间等待瘘管成熟,同时如有失败也可有充足时间进行另一种血管通路的建立,减少患者的痛苦。

除了选择合适的时机、选择最佳的方法和理想的部位制作血管通路外,要保持血管通路长久使用,采用正确的方法解决血管通路并发症,需要对血管通路建立前、使用过程及处理并发症之后进行功能评价,血管通路建立前评估见表 5-6。

表 5-6 血管通路建立前患者评价

病史	影响
是否放置过中心静脉导管	可能致中心静脉狭窄
是否放置心脏起搏器	可能导致中心静脉狭窄
患者惯用的上臂	影响患者生活质量
是否有心力衰竭	血管通路可能改变血流动力学及心排血量
是否有糖尿病	患者血管不利于血管通路的通畅
是否使用过抗凝剂或有凝血方面的问题	可能较易使血管通路产生血栓或不易止血
是否有建立血管通路的历史	失能的血管通路使身上能为血管通路的地方减少
是否进行肾移植	临时性血管通路即可
是否有手臂、颈部、胸腔的受伤史或手术史	可能有血管受损使其不适合做血管通路

血管通路使用过程的功能评估主要有物理检查、超声波和影像学检查。临床常用观察瘘管外部情况、触诊震颤和听诊杂音来判断瘘管功能，此方法既简单、方便，也很有价值。每天定期的物理检查能够早期发现通路狭窄及手臂渐进性水肿等异常。也可以早期发现自体动静脉内瘘、局部动脉瘤的形成、定点穿刺造成的静脉流出道狭窄，并提醒护士改变穿刺方式；通路中出现局部硬结和疼痛大多数提示血栓早期形成或局部血栓性静脉炎；如果内瘘出现高调杂音，表明存在狭窄。肩周和前胸壁的侧支静脉显露提示中心静脉狭窄或同侧上臂内瘘分流过大。

（四）动静脉内瘘的护理

1.动静脉内瘘术前宣传教育及护理

动静脉内瘘是透析患者的生命线，维持一个功能良好的动静脉内瘘，需要护患双方的共同努力。术前心理护理如下。

（1）术前向患者介绍建立内瘘的目的、意义，解除患者焦虑不安、恐惧的心理，积极配合手术。

（2）告知患者术前配合的具体事项，如准备做内瘘的手臂禁做动静脉穿刺，保护好皮肤勿破损，做好清洁卫生，以防术后发生感染。

（3）术前进行皮肤准备，肥皂水彻底清洗造瘘肢的皮肤，剪短指甲。

（4）评估制作通路的血管状况及相应的检查，外周血管脉搏、双上肢粗细的比较、中央静脉插管史、外周动脉穿刺史；超声检查血管，尤其是需要吻合的静脉走行、内径和通畅情况，此可为内瘘制作成功提供依据。

2.动静脉内瘘术后护理

（1）内瘘术后将术侧肢体抬高至水平以上 30°，以促进静脉回流，减轻手臂肿胀。术后 72 小时密切观察内瘘通畅及全身状况。观察指标：①观察患者心率、心律、呼吸，询问患者有无胸闷、气急，如有变化及时向医师汇报并及时处理。②观察内瘘血管是否通畅，若于静脉侧扪及震颤，听到血管杂音，则提示内瘘通畅，如触摸不到或听不到杂音，应查明局部敷料是否缚扎过紧致吻合口静脉侧受压，并及时通知医师处理。③观察吻合口有无血肿、出血，若发现渗血不止或内瘘侧手臂疼痛难忍，应及时通知医师处理。④观察内瘘侧手指末梢血管充盈情况，如手指有无发麻、发冷、疼痛等缺血情况。

（2）定期更换敷料：内瘘术后不需每天更换敷料，一般在术后 5～7 天更换；如伤口有渗血应通知医师检查渗血情况并及时更换敷料，更换时须严格无菌技术操作，创口用安尔碘消毒，待干后包扎敷料,敷料包扎不宜过紧,以能触摸到血管震颤为准。

(3)禁止在造瘘肢进行测血压、静脉注射、输液、输血、抽血等操作,以免出血造成血肿或药物刺激导致静脉炎等致内瘘闭塞。

(4)指导患者内瘘的自我护理:①保持内瘘肢体的清洁,并保持敷料干燥,防止敷料浸湿,引起伤口感染。②防止内瘘肢体受压,衣袖要宽松,睡眠时最好卧于健侧,造瘘肢体不可负重物及佩戴过紧饰物。③教会患者自行判断内瘘是否通畅,每天检查内瘘静脉处有无震颤,如扪及震颤则表示内瘘通畅。

(5)内瘘术后锻炼:术后24小时可做手指运动,3天即可进行早期功能锻炼,每天进行握拳运动,1次15分钟,每天3～4次,每次10～15分钟。术后5～7天开始进行内瘘的强化护理,用另一手紧握术肢近心端,术肢反复交替进行握拳、松拳或挤压握力球锻炼,或用止血带压住内瘘手臂的上臂,使静脉适度扩张充盈,同时捏握健身球,1分钟循环松压,每天2～3次,每次10～15分钟,以促进内瘘的成熟。

(6)内瘘成熟情况判断:内瘘成熟指与动脉吻合后的静脉呈动脉化,表现为血管壁增厚,显露清晰,突出于皮肤表面,有明显震颤或搏动。其成熟的早晚与患者自身血管条件、手术情况及术后患者的配合情况有关。内瘘成熟一般至少需要1个月,一般在内瘘成形术后2～3个月开始使用。

3.内瘘的正确使用与穿刺护理

熟练正确的穿刺技术能够延长内瘘的使用寿命,减少因穿刺技术带来的内瘘并发症。新建内瘘和常规使用的内瘘在穿刺技术上有些不同,需要血液透析护士认真把握。

(1)穿刺前评估及准备:①首先检查内瘘皮肤有无皮疹、发红、淤青、感染等,手臂是否清洁。②仔细摸清血管走向,感觉震颤的强弱,发现震颤减弱或消失应及时通知医师。③穿刺前内瘘手臂尽量摆放于机器一侧,以免因管道牵拉而使穿刺针脱落;选择好合适的体位同时也让患者感觉舒适。④工作人员做好穿刺前的各项准备,如洗手、戴口罩、帽子、手套及穿刺用物品。

(2)选择穿刺点:①动脉穿刺点距吻合口的距离至少在3cm以上,针尖呈离心或向心方向穿刺。②静脉穿刺点距动脉穿刺点间隔在5～8cm,针尖呈向心方向穿刺。③如静脉与动脉在同一血管上穿刺至少要相距8cm,以减少再循环,提高透析质量。④注意穿刺部位的轮换,切忌定点穿刺。

沿着内瘘血管走向由上而下或由下而上交替进行穿刺,每个穿刺点相距1cm左右,此方法优点在于:①由于整条动脉化的静脉血管受用均等,血管粗细均匀,不易因固定一个点穿刺或小范围内穿刺而造成受用多的血管处管壁受损,弹性减弱,硬结节或瘢痕形成及严重时形成动脉瘤,减少未受用的血管段的狭窄而延长瘘管使用寿命。②避免定点穿刺处皮肤变薄、松弛,透析时穿刺点渗血。此方法的缺点是不断更换穿刺点,将增加患者每次穿刺时的疼痛,需与患者沟通说明此穿刺方法的优点,从而取得患者的配合。

(3)进针角度:穿刺针针尖与皮肤成30°～40°角,针尖斜面朝左或右侧进针,使针与皮肤及血管的切割面较小,减轻穿刺时患者疼痛,保证穿刺成功率及治疗结束后伤口愈合速度。

(4)新内瘘穿刺技术的护理:刚成熟的内瘘管壁薄而脆,且距吻合口越近,血液的冲击力就越大,开始几次穿刺很容易引起皮下血肿。因此在最初几次穿刺时应由骨干层护士操作。操作前仔细摸清血管走向后再行穿刺,以保证"一针见血"。穿刺点一般暂时选择远离造瘘口的肘部或接近肘部的"动脉化"的静脉,沿向心或离心方向穿刺作动脉引血端,另择下肢静脉或其他小静脉作静脉回路,待内瘘进一步成熟后,动脉穿刺点再往下移。这样动脉发生血肿的概率就会减少。针尖进皮后即进血管,禁止针尖在皮下潜行,后再进血管。首次使用时血流量在 150～250 mL/min,禁止强行提高血流量,以免造成瘘管长时间塌陷。在血液透析过程中避免过度活动,以免穿刺针尖损伤血管内膜,引起血栓形成。透析结束后应由护士负责止血,棉球按压穿刺点的力度宜适当,不可过重,同时注意皮肤进针点与血管进针点是否在同一部位。穿刺点上缘及下缘血管也需略施力压迫,手臂略微举高,以减少静脉回流阻力,加快止血。

(5)穿刺失败的处理:新内瘘穿刺失败出现血肿应立即拔针压迫止血,同时另建血管通路进行透析,血肿部位冷敷以加快止血,待血肿消退后再行穿刺。作为动脉引血用的血管在穿刺时发生血肿,应首先确认内瘘针在血管内,当血肿不大时,可在穿刺处略加压保护,同时迅速将血液引入体外循环血管通路管内以减轻患者血管内,压力,通常可维持继续透析。但如血肿明显增大,应立即拔出,加压止血,在该穿刺点以下(远心端)再作穿刺(避开血肿);如重新穿刺有困难,可将血流量满意的静脉改为动脉引血,另择静脉穿刺作回血端继续透析。如静脉回路发生血肿应立即拔针,局部加压止血。透析未结束,应为患者迅速建立静脉回路继续透析,如选择同一条血管,再穿刺时应在前一次穿刺点的近心端或改用其他外周静脉穿刺。

(6)内瘘拔针后的护理:内瘘拔针后的护理内容主要包括正确止血方法应用及维持内瘘的良好功能。拔针前用无菌止血贴覆盖针眼,拔针时用 1.5 cm×2.0 cm 大小的纸球或纱球压迫穿刺部位,弹性绷带加压包扎止血,按压的力量以既能止血又能保持穿刺点上下两端有搏动或震颤为宜,20～30 分钟后缓慢放松,2 小时后取下纸球或纱球,止血贴继续覆盖在穿刺针眼处,12 小时后再取下,同时注意观察有无出血发生,如出血再行局部穿刺部位指压止血 10～15 分钟,同时寻求帮助。术后按压过轻或过重都会造成皮下血肿,损伤血管,影响下次穿刺或血流量不足,严重血肿可致血管硬化、周围组织纤维化及血栓形成等,造成内瘘闭塞。

(7)内瘘患者的自我护理指导:良好正确的日常护理是提高动静脉内瘘使用寿命的重要环节,因此指导患者正确地进行自我护理是透析护理工作者的一项重要工作。①提高患者自护观念,让其了解内瘘对其生命的重要性,使患者主动配合并实施保持内瘘良好功能状态的措施。②保持内瘘皮肤清洁,每次透析前彻底清洗手臂。③透析结束当天穿刺部位不能接触水及其他液体成分,保持局部干燥清洁,用无菌敷料或创可贴覆盖 12 小时以上,以防感染。提醒患者尽早放松止血带,如发生穿刺处血肿或出血,立即按压止血,再寻求帮助。出现血肿 24 小时内先用冰袋冷敷,24 小时后可热敷,并涂搽喜疗妥消肿,如有硬结,可每天用喜疗妥涂搽按摩,每天 2 次,每次 15 分钟。④造瘘肢手臂不能受压,衣袖要宽松,不佩戴过紧饰物;夜间睡觉不将造瘘肢手臂压于枕后,尽量避免卧于造瘘侧,不可提重物。⑤教会患者自我判断动静脉内瘘通畅的方法。⑥适当活动造瘘手臂,可长期定时进行手握橡皮健身球活动。⑦避免造瘘手臂外伤,以免引起大出血。非透析时常戴护腕,护腕松紧应适度,过紧易压迫动静脉内瘘导致内瘘闭塞。有动脉瘤者应用弹性绷带加以保护,避免继续扩张及意外破裂。

(8)内瘘并发症的护理。

1)出血:主要表现为创口处渗血及皮下血肿。皮下出血如处理不当可致整个手,中、上臂肿胀。

原因:①术后早期出血,常发生于麻醉穿刺点及手术切口处。②内瘘未成熟,静脉壁薄。③肝素用量过大。④穿刺失败导致血肿。⑤压迫止血不当或时间过短。⑥内瘘手臂外伤引起出血。⑦透析结束后造瘘肢体负重。⑧迟发性出血见于动脉瘤形成引起破裂出血及感染。

预防和护理:①术前准备应充分,操作细心,术后密切观察伤口有无渗血。②避免过早使用内瘘,新建内瘘的穿刺最好由有经验的护士进行。③根据患者病情合理使用抗凝剂。④提高穿刺技术,力争一次穿刺成功。⑤止血力度适当,以不出血为准,最好指压止血。⑥避免同一部位反复穿刺,以防发生动脉瘤破裂。⑦指导患者放松止血带时观察有无出血及出现出血的处理方法。

2)感染:瘘管局部表现为红、肿、热、痛,有时伴有内瘘闭塞,全身症状可见寒战、发热,重者可引起败血症、血栓性静脉炎。

原因:①手术切口感染。②未正确执行无菌技术操作,穿刺部位消毒不严或穿刺针污染。③长期使用胶布和消毒液,致动静脉穿刺处皮肤过敏,发生破损、溃烂或皮疹,用手搔抓引起皮肤感染。④透析后穿刺处接触污染液体引起的感染。⑤穿刺不当或压迫止血不当致血肿形成或假性动脉瘤形成引起感染。⑥内瘘血栓切除或内瘘重建。

预防和护理:①严格执行无菌技术操作,穿刺部位严格消毒,及时更换可疑污染的穿刺针。②避免在有血肿、感染或破损的皮肤处进行通路穿刺,提高穿刺技术,避免发生血肿。③内瘘有感染时应及时改用临时性血管通路,并积极处理感染情况:局部有脓肿时应切开引流,并全身使用抗生素;发生败血症者应用有效抗生素致血细菌培养阴性。④做好卫生宣传教育,让患者保持内瘘手臂皮肤清洁、干净,透析后穿刺处勿沾湿、浸液。

3)血栓形成。

原因:①早期血栓多由于术中血管内膜损伤、血管外膜内翻吻合、吻合时动静脉对位不良、静脉扭曲、吻合口狭窄旋转及内瘘术后包扎过紧,内瘘受压所致。②自身血管条件差,如静脉炎、动脉硬化、糖尿病血管病变、上段血管已有血栓。③患者全身原因,如高凝状态、低血压、休克、糖尿病等。④药物影响,如促红细胞生成素的应用,使血细胞比容上升,增加了血栓形成的危险。⑤反复低血压。⑥反复定点穿刺导致血管内膜损伤。⑦压迫止血不当,内瘘血管长时间受压。

临床表现:患者动静脉内瘘静脉侧搏动、震颤及杂音减弱,患者主诉内瘘处疼痛。部分堵塞时透析引血时血流量不足,抽出血为暗红色,透析中静脉压升高。完全阻塞时搏动震颤及杂音完全消失,不能由此建立血液通路进行透析。

预防和护理:①严格无菌技术,正确手术方法、规范术后护理;避免过早使用内瘘,一般内瘘成熟在6~8周,最好在内瘘成熟后再使用。②计划应用内瘘血管,切忌定点穿刺,提高内瘘穿刺成功率,力争一次穿刺成功,避免反复穿刺引起血肿形成。③根据患者情况,指导患者用拇指及中指指腹按压穿刺点,注意按压力度,弹力绷带不可包扎过紧。④避免超滤过多引起血容量不足、低血压。⑤做好宣传教育工作,内瘘手臂不能受压,夜间睡眠时尤其要注意。⑥高凝状态的患者可根据医嘱服用抗凝药。⑦穿刺或止血时发生血肿,先行按压并冷敷,在透析后 24 小时热敷消肿,血肿处涂搽喜疗妥并按摩。早期血栓形成,可用尿激酶 25 万~50 万 U 溶于 20 mL 生理盐水中,在动静脉内瘘近端穿刺桡动脉缓慢注入。若无效,则应通知医师,行内瘘再通或修补术。

4)血流量不足。

原因:①反复定点穿刺引起血管壁纤维化,弹性减弱,硬结、瘢痕形成,管腔狭窄,而未使用的血管因长期不使用也形成狭窄。②内瘘未成熟,过早使用。③患者本身血管条件不佳,造成内瘘纤细,流量不足。④穿刺所致血肿机化压迫血管。⑤肢体受冷致血管痉挛、动脉炎症、内膜增厚。

⑥动静脉内瘘有部分血栓形成。

临床表现：主要表现为血管震颤和杂音减弱，透析中静脉端阻力增加而动脉端负压上升；血流量增大时，可见血管明显塌陷，患者血管处有触电感，静脉壶滤网上血流量忽上忽下，同时有大量泡沫析出，并伴有静脉压、动静脉压的低压报警。

预防及护理：①内瘘成熟后有计划地使用内瘘血管。②严格执行正确的穿刺技术，切忌反复定点穿刺。③提高穿刺技术，减少血肿发生。④嘱患者定时锻炼内瘘侧手臂，使血管扩张。⑤必要时手术扩张。

5)窃血综合征。

原因：桡动脉-头静脉侧-侧吻合口过大，前臂血流大部分经吻合口回流，引起肢体远端缺血；血液循环障碍，如糖尿病、动脉硬化的老年患者。

临床表现：①轻者活动后出现手指末梢苍白、发凉、麻木、疼痛等一系列缺血症状，患者抬高时手指隐痛。②严重者休息时可出现手痛及不易愈合的指端溃疡，甚至坏死，多发生于桡动脉和皮下浅静脉侧-侧吻合时。

预防及护理：定期适量活动患肢，以促进血液循环。

手术治疗：将桡动脉-头静脉侧-侧吻合改为桡动脉-头静脉端-端吻合，可改善症状。

6)动脉瘤：由于静脉内压力增高，动脉化的静脉发生局部扩张并伴有搏动，称为真性动脉瘤；穿刺部位出血后，在血管周围形成血肿并与内瘘相通，伴有搏动称为假性动脉瘤。动脉瘤的形成一般发生在术后数月至数年。

原因：①内瘘过早使用，静脉壁太薄。②反复在同一部位进行穿刺致血管壁受损，弹性差或动脉穿刺时离吻合口太近致血流冲力大。③穿刺损伤致血液外渗形成血肿，机化后与内瘘相通。

临床表现：内瘘局部扩张明显，局部明显隆起或呈瘤状。严重扩张时可增加患者心脏负担和回心血量，影响心功能。

预防及护理：有计划地使用内瘘血管，避免反复在同一部位穿刺，提高穿刺技术，穿刺后压迫止血力度要适当，避免发生血肿，若内瘘吻合口过大应注意适当加以保护，减少对静脉和心脏的压力。小的血管瘤一般不需手术，可用弹力绷带或护腕轻轻压迫，防止其继续扩大，禁止在血管瘤处穿刺。如果血管瘤明显增大，影响了患者活动或有破裂危险，可采用手术处理。

7)手肿胀综合征：常发生于动静脉侧-侧吻合时，由于压力差的原因，动脉血大量流入吻合静脉的远端支，手臂处静脉压增高，静脉回流障碍，并干扰淋巴回流，相应的毛细血管压力也升高而产生肿胀。主要的临床表现为手背肿胀，色泽暗红，皮肤发痒或坏死。早期可以通过握拳和局部按压促进回流，减轻水肿，长期肿胀可通过手术结扎吻合静脉的远侧支，必要时予重新制作内瘘。

8)充血性心力衰竭：当吻合口内径过大，超过 1.2 cm，分流量大，回心血量增加，从而增加心脏负担，使心脏扩大，引发心力衰竭。主要临床表现为心悸、呼吸困难、心绞痛、心律失常等。一旦发生，可用弹力绷带加压包扎内瘘，若无效则采用外科手术缩小吻合口内径。

（温　率）

第八节 血液透析治疗技术及护理

一、对患者评估

(一)透析前评估

血液透析前对患者进行必要的评估,是防止透析中并发症的最重要的要素。透析前评估包括体重、血压和脉搏,对于静脉置管的患者还包括体温。

1.水负荷状况

查看患者前次透析记录,讨论以前透析中出现的问题,评估目前的水负荷状况并作出恰当的判断。需要记录患者的水肿、高血压、体重、中心静脉压、病史、尿量、液体入量等情况。

2.血管通路

应认真评估、检查通路是否有感染和肿胀。

3.感染征象

检查穿刺部位有无感染及局部敷料清洁度等。如有感染征象,应做拭子培养;如有发生,应进行静脉血培养。更换敷料时必须执行无菌操作。

(二)透析后评估

(1)根据透析后体重、透析前体重和干体重来确定预定的超滤量是否实现,并调整干体重。

(2)通过观察患者全身情况和血压评估患者对超滤量的耐受情况。

(3)如实际超滤量与预定量不符,最可能原因有体重下降值计算错误、超滤控制错误、患者在透析过程中额外丢失液体、透析过程中静脉补液或进食水、透析前后称体重时的着装不一致及体重秤故障等。

二、血液透析技术规范

(一)超滤

1.确定超滤

患者确定超滤必须考虑超滤率和患者的生理状况及心血管并发症。如果透析过程中始终保持过高超滤率、耐受性差、透析期间容量增加较多的患者和血管再充盈差的患者,需个体化的超滤曲线。透析时体液的清除率可以是阶梯式或恒定式。

2.钠曲线

钠曲线即为调钠血液透析,指透析液钠浓度从血液透析开始至结束呈从高到低或从低到高,或高低反复调整变化,而透析后血钠浓度恢复正常的透析方法。可以帮助达到超滤目标,但应注意钠超负荷的风险。

3.容量监测

利用超声或光电方式通过计算机反映患者血细胞比容和血红蛋白浓度,计算出相对血容量,防止超滤过多、过快引起有效血容量减少,引发不良反应。协助医护人员为患者设定理想的干体重。

（二）透析液离子浓度的选择

应根据不同患者的个体差异或同一患者的病情变化选择合适的透析液成分。

（三）透析器的选择

（1）对慢性肾衰竭患者,透析器的选择应参考溶质分子清除、超滤率、透析时间、生物相容性、是否血液滤过和患者体重决定。

（2）对急性肾衰竭患者,透析器应根据患者的生化指标和体液平衡情况进行选择。

（四）血液透析机及管路的准备

（1）在治疗前彻底预冲透析器(按照不同透析器厂家说明进行预冲处理),并必须将所有的空气排出透析器,以避免治疗开始后回路中形成泡沫。

（2）预冲完毕,透析机即进入重复循环模式。

（3）在透析机上设定好目标脱水量、治疗时间、肝素剂量及任何需修改的治疗内容。

（五）开始透析

主要包括以下方式和步骤。

（1）连接动脉管路和静脉管路,开启血泵至 100 mL/min;或只连接动脉管,开启血泵至 100 mL/min,当血流到静脉端时接通管路。

（2）逐渐增加泵速到预定速度。

（3）患者进入透析治疗阶段后应确保:①动脉和静脉管路安全;②患者舒适;③机器处于透析状态;④抗凝已经启动;⑤悬挂 500 mL 生理盐水与血管通路连接以备急需;⑥已经按照程序设定脱水量;⑦完成护理记录;⑧用过的敷料已经丢掉;⑨如果看不到护士,确定患者伸手即可触及呼叫器。

（4）在整个透析过程中,应巡视、观察、记录患者的一般情况、血压、脉搏、静脉压、动脉压、超滤量、超滤率、肝素剂量等,对首次透析和急诊透析的患者应予以监护。

（5）透析时工作人员应时刻注意个人卫生和无菌操作,每次进行操作都应确保洗手、手套和工作服清洁、戴防血液或化学物质的面罩,或对高危患者采取针对性预防措施等。

（六）结束透析

（1）透析结束时,透析机将发出听觉或视觉信号,提醒程序设定的治疗时间已经达到。为避免延迟下机,之前就应准备好下机所需物品,确定至少有 500 mL 的生理盐水可用于回输血液。

（2）血泵速度为 150 mL/min 时,要用 100～300 mL 的生理盐水才能使体外循环的血液回到患者循环中。

（3）测量患者血压,如血压无异常,当静脉管中的颜色呈现亮粉色时,即可以停止回输血液。因为有空气栓塞的风险,不推荐用空气回血。

（4）动静脉内瘘和人工血管瘘患者下机处理:①在患者带瘘上肢下垫一块治疗巾作为无菌区,暂停血泵。②拔除动脉针,封闭动脉管。③无菌操作将动脉管与回水管连接,开启血泵,回输血液。④当血液完全回输到患者体内后,关闭血泵。⑤拔除针头,纱布加压穿刺点止血。⑥当出血停止,用纱布和敷料覆盖过夜。

（5）静脉置管患者下机处理:①在患者的置管上肢下垫一块治疗巾作为无菌区,戴无菌手套,采用非接触技术断开血管通路。②提前消毒导管接头,断开后用至少 10 mL 生理盐水冲洗导管,肝素封管(1 000～5 000 U/mL,用量恰好充满而不溢出管腔),立即接上无菌帽。

(七)抗凝方法

(1)应个体化并且经常回顾性分析。其方法和剂量应参考活化凝血时间值、通路情况及透析后透析器和管路的清洁程度等。

(2)肝素是最常使用的抗凝剂,可以采取初始注射剂量、初始注射剂量＋维持量、仅给维持量、间断给药等方式给药。还可以选择低分子肝素、局部用枸橼酸盐、前列环素或无肝素透析。

(3)急性肾衰竭患者肝素的用法应该参照患者整体状况和每次透析情况而定。

(4)尿毒症的患者可能有血小板功能异常和活动性出血,合并有创操作的患者应使用小剂量肝素或无肝素透析。

(5)在无肝素透析时,应保持较高血流速,每隔15～30分钟用盐水冲洗管路和透析器以防止血栓形成。冲洗盐水的量应在超滤量中去除。但目前很少使用无肝素透析,因为血栓形成将会引起整个管路血液损失。

(八)血标本采集方法

1.透析前

进针后立即从瘘管针采血样本,针不要预冲,如瘘管针预冲或通过留置导管透析先抽出10 mL血,再收集样本,以免污染。

2.透析后

考虑到电解质的反跳,样本再循环或回血生理盐水污染等,应在透析结束时,超滤量设置为零,减慢血流速至50～100 mL/min。约10秒后,从动脉瘘管处采血留取标本。通常电解质反跳发生在透析结束后2～30分钟。

三、透析机报警原因及处理

(一)血路部分

1.动脉压(血泵前)

通常动脉压(血泵前)为－26.6～－10.6 kPa(－200～－80 mmHg),超过－33.3 kPa(－250 mmHg)将发生溶血。如果血管通路无法提供足够的血流,动脉负压会增大,进而报警,关闭血泵。血泵关闭后,动脉负压缓解,报警消除,血泵恢复运转直到再次产生负压报警,如此反复循环。

(1)负压过大的原因:①动脉针位置不当(针不在血管内或紧贴血管壁);②患者血压降低(累及通路血流);③通路血管痉挛(仅见于动静脉内瘘);④吻合口狭窄(动静脉内瘘吻合口或移植血管动脉吻合口);⑤动脉针或通路凝血;⑥动脉管道打结;⑦抬高手臂后通路塌陷(如怀疑,可让患者坐起,使通路低于心脏水平);⑧穿刺针口径太小,血流量太大;⑨深静脉导管尖端位置不当、活瓣栓子形成或纤维阻塞。

(2)处理:①减少血流量,动脉负压减低,使报警消除;②确认动脉针或通路无凝血,动脉管道无打结;③测定患者血压,如降低,给予补液、减少超滤率;④如压力不降低则松开动脉针胶布,稍做前后移动或转动;⑤提高血流量到原先水平,如动脉压仍低,重复前一步骤;⑥若仍未改善,在低血流量下继续透析,延长透析时间,或另外打开动脉针透析(原针保留,肝素盐水冲洗,透析结束时才拔除)。如血流量需要＞350 mL/min,一般需用15G针;⑦如换针后动脉低负压仍持续存在,则血管通路可能有狭窄。用两手指短暂加压阻断动脉针和静脉针之间的血流,如泵前负压明显加大,说明动脉血流部分来自下游,而上游通道的血流量不足;⑧检查深静脉导管是否扭结;

改变颈或臂位置,或稍微移动导管;转换导管口。如无效,注射尿激酶或组织血浆酶原激活剂;放射学检查导管位置。

2.静脉压监测

通常压力为 6.7～33.3 kPa(50～250 mmHg),随针的大小、血流量和血细胞比容变化。

(1)静脉压增高的原因:①移植血管的静脉压可高达 26.7 kPa(200 mmHg),因移植血管的高动脉压会传到静脉血管;②小静脉针(16G),高血流量;③静脉血路上的滤器凝血,这是肝素化不充分的最早表现,也是透析器早期凝血的表现;④血管通路静脉端狭窄(或痉挛);⑤静脉针位置不当或静脉血路扭结;⑥静脉针或血管通路静脉端凝血。

(2)静脉压增高的处理:①用生理盐水冲洗透析器和静脉滤器。如果静脉滤器凝血,而透析器无凝血(冲洗时透析器纤维干净),立即更换凝血的静脉管道,调整肝素剂量后重新开始透析;②静脉针或血管通路静脉端是否阻塞可以采用关闭血泵,迅速夹闭静脉血路,与静脉针断开,用生理盐水注入静脉针,观察阻力大小的方法判定;③用两手指轻轻加压阻断动脉针和静脉针之间的血流,如为下流狭窄引起静脉流出道梗阻,静脉压会因上流受阻而进一步增高。

3.空气探测

最容易发生空气进入血液循环的部位在动脉针和血泵之间,因为这部分为负压。常见于动脉针周围(特别是负压很大时)、管道连接处、泵段血管破裂及输液管。透析结束时用空气回血操作不当也会引起空气进入体内。许多空气栓塞是在因假报警而关闭空气探测器后发生的,应注意避免。因空气栓塞可能致命。

4.血管路扭结和溶血

血泵和透析器之间的血管路扭结会造成严重溶血,这一段的高压通常测不出,因为动脉压监测器通常设在泵前,即使泵后有动脉压力监测器,如果扭结发生在探测器之前,此处的高压也无法被测出。

(二)透析液路

1.电导度

电导度增高最常见的原因是净化水进入透析机的管道扭结或低水压造成供水不足;电导度降低最常见的原因是浓缩液桶空;比例泵故障也可导致电导度增高或降低。当电导度异常时,将透析液旁路阀打开,使异常透析液不经过透析器而直接排出。

2.温度

温度异常通常是由加热器故障引起,但旁路阀可以对患者进行保护。

3.漏血

气泡、黄疸患者的胆红素或污物进入透析液均会引起假漏血报警。当透析液可能不出现肉眼可见的颜色改变时,需用测定血红蛋白尿的试纸检测流出透析器的透析液来判断漏血报警的真伪。如果确定漏血,透析液室压力应设置在 6.6 kPa 以下,以免细菌或细菌产物从透析液侧进入血液。空心纤维型透析器轻微漏血有时会自行封闭,可继续透析,但一般情况下应回血,更换透析器或停止透析。预防:①预冲时进行透析器漏血检测;②透析中避免跨膜压过高,如有凝血、静脉回路管弯曲打折等立即处理;③透析中跨膜压不能超过透析器的承受力。

四、血液透析治疗常见急性并发症及处理

(一)低血压

低血压最常见,发生率为 50%~70%。

1.原因

有效血容量减少、血管收缩力降低、心源性及透析膜生物相容性差、严重贫血及感染等。

2.临床表现

典型症状为出冷汗、恶心、呕吐,重者表现为面色苍白、呼吸困难、心率加快、一过性意识丧失,甚至昏迷。

3.处理

取头低足高位,停止超滤,给予吸氧,必要时快速补充生理盐水 100~200 mL 或葡萄糖溶液 20 mL,输血浆和清蛋白,并结合病因,及时处理。

4.预防

主要包括以下几方面:①用容量控制的透析机,使用血容量监测器;②教育指导患者限制盐的摄入,控制饮水量;③避免过度超滤;④透析前停用降压药,对症治疗纠正贫血;⑤改变透析方法如采用碳酸氢盐透析、血液透析滤过、钠曲线和超滤曲线、低温透析等;⑥有低血压倾向的患者避免透析期间进食。

(二)失衡综合征

失衡综合征发生率为 3.4%~20%。

1.原因

血液透析时血液中的毒素迅速下降,血浆渗透压下降,而由于血-脑屏障使脑脊液中的尿素等溶质下降较慢,以至脑脊液的渗透压大于血液渗透压,水分由血液进入脑脊液形成脑水肿。这也与透析后脑脊液与血液之间的 pH 梯度增大,即脑脊液中的 pH 相对较低有关。

2.临床表现

轻者头痛、恶心、呕吐、困倦、烦躁不安、肌肉痉挛、视力模糊、血压升高;重者表现为癫痫发作、惊厥、木僵,甚至昏迷。

3.处理

轻者不必处理;重者可减慢透析血流量,以降低溶质清除率和 pH 改变,但透析有时需终止。可给予 50%葡萄糖溶液或 3%氯化钠 10 mL 静脉推注,或静脉滴注清蛋白,必要时给予镇静剂及其他对症治疗。

4.预防

主要包括以下几方面:①开始血液透析时采用诱导透析方法,透析强度不能过大,避免使用大面积高效透析器,逐步增加透析时间,避免过快清除溶质;②长期透析患者则适当提高透析液钠浓度。

(三)肌肉痉挛

肌肉痉挛发生率为 10%~15%,主要部位为腓肠肌和足部。

1.原因

常与低血压同时发生,可能与透析时超滤过多、过快,低钠透析等有关。

2.临床表现

多发生在透析的中后期,老年人多见,以肌肉痉挛性疼痛为主,一般持续约10分钟。

3.处理

减慢超滤速度,静脉输注生理盐水100～200 mL、高渗糖水或高渗盐水。

4.预防

主要包括以下几方面:①避免过度超滤;②改变透析方法,如采用钠曲线和超滤曲线等;③维生素 E 或奎宁睡前口服;④左旋卡尼汀透析后静脉注射。

(四)发热

常发生在透析中或透析后。

1.原因

感染、致热源反应及输血反应等。

2.临床表现

若为致热源反应通常发生在透析后1小时,主要症状有寒战、高热、肌痛、恶心、呕吐、痉挛和低血压。

3.处理

静脉注射地塞米松5 mg,通常症状在几小时内自然消失,24小时内完全恢复;若有感染存在应及时与医师沟通,应用抗生素。

4.预防

主要包括以下几方面:①严格执行无菌操作;②严格消毒水处理设备和管道。

(五)空气栓塞

1.原因

血液透析过程中,各管路连接不紧密、血液管路破裂、透析器膜破损及透析液内空气弥散入血,回血时不慎等。

2.临床表现

少量无反应,如血液内进入空气5 mL 以上可出现呼吸困难、咳嗽、发绀、胸部紧迫感、烦躁、痉挛、意识丧失甚至死亡。

3.处理

一旦发生空气栓塞应立即夹闭静脉通路,并关闭血泵。患者取头低左侧位,通过面罩或气管吸入100%氧气,必要时做右心房穿刺抽气,同时注射地塞米松,严重者要立即送高压氧舱治疗。

4.预防

主要包括以下几方面:①透析前严格检查管道有无破损,连接是否紧密;②回血时注意力集中,气体近静脉端时要及时停止血泵转动;③避免在血液回路上输液,尤其泵前负压部分;④定期检修透析机,确保空气探测器工作正常。

(六)溶血

1.原因

透析液低渗、温度过高;透析用水中的氧化剂和还原剂(氯胺、酮、硝酸盐)含量过高;消毒剂残留;血泵和管道内红细胞的机械损伤及血液透析中异型输血等。

2.临床表现

急性溶血时,患者有胸部紧迫感、心悸、心绞痛、腹背痛、气急、烦躁,可伴畏寒、血压下降、血红蛋白尿甚至昏迷;大量溶血时患者可出现高钾血症,静脉回路血液呈淡红色。

3.处理

立即关闭血泵,停止透析,丢弃体外循环血液;给予高流量吸氧,明确溶血原因后应尽快开始透析;贫血严重者应输入新鲜全血。

4.预防

主要包括以下几方面:①透析中防止凝血;②保证透析液质量;③定期检修透析机和水处理设备;④患者输血时,认真执行查对制度,严格遵守操作流程。

五、透析器首次使用综合征

在透析时因使用新的透析器发生的临床综合征,称为首次使用综合征。分为 A 型首次使用综合征和 B 型首次使用综合征。

(一)A 型首次使用综合征

A 型首次使用综合征又称超敏反应型。多发生于血液透析开始后 5～30 分钟。主要表现为呼吸困难、全身发热感、皮肤瘙痒、麻疹、咳嗽、流泪、流涕、打喷嚏、腹部绞痛、腹部痉挛,严重者可发生心搏骤停甚至死亡。

(1)原因:主要是患者对环氧乙烷、甲醛等消毒液过敏或透析器膜的生物相容性差或对透析器的黏合剂过敏等,使补体系统激活和白细胞介素释放。

(2)处理原则:①立即停止透析,勿将透析器内血液回输体内;②按抗变态反应常规处理,如应用肾上腺素、抗组胺药和激素等。

(3)预防措施:①透析前将透析器充分冲洗(不同的透析器有不同的冲洗要求),使用新透析器前要仔细阅读操作说明书;②认真查看透析器环氧乙烷消毒日期;③部分透析器反应与合并应用 ACEI(血管紧张素转换酶抑制剂)有关,应停用;④对使用环氧乙烷消毒透析器过敏者,可改用 γ 射线或蒸气消毒的透析器。

(二)B 型首次使用综合征

B 型首次使用综合征又称非特异型。多发生于透析开始后数分钟至 1 小时,主要表现为胸痛,伴有或不伴有背部疼痛。

(1)原因:目前尚不清楚。

(2)处理原则:①加强观察,症状不明显者可继续透析;②症状明显者可予以吸氧和对症治疗。

(3)预防措施:①试用不同的透析器;②充分冲洗透析器。

六、血液透析突发事件应急预案

(一)透析中失血

1.原因

管路开裂、破损,接管松脱和静脉针脱落等。

2.症状

出血、血压下降,甚至发生休克。

3.应急预案

主要包括以下几方面:①停血泵,查找原因,尽快恢复透析通路;②必要时回血,给予输液或输血;③心电监护,对症处理。

4.预防

主要包括以下几方面:①透析前将透析器管路、管路针等各个接头连接好,预冲时要检查是否有渗漏;②固定管路时,应给患者留有活动的余地。

(二)电源中断

1.应急预案

主要包括以下几方面:①通知工程师检查稳压器和线路,电话通知医院供电部门;②配备后备电源的透析机,停电后还可运行 20～30 分钟;③若没有后备电源的透析机,停电后应立即将动静脉夹打开,手摇血泵,速度每分钟 100 mL 左右;④若 15～30 分钟恢复供电可不回血。若暂时仍不能恢复供电可回血结束透析,并尽可能记录机器上的各项参数。

2.预防

主要包括以下几方面:①保证透析中心为双向供电;②停电后 15 分钟内可用发电机供电;③给透析机配备后备电源,停电后可运行 20～30 分钟。

(三)水源中断

1.应急预案

主要包括以下几方面:①机器报警并自动改为旁路;②通知工程师检查水处理设备和管路。电话通知医院供水部门;③1～2 小时不能解除,终止透析,记录机器上的各项参数。

2.预防

主要包括以下几方面:①保证透析中心为专路供水;②在水处理设备前设水箱,并定期检修水处理设备。

(温　率)

第九节　血浆置换治疗技术及护理

一、概述

(一)血浆置换

血浆置换是一种用来清除血液中大分子物质的体外血液净化疗法,指将患者的血液引出体外,经离心法或膜分离法分离血浆和细胞成分,迅速地选择性地从循环血液中去除病理血浆或血浆中的病理成分(如自身抗体、免疫复合物、副蛋白、高黏度物质和蛋白质结合的毒物等),而将细胞成分及补充的等量的平衡液、血浆、清蛋白溶液回输入体内,达到清除致病物质的目的。此方法可治疗一般疗法无效的多种疾病。

(二)每次血浆交换量

每次血浆交换量尚未标准化。一般每次交换 2～4 L。一般来说,若该物质仅分布于血管内,则置换第 1 个血浆容量可清除总量的 55%,如继续置换第 2 个血浆容量,却只能使其浓度再下降 15%。因此每次血浆置换通常仅需要置换 1 个血浆容量,最多不超过 2 个。

(三)置换频率

置换频率要根据基础疾病和临床反应来决定。每次血浆交换后,未置换的蛋白浓度重新升高,通过从血管外返回血管内和再合成这 2 个途径。血浆置换后血管内外蛋白浓度达到平衡需 1～2 天。因此,绝大多数血浆置换疗法的频率是间隔 1～2 天,连续 3～5 次。

(四)置换液

为了保持机体内环境的稳定,需要维持有效血容量和胶体渗透压。

(1)置换液种类:①晶体液,如生理盐水、葡萄糖生理盐水、林格液,用于补充血浆中各种电解质的丢失;②胶体液,如血浆代用品,主要有中右旋糖酐-70、右旋糖酐-40、羟乙基淀粉,三者均为多糖,能短时有效的扩充和维持血容量;血浆制品,最常用的有 5％清蛋白、新鲜冰冻血浆,后者是唯一含枸橼酸盐的置换液。

(2)置换液的补充原则:①等量置换;②保持血浆胶体渗透压正常;③维持水、电解质平衡;④适当补充凝血因子和免疫球蛋白;⑤减少病毒污染机会;⑥无毒性,没有组织蓄积。

二、血浆置换的并发症及应对

(一)变态反应

1.原因

在血浆置换治疗过程中,由于弃去了含有致病因子的血浆,为了保持血浆渗透压稳定和防止发生威胁生命的体液平衡紊乱,在分离血浆后要补充等容量液体。新鲜冰冻血浆含有凝血因子、补体和清蛋白,其成分复杂,常可诱发变态反应。据文献报道,变态反应的发生率 <12％。

2.预防

在应用血浆前静脉给予地塞米松 5～10 mg 或 10％葡萄糖酸钙 20 mL;应用血浆时减慢置换速度,逐渐增加置换量。同时应选择合适的置换液。

3.护理措施

治疗过程中要严密观察患者状况,如出现皮肤瘙痒、皮疹、寒战、高热时,不可让患者随意搔抓皮肤,应及时给予激素、抗组胺药或钙剂,可为患者摩擦皮肤缓解瘙痒。另外,治疗前认真执行三查七对,核对血型,血浆输注速度不宜过快。

(二)低血压

1.原因

置换与滤出速度不一,滤出过快、置换液补充过缓;体外循环血量多,有效血容量减少;疾病原因引起,如应用血制品引起变态反应;补充晶体液时,血渗透压下降。

2.预防

血浆置换术中血浆交换应等量,即血浆出量应与置换液入量保持平衡,当患者血压下降时可先置入胶体,血压稳定时再置入晶体,避免血容量的波动。其次,要维持水、电解质的平衡,保持血浆胶体渗透压稳定。

3.护理措施

密切观察患者生命体征,每 30 分钟监测 1 次生命体征。出现头晕、出汗、恶心、脉速、血压下降时,立即补充清蛋白,加快输液速度,减慢血浆出量,延长血浆置换时间。一般血流量应控制在 50～80 mL/min,血浆流速为 25～40 mL/min,平均置换血浆 1 000～1 500 mL/h,血浆出量与输入血浆和液体量平衡。

(三)低钙血症

1.原因

新鲜血浆含有枸橼酸钠,输入新鲜血过多、过快容易导致低钙血症,患者出现口麻、腿麻及小腿肌肉抽搐等低钙血症表现,严重时发生心律失常。

2.预防

治疗中常规静脉注射 10％葡萄糖酸钙 10 mL。

3.护理措施

严密观察患者有无低钙血症表现及血液生化改变,如出现低钙血症表现可给予热敷、按摩或补充钙剂等对症处理。

(四)出血

1.原因

血浆置换过程中血小板破坏、抗凝剂输入过多及疾病本身导致。

2.预防

治疗前常规检测患者的凝血功能,根据情况确定抗凝剂剂量及用法。

3.护理措施

治疗中严密观察皮肤及黏膜有无出血点;进行医疗护理操作时,动作轻柔、娴熟,熟练掌握静脉穿刺技巧,尽量避免反复穿刺;一旦发生出血,立即通知医师采取措施,治疗结束时用鱼精蛋白中和肝素,用无菌纱布加压包扎穿刺点,术后 6 小时注意观察穿刺部位有无渗血。

(五)感染

1.原因

置换液含有致热源;血管通路感染;疾病原因引起的感染。

2.预防

严格无菌操作。

3.护理措施

血浆置换是一种特殊的血液净化疗法,必须严格无菌操作;患者必须置于单间进行治疗,治疗室要求清洁,操作前紫外线照射 30 分钟,家属及无关人员不得进入治疗场所;操作人员必须认真洗手、戴口罩和帽子,配置置换液时需认真核对、检查、消毒,同时做到现配现用。

(六)破膜

血浆分离的滤器因为制作工艺而受到血流量及跨膜压的限制,如置换时血流量过大或置换量增大,往往会导致破膜,故血流量应为 100～150 mL/min,每小时分离血浆 1 000 mL 左右,跨膜压控制于 50.0 kPa(375 mmHg)。预冲分离器时注意不要用血管钳敲打排气,防止破膜的发生。

(洪　倩)

第十节 小儿患者血液透析技术及护理

一、适应证

(一)急性肾衰竭

利尿剂难治的液体超负荷导致高血压或充血性心力衰竭,高分解状态或因为支持循环需要大量肠外补充液体,以上情况合并持续少尿状态时需要透析。

(二)慢性肾衰竭

小儿慢性肾衰竭的年发病率为(2～3.5)/100万人口,病因与第一次检出肾衰竭时小儿的年龄密切相关,5岁以下的慢性肾衰竭常是先天性泌尿系统解剖异常的结果;5岁以上的慢性肾衰竭以后天性肾小球疾病为主。对慢性肾衰竭来说生化指标的改变比临床症状更重要,当小儿肾小球滤过率为5 mL/(min·1.73 m²)时,相当于年长儿童血浆肌酐884 mmol/L。慢性肾衰竭小儿透析指征见表5-7。

表 5-7 慢性肾衰竭小儿开始透析的指征

1.血肌酐:年长儿童>884 mmol/L,婴儿>442 mmol/L

2.血清钾>6.0 mmol/L

3.CO_2CP<10 mmol/L 或血磷>3.23 mmol/L

4.药物治疗难以纠正的严重水肿、高血压、左心衰竭

5.保守治疗伴发严重肾性骨病、严重营养不良及生长发育迟缓者

凡具备以上任何一项都应开始透析,有条件时尽量提前建立动静脉内瘘,早期、充分透析可以预防出现严重并发症(如左心衰竭、致死性高血钾、心包炎等),也有助于纠正营养不良及生长发育迟缓。

二、小儿血液透析特点

近年来由于血液透析新技术的应用使小儿血透更加安全,如血管通路的建立、专用的小儿透析材料和设备等,但是在不同国家和地区之间,小儿透析的开展还是有很大的差距。

(一)血管通路

良好的血液通路是小儿血液透析的关键。由于小儿透析患者血管细,不好合作,建立有效的血管通路是血透成功的关键。

1.经皮穿刺中心静脉置管

目前小儿临时血透血管通路以经皮中心静脉穿刺插管为主,穿刺部位常用股静脉、颈内静脉及锁骨下静脉,婴幼儿多选用穿刺技术简便又安全的股静脉,如缺点是限制患儿活动,并易发生感染,因此导管留置时间不宜超过1个月,较大儿童如能够合作可选择颈内静脉或锁骨下静脉,此方法不影响患儿活动,导管留置时间较长,可达3个月,但穿刺技术要求高,要求患儿能够很好地配合,此时可考虑应用短效的静脉麻醉剂,并发症为误穿动脉、误穿腹膜等。

2.动静脉内瘘

动静脉内瘘用于需慢性血透的患儿,最常用的部位是上肢的桡动脉与头静脉。体重 5～10 kg的小儿可利用大隐静脉远端和股动脉侧壁建立隐静脉襻内瘘,血管条件差者可行移植血管建立动静脉搭桥。由于小儿血管细,常需要应用显微外科技术建立动静脉内瘘,术后内瘘成熟期应足够长(1～6 个月),在成熟期内患儿应在医护人员指导下做一些有助于扩张血管的锻炼。过早使用动静脉内瘘易发生血肿或假性动脉瘤。

(二)透析器及血液管道

选择透析器型号和血液管道容量依据患儿年龄和体重的不同而有所差异。透析器和血液管道总容量不应超过患者总血容量的 10%,小儿血容量约为 80 mL/kg,即透析器和血液管道总容量不应超过体重的 8%,最好选用小血室容量和低顺应性透析器,如中空纤维型、小平板型,而具有大血室容量和高顺应性的蠕管型就不适合。为防止透析后失衡综合征,首次透析选择透析器的尿素清除率不超过 3 mL/(min·kg),以后的规律透析尿素清除率应在 6～8 mL/(min·kg)。一般情况下体重<20 kg者选 0.2～0.4 m² 膜面积的透析器,20～30 kg者选 0.4～0.8 m² 膜面积的透析器,30～40 kg者选 0.8～1.0 m² 膜面积的透析器,体重超过 40 kg者可选用成人透析器和血液管道。

小儿的血液管道容量为 13～77 mL,用直径 1.5～3.0 mm 的管道可限制血流量在 30～75 mL/min,如用大流量透析可选用短和直径大的管道,以减少体外循环血容量。

(三)血透方案设计

血透初期遵循频繁短时透析的原则,避免血浆渗透压剧烈改变。低蛋白血症患儿可在透析中输清蛋白 1～2 g/kg。

1.血流量

血流量 3～5 mL/(min·kg)。体重超过 40 kg者可使血流量达 250 mL/min。

2.抗凝剂

常规应用肝素,首次用量 25～50 U/kg,维持量 10～25 U/(kg·h),透析结束前 30 分钟停用。低分子肝素平均剂量:体重低于 15 kg者用 1 500 U,体重 15～30 kg者用 2 500 U,体重30～50 kg者用 5 000 U。有出血倾向者应减少肝素用量或无肝素透析。

3.透析液

为避免醋酸盐不耐受,主张全部应用碳酸氢盐透析液,钠浓度 140～145 mmol/L,透析液流量500 mL/L,婴幼儿血流量小,则透析液流量应减少到 250 mL/L。

4.透析频率

一般每周 2～3 次,每次 3～4 小时,婴幼儿因高代谢率和对饮食适应性较差,有时需每周透析 4 次或隔天透析,透析充分性指标应高于成人透析患者,建议维持 Kt/V 在 1.2～1.6。

三、小儿透析组织机构和人员设置

建议专为肾衰竭儿童设置肾病中心,包括小儿透析中心、儿科病房,透析中心除了成人透析中心应该配备的工作人员外,还应配备专门培训过的相应专业人员,如营养师、教师及心理医师等,这才能很好地控制小儿饮食等,也有助于纠正患儿的心理障碍。

四、血液透析的护理

(一)一般护理

(1)做好透析患儿的心理护理。医护人员穿着白色服装,每次透析都由护士做血管穿刺等,血液透析的不舒适及透析中没有家长的陪伴,这些往往使患儿感到恐惧、紧张,作为医护人员可以通过与透析患儿交谈,努力成为他们的朋友,用温柔的言语和娴熟的技能缓解患儿的恐惧、紧张的心理。通过做好生活护理,及时发现和满足患儿的需求,拉近与患儿的距离,提高患儿在透析过程中的依从性。另外,要做好患儿家属及年龄较大患儿的宣教工作,告诉他们疾病的相关知识,透析间期血管通路的护理及饮食控制的知识,以及自我护理对疾病预后的重要性。

(2)小儿一般选择容量控制型的透析机,以调节血流量和透析液流量,控制超滤量,降低透析失衡综合征和低血压的发生。应根据患儿的情况采用不同的透析处方,包括透析方式、透析液的温度和浓度。了解患儿的一般情况,如体重、年龄、血压、体温、有无出血倾向、有无并发症等,确定使用抗凝剂的种类及剂量,决定选用的透析器型号、超滤量及透析时间。回血时控制生理盐水的入量,以不超过 100 mL 为宜。

(3)患儿的血管条件较成人差,穿刺技术不佳可以引起血肿,诱发动静脉内瘘闭塞,加重患儿对血液透析的恐惧,不利于治疗。因此要求护士操作技术规范、娴熟,可以由资深的护士进行血管穿刺,做到"一针见血",提高穿刺的成功率,有利于动静脉内瘘的成熟,并减轻患儿的恐惧心理。

(4)在透析过程中加强观察,包括以下几方面。①穿刺处有无渗血;管道安置是否妥当,有无扭曲或折叠;②透析机运转是否正常;③管路内血液的颜色是否正常;④血流量是否正常;⑤血液、脉搏和体温情况。应经常询问患者有无抽筋、头痛、头晕和胸闷等不适。患儿年龄小,往往对不良反应敏感度较低,不能做到出现不适时及时告知医护人员,因此应通过对生命体征的密切观察,及早发现一些不良反应的早期征象,及时处理。

(5)对于有低蛋白血症的患儿,可以采用以下措施:①在透析过程中通过使用人血清蛋白或输注血浆提高血浆胶体渗透压;②对于严重低血压或严重贫血的患儿,可以增加预冲液量或使用新鲜血预冲体外循环系统,或在透析中使用升压药;③对于因体重增长过多使心脏前负荷过重或伴有急性肺水肿的患儿,应减少预冲液量;④对急性左心衰竭但不伴有高钾血症的患儿可以先行单纯超滤;⑤对合并高钾血症的患儿可以先用降钾药物,使高钾血症有所缓解,再行透析。

(6)保持呼吸道通畅,防止窒息。指导和督促患儿按时服药,定期注射重组人红细胞生成素,定期检查血液分析等各项检查。

(二)营养管理

小儿处于生长发育期,其代谢速度较成人快,活动量大,营养要求也高,但因疾病等原因,患儿食欲较差,且由于饮食控制使食物过于单调,加之透析丢失营养物质,因此患儿容易发生营养不良。因此可选择患儿喜爱的食物,经常变换烹饪方法,以保证患儿的营养需求。血液透析的患儿营养需求如下:优质高蛋白饮食,蛋白质摄入量为 1.0～1.2 g/(kg·d),男性患儿热量摄入为 251 kJ/(kg·d),女性患儿为 201 kJ/(kg·d),要求其中 35% 来自碳水化合物。

(三)并发症及其护理

许多成人透析的远期并发症,如肾性骨营养不良、贫血、高血压、心包炎、周围神经病变等,也同样发生于慢性透析的小儿患者。因为小儿处于生长发育期,透析中低血压、失衡综合征、"干体重"的监测方面有其特殊性,且并发症中肾性骨营养不良和贫血的治疗尤其重要。此外慢性透析小儿还受生长发育迟缓、性成熟延迟、心理障碍的困扰等。

1."干体重"的监测

小儿自我管理能力较差,对水、盐不能很好限制,透析期间食欲不佳,常并发营养不良,加之处于生长发育时期,随年龄增加或肌肉增长等"干体重"都会随之变化,每次透析都应精确计算脱水量,防止容量负荷过高,在血透过程中实时监测血细胞比容可防止透析中血液下降,定期根据心胸比等有关指标确定"干体重",注意防止因脱水过多导致血压降低或脱水不足导致心力衰竭。

2.透析中低血压

小儿对血流动力学改变非常敏感,每次透析应遵循出水少于体重的5%(婴幼儿<3%)或除水速度<10 mL/(kg·h)的原则。体重不足30 kg的患者,每周血透3次,每次4小时,65%的患者出现循环衰竭、腹痛、恶心、呕吐等因急速除水引起的症状。体重30 kg以上的患者,只有20%的患者出现这些症状。发生这些症状主要与除水有关,还与选用大血室容量透析器或血液管道有关。应非常仔细地观察透析当中生命体征,透析中最好配备血容量监控装置,回血时生理盐水不能过多(尽量不超过100 mL)。当患儿血容量相对或绝对不足时,如重度贫血、低蛋白血症或较低体重(<25 kg),血透时没有相适应的小透析器而只能用较大透析器时,在透析前预冲血液或血制品(如血浆或清蛋白)于透析器和透析管道中可预防低血压的发生。透析中低血压的处理主要是输注生理盐水或清蛋白。

3.失衡综合征

若透析前尿素氮明显升高,超过35.7 mmol/L(100 mg/dL)或使用大面积高效能透析器都易发生失衡综合征,常表现为头痛、恶心、呕吐或癫痫样发作,可静脉滴注甘露醇1 g/kg,在透析开始1小时内滴入,其余在透析过程中均匀滴入,若频繁或大量使用,应注意其对残余肾功能的影响,也可提高透析液葡萄糖浓度。若透析前尿素氮超过71.4 mmol/L就应频繁短时间的透析。

4.心理和精神障碍

透析小儿不仅要接受长期依赖透析生存的现实,还要应付一些透析治疗带来的问题,如穿刺的疼痛、透析过程中的不适、饮食的限制、与同龄儿童的隔阂及死亡的恐惧等,这些常常导致小儿情绪低落、精神抑郁,加重畏食。鼓励这些儿童建立生活信心,需要心理医师、护士、家长及学校教师共同配合。对这类儿童更要强调生活质量,主张回归社会,尽可能参加体育运动,应帮助患儿合理安排透析时间,与同龄儿童一样入学校完成学业。

总之,在小儿透析过程中,早发现、早处理是防治血液透析急性并发症的关键。加强对患儿及家属的宣教工作,做好饮食管理及采用个体化透析,是防治远期并发症、提高透析患儿的存活率和生活质量的前提。医护人员高超的透析技术、穿刺技术在缓解小儿不良心理情绪方面起着至关重要的作用。

从长远观点看,终末期肾衰竭患儿长期血透并非上策,因为它对患儿生活质量影响较大,故在接受一段时间透析后最终应行肾移植。北美儿童肾移植协作组资料显示,12岁以前肾移植有利于生长发育,13岁以后肾移植未见预期的青春期加快生长,在青春期前进行肾移植有利于生长和性发育,与透析治疗比较,肾移植具有可以获得正常生活、较好职业的优点。

(温 率)

第十一节 老年患者血液透析技术及护理

血液透析疗法已成为治疗终末期肾脏病(ESRD)的有效措施。近年来透析人群中老年人比例显著增加,据欧洲肾脏病学会的报道,1995 年 ESRD 进入透析治疗的患者平均年龄 56.8 岁,其中>60 岁者占 52%。美国>65 岁的透析患者已从 1973 年的 5%,1990 年的 38%上升至目前的 42%。由于这一人群存在着与年龄相关的脏器组织学、功能及代谢的特殊性,老年终末期肾衰竭的治疗问题越来越引起人们的关注。

一、疾病特点

老年尿毒症患者并发症多,透析中的急性并发症以低血压、抽搐和心律失常为主,慢性并发症以心血管系统疾病、感染、营养不良、脑血管意外、恶性肿瘤和肾性骨病较常见,死亡原因主要为心血管疾病。

老年尿毒症患者在透析前大多伴有高血压、糖尿病、骨质疏松、心血管系统疾病、呼吸系统及消化系统疾病,因此在透析过程中容易发生低血压、抽搐和心律失常,有部分患者在透析过程中会出现腹痛,要警惕有无小肠坏死或腹腔感染灶。

维持性血液透析患者在透析前往往已存在营养不良,进行血液透析后,营养不良则更为明显,其中老年患者更为突出。患者由于对透析不耐受导致透析不充分,伴有糖尿病、胃肠道等慢性疾病,或使用某些药物引起不良反应导致患者厌食,蛋白质摄入不足;特别是透析不充分、微炎症状态、透析过程中各种营养物质的丢失及透析的不良反应等,这些都是引起营养不良的主要原因。长期的营养不良会使机体的免疫力降低,引起呼吸系统、泌尿系统的感染率上升。维持性血液透析的老年患者若由于上呼吸道感染诱发肺炎、高热,会使病情加重,使营养不良的状况变得更加严重,导致患者对血液透析不耐受,如此恶性循环,使患者死亡的危险性大为增加。

二、透析时机及血管通路的建立

对老年患者透析时机目前尚无一致看法,一般认为内生肌酐清除率<0.17 mL/(s · 1.73 m²) [10 mL/(min · 1.73 m²)],或血肌酐浓度>707.2 μmol/L 并有明显尿毒症症状(尤其有较明显的水、钠潴留,如明显水肿、高血压和充血性心力衰竭迹象),有较严重的电解质紊乱(如血钾>6.5 mmol/L),有较严重的代谢性酸中毒(CO_2CP≤6.84 mmol/L)者,均应开始透析。

慢性肾衰竭老年透析患者,在透析前 4~6 周应安排行动静脉内瘘吻合术,使动静脉内瘘有充分的成熟时间,如需紧急透析而动静脉内瘘未建立,可以通过建立临时血管通路进行透析,如经皮静脉插管或直接进行血管穿刺。

三、血液透析的特点

(一)透析器

老年患者因疾病的特殊性,在透析中极易引起低血压、抽搐等不适,应尽量安排超滤稳定、有可调钠功能的机型。伴有心功能不全、持续性低血压者,应避免选择大面积、高通量的透析器,一般使用面积为1.2 m²的透析器。

(二)血管通路

建立合适的血管通路是血液透析得以进行的前提,也是提供充分透析的必要条件。老年血透患者由于动脉粥样硬化、血管中层钙化、营养不良等因素,给自体动静脉内瘘的建立带来困难。常用的动静脉内瘘是在前臂进行桡动脉与头静脉的吻合。老年人由于桡动脉粥样硬化,造成桡动脉-头静脉瘘的失败率高达56%,老年患者特别是年龄>74岁者内瘘存活时间明显低于年轻者。

近期研究表明,老年人行直接的肘部内瘘(肱动脉合并行静脉吻合)优于任何其他形式的血管通路,早期失败率仅1.8%,而前臂瘘>20%,血管移植建立动静脉瘘为16.5%。当肘部瘘因流量不足而无法有效进行透析时,在相同血管通路改用移植血管建立动静脉内瘘可获得成功。

如果不能建立肘部自体动静脉内瘘,用同种移植静脉建立血管通路优于聚四氟乙烯人造血管,主要是并发症少,宿主血管的依从性好,技术容易等。最常见的并发症是血栓形成,常需要血管成形术或搭桥术。

部分老年透析患者无论自体或移植建立动静脉内瘘都有困难,可选用持久性双腔导管作为长期血管通路的有效补充形式。与普通双腔导管不同的是,持久性双腔导管长一些,柔韧性更好,对组织损害小,不易移动。此外,其在出皮肤处与穿刺点的平行距离至少有2 cm,且皮下有一涤纶扣,被组织生长包绕,有利于导管在皮下的固定,并设置了自然抗感染屏障,延长了导管的使用时间。由于持久性双腔导管作为血管通路可立即使用,无动静脉分流,对心脏的血流动力学影响小,加之不需要忍受每次透析时穿刺的痛苦,使一些慢性肾衰竭患者容易接受,特别是无法建立有效血管通路时。

(三)血流量

不伴有慢性疾病的老年患者,血流量根据其年龄、性别、体重控制在200~250 mL/min;伴有心血管系统疾病、肺心病、持续性低血压者,血流量应控制在150~180 mL/min。流量过快可加重患者的心脏负担,引起心律失常及心动过速等。

(四)透析液浓度

根据患者在透析中存在的不同问题调节钠浓度。对于高血压的患者,可适当调低钠浓度,一般控制在138~142 mmol/L;对于低血压、在透析中易出现抽筋的患者,可适当调高钠浓度,一般控制在142~148 mmol/L。

(五)透析液温度

透析液温度一般控制在36~37 ℃,对于持续性低血压的患者将透析液温度调到35.5~36.5 ℃,因低温透析可使患者外周血管收缩,对血压有一定的调控作用。对发热患者也可适当降低透析液温度。对于血压正常或较高,但在透析中易引起抽搐的患者,可将透析液温度适当调高,控制在37.0~37.5 ℃,以减少透析中肌肉抽搐的发生。

(六)超滤量

根据患者体重的增长情况设定超滤量。若患者透析期间体重的增长超过了干体重的4%,则应根据患者以往的透析资料确定超滤量。一般超滤率控制在500 mL以内,并根据患者透析中的情况和透析结束前1小时的血压适当增减超滤量。

对个别水肿严重或伴有腹水、胸腔积液的患者,可以通过序贯透析来减缓透析对患者心血管系统造成的影响,促使水分排出。

(七)每周透析的次数和时间

年纪较大的患者,一般不能耐受长达 6 小时的透析,因此大都安排每周透析 3 次,每次4 小时。

四、护理

(一)一般护理

(1)病室环境应保持清洁,地面保持干燥,阳光充足,每天定时开窗通风,保持室内空气清新,保持室内温度在 18～20 ℃,湿度在 50%～60% 为宜。

(2)根据患者的病情及需求让其采取舒适的卧位,保持床单位清洁、干燥,床单位做到一人一用一更换。

(3)做好基础护理,满足患者的合理需求,对生活不能自理的患者,应帮助其进食和饮水。

(4)做好心理护理,仔细耐心地向患者及家属讲解关于血液透析的基础知识,让患者了解血液透析的意义及注意事项,消除患者紧张、恐惧的心理,使患者能配合治疗。生活上给予患者无微不至的关心,用温柔的言语、和蔼的微笑感染患者,对患者每一点微笑的进步都予以鼓励,使老年患者感受到医院的温暖,保持健康、乐观的心情,增强战胜疾病的信心和勇气。

(5)体重监测。老年患者的记忆力减退,往往在季节变换时由于衣物增减弄错自己的体重,护士应陪同患者测量体重,并做好详细记录,对透析期间体重增长过快的患者应提醒其注意控制饮食。

(6)透析前仔细询问患者有无出血倾向,合理选择抗凝剂;了解患者有无感染、发热,如有异常,先通知医师处理后再上机。根据患者体重增长情况及疾病的特点设定超滤模式、超滤量、血流量及透析液浓度等,给予患者个体化透析。

(7)加强永久性血管通路和临时性血管通路的护理。老年患者因某些慢性疾病,如糖尿病、肿瘤、慢性支气管炎等食欲下降,而分解代谢增加,消耗了体内蛋白质及脂肪的储备,引起营养不良,同时因尿毒症导致体内代谢和激素水平紊乱,故伤口不易愈合。老年患者大都伴有高血脂和肥胖,且疾病因素使患者血管条件较差,血管细、脆、易滑动,穿刺失败时易引起血肿,管壁修复较慢,这些给内瘘穿刺带来一定的难度。因此穿刺时应选择年资较长、技术较熟练的护士进行操作,有计划地选择动静脉内瘘穿刺点。老年人因精力不足、经济条件的限制、自身照顾不周而不能做好个人清洁卫生,容易引起动静脉内瘘感染。因此护士对其进行动静脉内瘘穿刺前应先做好皮肤清洁,观察有无血肿、内瘘是否通畅、周围皮肤是否完好;穿刺时应严格执行无菌操作技术,认真执行操作规程,防止并发症的发生。使用临时血管通路前,护士同样要做好皮肤的清洁消毒,观察伤口有无渗血、管道固定处有无缝线脱落、固定是否妥当。此外,还要做好患者动静脉内瘘及临时性血管通路的宣教工作,让其做好自我保护。

(8)给予吸氧:对伴有心肺疾病者,在透析开始时就可给予吸氧。

(9)保持呼吸道通畅:对于透析中出现恶心、呕吐者,应及时清理呼吸道,保持呼吸道通畅。

(10)透析过程中严格执行操作规程,避免发生不必要的医疗差错,造成患者身体上和心理上的痛苦。

(二)密切观察病情变化,做好记录

(1)在透析过程中加强观察:①穿刺处有无渗血;②管道安置是否妥当、有无扭曲或折叠;③透析机运转是否正常;④管路内血液的颜色是否正常;⑤血流量是否正常;⑥患者的血压、脉搏

和体温情况。经常询问患者有无抽搐、头痛、头晕、胸闷等不适。有些老人对不良反应的敏感度较低,出现不适时不能及时告知医护人员,因此医护人员应通过对生命体征的密切观察,及早发现不良反应的早期征象,及时处理。

(2)在透析中,患者如需输血、输液,应严格掌握输液速度。为了使血液中的钾离子清除充分,输血应控制在透析结束前 2 小时结束;输液时根据不同的药物调节滴速,避免过快,一般控制在每分钟 30 滴为宜。用药时,密切观察患者有无输血反应、输液反应、药物变态反应等,以及用药后有何不适,如有异常应及时通知医师。

(3)透析结束后,对止血有困难的患者,应该帮助止血;告诉患者起床速度不要太快,避免发生直立性低血压;严密观察生命体征,待患者一切正常后才能护送出血液透析室。

(三)饮食护理

护士应关心患者透析期间的饮食、起居情况,加强与患者的沟通,讲解有关的营养知识,告诉患者饮食多元化的方法,把握机会和患者家属沟通,告知家庭支持的重要性。

对合并其他慢性疾病的老年患者,在饮食上要结合患者的不同情况,作出相应的调整。如患者伴有糖尿病,则应避免摄入含糖量过高的食物,主食以米、麦类碳水化合物为宜。

(四)并发症的护理

老年血液透析患者的急性并发症及远期并发症与常规透析患者的并发症基本相同,但由于疾病及年龄的特殊性,他们更易发生透析失衡综合征、心血管系统并发症、感染、营养不良、脑血管意外、肾性骨病及肿瘤等并发症。

1.透析失衡综合征

透析失衡综合征多见于首次进行血液透析的患者,指在透析过程中或透析后 24 小时内发生以神经系统症状为主的一系列综合征,如头痛、失眠、恶心、呕吐和血压升高等。初次血液透析的患者应缩短血液透析时间,以 3～4 小时为宜;血流量不易过快,一般控制在 $150～180$ mL/min。若患者在透析中出现上诉症状,在无糖尿病的情况下,可以静脉推注高渗糖水。

2.心血管系统并发症

心血管系统并发症是 60 岁以上的老年血液透析患者的常见并发症,也是最常见的致死原因之一。老年患者多患有缺血性心脏病、高血压和心脏传导系统疾病,导致心脏功能储备减弱;体外循环破坏了血流动力学的稳定性,增加了心脏的负担。透析中的低血压、体液及电解质的急剧变化、动静脉内瘘的形成均是构成老年血液透析患者心血管系统并发症的诱因。

(1)低血压:老年患者由于机体耐受力下降,多伴有心血管系统慢性疾病,在透析过程中极易发生低血压,应根据产生的原理认真分析,采取相应的防治措施。患者如在透析一开始就出现血压下降,可能与伴有心血管系统疾病或体外循环的建立、血流量过大致患者不能耐受有关。可通过减慢血流量、减慢超滤、增加预冲液量或使用新鲜血液预冲管道等减轻患者的不适,使患者顺利完成血液透析。如在透析过程中或透析结束前突然出现血压下降、打哈欠、恶心、呕吐、出冷汗、胸闷或伴有下肢肌肉痉挛,可能与患者透析间期体重增长过多,以致在透析时超滤量过多、速度过快有关,也可能是透析中进食过多所引起,应立即减慢血流量、减慢或停止超滤水分,补充生理盐水,待症状改善后继续透析。但要注重控制补液量,避免因补液过多造成透析结束后体内仍有过多水分潴留,诱发急性左心衰竭。对于在透析中经常出现低血压、抽搐的患者,通过适当调高透析液钠浓度能使患者顺利地完成透析治疗。做好饮食宣教工作,让患者知道因饮食控制不佳而导致透析过程中出现各种并发症的危险性,使患者自觉遵守饮食常规,同时告知患者在透析过程中避免过多进食。

（2）心绞痛：由于体外循环的建立，患者可出现暂时的冠状动脉供血不足，在透析过程中突然出现胸骨后疼痛、胸闷，心电图可见 ST 段压低、T 波平坦或倒置，应立即减慢血流量及超滤量，或停止超滤，吸氧，并通知医师，根据医嘱给予硝酸甘油舌下含服，待情况好转后继续透析。如症状不缓解，应立即停止透析治疗。

（3）心律失常：在透析过程中患者感觉心悸、胸闷，出现心动过速、心律不齐，严重者可以出现室性或房性心律失常，应立即减慢血流量及超滤量，或停止超滤，吸氧，针对病因给予抗心律失常的药物，严重者应停止透析治疗。

（4）高血压：多见于患者饮食上摄入过多钠、患者过于紧张、肾素依赖性高血压、透析液浓度过高、超滤不足、失衡综合征、降压药物被透出，药物因素如重组人红细胞生成素的使用等。加强宣教工作，使患者了解饮食控制的重要性，严格控制水、钠的摄入；每次透析都应完成透析处方；鼓励患者在透析期间按时服药，使高血压得到有效控制；或改变透析方式，如进行血液滤过治疗；检查透析液的浓度是否过高；对在透析中有严重高血压的患者可以使用药物加以控制。

（5）心力衰竭：患者突发呼吸困难、不能平卧、心率加快、血压升高，在排除高钾血症的情况下，可以先给患者行单纯超滤，然后改为血液透析，这样可以减轻心脏负担。给予患者半卧位，吸氧或必要时用 50％乙醇湿化给氧。积极控制贫血，平时注意充分超滤，及时拍胸片以了解心胸比例，特别在发热或患其他疾病后，应警惕因体重减轻引起的水分超滤不足，预防透析后未达到干体重而诱发心力衰竭。

3.感染

老年患者由于疾病及年龄因素，免疫力低下，加上营养不良，易发生感染性疾病，特别是呼吸系统、泌尿系统感染及结核。上呼吸道感染易并发肺炎，老年血液透析患者感染的发生率仅次于心血管并发症。因此，应鼓励患者平时注意饮食的合理均衡，进行适度的锻炼，注意在季节变换时及时增减衣物，防止上呼吸道感染。一旦发生感染应立即去医院就医，按时服药，使感染得到有效控制。同时，在透析过程中，应注意严格执行无菌操作技术，防止医源性感染。

4.营养不良

长期血液透析的老年患者大多合并其他慢性疾病，由于消化吸收能力减弱，对蛋白质的吸收和利用能力降低，更易发生营养不良。很多患者独居，不愿给儿女带来负担，因此缺乏照顾，因疾病因素使其精力有限，不能做到饮食的多元化；因饮食需要控制，故饮食单一乏味；或由于缺乏营养知识，蛋白质及能量摄入减少，这些都会导致营养不良。

5.脑血管意外

老年患者由于高血压、高血脂、脑动脉硬化的发生率较高，反复使用肝素后，在动脉硬化的基础上，更易发生脑出血。患者往往表现为持续头痛、无法解释的痴呆、神志的改变，严重的出现偏瘫、死亡。有些患者因脑动脉硬化、降压幅度过大，诱发脑循环障碍，形成脑血栓，引起脑梗死。

因此，对高血压患者应鼓励其在透析期间严格做好自身防护，定期测量血压，按时按量服药，严格控制水分摄入，注意劳逸结合，避免过度疲劳。同时，对严重高血压的患者，应避免短时间内降压幅度过大。对已出现脑血管意外的患者，应避免搬动，在透析中严格控制血流量及超滤量，严密观察生命体征。因病情需要进行无肝素透析的患者应注意血流量、静脉压、跨膜压的变化，防止体外凝血。

6.肿瘤

老年血液透析患者因其免疫功能低下,恶性肿瘤的发生率是正常人的 3～5 倍,且预后差。对于患有恶性肿瘤的患者,做好心理护理极为重要。在透析过程中更要给予无微不至的关怀,密切观察病情,尽量减少急性并发症的发生。

7.老年血液透析胃肠道出血

老年人消化道憩室、毛细血管扩张、癌症的发生率高于年轻人,因而胃肠道出血的发生率也增高。出血原因以出血性胃炎占首位,其次为毛细血管扩张,可发生在任何部位,常为多发性,确诊依靠内镜检查。结肠憩室穿孔的症状不典型,以低热和模糊的腹痛为初发症状,须提高警惕。

8.精神心理问题

首先,慢性疾病的存在导致了患者对治疗的依赖性,维持性血液透析患者则更多依赖医师、护士、透析机。其次是由于疾病自身产生的依赖性,他们不得不进行调整,改变生活方式,并寻求在新的水平上的平衡,这常常是不舒服的,并由此产生一系列心理问题。国内统计资料表明,老年透析患者常存在着焦虑和抑郁,常有一些模棱两可的感情和行为,特别是那些集体活动受阻而致功能损害,不得不依赖他人者。国内资料显示,老年血透患者抑郁、焦虑自评量表总分明显高于中青年组,血液透析患者情感障碍严重者,可影响康复及预后,更加严重的可造成血液透析治疗中并发症的发生率增多,使血液透析中不稳定因素增加,治疗的风险性加大。尤其应注意的是老年患者血液透析时高血压的发生率较高,Kennedy 发现抑郁症增加冠心病患者心源性猝死的危险性。有研究发现,抑郁症状患者在血液透析中心律失常的发生率明显增加,中青年患者出现抑郁症状时,虽然心律失常增加,但更多则表现为胃肠反应。

临床上绝大多数疾病背景下的抑郁未获得及时诊断和治疗,因此对患者抑郁症状发作的再认识已是临床上不可忽视的问题。老年血透患者抑郁症状的产生使临床医师面临更为复杂的医疗问题。两种疾病的并存和相互影响使得对躯体疾病治疗的难度增加。

患者在透析过程中出现不适时会紧张、焦虑,医护人员若能准确、快速、沉稳地做出处理,缓解患者的不适,既能减轻患者的痛苦,又能增加患者的信任感,提高患者在治疗过程中的依从性,改善患者的透析质量和生活质量。

随着血液透析技术的不断成熟、更新和发展,年龄不再是血液透析考虑的首要因素,但如何提高老年患者的透析质量和生活质量,仍然是我们继续探讨的话题。

(温　率)

第十二节　妊娠期患者血液透析技术及护理

慢性肾衰竭患者由于月经紊乱和排卵异常,其生育能力降低,如妊娠前血肌酐 >265.2 μmol/L(3 mg/dL),尿素氮>10.7 mmol/L(3 mg/dl),成功的妊娠是罕见的。随着血液透析治疗及其技术的不断进展,成功的妊娠和正常分娩的报道日益增多,据国际肾脏病协会统计表明,妇女透析患者妊娠发生率美国每年约 0.5%,沙特阿拉伯每年约 1.4%,我国目前尚无该方面的确切资料。由于透析患者妊娠可危及母亲和胎儿的安全,肾脏科、产科及儿科恰当的配合与处理可帮助患者顺利度过妊娠期、围生期,提高胎儿成活率。本节重点阐述妇女妊娠期透析。

妊娠过程中,妇女的血容量负荷增加,心脏处于高排出量状态;前列腺素分泌增加,肾血管阻力下降,肾血流增加,使早期肾小球滤过率增加 $30\%\sim50\%$,导致溶质的排泄率增加,血肌酐和尿素氮水平下降。Sim 等观察到正常非妊娠期妇女血清肌酐为 $(59.2\pm12.4)\mu mol/L$ 、尿素氮为 $(4.9\pm4.1)mmol/L$,而血压正常妊娠妇女血清肌酐为 $(40.7\pm26.5)\mu mol/L$,尿素氮为 $(3.1\pm0.5)mmol/L$,因此认为妊娠期间血肌酐 $>70.7~\mu mol/L$ 时应进行肾功能检查。

一、透析患者妊娠及其后果

透析患者生育能力明显下降,据统计透析患者妊娠发生率每年在 $0.5\%\sim1.4\%$,比利时一项研究表明其发生率每年为 0.3% 。晚期随着促红细胞生成素的应用,透析患者生育能力有所改善,特别注意的是血液透析患者妊娠率为腹膜透析的 $2\sim3$ 倍。透析患者生育能力下降原因尚不明确,早先文献报道仅有 10% 的育龄妇女透析期间恢复月经,最近研究报道达 40% 。早在 $15\sim20$ 年前就有证实透析患者存在激素水平异常,在月经周期卵泡雌二醇水平同正常一样,但缺乏黄体生成素和卵泡刺激素高峰,孕激素水平持续下降,约 70% 的妇女继发于高催乳素血症而产生泌乳。以上研究提示慢性肾衰竭患者存在下丘脑-垂体-卵巢轴基础水平异常,缺乏典型的排卵高峰和对月经的周期性调节作用。慢性肾衰竭患者妊娠常发生在透析开始的前几年,但也有报道妊娠发生在透析后 20 年之久。多次妊娠也较常见,美国国家透析患者妊娠登记资料显示,8 例孕龄妇女妊娠 2 次,8 例妊娠 3 次,1 例妊娠 4 次。透析患者妊娠结局如何报道不一,婴儿生存仅是判断妊娠成功的标志,其实大多数婴儿早产或生长发育迟缓,新生儿常合并呼吸窘迫综合征及其他早产并发症,NPRD 报道 116 例成活婴儿中有 11 例发生呼吸窘迫综合征及 1 例死胎。随诊资料较全的 49 例婴儿中有 11 例需长期医治或存在发育障碍,他们大多数归因于早产而非宫内氮质血症环境。

二、妊娠与透析

(一)透析治疗的时机

目前对于妊娠合并慢性肾衰竭的透析时机尚无统一标准,与非妊娠妇女相比,早期和充分透析是有益的。Hou 提出,当血清尿素氮为 $30\sim40~mmol/L(80\sim100~mg/dL)$ 时,必须开始透析。透析治疗有利于减轻宫腔内胎儿的氮质血症,改善胎盘功能不全,避免死产和自然流产。此外,透析治疗有助于控制孕妇的容量依赖性高血压,增加透析次数可以减少透析中低血压的发生,而且不需限制饮食,可改善母婴的营养状况。妊娠末期,由于婴儿每天约产生 540 mg 尿素氮,透析时间必须适宜延长。

(二)透析时间

关于妊娠合并慢性肾衰竭,每周透析总时间和透析的目标,各家报道不一。有研究主张强化透析(每天透析),尽管强化透析价值尚没有最后确定,但从理论上是可以实施的。Kundaye 等报道妊娠期间透析(残肾功能尚可),孕妇妊娠结局较满意,婴儿成活率为 $75\%\sim80\%$,但尚不能区分是残余肾功能还是充分透析治疗改善了妊娠结局,但起码降低了胎儿暴露于代谢产物环境的概率。另外,每天透析,透析期间体重增加较适宜,降低了低血压危险。透析患者羊水过多较普遍,增加了早产概率,相对于婴儿正常肾功能,血清过高尿毒素可促使渗透性利尿,增加羊水过多的概率。NPDR 主张每周至少 20 小时透析才能明显改善妊娠预后。

透析治疗对胎儿有害的证据不足,有些研究认为,透析可诱发早产。这是因为透析能使体内黄体酮下降 10%，而早产与黄体酮减少有关。Sancbez Casajus 等在透析过程中对胎儿进行监测，结果提示胎儿对透析治疗的耐受力较好。透析中低血压可导致胎儿宫内窘迫，因此，必须防止妊娠过程中低血压的发生。

三、透析液处方

有关血液透析的处方建议很多，但能否改善母婴的预后不肯定。Hou 主张透析液钠浓度为 134 mmol/L，使之接近正常妊娠妇女血清钠较低的水平；增加透析液钙浓度至 2 mmol/L，以适应母婴钙的需求量；透析液中含糖量为 200 mg/dL，防止透析中出现低血糖；维持血压稳定的措施与非妊娠透析一致。

对于强化透析易引起电解质紊乱，需进行调整。如果每天饮食中钾的摄入量不能抵消透析丢失量，可导致血清钾水平下降，因而需适当增加透析液钾浓度。如果透析液中钙离子浓度仍为 0.875 mmol/L 可导致高钙血症，因而钙离子浓度为 0.625 mmol/L 较适宜。一般来说，透析液中 HCO_3^- 浓度设计为 35 mmol/L，可缓冲两天间期酸负荷，每天透析可致血清 HCO_3^- 浓度上升，导致代谢性碱中毒，因而需个体化调节 HCO_3^- 浓度。

四、抗凝治疗

过去妊娠患者要适当减少肝素用量，对于每天透析患者需用最小剂量肝素，然而因非妊娠患者降低肝素用量可增加体外循环凝血，尽管迄今尚无严格患者对照研究，但妊娠处于高凝状态，可适当增加肝素用量，肝素不能通过胎盘，因而无致畸作用，对于明显出血孕妇主张无肝素透析。华法林能通过胎盘，在妊娠前 3 个月有致畸作用，在妊娠后 3 个月可引起胎儿出血，因而，对于需用华法林预防血管通路高凝状态的孕妇应该用肝素皮下注射预防。随着低分子量肝素普遍使用，及其出血危险性低等优点，目前主张应用低分子肝素。

五、妊娠透析患者的营养指导

透析本身会导致严重营养不良，因而妊娠透析期间需合理营养指导，如表 5-8 所示。

表 5-8　妊娠透析患者营养指导

热量	147 KJ/(kg·d)+1260 KJ
蛋白质	1.2 g/(kg·d)+10 g
维生素	
维生素 A	无须补充
维生素 C	≥170 mg/d
维生素 B_1	3.4 mg/d
维生素 B_2(核黄素)	3.4 mg/d
烟酸	≥20 mg/d
维生素 B_6	>5 mg/d
叶酸	1.8 mg/d
矿物质	
钙	2 000 mg/d

续表

磷	1 200 mg/d
镁	200~300 mg/d
锌	15 mg/d
卡尼汀	330 mg/d

六、透析患者产科问题

慢性肾衰竭妊娠对母婴均有极大威胁,需泌尿科、产科、妇科、儿科通力协作,才能保证母婴平安。早产是慢性肾衰竭妊娠婴儿病死率和发病率增加的关键因素,需加强指导,同预防先兆子痫一样,需补充镁离子,但小心避免镁中毒和孕妇呼吸窘迫,当血清镁离子浓度低于 5 mg/dL 时需给予负荷剂量并在每次透析后给予补充。吲哚美辛可促进胎儿成熟,使分娩延后 72 小时,并可预防羊水过多,但过多应用可加重肾功能损害,引起高钾血症。由于死胎发生率增加,需密切观察胎儿生长发育状况,主张在孕 30 周后经腹壁羊膜腔穿刺抽吸羊水测胎肺成熟度,并注入地塞米松 10 mg,每周两次,促进胎肺成熟。对胎儿宫内发育迟缓的治疗,每天吸氧 3 次,每次 30 分钟,并口服解痉药,如沙丁胺醇或氨茶碱,同时加强营养支持。关于分娩时机尚有争论,一些学者主张如果胎儿肺成熟,选择 34~36 周分娩较佳,但现在多数主张孕妇 38 周分娩较好,但对于透析患者,往往由于早产和产科问题留给我们选择的时间不多。剖宫产仅适用于产科问题,而绝非肾脏本身,否则主张自然分娩较好。特别注意的是分娩过程避免水负荷增加和感染,因为催产素能增加水潴留的危险。至于新生儿处理尤为必要,透析患者婴儿分娩时血清尿素氮和肌酐水平同母亲一样,可导致出生后渗透性利尿,没有密切监测和适当补充,可导致血容量不足和电解质紊乱。新生儿血清钙离子浓度监测也尤为重要,因为婴儿长期暴露在高钙血症的环境,出生后易发生低钙血症和痉挛等危险。

妊娠合并慢性肾衰竭对母婴均有危险,孕前肾功能良好者,妊娠可能不会引起肾功能的损害,婴儿生存率高;孕前肾功能中度以上损害者,妊娠可能导致 1/3 的患者肾功能恶化,密切监测和早期终止妊娠,也难以保证肾功能的逆转;积极配合透析治疗,肾功能可能恢复,妊娠高血压疾病也是不可忽视的问题,需警惕高血压的危险。另外,自然流产、早产和死产的发生率高,对胎儿的生存威胁极大。透析治疗可提高母婴的生存率,必须早期和充分透析,掌握透析原则,避免透析并发症。

(温 率)

第六章

心内科疾病护理

第一节 心律失常

一、疾病概述

(一)概念和特点

心律失常是指心脏冲动频率、节律、起源部位、传导速度或激动次序的异常。按其发生原理可分为冲动形成异常和冲动传导异常两大类。按照心律失常发生时心率的快慢,可分为快速性与缓慢性心律失常两大类。

心律失常可发生在没有明确心脏病或其他原因的患者。心律失常的后果取决于其对血流动力学的影响,可从心律失常对心、脑、肾灌注的影响来判断。轻者患者可无症状,一般表现为心悸,但也可出现心绞痛、气短、晕厥等症状。心律失常持续时间不一,有时仅持续数秒、数分,有时可持续数天以上,如慢性心房颤动。

(二)相关病理生理

正常生理状态下,促成心搏的冲动起源于窦房结,并以一定的顺序传导于心房与心室,使心脏在一定频率范围内发生有规律的搏动。如果心脏内冲动的形成异常和/或传导异常,使整个心脏或其一部分的活动变为过快、过慢或不规则,或者各部分活动的程序发生紊乱,即形成心律失常。心律失常有多种不同的发生机制,如折返、自律性改变、触发活动和平行收缩等。然而,由于条件限制,目前能直接对人在体内心脏研究的仅限于折返机制,临床检查尚不能判断大多数心律失常的电生理机制。产生心律失常的电生理机制主要包括冲动发生异常、冲动传导异常及触发活动。

(三)主要病因与诱因

1.器质性心脏病

心律失常可见于各种器质性心脏病,其中以冠心病、心肌病、心肌炎和风湿性心脏病为多见,尤其在发生心力衰竭或急性心肌梗死时。

2.非心源性疾病

几乎其他系统疾病均可引发心律失常,常见的有内分泌失调、麻醉、低温、胸腔或心脏手术、中枢神经系统疾病及自主神经功能失调等。

3.酸碱失衡和电解质紊乱

各种酸碱代谢紊乱、钾代谢紊乱可使传导系统或心肌细胞的兴奋性、传导性异常而引起心律失常。

4.理化因素和中毒

电击可直接引起心律失常甚至死亡，中暑、低温也可导致心律失常。某些药物可引起心律失常，其机制各不相同，洋地黄、奎尼丁、氨茶碱等直接作用于心肌，洋地黄、夹竹桃、蟾蜍等通过兴奋迷走神经，拟肾上腺素药、三环类抗抑郁药等通过兴奋交感神经，可溶性钡盐、棉酚、排钾性利尿剂等引起低钾血症，窒息性毒物则引起缺氧诱发心律失常。

5.其他

发生在健康者的心律失常也不少见，部分病因不明。

（四）临床表现

心律失常的诊断大多数要靠心电图，但相当一部分患者可根据病史和体征做出初步诊断。详细询问发作时的心率快慢，节律是否规整，发作起止与持续时间，发作时是否伴有低血压、昏厥、心绞痛或心力衰竭等表现，以及既往发作的诱因、频率和治疗经过，有助于心律失常的诊断，同时要对患者全身情况、既往治疗情况等进行全面的了解。

（五）辅助检查

1.心电图检查

心电图检查是诊断心律失常最重要的一项无创性检查技术。应记录 12 导联心电图，并记录清楚显示 P 波导联的心电图长条以备分析，通常选择 V_1 导联或 Ⅱ 导联。必要时采用动态心电图，连续记录患者24 小时的心电图。

2.运动试验

患者在运动时出现心悸，可做运动试验协助诊断。运动试验诊断心律失常的敏感性不如动态心电图。

3.食管心电图

解剖上左心房后壁毗邻食管，因此，插入食管电极导管并置于心房水平时，能记录到清晰的心房电位，并能进行心房快速起搏或程序电刺激。

4.心腔内电生理检查

心腔内电生理检查是将几根多电极导管经静脉和/或动脉插入，放置在心腔内的不同部位辅以 8～12 通道以上多导生理仪，同步记录各部位电活动，包括右心房、右心室、希氏束、冠状静脉窦(反映左心房、左心室电活动)。其适应证如下：①窦房结功能测定。②房室与室内传导阻滞。③心动过速。④不明原因晕厥。

5.三维心脏电生理标测及导航系统

三维心脏电生理标测及导航系统(三维标测系统)是近年来出现的新的标测技术，能够减少X线曝光时间，提高消融成功率，加深对心律失常机制的理解。

（六）窦性心律失常治疗原则

(1)若患者无心动过缓有关的症状，不必治疗，仅定期随诊观察。对于有症状的病窦综合征患者，应接受起搏器治疗。

(2)心动过缓-心动过速综合征患者发作心动过速，单独应用抗心律失常药物治疗可能加重心动过缓。应用起搏治疗后，患者仍有心动过速发作，可同时应用抗心律失常药物。

(七)房性心律失常治疗原则

1.房性期前收缩

无须治疗。当有明显症状或因房性期前收缩触发室上行心动过速时,应给予治疗。治疗药物包括普罗帕酮、莫雷西嗪或β受体阻滞剂。

2.房性心动过速

(1)积极寻找病因,针对病因治疗。

(2)抗凝治疗。

(3)控制心室率。

(4)转复窦性心律。

3.心房扑动

(1)药物治疗:减慢心室率的药物包括β受体阻滞剂、钙通道阻滞剂(维拉帕米、地尔硫草)或洋地黄制剂(地高辛、毛花苷C)。转复心房扑动的药物包括ⅠA(如奎尼丁)或ⅠC(如普罗帕酮)类抗心律失常药,如心房扑动患者合并冠心病、充血性心力衰竭等时,不用ⅠA或ⅠC类药物,应选用胺碘酮。

(2)非药物治疗:直流电复律是终止心房扑动最有效的方法。其次食管调搏也是转复心房扑动的有效方法。射频消融可根治心房扑动。

(3)抗凝治疗:持续性心房扑动的患者,发生血栓栓塞的风险明显增高,应给予抗凝治疗。

4.心房颤动

应积极寻找心房颤动的原发疾病和诱发因素,进行相应处理。

治疗包括以下几种方法:①抗凝治疗;②转复并维持窦性心律;③控制心室率。

(八)房室交界区性心律失常治疗原则

1.房室交界区性期前收缩

通常无须治疗。

2.房室交界区性逸搏与心律

一般无须治疗,必要时可起搏治疗。

3.非阵发性房室交界区性心动过速

主要针对病因治疗。洋地黄中毒引起者可停用洋地黄,可给予钾盐、利多卡因或β受体阻滞剂治疗。

4.与房室交界区相关的折返性心动过速

急性发作期应根据患者的基础心脏状况,既往发作的情况及对心动过速的耐受程度做出适当处理。

主要药物治疗如下述。

(1)腺苷与钙通道阻滞剂:为首选。起效迅速,不良反应为胸部压迫感、呼吸困难、面部潮红、窦性心动过缓、房室传导阻滞等。

(2)洋地黄与β受体阻滞剂:静脉注射洋地黄可终止发作。对伴有心功能不全患者仍作为首选。β受体阻滞剂也能有效终止心动过速,选用短效β受体阻滞剂较合适如艾司洛尔。

(3)普罗帕酮1~2 mg/kg 静脉注射。

(4)其他:食管心房调搏术、直流电复率等。

预防复发:是否需要给予患者长期药物预防,取决于发作的频繁程度及发作的严重性。药物的选择可依据临床经验或心内电生理试验结果。

5.预激综合征

对于无心动过速发作或偶有发作但症状轻微的预激综合征患者的治疗,目前仍存有争议。如心动过速发作频繁伴有明显症状,应给予治疗。治疗方法包括药物和导管消融。

(九)室性心律失常治疗原则

1.室性期前收缩

首先应对患者室性期前收缩的类型、症状及其原有心脏病变做全面的了解;然后,根据不同的临床状况决定是否给予治疗,采取何种方法治疗及确定治疗的终点。

2.室性心动过速

一般遵循的原则是:有器质性心脏病或有明确诱因应首先给以针对性治疗;无器质性心脏病患者发生非持续性短暂室速,如无症状或无血流动力学影响,处理的原则与室性期前收缩相同;持续性室性发作,无论有无器质性心脏病,应给予治疗。

3.心室扑动与颤动

快速识别心搏骤停、高声呼救、进行心肺复苏,包括胸外按压、开放气道、人工呼吸、除颤、气管插管、吸氧、药物治疗等。

(十)心脏传导阻滞治疗原则

1.房室传导阻滞

应针对不同病因进行治疗。一度与二度Ⅰ型房室阻止心室率不太慢者,无须特殊治疗。二度Ⅱ型与三度房室阻滞,如心室率显著缓慢,伴有明显症状或血流动力学障碍,甚至 Adams-Strokes 综合征发作者,应给予起搏治疗。

2.室内传导阻滞

慢性单侧束支阻滞的患者如无症状,无须接受治疗。双分支与不完全性三分支阻滞有可能进展为完全性房室传导阻滞,但是否一定发生及何时发生均难以预料,不必常规预防性起搏器治疗。急性前壁心肌梗死发生双分支、三分支阻滞或慢性双分支、三分支阻滞,伴有晕厥或阿-斯综合征发作者,则应及早考虑心脏起搏器治疗。

二、护理评估

(一)一般评估

心律失常患者的生命体征,发作间歇期无异常表现。发作期则出现心悸、气短、不敢活动,心电图显示心率过快、过慢、不规则或暂时消失而形成窦性停搏。

(二)身体评估

发作时体格检查应着重于判断心律失常的性质及心律失常对血流动力学状态的影响。听诊心音了解心室搏动率的快、慢和规则与否,结合颈静脉搏动所反映的心房活动情况,有助于做出心律失常的初步鉴别诊断。缓慢(<60 次/分)而规则的心率为窦性心动过缓,快速(>100 次/分)而规则的心率常为窦性心动过速。窦性心动过速较少超过 160 次/分,心房扑动伴 2:1 房室传导时心室率常固定在 150 次/分左右。不规则的心律中以期前收缩为最常见,快而不规则者以心房颤动或心房扑动、房速伴不规则房室传导阻滞为多。心律规则而第一心音强弱不等(大炮音),尤其是伴颈静脉搏动间断不规则增强(大炮波),提示房室分离,多见于完全性或室速。

(三)心理-社会评估

心律失常患者常有焦虑、恐惧等负性情绪,护理人员应做好以下几点:①帮助患者认识到自己的情绪反应,承认自己的感觉,指导患者使用放松术。②安慰患者,告诉患者较轻的心律失常通常不会威胁生命。有条件时安排单人房间,避免与其他焦虑患者接触。③经常巡视病房,了解患者的需要,帮助其解决问题,如主动给患者介绍环境,耐心解答有关疾病的问题等。

(四)辅助检查结果的评估

1.心电图(ECG)检查

心律失常发作时的心电图记录是确诊心律失常的重要依据。应记录 12 导联心电图,包括较长的 Ⅱ 或 V_1 导联记录。注意 P 和 QRS 波形态、P-QRS 关系、P-P、P-R 与 R-R 间期,判断基本心律是窦性还是异位。通过逐个分析提早或延迟心搏的性质和来源,最后判断心律失常的性质。

2.动态心电图

对心律失常的检出率明显高于常规心电图,尤其是对易引起猝死的恶性心律失常的检出尤为有意义。对心律失常的诊断优于普通心电图。

3.运动试验

运动试验可增加心律失常的诊断率和敏感性,是对 ECG 很好的补充,但运动试验有一定的危险性,需严格掌握禁忌证。

4.食管心电图

食管心电图是食管心房调搏最佳起搏点判定的可靠依据,更能在心律失常的诊断与鉴别诊断方面起到特殊而独到的作用。食管心电图与心内电生理检查具有高度的一致性,为导管射频消融术根治阵发性室上性心动过速(PSVT)提供可靠的分型及定位诊断。也有助于不典型的预激综合征患者确立诊断。

5.心腔内电生理检查

心腔内电生理检查为有创性电生理检查,除能确诊缓慢性和快速性心律失常的性质外,还能在心律失常发作间隙应用程序电刺激方法判断窦房结和房室传导系统功能,诱发室上性和室性快速性心律失常,确定心律失常起源部位,评价药物与非药物治疗效果,以及为手术、起搏或消融治疗提供必要的信息。

(五)常用药物治疗效果的评估

(1)治疗缓慢性心律失常:一般选用增强心肌自律性和/或加速传导的药物,如拟交感神经药、迷走神经抑制药或碱化剂。护理评估:①服药后心悸、乏力、头晕、胸闷等临床症状有无改善。②有无不良反应发生。

(2)治疗快速性心律失常:选用减慢传导和延长不应期的药物,如迷走神经兴奋剂、拟交感神经药间接兴奋迷走神经或抗心律失常药物。护理评估:①用药后的疗效,有无严重不良反应发生。②药物疗效不佳时,考虑电转复或射频消融术治疗,并做好术前准备。

(3)临床上抗心律失常药物繁多,药物的分类主要基于其对心肌的电生理学作用。治疗缓慢性心律失常的药物,主要提高心脏起搏和传导功能,如肾上腺素类药物(肾上腺素、异丙肾上腺素),拟交感神经药如阿托品、山莨菪碱,β受体激动剂如多巴胺类、沙丁胺醇等。

(4)及时就诊的指标:①心动过速发作频繁伴有明显症状如低血压、休克、心绞痛、心力衰竭或晕厥等。②出现洋地黄中毒症状。

三、主要护理诊断/问题

(一)活动无耐力

与心律失常导致心悸或心排血量减少有关。

(二)焦虑

与心律失常反复发作,对治疗缺乏信心有关。

(三)有受伤的危险

与心律失常引起的头晕、晕厥有关。

(四)潜在并发症

心力衰竭、脑栓塞、猝死。

四、护理措施

(一)体位与休息

当心律失常发作导致胸闷、心悸、头晕等不适时采取高枕卧位、半卧位或其他舒适体位,尽量避免左侧卧位,以防左侧卧位时感觉到心脏搏动而加重不适。有头晕、晕厥发作或曾有跌倒病史者应卧床休息。保证患者充分的休息与睡眠,必要时遵医嘱给予镇静剂。

(二)给氧

伴呼吸困难、发绀等缺氧表现时,给予氧气吸入,2～4 L/min。

(三)饮食

控制膳食总热量,以维持正常体重为度,40 岁以上者尤应预防发胖。一般以体重指数(BMI)20～24 为正常体重。或以腰围为标准,一般以女性≥80 cm,男性≥85 cm 为超标。超重或肥胖者应减少每天进食的总热量,以低脂(30%/d)、低胆固醇(200 mg/d)膳食,并限制酒及糖类食物的摄入。严禁暴饮暴食。以免诱发心绞痛或心肌梗死。合并高血压或心力衰竭者,应同时限制钠盐。避免摄入刺激性食物如咖啡、浓茶等,保持大便通畅。

(四)病情观察

严密进行心电监测,出现异常心律变化,如 3～5 次/分的室性期前收缩或阵发性室性心动过速,窦性停搏、二度Ⅱ型或三度房室传导阻滞等,立即通知医师。应将急救药物备好,需争分夺秒地迅速给药。有无心悸、胸闷、胸痛、头晕、晕厥等。检测电解质变化,尤其是血钾。

(五)用药指导

接受各种抗心律失常药物治疗的患者,应在心电监测下用药,以便掌握心律的变化情况和观察药物疗效。密切观察用药反应,严密观察穿刺局部情况,谨防药物外渗。皮下注射给予抗凝溶栓及抗血小板药时,注意更换注射部位,避免按摩,应持续按压 2～3 分钟。严格按医嘱给药,避免食用影响药物疗效的食物。用药前、中、后注意心率、心律、P-R 间期、Q-T 间期等的变化,以判断疗效和有无不良反应。

(六)除颤的护理

持续性室性心动过速患者,应用药物效果不明显时,护士应密切配合医师将除颤器电源接好,检查仪器性能是否完好,备好电极板,以便及时顺利除颤。对于缓慢型心律失常患者,应用药物治疗后仍不能增加心率,且病情有所发展或反复发作阿-斯综合征时,应随时做好安装人工心脏起搏器的准备。

(七)心理护理

向患者说明心律失常的治疗原则,介绍介入治疗,如心导管射频消融术或心脏起搏器安置术的目的及方法,以消除患者的紧张心理,使患者主动配合治疗。

(八)健康教育

1.疾病知识指导

向患者及家属讲解心律失常的病因、诱因及防治知识。

2.生活指导

指导患者劳逸结合,生活规律,保证充足的休息与睡眠。无器质性心脏病者应积极参加体育锻炼。保持情绪稳定,避免精神紧张、激动。改变不良饮食习惯,戒烟、酒、避免浓茶、咖啡、可乐等刺激性食物。保持大便通畅,避免排便用力而加重心律失常。

3.用药指导

嘱患者严格按医嘱按时按量服药,说明所用药物的名称、剂量、用法、作用及不良反应,不可随意增减药物的剂量或种类。

4.制订活动计划

评估患者心律失常的类型及临床表现,与患者及家属共同制订活动计划。对无器质性心脏病的良性心律失常患者,鼓励其正常工作和生活,保持心情舒畅,避免过度劳累。窦性停搏、二度Ⅱ型或三度房室传导阻滞、持续性室速等严重心律失常患者或快速心室率引起血压下降者,应卧床休息,以减少心肌耗氧量。卧床期间加强生活护理。

5.自我监测指导

教会患者及家属测量脉搏的方法,心律失常发作时的应对措施及心肺复苏术,以便于自我检测病情和自救。对安置心脏起搏器的患者,讲解自我监测与家庭护理方法。

6.及时就诊的指标

(1)当出现头晕、气促、胸闷、胸痛等不适症状。

(2)复查心电图发现异常时。

五、护理效果评估

(1)患者及家属掌握自我监测脉搏的方法,能复述疾病发作时的应对措施及心肺复苏术。

(2)患者掌握发生疾病的诱因,能采取相应措施尽可能避免诱因的发生。

(3)患者心理状态稳定,养成正确的生活方式。

(4)患者未发生猝死或发生致命性心律失常时能得到及时发现和处理。

(董玉聘)

第二节 高 血 压

一、疾病概述

(一)概念和特点

高血压是一种常见病、多发病,是心、脑血管病的重要病因和危险因素。根据病因常分为原发性高血压和继续发性高血压,95%以上的高血压患者属于原发性高血压,通常将原发性高血压简称为高血压。原发性高血压是以血压升高为主要临床表现伴或不伴有多种心血管危险因素的综合征。

高血压的标准是根据临床及流行病学资料界定的,目前我国高血压定义为收缩压≥18.7 kPa(140 mmHg)和/或舒张压≥12.0 kPa(90 mmHg),根据血压升高水平,又进一步将高血压分为1~3级。

高血压在世界各国都是常见病,其患病率与工业化程度、地区和种族有关。根据我国4次大规模高血压患病率的人群抽样调查结果显示我国人群近年来的高血压患病率明显上升。2002年我国18岁以上成人高血压患病率为18.8%,按我国人口的数量和结构估算,目前我国约有2亿高血压患者,即每10个成年人中就有2个患高血压,约占全球高血压总人数的1/5。然而,我国高血压的总体情况是患病率高,知晓率、治疗率和控制率较低,其流行病学有两个显著特点,即从南方到北方高血压患病率递增,不同民族之间高血压患病率存在一些差异。

(二)相关病理生理

高血压的发病机制目前尚未形成统一认识,但其血流动力学特征主要是总外周血管阻力相对或绝对增高,从这一点考虑,高血压的发病机制主要存在于5个环节,即交感神经系统活性亢进、肾性水、钠潴留、肾素-血管紧张素-醛固酮系统(RAAS)激活、细胞膜离子转运异常及胰岛素抵抗。

相关病理改变主要集中在对心、脑、肾、视网膜的变化。

1.心

左心室肥厚和扩张。

2.脑

脑血管缺血与变性、粥样硬化,形成微动脉瘤或闭塞性病变,从而引发脑出血、脑血栓、腔隙性脑梗死。

3.肾

肾小球纤维化、萎缩、肾动脉硬化,引起肾实质缺血和肾单位不断减少,导致肾衰竭。

4.视网膜

视网膜小动脉痉挛、硬化,甚至可能引起视网膜渗血和出血。

(三)主要病因与诱因

高血压的病因为多因素,主要包括遗传和环境因素两个方面,两者互为结果。

1.遗传因素

高血压具有明显的家庭聚集性,基因对血压的控制是肯定的,这些与高血压产生有关的基因被称为原发性高血压相关基因。在遗传表型上,不仅血压升高发生率体现遗传性,在血压高度、并发症发生及其他相关因素方面,如肥胖等也具有遗传性。

2.环境因素

(1)饮食:血压水平和高血压的患病率与钠盐平均摄入量显著相关,摄盐越多,血压水平和患病率越高。摄盐过多导致血压升高主要见于对盐敏感的人群。另外,膳食中充足的钾、钙、镁和优质蛋白可防止血压升高,素食为主者血压常低于肉食者。长期饮咖啡、大量饮酒、饮食中缺钙、饱和脂肪酸过多,不饱和脂肪酸与饱和脂肪酸比值降低等均可引起血压升高。

(2)精神心理:社会因素包括职业、经济、劳动种类、文化程度、人际关系等,对血压的影响主要是通过精神和心理因素起作用。因此脑力劳动者高血压发病率高于体力劳动者,从事精神紧张度高的职业和长期生活在噪声环境者高血压也较多。

3.其他因素

肥胖者高血压患病率是体重正常者2~3倍,超重是血压升高的重要独立危险因素。一般采用体重指数(BMI)来衡量肥胖程度,腰围反映向心性肥胖程度,血压与BMI呈显著正相关,腹型肥胖者容易发生高血压。服用避孕药的妇女血压升高发生率及程度与服用药物时间长短有关,但这种高血压一般较轻,且停药后可逆转。睡眠呼吸暂停低通气综合征的患者50%有高血压,且血压的高度与睡眠呼吸暂停低通气综合征的病程有关。

(四)临床表现

大多数起病缓慢、渐进,缺乏特殊的临床表现。血压随着季节、昼夜、情绪等因素有较大波动。

1.一般表现

(1)症状:头痛是最常见的症状,较常见的还有头晕、头胀、耳鸣眼花、疲劳、注意力不集中、失眠等。这些症状在紧张或劳累后加重,典型的高血压头痛在血压下降后即可消失。

(2)体征:高血压的体征较少,血压升高时可闻及主动脉瓣区第二心音亢进及收缩期杂音。皮肤黏膜、四肢血压、周围血管搏动、血管杂音检查有助于继续性高血压的病因判断。

2.高血压急症和亚急症

高血压急症是指高血压患者在某些诱因作用下,血压急剧升高[一般超过 24.0/16.0 kPa(180/120 mmHg)],同时伴有进行性心、脑、肾等重要靶器官功能不全的表现。高血压急症的患者如不能及时降低血压,预后很差,常死于肾衰竭、脑卒中或心力衰竭。高血压亚急症是指血压显著升高但不伴靶器官损害,患者常有血压升高引起的症状。

(五)辅助检查

1.常规检查

尿常规、血糖、血脂、肾功能、血清电解质、心电图和胸部 X 线片等检查,有助于发现相关危险因素和靶器官损害。必要时行超声心动图、眼底检查等。

2.特殊检查

为进一步了解患者血压节律和靶器官损害情况,可有选择地进行一些特殊检查。如 24 小时动态血压监测(ABPM),踝/臂血压比值,心率变异,颈动脉内膜中层厚度(IMT),动脉弹性功能测定,血浆肾素活性(PRA)等。

(六)治疗原则

1.治疗目标

高血压是一种以动脉血压持续升高为特征的进行性"心血管综合征",常伴有其他危险因素、靶器官损害或临床疾病,需要进行综合干预。常常采用药物治疗与非药物治疗,以及防治各种心血管病危险因素等相结合。因此,高血压的治疗目标是尽可能地降低心血管事件的发生率和病死率。

2.非药物治疗

(1)合理膳食:低盐饮食,限制钠盐摄入;限制乙醇摄入量。

(2)控制体重:体重指数如超过 24 则需要限制热量摄入和增加体力活动。

(3)适宜运动:增加有氧运动。

(4)其他:定期测量血压,规范治疗,改善治疗依从性,尽可能实现降压达标,坚持长期平稳有效地控制血压。保持健康心态,减少精神压力,戒烟等。

治疗时根据年龄、病程、血压水平、心血管病危险因素、靶器官损害程度、血流动力学状态及并发症等来选择合适药物。

3.药物治疗

降压药物的选择一般应从一线药物、单一药物开始,疗效不佳时,才联合用药。若非血压较高,或高血压急症,降压时用药以小剂量开始,逐渐加量,使血压逐渐下降,老年患者更需如此。

(1)利尿剂:通过利钠排水、降低细胞外高血容量、减轻外周血管阻力发挥降压作用。作用较平稳、缓慢,持续时间相对较长,作用持久服药 2～3 周后作用达高峰,能增强其他降压的疗效,适用于轻、中度高血压。有噻嗪类、襻利尿剂和保钾利尿剂三类,以噻嗪类使用最多。

(2)β受体阻滞剂:通过抑制过度激活的交感神经活性、抑制心肌收缩力、减轻心率发挥降压作用。降压作用较迅速、强力,适用于不同严重程度的高血压,尤其是心率较快的中、青年患者或合并心绞痛的患者,对老年高血压疗效相对较差。二、三度心脏传导阻滞和哮喘患者禁用,慢性阻塞性肺病、运动员、周围血管病或糖耐量异常者慎用。有选择性(β_1)、非选择性(β_1 和 β_2)和兼有 α 受体阻滞剂 3 类,常用的有美托洛尔、阿替洛尔、比索洛尔、普萘洛尔等。

(3)钙通道阻滞剂:通过阻断血管平滑肌细胞上的钙离子通道,扩张血管降低血压。降压效果起效迅速,降压幅度相对较强,剂量和疗效呈正相关,除心力衰竭患者外较少有治疗禁忌证。分为二氢吡啶类和非三氢吡啶类,前者以硝苯地平为代表,后者有维拉帕米和地尔硫草。

(4)血管紧张素转换酶抑制剂:通过抑制血管紧张素转换酶阻断肾素血管紧张素系统,从而达到降压作用。降压起效缓慢,逐渐增强,在 3～4 周时达最大作用,限制摄入或联合使用利尿剂可使起效迅速和作用增强。常用的有卡托普利、依那普利、贝那普利等。

(5)血管紧张素Ⅱ受体阻滞剂:通过阻断血管紧张素Ⅱ受体发挥降压作用。起效缓慢,但持久而平稳,一般在 6～8 周达到最大作用,持续时间达 24 小时以上。常用的药物有氯沙坦、缬沙坦、厄贝沙坦、替米沙坦等。

(6)α受体阻滞剂:不作为一般高血压的首选药,适用于高血压伴前列腺增生患者,也用于难治性高血压的治疗。如哌唑嗪。

二、护理评估

(一)一般评估

1.生命体征

体温、脉搏、呼吸可正常,但血压测量值升高。必要时可测量立、卧位血压和四肢血压,监测 24 小时血压以判断血压节律变化情况。高血压诊断的主要依据是患者在静息状态下,坐位时上臂肱动脉部位血压的测量值。但必须是在未服用降压药的情况下,非同日 3 次测量血压,若收缩压≥18.7 kPa(140 mmHg)和/或舒张压≥12.0 kPa(90 mmHg)则诊断为高血压。患者既往有高血压史,目前正在使用降压药,血压虽然低于 18.7/12.0 kPa(140/90 mmHg),也诊断为高血压。

2.病史和病程

询问患者有无高血压、糖尿病、血脂异常、冠心病、脑卒中或肾脏病的家庭史;患高血压的时间,血压最高水平,是否接受过降压治疗及其疗效与不良反应;有无合并其他相关疾病;是否服用引起血压升高的药物,如口服避孕药、甘珀酸、麻黄碱滴鼻药、可卡因、类固醇等。

3.生活方式

膳食脂肪、盐、酒摄入量,吸烟支数,体力活动量及体重变化等情况。

4.患者的主诉

约 1/5 患者无症状,常见的主诉有头痛、头晕、疲劳、心悸、耳鸣等症状,疲劳、激动或紧张、失眠时可加剧,休息后多可缓解。也可出现视力模糊、鼻出血等较重症状,患者主诉症状严重程度与血压水平有一定关联。有脏器受累的患者还会有胸闷、气短、心绞痛、多尿等主诉。

5.相关记录

身高、体重、腰围、臀围、饮食(摄盐量和饮酒量)、活动量、血压等记录结果。评估超重和肥胖最简便和常用的指标是体重指数(BMI)和腰围。BMI 反映全身肥胖程度,腰围反映中心型肥胖的程度。BMI 的计算公式为:BMI＝体重(kg)/身高的平方(m²),成年人正常 BMI 为 18.5~23.9 kg/m²,超重者 BMI 为 24.0~27.9 kg/m²,肥胖者 BMI≥28 kg/m²。成年人正常腰围<90/84 cm(男/女),如腰围≥90/85 cm(男/女),提示需要控制体重。

(二)身体评估

1.头颈部

部分患者有甲亢突眼征,颈部可听诊到血管杂音提示颈部血管狭窄、不完全性阻塞或代偿性血流量增多、加快。

2.胸背部

结合 X 线结果综合考虑心界有无扩大,心脏听诊可在主动脉瓣区闻及第二心音亢进、收缩期杂音或收缩早期喀喇音。

3.腹部和腰背部

背部两侧肋脊角、上腹部脐两侧、腰部肋脊处有血管杂音,提示存在血管狭窄。肾动脉狭窄的血管杂音常向腹两侧传导,大多具有舒张期成分。

4.四肢和其他

观察有无神经纤维瘤性皮肤斑,库欣综合征时可有向心性肥胖、紫纹与多毛的现象,下肢可见凹陷性水肿,观察四肢动脉搏动情况。

(三)心理-社会评估

评估患者家庭情况、工作环境、文化程度及有无精神创伤史;患者在疾病治疗过程中的心理反应与需求,家庭及社会支持情况,引导患者正确配合疾病的治疗与护理。

(四)辅助检查结果评估

1.常规检查

有无血液生化(钾、空腹血糖、总胆固醇、甘油三酯、高密度脂蛋白胆固醇、低密度脂蛋白胆固醇和尿酸、肌酐)、全血细胞计数、血红蛋白和血细胞比容、尿蛋白、尿糖的异常;心电图检查有无异常;24 小时动脉血压监测检查 24 小时血压情况及其节律变化。

2.推荐检查

超声心动图和颈动脉超声、餐后血糖、尿蛋白定量、眼底、胸部 X 线检查、脉搏波传导速度及踝臂血压指数等可帮助判断是否存在脏器受累。

3.选择检查项目

对怀疑继续性高血压患者可根据需要选择进行相应的脑功能、心功能和肾功能检查。

(五)血压水平分类和心血管风险分层评估

1.按血压水平分类

据血压升高水平,可将血压分为正常血压、正常高值、高血压(分为1级、2级和3级)和单纯收缩期高血压(表6-1)。

表6-1 血压水平分类和定义

分类	收缩压(mmHg)		舒张压(mmHg)
正常血压	<120	和	<90
正常高值	120～139	和/或	89～90
高血压	≥140	和/或	≥90
1级高血压(轻度)	140～159	和/或	90～99
2级高血压(中度)	160～179	和/或	100～109
3级高血压(重度)	≥180	和/或	≥110
单纯收缩期高血压	≥140	和	<90

2.心血管风险分层评估

虽然高血压及血压水平是影响心血管事件发生和预后的独立危险因素,但是并非唯一决定因素。大部分高血压患者还有血压升高以外的心血管危险因素。因此要准确确定降压治疗的时机和方案,实施危险因素的综合管理就应当对患者进行心血管风险的评估并分层。根据2010版中国高血压防治指南的分层方法,根据血压水平、心血管危险因素、靶器官损害、伴临床疾病,高血压患者的心血管风险分为低危、中危、高危和很高危4个层次(表6-2)。

表6-2 高血压患者心血管风险水平分层

其他危险因素和病史	1级高血压	2级高血压	3级高血压
无	低危	中危	高危
1～2个其他危险因素	中危	中危	很高危
≥3个其他危险因素或靶器官损害	高危	高危	很高危
临床并发症或合并糖尿病	很高危	很高危	很高危

(六)常用药物疗效的评估

1.利尿剂

(1)准确记录患者出入量(尤其是24小时尿量):大量利尿可引起血容量过度降低,心排血量下降,血尿素氮增高。患者皮肤弹性减低,出现直立性低血压和少尿。

(2)血生化检查的结果:长期使用噻嗪类利尿剂有可能导致水、电解质紊乱,出现低钠、低氯和低钾血症。

2.β受体阻滞剂

(1)患者自觉症状:疲乏、肢体冷感、激动不安、胃肠不适等症状。

(2)心动过缓或传导阻滞:因药物可抑制心肌收缩力、减慢心率,引起心动过缓或传导阻滞。

(3)反跳现象:长期服用该药患者突然停药可发生反跳现象,即原有的症状加重或出现新的表现,较常见的有血压反跳性升高,伴头痛、焦虑等,称为撤药综合征。

(4)液体潴留:可表现为体重增加、凹陷性水肿。

3.钙通道阻滞剂

(1)监测心率和心律的变化:二氢吡啶类钙通道阻滞剂可反射性激活交感神经,导致心率增加,发生心动过速。而非二氢吡啶类钙通道阻滞剂具有抑制心脏收缩功能和传导功能,有导致传导阻滞的不良反应。

(2)其他体征:可引起面部潮红、脚踝部水肿、牙龈增生等。

4.血管紧张素转换酶抑制剂

(1)患者自觉症状:持续性干咳、头晕、皮疹、味觉障碍及血管神经性水肿等情况。

(2)高血钾:长期应用该类药物可能导致血钾升高,应定期监测血钾和血肌酐的水平。

(3)肾功能的损害:定期监测肾功能。

5.血管紧张素Ⅱ受体拮抗剂

(1)患者自觉症状:有无腹泻等症状。

(2)高血钾:长期应用该类药物可能导致血钾升高,应定期监测血钾和血肌酐的水平。

(3)肾功能的损害:定期监测肾功能。

6.α受体阻滞剂

服用该类药物的患者可出现直立性晕厥现象,测量坐、立位血压是否差异过大。

三、主要护理诊断/问题

(一)疼痛

与血压升高有关。

(二)有受伤的危险

与头晕、视力模糊、意识改变或发生直立性低血压有关。

(三)营养失调

高于机体需要量:与摄入过多,缺少运动有关。

(四)焦虑

与血压控制不满意、已发生并发症有关。

(五)知识缺乏

缺乏疾病预防、保健知识和高血压用药知识。

(六)潜在并发症

1.高血压急症

与血压突然/显著升高并伴有靶器官损害有关。

2.电解质紊乱

与长期应用降压药有关。

四、护理措施

(一)控制体重

超重和肥胖是导致血压升高的重要原因之一,而以腹部脂肪堆积为典型特征的中心性肥胖还会进一步增加高血压等心血管与代谢性疾病的风险,适当控制体重,减少脂肪含量,可显著降低血压。最有效的减重措施是控制能量摄入和增加运动。减重的速度因人而异,通常以每周减重 0.5~1.0 kg 为宜。

(二)合理饮食

合理饮食是控制体重的重要手段。高血压患者饮食需遵循平衡膳食的原则,控制高热量食物的摄入,如高脂肪食物、含糖饮料和酒类等;适当控制碳水化合物的摄入;减少钠盐的摄入。

钠盐可显著升高血压,增加高血压发病的风险,而钾盐可对抗钠盐升高血压的作用。世界卫生组织推荐每天钠盐摄入量应少于 5 g。高血压患者应尽可能减少钠盐的摄入,增加食物中钾盐的含量。烹调高血压患者的食物尽可能减少用盐、味精和酱油等调味品,可使用定量的盐勺;少食或不食含钠盐高的各类加工食品,如咸菜、火腿和各类炒货等;增加蔬菜、水果的摄入量;肾功能良好者可使用含钾的烹调用盐。

(三)制订康复运动计划

合理的运动计划不但能控制体重,降低血压,还能改善糖代谢。在运动方面应采用有规律的、中等强度的有氧运动。建议每天体力活动 30 分钟左右,每周至少进行 3 次有氧锻炼,如步行、慢跑、骑车、游泳、跳舞和非比赛性划船等。运动强度指标为运动时最大心率达到(170-年龄),运动的强度、时间和频度以不出现不适反应为度。

典型的运动计划包括 3 个阶段:5~10 分钟的轻度热身活动;20~30 分钟的耐力活动或有氧运动;放松运动 5 分钟,逐渐减少用力,使心脑血管系统的反应和身体产热功能逐渐稳定下来。运动的形式和运动量均应根据个人的兴趣和身体状况而定。

(四)监测血压的变化

血压测量是评估血压水平、诊断高血压和观察降压疗效的主要手段。在临床工作中主要采用诊室血压和动态血压测量,家庭血压测量因为可以测量长期血压变异,避免白大衣效应等作用越来越受到大家的重视。

1.诊室血压监测

由医护人员在诊室按统一规范进行测量,是目前评估血压水平和临床诊断高血压并进行分级的标准方法和主要依据。具体方法和要求如下:①选择符合计量标准的水银柱血压计,或经过验证的电子血压计。②使用大小合适的气囊袖带。③测压前患者至少安静休息 5 分钟,30 分钟内禁止吸烟、饮咖啡、茶,并排空膀胱。④测量时最好裸露上臂,上臂与心脏处于同一水平。怀疑有外周血管病者可测量四肢血压,老年人、糖尿病患者及有直立性低血压情况的应加测立、卧位血压。⑤袖带下缘在肘弯上 2.5 cm,听诊器听件置于肱动脉搏动处。⑥使用水银柱血压计时,应快速充气,当桡动脉搏动消失后将气囊压力再升高 4.0 kPa(30 mmHg),以每秒 0.3~0.8 kPa(2~6 mmHg)的速度缓慢放气,获得舒张压后快速放气至零。⑦应间隔 1~2 分钟重复测量,取 2 次读数的平均值记录。如果 2 次读数相差 0.7 kPa(5 mmHg)以上,应再次测量,取 3 次读数的平均值。

2.动态血压监测

通过自动的血压测量仪器完成,测量次数较多,无测量者误差,可避免"白大衣"效应,并可监测夜间睡眠期间的血压。因此,可评估血压短时变异和昼夜节律。

3.家庭血压监测

家庭血压监测又称自测血压或家庭自测血压,是由患者本人或家庭成员协助完成测量,可避免白大衣效应。家庭血压监测还可用于评估数天、数周甚至数月、数年血压的长期变异或降压治疗效应,而且有助于增强患者的参与意识,改善治疗依从性,但不适用于精神高度焦虑的患者。

(五)降压目标的确立

帮助患者确立降压目标。在患者能耐受的情况下,逐步降压达标。一般高血压患者血压控制目标值至少<18.7/12.0 kPa(140/90 mmHg);如合并稳定性冠心病、糖尿病或慢性肾病的患者宜确立个体化降压目标,一般可将血压降至 17.3/10.7 kPa(130/80 mmHg)以下,脑卒中后高血压患者一般血压目标<18.7 kPa(140 mmHg);老年高血压降压目标收缩压<20.0 kPa(150 mmHg);对舒张压低于 8.0 kPa(60 mmHg)的冠心病患者,应在密切监测血压的前提下逐渐实现收缩压达标。

(六)用药护理

需要使用降压药物的患者包括高血压 2 级或以上患者;高血压合并糖尿病,或已有心、脑、肾靶器官损害和并发症患者;凡血压持续升高,改善生活行为后血压仍未获得有效控制者。从心血管危险分层的角度,高危和极高危患者必须使用降压药物强化治疗。

应严格按医嘱用药,并注意观察常用药的毒副作用,发现问题及时处理,控制输液速度等。

(七)高血压急症的护理

1.避免诱因

安抚患者,避免情绪激动,保持轻松、稳定心态,必要时使用镇静剂。指导其按医嘱服用降压药,不可擅自减量或停服,以免血压急剧升高。另外,避免过度劳累和寒冷刺激。

2.病情监测

监测血压变化,一旦发现有高血压急症的表现,如血压急剧升高、剧烈头痛、呕吐、大汗、视力模糊、面色及神志改变、肢体运动障碍等,应立即通知医师。

3.高血压急症的护理

绝对卧床,抬高床头,避免一切不良刺激和不必要活动,协助生活护理。保持呼吸道通畅,吸氧。进行心电、血压和呼吸监测,建立静脉通道并遵医嘱用药,用药过程中监测血压变化,避免血压骤降。应用硝普钠、硝酸甘油时采用静脉泵入方式,密切观察药物不良反应。

(八)心理护理

长期、过度的心理应激会显著增加心血管风险。应向患者阐述不良情绪可诱发血压升高,帮助患者预防和缓解精神压力及纠正和治疗病态心理,必要时可寻求专业心理辅导或治疗。

(九)健康教育

1.疾病知识指导

让患者了解自身病情,包括血压水平、危险因素及合并疾病等。告知患者高血压的风险和有效治疗的益处。对患者及家属进行高血压相关知识指导,提高护患配合度。

2.饮食指导

宜清淡饮食,控制能量摄入。营养均衡,减少脂肪摄入,少吃或不吃肥肉和动物内脏。控制钠盐的摄入,增加钾盐的摄入,学会正确烹调食物的要领,并选用定量盐勺。

3.戒烟限酒

吸烟是心血管病的主要危险因素之一,可导致血管内皮损害,显著增加高血压患者发生动脉粥样硬化性疾病的风险。应强烈建议并督促高血压患者戒烟,并指导患者寻求药物辅助戒烟。长期大量饮酒可导致血压升,限制饮酒量可显著降低高血压的发病风险。所有高血压患者均应控制饮酒量,每天饮酒量白酒、葡萄酒、啤酒的量分别应少于 50 mL、100 mL 和 300 mL。

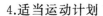

4.适当运动计划

学会制订适当的运动计划,并能自我监测最大运动心率,控制运动强度,按运动计划的 3 个阶段实施运动。

5.用药原则

按时、正确服用相关药物,让患者了解常用药物不良反应及自我观察要点。

6.家庭血压监测

教会患者出院后进行血压的自我监测,提倡进行家庭血压监测,每次就诊携带监测记录。家庭血压监测适用于:一般高血压患者的血压监测,白大衣高血压识别,难治性高血压的鉴别,评价长期血压变异,辅助降压疗效评价,以及预测心血管风险及评估预后等。

对患者进行家庭血压监测的相关知识和技能培训:①使用经过验证的上臂式全自动或半自动电子血压计。②每天早晚各测 1 次,每次 2~3 遍,取平均值;血压控制平稳者可每周只测 1 天,初诊高血压或血压不稳定的高血压患者,建立连续测血压 7 天,取后 6 天血压平均值作为参考值。③详细记录每次测量血压的日期、时间及所有血压读数,尽可能向医师提供完整的血压记录。

7.及时就诊的指标

(1)血压过高或过低。

(2)出现弥漫性严重头痛、呕吐、意识障碍、精神错乱,甚至昏迷、局灶性或全身性抽搐。

(3)高血压急症和亚急症。

(4)出现脑血管病、心力衰竭、肾衰竭的表现。

(5)突发剧烈而持续且不能耐受的胸痛,两侧肢体血压及脉搏明显不对称,严重怀疑主动脉夹层动脉瘤。

(6)随访时间:依据心血管风险分层,低危或仅服 1 种药物治疗者每 1~3 个月随诊 1 次;新发现的高危或较复杂患者、高危者至少每 2 周随诊 1 次;血压达标且稳定者每个月随诊 1 次。

五、护理效果评估

(1)患者头痛减轻或消失,食欲增加。

(2)患者情绪稳定,了解自身疾病,并能积极配合治疗。服药依从性好,血压控制在降压目标范围内。

(3)患者能主动养成良好生活方式。

(4)患者掌握家庭血压监测的方法,有效记录监测数据并提供给医护人员。

(5)患者未受伤。

(6)患者未发生相关并发症,或并发症发生后能得到及时治疗与护理。

(邢亚芹)

第 七 章

呼吸内科疾病护理

第一节 急性上呼吸道感染

急性上呼吸道感染与急性气管-支气管炎统称为急性呼吸道感染。

急性上呼吸道感染是指外鼻孔至环状软骨下缘包括鼻腔、咽或喉部的急性炎症的总称。主要病原体是病毒,少数是细菌。通常表现为普通感冒、急性病毒性咽炎和喉炎、疱疹性咽峡炎、咽结膜炎、细菌性咽-扁桃体炎等。病程一般 5～7 天,主要采取对症治疗,注意休息,多饮水,防止继发性细菌感染。

急性气管-支气管炎是由生物、理化刺激或过敏等因素引起的急性气管-支气管黏膜炎症。主要表现为咳嗽和咳痰,初期为干咳或少量黏液痰,随后痰量增多,咳嗽加剧,偶伴痰中带血。咳嗽可延续 2～3 周。治疗原则是止咳、祛痰(也可雾化祛痰)。有细菌感染证据时使用抗生素治疗,可首选新大环内酯类或头孢类、喹诺酮类抗生素。

一、一般护理

指导患者多休息,勤洗手,注意消毒隔离,保持室内空气流通,避免受凉。

二、饮食护理

给予清淡、富含维生素、易消化食物,多饮水,一般每天在 1 500 mL 以上。避免刺激性食物,忌烟、酒。

三、用药护理

遵医嘱给予解热镇痛药、止咳、祛痰药等,观察用药后的效果及不良反应。咳嗽剧烈或排痰困难者可予以雾化吸入,雾化吸入后要注意通风。切勿自行服用强效止咳药,以免痰液引流不畅。

四、病情观察

(1)监测体温变化,评估发热程度及热型。症状严重者应监测生命体征,观察是否有心悸、胸痛、呼吸困难等症状,注意心率变化与体温的关系,如心率持续增快>100 次/分,伴有心悸等症状,应警惕病毒性心肌炎的潜在表现。

(2)观察咽颊部及扁桃体是否有肿胀,声音嘶哑、憋气等症状。如诊断急性咽喉炎,应予以卧床休息,避免剧烈运动,以防急性喉头水肿引起窒息。

(3)观察咳嗽、咳痰症状,是否咳嗽有痰不易排出,若由白痰变黄黏痰则提示合并细菌感染。

五、健康指导

(1)指导患者做好隔离,戴口罩,勤洗手,预防医院感染,注意隔离患者,减少探视;指导患者咳嗽、打喷嚏时用双层纸巾捂住口鼻,避免对着他人;有专用痰盂、餐具等,并定期消毒。

(2)了解常见诱因,避免受凉、劳累过度,注意保暖;高发季节少去人口密集的公共场所。

(3)劳逸结合,选择适合的健身活动,提高机体抵抗力及抗寒能力。

(4)恢复期如出现耳鸣、耳痛、外耳道流脓、胸闷、心悸、眼睑水肿、腰酸或关节疼痛,应及时就诊。

(5)戒烟。

(6)易感人群给予疫苗接种。

(邢亚芹)

第二节　支气管扩张症

支气管扩张症大多继发于急、慢性呼吸道感染和支气管阻塞后,反复发生支气管炎症,致使支气管壁结构破坏,引起的支气管异常和持久性扩张。本病多见于儿童及青少年。临床表现为慢性咳嗽、咳大量脓性痰(痰液分层)和/或反复咯血。治疗要点为控制感染,改善气流受限,清除气道分泌物,必要时外科治疗。

一、一般护理

(1)保持口腔清洁,指导患者咳嗽后、进食前后漱口。备好痰杯,记录痰量。咯血患者根据出血情况,备好负压吸引装置。

(2)卧位与休息:患者取舒适体位或坐位,指导有效咳嗽、咳痰。咯血患者取侧卧位或半卧位,头偏向一侧。

二、饮食护理

给予高热量、高蛋白质、富含维生素饮食,避免冰冷食物诱发咳嗽,少食多餐,保证充足的饮水量,每天1 500 mL以上。咯血患者宜进食温凉软食,避免食用过硬食物。

三、保持呼吸道通畅

评估患者状态行体位引流,即利用重力作用促进呼吸道分泌物流入气道,排出体外。

(1)引流前做好准备及患者的宣教,监测生命体征,听诊肺部明显病变部位,引流前15分钟遵医嘱给予支气管舒张剂。备好排痰用纸巾或可弃去的一次性容器。

（2）引流体位：根据患者耐受情况，原则上抬高病灶部位的体位，使引流支气管开口向下。有利于潴留的分泌物随重力作用流入支气管和气管排出。

（3）引流时间：结合患者的状况，每天 1～3 次，每次 15～20 分钟，一般在饭前或清晨。

（4）引流时观察患者有无出汗、脉搏细弱、头晕、疲劳、面色苍白等症状，如患者出现心率超过 120 次/分，心律失常、高血压、低血压、眩晕或发绀，立刻停止并通知医师。

（5）引流过程中，指导患者做腹式呼吸，辅以胸部叩击或震荡。

（6）引流结束后协助患者取舒适卧位，漱口，观察痰液性质、颜色、量，做好记录。给予清水或漱口剂漱口，保持口腔清洁减少呼吸道感染的机会。

四、用药护理

遵医嘱使用支气管舒张剂、祛痰剂、抗生素等，观察用药物后的反应。雾化吸入后协助叩背排痰、排痰机排痰。支气管扩张剂可改善气流受限并帮助清除分泌物，对伴有气道高反应及可逆性气流受限的患者常有明显疗效。化痰药物及振动、拍背及体位引流等胸部物理治疗均有助于清除气道分泌物。为改善分泌物清除，应强调体位引流和雾化吸入乙酰半胱氨酸，后者可降低痰液黏稠度，使痰液液化，易于咳出。

五、病情观察

监测生命体征，观察咳嗽，痰液的量、颜色、气味和黏稠度，与体位的关系，痰液静置后是否有分层现象，记录 24 小时痰液排出量。观察咯血的颜色、性质、量。注意患者是否有发热、乏力、贫血等全身症状，病情严重时患者可有发绀、气促等表现。对大咯血及意识不清的患者，观察有无窒息征象。

六、健康指导

（1）指导患者学会有效咳嗽，胸部叩击、雾化吸入、体位引流的方法，保持引流通畅。戒烟，避免烟雾和灰尘刺激。

（2）预防感冒，合理饮食，增强机体抵抗力，建立良好生活习惯，劳逸结合，必要时可给予预防接种。一旦发现症状加重，及时就医。

（3）学会感染、咯血等症状的监测，记录每天痰量，观察痰液的颜色、咳痰的难易程度，早期发现感染征兆，如痰量增加，脓性成分增多，应及时就诊。

（4）有低氧的患者，指导其正确进行家庭氧疗。

（邢亚芹）

第三节　支气管哮喘

支气管哮喘是由多种细胞（如嗜酸性粒细胞、肥大细胞、T 淋巴细胞、中性粒细胞等）和细胞组分参与的气道慢性炎症性疾病，这种慢性炎症与气道高反应性相关，通常出现广泛而多变的可逆性气流受限，并引起反复发作的喘息、气急、胸闷或咳嗽等症状，多数患者可自行缓解或经治疗缓解。

典型表现为发作性呼气性呼吸困难或发作性胸闷和咳嗽,伴哮鸣音,症状可在数分钟内发生,并持续数小时至数天,夜间及凌晨发作或加重是哮喘的重要临床特征。目前尚无特效的根治办法,糖皮质激素可以有效控制气道炎症,β_2肾上腺素受体激动剂是控制哮喘急性发作的首选药物。经过长期规范化治疗和管理,80%以上的患者可以达到哮喘的临床控制。

一、一般护理

(1)室内环境舒适、安静、冷暖适宜。保持室内空气流通,避免患者接触变应原,如花草、尘螨、花露水、香水等,扫地和整理床单位时可请患者室外等候,或采取湿式清洁方法,避免尘埃飞扬。病室避免使用皮毛、羽绒或蚕丝织物等。

(2)卧位与休息:急性发作时协助患者取坐位或半卧位,以增加舒适度,利于膈肌的运动,缓解呼气性呼吸困难。端坐呼吸的患者为其提供床旁桌支撑,以减少体力消耗。

二、饮食护理

大约20%的成年患者和50%的患儿是因不适当饮食而诱发或加重哮喘,因此应给予患者营养丰富、清淡、易消化、无刺激的食物。若能找出与哮喘发作有关的食物,如鱼、虾、蟹、蛋类、牛奶等应避免食用。某些食物添加剂如酒石黄和亚硝酸盐可诱发哮喘发作,应引起注意。

三、用药护理

治疗哮喘的药物分为控制性药物和缓解性药物。控制性药物是指需要长期每天规律使用,主要用于治疗气道慢性炎症,达到哮喘临床控制目的;缓解性药物指按需使用的药物,能迅速解除支气管痉挛,从而缓解哮喘症状。哮喘发作时禁用吗啡和大量镇静剂,以免抑制呼吸。

(一)糖皮质激素

简称激素,是目前控制哮喘最有效的药物。激素给药途径包括:吸入、口服、静脉应用等。吸入性糖皮质激素由于其局部抗感染作用强、起效快、全身不良反应少(黏膜吸收、少量进入血液),是目前哮喘长期治疗的首选药物。常用药物有布地奈德、倍氯米松等。通常需规律吸入1~2周方能控制。吸药后嘱患者清水含漱口咽部,可减少不良反应的发生。长期吸入较大剂量激素者,应注意预防全身性不良反应。布地奈德雾化用混悬液制剂,经压缩空气泵雾化吸入,起效快,适用于轻、中度哮喘急性发作的治疗。吸入激素无效或需要短期加强治疗的患者可采用泼尼松和泼尼松龙等口服制剂,症状缓解后逐渐减量,然后停用或改用吸入剂。不主张长期口服激素用于维持哮喘控制的治疗。口服用药宜在饭后服用,以减少对胃肠道黏膜的刺激。重度或严重哮喘发作时应及早静脉给予激素,可选择琥珀酸氢化可的松或甲泼尼龙。无激素依赖倾向者,可在3~5天内停药;有激素依赖倾向者应适当延长给药时间,症状缓解后逐渐减量,然后改口服或吸入剂维持。

(二)β_2肾上腺素受体激动剂

短效β_2肾上腺素受体激动剂为治疗哮喘急性发作的首选药物。有吸入、口服和静脉三种制剂,首选吸入给药。常用药物有沙丁胺醇和特布他林。吸入剂包括定量气雾剂、干粉剂和雾化溶液。短效β_2肾上腺素受体激动剂应按需间歇使用,不宜长期、单一大剂量使用,因为长期应用可引起β_2受体功能下降和气道反应性增高,出现耐药性。主要不良反应有心悸、骨骼肌震颤、低钾血症等。长效 β_2 肾上腺素受体激动剂与吸入性糖皮质激素联合是目前最常用的哮喘控制性药物。常用的有普米克都保（布地奈德/福莫特罗干粉吸入剂）、舒利迭（氟替卡松/沙美特罗干粉吸入剂）。

(三)茶碱类

具有增强呼吸肌的力量及增强气道纤毛清除功能等，从而起到舒张支气管和气道抗感染作用，并具有强心、利尿、扩张冠状动脉、兴奋呼吸中枢等作用，是目前治疗哮喘的有效药物之一。氨茶碱和缓释茶碱是常用的口服制剂，尤其后者适用于夜间哮喘症状的控制。静脉给药主要用于重症和危重症哮喘。注射茶碱类药物应限制注射浓度，速度不超过 0.25 mg/(kg·min)，以防不良反应发生。其主要不良反应包括恶心、呕吐、心律失常、血压下降及尿多，偶可兴奋呼吸中枢，严重者可引起抽搐乃至死亡。由于茶碱的"治疗窗"窄及茶碱代谢存在较大个体差异，有条件的应在用药期间监测其血药浓度。发热、妊娠、小儿或老年，患有肝、心、肾功能障碍及甲状腺功能亢进者尤须慎用。合用西咪替丁、喹诺酮类、大环内脂类药物等可影响茶碱代谢而使其排泄减慢，尤应观察其不良反应的发生。

(四)M 胆碱受体拮抗剂

M 胆碱受体拮抗剂分为短效（维持 4~6 小时）和长效（维持 24 小时）两种制剂。异丙托溴铵是常用的短效制剂，常与 β_2 受体激动剂联合雾化应用，代表药可比特（异丙托溴铵/沙丁胺醇）。少数患者可有口苦或口干等不良反应。噻托溴铵是长效选择性 M_1、M_2 受体拮抗剂，目前主要用于哮喘合并慢性阻塞性肺疾病及慢性阻塞性肺疾病患者的长期治疗。

(五)白三烯拮抗剂

通过调节白三烯的生物活性而发挥抗感染作用，同时舒张支气管平滑肌，是目前除吸入性糖皮质激素外唯一可单独应用的哮喘控制性药物，尤其适用于阿司匹林哮喘、运动性哮喘和伴有过敏性鼻炎哮喘患者的治疗。常用药物为孟鲁司特和扎鲁司特。不良反应通常较轻微，主要是胃肠道症状，少数有皮疹、血管性水肿、转氨酶升高，停药后可恢复正常。

四、病情观察

(1)哮喘发作时，协助取舒适卧位，监测生命体征、呼吸频率、血氧饱和度等指标，观察患者喘息、气急、胸闷或咳嗽等症状，是否出现三凹征，辅助呼吸肌参与呼吸运动，语言沟通困难，大汗淋漓等中重度哮喘的表现。当患者不能讲话，嗜睡或意识模糊，胸腹矛盾运动，哮鸣音减弱甚至消失，脉率变慢或不规则，严重低氧血症和高碳酸血症时，需转入 ICU 行机械通气治疗。

(2)注意患者有无鼻咽痒、咳嗽、打喷嚏、流涕、胸闷等哮喘早期发作症状，对于夜间或凌晨反复发作的哮喘患者，应注意是否存在睡眠低氧表现，睡眠低氧可以诱发喘息、胸闷等症状。

五、健康指导

(1)对哮喘患者进行哮喘知识教育，寻找变应原，有效改变环境，避免诱发因素，要贯穿整个哮喘治疗全过程。

(2)指导患者定期复诊、检测肺功能，做好病情自我监测，掌握峰流速仪的使用方法，记哮喘日记。与医师、护士共同制定防止复发、保持长期稳定的方案。

(3)掌握正确吸入技术，如沙丁胺醇气雾剂、舒利迭的使用方法。知晓药物的作用和不良反应的预防。

(4)帮助患者养成规律生活习惯,保持乐观情绪,避免精神紧张、剧烈运动、持续的喊叫等过度换气动作。

(5)熟悉哮喘发作的先兆表现,如打喷嚏、咳嗽、胸闷、喉结发痒等,学会在家中自行监测病情变化并进行评定。以及哮喘急性发作时进行简单的紧急自我处理方法,如吸入沙丁胺醇气雾剂1~2喷、布地奈德1~2吸,缓解喘憋症状,尽快到医院就诊。

(邢亚芹)

第四节 慢性支气管炎

慢性支气管炎是由于感染或非感染因素引起气管、支气管黏膜及其周围组织的慢性非特异性炎症。临床以咳嗽、咳痰或伴有喘息反复发作为特征,每年持续3个月以上,且连续2年以上。

一、病因和发病机制

慢性支气管炎的病因极为复杂,迄今尚有许多因素还不够明确,往往是多种因素长期相互作用的综合结果。

(一)感染

病毒、支原体和细菌感染是本病急性发作的主要原因。病毒感染以流感病毒、鼻病毒、腺病毒和呼吸道合胞病毒常见;细菌感染以肺炎链球菌、流感嗜血杆菌和卡他莫拉菌及葡萄球菌常见。

(二)大气污染

化学气体如氯气、二氧化氮、二氧化硫等刺激性烟雾,空气中的粉尘等均可刺激支气管黏膜,使呼吸道清除功能受损,为细菌入侵创造条件。

(三)吸烟

吸烟为本病发病的主要因素。吸烟时间的长短与吸烟量决定发病率的高低,吸烟者的患病率较不吸烟者高2~8倍。

(四)过敏因素

喘息型支气管患者,多有过敏史。患者痰中嗜酸性粒细胞和组胺的含量及血中IgE明显高于正常。此类患者实际上应属慢性支气管炎合并哮喘。

(五)其他因素

气候变化,特别是寒冷空气对慢支的病情加重有密切关系。自主神经功能失调,副交感神经功能亢进,老年人肾上腺皮质功能减退,慢性支气管炎的发病率增加。维生素C缺乏,维生素A缺乏,易患慢性支气管炎。

二、临床表现

(一)症状

患者常在寒冷季节发病,出现咳嗽、咳痰,尤以晨起明显,白天多于夜间。病毒感染痰液为白色黏液泡沫状,继发细菌感染,痰液转为黄色或黄绿色黏液脓性,偶可带血。慢性支气管炎反复发作后,支气管黏膜的迷走神经感受器反应性增高,副交感神经功能亢进,可出现过敏现象而发生喘息。

(二)体征

早期多无体征。急性发作期可有肺底部闻及干、湿啰音。喘息型支气管炎在咳嗽或深吸气后可闻及哮鸣音,发作时,有广泛哮鸣音。

(三)并发症

(1)阻塞性肺气肿:为慢性支气管炎最常见的并发症。

(2)支气管肺炎:慢性支气管炎蔓延至支气管周围肺组织中,患者表现寒战、发热、咳嗽加剧、痰量增多且呈脓性;白细胞总数及中性粒细胞增多;X线胸片显示双下肺野有斑点状或小片阴影。

(3)支气管扩张症。

三、诊断

(一)辅助检查

1.血常规

白细胞总数及中性粒细胞数可升高。

2.胸部 X 线检查

单纯型慢性支气管炎,X 线片检查阴性或仅见双下肺纹理增多、增粗、模糊、呈条索状或网状。继发感染时为支气管周围炎症改变,表现为不规则斑点状阴影,重叠于肺纹理之上。

3.肺功能检查

早期病变多在小气道,常规肺功能检查多无异常。

(二)诊断要点

凡咳嗽、咳痰或伴有喘息,每年发作持续 3 个月,连续 2 年或 2 年以上者,并排除其他心、肺疾病(如肺结核、肺尘埃沉着病、支气管哮喘、支气管扩张症、肺癌、肺脓肿、心脏病、心功能不全等)、慢性鼻咽疾病后,即可诊断。如每年发病不足 3 个月,但有明确的客观检查依据(如胸部 X 线片、肺功能等)也可诊断。

(三)鉴别诊断

1.支气管扩张

多于儿童或青年期发病,常继发于麻疹、肺炎或百日咳后,并有咳嗽、咳痰反复发作的病史,合并感染时痰量增多,并呈脓性或伴有发热,病程中常反复咯血。在肺下部周围可闻及不易消散的湿啰音。晚期重症患者可出现杵状指(趾)。胸部 X 线片上可见双肺下野纹理粗乱或呈卷发状。薄层高分辨 CT(HRCT)检查有助于确诊。

2.肺结核

活动性肺结核患者多有午后低热、消瘦、乏力、盗汗等中毒症状。咳嗽痰量不多,常有咯血。老年肺结核的中毒症状多不明显,常被慢性支气管炎的症状所掩盖而误诊。胸部 X 线片上可发现结核病灶,部分患者痰结核菌检查可获阳性。

3.支气管哮喘

支气管哮喘常为特质性患者或有过敏性疾病家族史,多于幼年发病。一般无慢性咳嗽、咳痰史。哮喘多突然发作,且有季节性,血和痰中嗜酸性粒细胞常增多,治疗后可迅速缓解。发作时双肺布满哮鸣音,呼气延长,缓解后可消失,且无症状,但气道反应性仍增高。慢性支气管炎合并哮喘的患者,病史中咳嗽、咳痰多发生在喘息之前,迁延不愈较长时间后伴有喘息,且咳嗽、咳痰的症状多较喘息更为突出,平喘药物疗效不如哮喘等可资鉴别。

4.肺癌

肺癌多发生于 40 岁以上男性,并有多年吸烟史的患者,刺激性咳嗽常伴痰中带血和胸痛。X 线胸片检查肺部常有块影或反复发作的阻塞性肺炎。痰脱落细胞及支气管镜等检查,可明确诊断。

5.慢性肺间质纤维化

慢性咳嗽,咳少量黏液性非脓性痰,进行性呼吸困难,双肺底可闻及爆裂音(Velcro 啰音),严重者发绀并有杵状指。X 线胸片见中下肺野及肺周边部纹理增多紊乱呈网状结构,其间见弥漫性细小斑点阴影。肺功能检查呈限制性通气功能障碍,弥散功能降低,PaO_2 下降。肺活检是确诊的手段。

四、治疗

(一)急性发作期及慢性迁延期的治疗

以控制感染、祛痰、镇咳为主,同时解痉平喘。

1.抗感染药物

及时、有效、足量,感染控制后及时停用,以免产生细菌耐药或二重感染。一般患者可按常见致病菌用药。可选用青霉素 G 80 万 U 肌内注射;复方磺胺甲噁唑(SMZ),每次 2 片,2 次/天;阿莫西林 2~4 g/d,3~4 次口服;氨苄西林 2~4 g/d,分 4 次口服;头孢氨苄 2~4 g/d 或头孢拉定 1~2 g/d,分 4 次口服;头孢呋辛 2 g/d 或头孢克洛 0.5~1 g/d,分 2~3 次口服。也可选择新一代大环内酯类抗生素,如罗红霉素,0.3 g/d,2 次口服。抗菌治疗疗程一般 7~10 天,反复感染患者可适当延长。严重感染时,可选用氨苄西林、环丙沙星、氧氟沙星、阿米卡星、奈替米星或头孢菌素类联合静脉滴注给药。

2.祛痰镇咳药

刺激性干咳者不宜单用镇咳药物,否则痰液不易咳出。可给盐酸溴环己胺醇 30 mg 或羧甲基半胱氨酸 500 mg,3 次/天口服。乙酰半胱氨酸(富露施)及氯化铵甘草合剂均有一定的疗效。α-糜蛋白酶雾化吸入也有消炎祛痰的作用。

3.解痉平喘

解痉平喘主要为解除支气管痉挛,利于痰液排出。常用药物为氨茶碱 0.1~0.2 g,8 次/小时口服;丙卡特罗 50 mg,2 次/天;特布他林 2.5 mg,2~3 次/天。慢性支气管炎有可逆性气道阻塞者应常规应用支气管舒张剂,如异丙托溴铵(异丙阿托品)气雾剂、特布他林等吸入治疗。阵发性咳嗽常伴不同程度的支气管痉挛,应用支气管扩张药后可改善症状,并有利于痰液的排出。

(二)缓解期的治疗

应以增强体质,提高机体抗病能力和预防发作为主。

(三)中药治疗

采取扶正固本原则,按肺、脾、肾的虚实辨证施治。

五、护理措施

(一)常规护理

1.环境

保持室内空气新鲜,流通,安静,舒适,温湿度适宜。

2.休息

急性发作期应卧床休息,取半卧位。

3.给氧

持续低流量吸氧。

4.饮食

给予高热量、高蛋白、高维生素易消化饮食。

(二)专科护理

1.解除气道阻塞,改善肺泡通气

及时清除痰液,神志清醒患者应鼓励咳嗽,痰稠不易咯出时,给予雾化吸入或雾化泵药物喷入,减少局部淤血水肿,以利痰液排出。危重体弱患者,定时更换体位,叩击背部,使痰易于咯出,餐前应给予胸部叩击或胸壁震荡。

方法:患者取侧卧位,护士两手手指并拢,手背隆起,指关节微屈,自肺底由下向上,由外向内叩拍胸壁,震动气管,边拍边鼓励患者咳嗽,以促进痰液的排出,每侧肺叶叩击 3～5 分钟。对神志不清者,可进行机械吸痰,需注意无菌操作,抽吸压力要适当,动作轻柔,每次抽吸时间不超过 15 秒,以免加重缺氧。

2.合理用氧减轻呼吸困难

根据缺氧和二氧化碳潴留的程度不同,合理用氧,一般给予低流量、低浓度、持续吸氧,如病情需要提高氧浓度,应辅以呼吸兴奋剂刺激通气或使用呼吸机改善通气,吸氧后如呼吸困难缓解、呼吸频率减慢、节律正常、血压上升、心率减慢、心律正常、发绀减轻、皮肤转暖、神志转清、尿量增加等,表示氧疗有效。若呼吸过缓,意识障碍加深,需考虑二氧化碳潴留加重,必要时采取增加通气量措施。

(邢亚芹)

第八章

消化内科疾病护理

第一节 上消化道出血

一、疾病概述

(一)概念和特点

上消化道出血是指屈氏韧带以上的消化道,包括食管、胃十二指肠、胰腺、胆管等病变引起的出血,以及胃空肠吻合术的空肠病变引起的出血。上消化道大出血是指数小时内失血量超过 1 000 mL 或循环血容量的 20%,主要表现为呕血和/或黑便,常伴有血容量减少而引起急性周围循环衰竭,是临床的急症,严重者可导致失血性休克而危及生命。

近年来,本病的诊断和治疗水平有很大的提高,临床资料统计显示,80%~85%的急性上消化道大出血患者短期内能自行停止,仅 15%~20%的患者出血不止或反复出血,最终死于出血并发症,其中急性非静脉曲张性上消化道出血的发病率在我国仍居高不下,严重威胁人民的生命健康。

(二)相关病理生理

上消化道出血多起因于消化性溃疡侵蚀胃基底血管导致其破裂而引发出血。出血后逐渐影响周围血液循环量,如因出血量多引起有效循环血量减少,进而引发血液循环系统代偿,以致血压降低、心悸、出汗,这急需即刻处理。出血处可能因血块形成而自动止血,但也可能再次出血。

(三)上消化道出血的病因

上消化道出血的病因包括溃疡性疾病、炎症、门脉高压、肿瘤、全身性疾病等。临床上最常见的病因是消化性溃疡,其他依次为急性糜烂出血性胃炎、食管胃底静脉曲张破裂和胃癌。现将病因归纳列述如下。

1.上消化道疾病

(1)食管疾病:食管物理性损伤、食管化学性损伤。

(2)胃十二指肠疾病:消化性溃疡、胃癌等。

(3)空肠疾病:胃肠吻合术后空肠溃疡、克罗恩病。

2.门静脉高压引起的食管胃底静脉曲张破裂出血

(1)各种病因引起的肝硬化。

(2)门静脉阻塞:门静脉炎、门静脉血栓形成、门静脉受邻近肿块压迫。

(3)肝静脉阻塞:如 Budd-Chiari 综合征。

3.上消化道邻近器官或组织的疾病

(1)胆管出血:胆囊或胆管结石、胆管蛔虫、胆管癌、肝癌、肝脓肿或肝血管瘤破入胆管等。

(2)胰腺疾病:急慢性胰腺炎、胰腺癌、胰腺假性囊肿、胰腺脓肿等。

(3)其他:纵隔肿瘤或囊肿破入食管、主动脉瘤、肝或脾动脉瘤破入食管等。

4.全身性疾病

(1)血液病:白血病、血友病、再生障碍性贫血、弥散性血管内凝血等。

(2)急性感染:脓毒症、肾综合征出血热、钩端螺旋体病、重症肝炎等。

(3)脏器衰竭:尿毒症、呼吸衰竭、肝衰竭等。

(4)结缔组织病:系统性红斑狼疮、结节性多动脉炎、皮肌炎等。

5.诱因

(1)服用水杨酸类或其他非甾体抗炎药或大量饮酒。

(2)应激相关胃黏膜损伤:严重感染、休克、大面积烧伤、大手术、脑血管意外等应激状态下,会引起应激相关胃黏膜损伤。应激性溃疡可引起大出血。

(四)临床表现

上消化道大量出血的临床表现主要取决于出血量及出血速度。

1.呕血与黑便

呕血与黑便是上消化道出血的特征性表现。上消化道出血之后,均有黑便。出血部位在幽门以上者常有呕血。若出血量较少、速度慢也可无呕血;反之,幽门以下出血如出血量大、速度快,可因血反流入胃腔引起恶心、呕吐而表现为呕血。

呕血多为棕褐色,呈咖啡渣样,如出血量大,未经胃酸充分混合即呕出,则为鲜红色或有血块。黑便呈柏油样,黏稠而发亮,当出血量大,血液在肠内推进快,粪便可呈暗红色甚至鲜红色。

2.失血性周围循环衰竭

由于循环血容量迅速减少而导致周围循环衰竭。一般表现为头昏、心慌、乏力,突然起立发生晕厥、肢体冷感、心率加快、血压偏低等。严重者呈休克状态。

3.发热

大量出血后,多数患者在 24 小时内出现低热,持续 3～5 天后降至正常。发热原因可能与循环血量减少和周围循环衰竭导致体温调节中枢功能紊乱等因素有关。

4.氮质血症

上消化道大量出血后,由于大量血液蛋白质的消化产物在肠道被吸收,血尿素氮浓度可暂时增高,称为肠源性氮质血症。一般于 1 次出血后数小时血尿素氮开始上升,24～48 小时达到高峰,一般不超过 14.3 mmol/L(40 mg/dL),3～4 天后降至正常。

5.贫血和血常规

急性大量出血后均有失血性贫血。但在出血的早期,血红蛋白浓度、红细胞计数与血细胞比容可无明显变化。在出血后,组织液渗入血管内,使血液稀释,一般经 3～4 小时及以上才出现贫血,出血后 24～72 小时血液稀释到最大限度。贫血程度除取决于失血量外,还和出血前有无贫血、出血后液体平衡状态等因素相关。

急性出血患者为正细胞正色素性贫血,在出血后骨髓有明显代偿性增生,可暂时出现大细胞

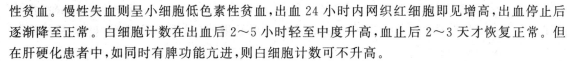

性贫血。慢性失血则呈小细胞低色素性贫血,出血 24 小时内网织红细胞即见增高,出血停止后逐渐降至正常。白细胞计数在出血后 2～5 小时轻至中度升高,血止后 2～3 天才恢复正常。但在肝硬化患者中,如同时有脾功能亢进,则白细胞计数可不升高。

(五)辅助检查

1.实验室检查

测定红细胞、白细胞和血小板计数,血红蛋白浓度、血细胞比容、肝肾功能、大便隐血检查等(以了解其病因、诱因及潜在的护理问题)。

2.内镜检查

出血后 24～48 小时行急诊内镜检查,可以直接观察出血部位,明确出血的病因,同时对出血灶进行止血治疗,这是上消化道出血病因诊断的首选检查方法。

3.X 线钡餐检查

X 线钡餐检查对明确病因也有价值,主要适用于不宜或不愿进行内镜检查者或胃镜检查未能发现出血原因,需排除十二指肠降段以下的小肠段有无出血病灶者。

4.其他

放射性核素扫描或选择性动脉造影如腹腔动脉、肠系膜上动脉造影帮助确定出血部位,适用于内镜及 X 线钡剂造影未能确诊而又反复出血者。不能耐受 X 线、内镜或动脉造影检查的患者,可作吞线试验,根据棉线有无沾染血迹及其部位,可以估计活动性出血部位。

(六)治疗原则

上消化道大量出血为临床急症,应采取积极措施进行抢救。迅速补充血容量,纠正水电解质失衡,预防和治疗失血性休克,给予止血治疗,同时积极进行病因诊断和治疗。

药物治疗包括局部用药和全身用药两部分。

1.局部用药

经口或胃管注入消化道内,对病灶局部进行止血,主要用法如下。

(1)8～16 mg 去甲肾上腺素溶于 100～200 mL 冰盐水中口服,强烈收缩出血的小动脉而止血,适用于胃十二指肠出血。

(2)口服凝血酶,经接触性止血,促使纤维蛋白原转变为纤维蛋白,加速血液凝固,近年来被广泛应用于局部止血。

2.全身用药

药物经静脉进入体内,发挥止血作用。

(1)抑制胃酸分泌药:对消化性溃疡和急性胃黏膜损伤引起的出血,常规给予 H_2 受体拮抗剂或质子泵抑制剂,以提高和保持胃内较高的 pH,有利于血小板聚集及血浆凝血功能所诱导的止血过程。常用药物如下:①西咪替丁 200～400 mg,每 6 小时 1 次;②雷尼替丁 50 mg,每 6 小时 1 次;③法莫替丁 20 mg,12 小时 1 次;④奥美拉唑 40 mg,每 12 小时 1 次。急性出血期均为静脉用药。

(2)降低门静脉压力药。①血管升压素及其拟似物:为常用药物,其机制是收缩内脏血管,从而减少门静脉血流量,降低门静脉及其侧支循环的压力。用法为血管升压素 0.2 U/min 持续静脉滴注,视治疗反应,可逐渐加至 0.4 U/min。同时用硝酸甘油静脉滴注或含服,以减轻大剂量用血管升压素的不良反应,并且硝酸甘油有协同降低门静脉压力的作用。②生长抑素及其拟似物:止血效果好,可明显减少内脏血流量,并减少奇静脉血流量,而奇静脉血流量是食管静脉血流量的标志。14 肽天然生长抑素,用法为首剂 250 μg 缓慢静脉注射,继以每小时 250 μg 持续静脉滴注。人工合成剂奥曲肽,常用首剂 100 μg 缓慢静脉注射,继以每小时 25～50 μg 持续静脉滴注。

(3)促进凝血和抗纤溶药物:补充凝血因子如静脉注入纤维蛋白原和凝血酶原复合物对凝血功能异常引起出血者有明显疗效。抗血纤溶芳酸和 6-氨基己酸有对抗或抑制纤维蛋白溶解的作用。

二、护理评估

(一)一般评估

1.生命体征

大量出血患者因血容量不足、外周血管收缩,体温可能偏低,出血后 2 天内多有发热,一般不超过38.5 ℃,持续 3～5 天;脉搏增快(＞120 次/分)或细速;呼吸急促、浅快;血压降低,收缩压降至 10.7 kPa(80 mmHg)以下,甚至可持续下降至测不出,脉压减少,＜4.0 kPa(30 mmHg)。

2.患者主诉

患者有无头晕、乏力、心慌、气促、冷、口干口渴等症状。

3.相关记录

呕血颜色、量,皮肤、尿量、出入量、黑便颜色和量等记录结果。

(二)身体评估

1.头颈部

上消化道大量出血,有效循环血容量急剧减少,患者可出现精神萎靡、嗜睡、表情淡漠、烦躁不安、意识模糊,甚至昏迷。

2.腹部

(1)有无肝脾大:如果出现脾大、蜘蛛痣、腹壁静脉曲张或有腹水者,提示肝硬化门静脉高压食管静脉破裂出血;肝大、质地硬、表面凹凸不平或有结节,提示肝癌。

(2)腹部肿块的质地软硬度:如果质地硬、表面凹凸不平或有结节应考虑胃、胰腺、肝胆肿瘤。

(3)中等量以上的腹水可有移动性浊音。

(4)肠鸣音活跃,肠蠕动增强,肠鸣音达 10 次/分,但音调不特别高调,提示有活动性出血。

(5)直肠和肛门有无结节、触痛和肿块、狭窄等异常情况。

3.其他

(1)出血部位与出血性质的评估:上消化道出血不包括口、鼻、咽喉等部位出血及咯血,应注意鉴别。出血部位在幽门以上,呕血及黑便可同时发生;而幽门以下部位出血,多以黑便为主。下消化道出血较少时,易被误认为是上消化道出血。下消化道出血仅有便血,无呕血,粪便鲜红、暗红或有血块,患者常感下腹部疼痛等不适感。进食动物血、肝,服用骨炭、铁剂、铋剂或中药也可使粪便发黑,但黑而无光泽。

(2)出血量的评估:粪便隐血试验阳性,表示为每天出血量＞5 mL;出现黑便时表示每天出血量在50～70 mL,胃内积血量达 250～300 mL,可引起呕血;急性出血量＜400 mL 时,组织液及脾脏贮血补充失血量,可无临床表现,若大量出血数小时内失血量超过 1 000 mL 或循环血容量的 20%,引起急性周围循环衰竭,导致急性失血性休克而危及患者生命。

(3)失血程度的评估:失血程度除按出血量评估外,还应根据全身状况来判断。失血的表现多伴有全身症状,表现如下:①轻度失血,失血量达全身总血量的 10%～15%,患者表现为皮肤苍白、头晕、怕冷,血压可正常但有波动,脉搏稍快,尿量减少。②中度失血:失血量达全身总血量的 20% 以上,患者表现为口干、眩晕、心悸,血压波动、脉压变小,脉搏细数,尿量减少。③重度失血,失血量达全身总血量的 30% 以上,患者表现为烦躁不安、意识模糊、出冷汗、四肢厥冷、血压显著下降、脉搏细数超过 120 次/分,尿少或尿闭,重者失血性休克。

(4)出血是否停止的评估:①反复呕血,呕吐物由咖啡色转为鲜红色,黑便次数增多且粪便稀薄色泽转为暗红色,伴肠鸣音亢进。②周围循环衰竭的表现经充分补液、输血仍未见明显改善,或暂时好转后又恶化,血压不稳,中心静脉压不稳定。③红细胞计数、血细胞比容、血红蛋白测定不断下降,网织红细胞计数持续增高。④在补液足够、尿量正常时,血尿素氮升高。⑤门静脉高压患者的脾脏大,因出血而暂时缩小,如不见脾脏恢复肿大,提示出血未止。

(三)心理-社会评估

患者发生呕血与黑便时都可导致患者出现紧张、烦躁不安、恐惧、焦虑等反应。病情危重者,患者可出现濒死感,而此时其家属表现伤心状态,则使患者出现较强烈的紧张及恐惧感。慢性疾病或全身性疾病致反复呕血与黑便者,易使患者对治疗和护理失去信心,表现为护理工作上不合作。患者及其家庭对疾病的认识态度影响患者的生活质量,影响其工作、学习、社交等活动。

(四)辅助检查结果评估

1.血常规

上消化道出血后均有急性失血性贫血;出血后 6～12 小时红细胞计数、血红蛋白浓度及血细胞比容下降;在出血后 2～5 小时白细胞计数开始增高,血止后 2～3 天降至正常。

2.血尿素氮测定

呕血的同时因部分血液进入肠道,血红蛋白的分解产物在肠道被吸收,故在出血数小时后血尿素氮开始上升,24～48 小时可达高峰,持续时间不等,与出血时间长短有关。

3.粪便检查

隐血试验阳性,但检查前需禁止食动物血、肝、绿色蔬菜等 3～4 天。

4.内镜检查

直接观察出血的原因和部位,黏膜皱襞迂曲可提示胃底静脉曲张。

(五)常用药物治疗效果的评估

1.输血

输血前评估患者的肝功能,肝功能受损宜输新鲜血,因库存血含氨量高易诱发肝性脑病。同时要评估患者年龄、病情、周围循环动力学及贫血状况,注意因输液、输血过快、过多导致肺水肿,原有心脏病或老年患者必要时可根据中心静脉压调节输液量。

2.血管升压素

滴注速度应准确,并严密观察有无出现腹痛、血压升高、心律失常、心肌缺血,甚至发生心肌梗死等不良反应。评估药液是否外溢,一旦外溢用 50% 硫酸镁湿敷,因该药有抗利尿作用,突然停用血管升压素会引起反射性尿液增多,故应观察尿量并向家属做好解释工作。同时,孕妇、冠心病、高血压患者禁用血管升压素。

3.凝血酶

口服凝血酶时评估有无有恶心、头昏等不良反应,并指导患者更换体位。此药不能与酸、碱及重金属等药物配伍,应现用现配,若出现过敏现象应立即停药。

4.镇静剂

评估患者的肝功能,肝病患者忌用吗啡、巴比妥类等强镇静药物。

三、主要护理诊断/问题

(一)体液不足

体液不足与上消化道大量出血有关。

(二)活动无耐力

活动无耐力与上消化道出血所致周围循环衰竭有关。

(三)营养失调

营养失调低于机体需要量:与急性期禁食及贫血有关。

(四)恐惧

恐惧与急性上消化道大量出血有关。

(五)知识缺乏

缺乏有关出血的知识及防治的知识。

(六)潜在并发症

休克、急性肾衰竭。

四、护理措施

(一)一般护理

1.休息与体位

少量出血者应卧床休息,大出血时绝对卧床休息,取平卧位并将下肢略抬高,以保证脑部供血。呕吐时头偏向一侧,防止窒息或误吸。指导患者坐起、站起时动作要缓慢,出现头晕、心慌、出汗时立即卧床休息并告知护士。病情稳定后,逐渐增加活动量。

2.饮食护理

急性大出血伴恶心、呕吐者应禁食。少量出血无呕吐者,可进食温凉、清淡流质食物。出血停止后改为营养丰富、易消化、无刺激性半流质、软食,少量多餐逐渐过渡到正常饮食。食管胃底静脉曲张破裂出血者避免粗糙、坚硬、刺激性食物,且应细嚼慢咽。防止损伤曲张静脉而再次出血。

3.安全护理

轻症患者可起身稍做活动,可上厕所大小便。但应注意有活动性出血时,患者常因有便意而至厕所,在排便时或便后起立时晕厥,因此必要时由护士陪同如厕或暂时改为在床上排泄。重症患者应多巡视,用床栏加以保护。

(二)病情观察

上消化道大量出血时,有效循环血容量急剧减少,可导致休克或死亡,所以要严密监测。①精神和意识状态:患者是否精神萎靡、嗜睡、表情淡漠、烦躁不安、意识模糊甚至昏迷。②生命体征:体温不升或发热,呼吸急促,脉搏细弱、血压降低、脉压变小,必要时行心电监护。③周围循环状况:观察皮肤和甲床色泽,肢体温暖或是湿冷,周围静脉特别是颈静脉充盈情况。④准确记录 24 小时出入量,测每小时尿量,应保持尿量每小时大于 30 mL,并记录呕吐物和粪便的性质、颜色及量。⑤定期复查红细胞计数、血细胞比容、血红蛋白、网织红细胞计数、血尿素氮、粪潜血,以了解贫血程度、出血是否停止。

（三）用药护理

立即建立静脉通道,遵医嘱迅速、准确地实施输血、输液、各种止血治疗及用药等抢救措施,并观察治疗效果及不良反应。血管升压素可引起腹痛、血压升高、心律失常、心肌缺血,甚至发生心肌梗死,故滴注速度应准确,并严密观察不良反应。同时,孕妇、冠心病、高血压患者禁用血管升压素。肝病患者忌用吗啡、巴比妥类药物,宜输新鲜血,因库存血含氨量高,易诱发肝性脑病。

（四）三腔两囊管护理

插管前应仔细检查,确保三腔气囊管通畅、无漏气,并分别做好标记,以防混淆,备用。插管后检查管道是否在胃内,抽取胃液,确定管道在胃内,分别向胃囊和食管囊注气,将食管引流管、胃管连接负压吸引器,定时抽吸,观察出血是否停止,并记录引流液的性状及量。并做好留置于腔气囊管期间的护理和拔管出血停止后的观察及拔管。

（五）心理护理

护理人员应关心、安慰患者尤其是反复出血者。向其解释各项检查、治疗措施,耐心细致地解答患者或家属的提问,消除他们的疑虑。同时,经常巡视,大出血时陪伴患者,以减轻患者的紧张情绪。抢救工作应迅速而不忙乱,使其产生安全感、信任,保持稳定情绪,帮助患者消除紧张恐惧心理,更好地配合治疗及护理。

（六）健康教育

1.疾病知识指导

应帮助患者和家属掌握有关疾病的病因和诱因,以及预防、治疗和护理知识,以减少再度出血的危险。并且指导患者及家属学会早期识别出血征象及应急措施。

2.饮食指导

合理饮食是避免诱发上消化道出血的重要措施。注意饮食卫生和规律饮食;进食营养丰富、易消化的食物,避免粗糙、刺激性食物,或过冷、过热、产气多的食物、饮料,以及禁烟、浓茶、咖啡等对胃有刺激的食物。

3.生活指导

生活起居要有规律,劳逸结合,情绪乐观,保证身心愉悦,避免长期精神紧张。应在医师指导下用药,同时,慢性疾病者应定期门诊随访。

4.自我观察

教会患者出院后早期识别出血征象及应急措施:出现头晕、心悸等不适,或呕血、黑便时,立即卧床休息,保持安静,减少身体活动;呕吐时取侧卧位以免误吸;立即送医院治疗。

5.及时就诊的指标

(1)有呕血和黑便。

(2)出现血压降低、头晕、心悸等不适。

五、护理效果评估

(1)患者呕血和黑便停止,生命体征正常。

(2)患者活动耐受力增加,活动时无晕厥、跌倒危险。

(3)患者置管期间患者无窒息、意外吸入、食管胃底黏膜无溃烂、坏死。

(4)患者体重逐渐恢复正常,营养状态良好。

（邢亚芹）

第二节　消化性溃疡

一、疾病概述

(一)概念和特点

消化性溃疡主要指发生在胃十二指肠的慢性溃疡,即胃溃疡(gastric ulcer,GU)和十二指肠溃疡(duodenal ulcer,DU),因溃疡的形成与胃酸、胃蛋白酶的消化作用有关而得名。溃疡的黏膜缺损超过黏膜肌层,不同于糜烂。

消化性溃疡是全球常见疾病,其患病率在近年来呈下降趋势。本病可发生于任何年龄,但中年最为常见,DU 多见于青壮年,而 GU 多见于中老年,后者发病年龄高峰比前者约晚 10 年。男性患者比女性多见。临床上 DU 比 GU 多见,两者之比为(2~3):1,但有地区差异。

(二)相关病理、生理

目前,对消化性溃疡的病理、生理的认识主要是基于 Shay 和 Sun 等人提出的"平衡学说"。即正常情况下,胃黏膜的攻击因子与防御因子应保持生理上的平衡,若攻击因子过强或防御因子减弱,就会造成胃黏膜损伤而引起溃疡。攻击因子主要有胃酸、胃蛋白酶、幽门螺杆菌等。防御因子主要有碳酸氢盐、胃黏液屏障和前列腺素等细胞保护因子。因此,"平衡学说"实际上就是胃酸分泌系统与胃黏膜保护系统之间的平衡。

(三)消化性溃疡的病因

1.幽门螺杆菌感染和非甾体抗炎药

近年的研究已经明确,幽门螺杆菌(Hp)感染和服用非甾体抗炎药(NSAID)是最常见的病因。溃疡发生是黏膜侵袭因素和防御因素失平衡的结果,胃酸在溃疡的形成中起关键作用。对胃十二指肠黏膜有损伤的侵袭因素包括胃酸和胃蛋白酶的消化作用、Hp 的感染、NSAID,以及其他如胆盐、胰酶、酒精等,其中 Hp 感染和 NSAID 是损害胃黏膜屏障,导致消化性溃疡的最常见病因。

2.下列因素与消化性溃疡发病有不同程度的关系

(1)吸烟:吸烟者消化性溃疡的发生率比不吸烟者高,吸烟影响溃疡愈合和促进溃疡复发。

(2)遗传:消化性溃疡的家族史可能是 Hp 感染"家庭聚集"现象,O 型血者胃上皮细胞表面表达更多黏附受体而有利于 Hp 定植,故 O 型血者易患消化性溃疡。

(3)急性应激:情绪应激可能主要起诱因作用,可能通过神经内分泌途径影响胃十二指肠分泌、运动和黏膜血流的调节。

(4)胃十二指肠运动异常:胃肠运动障碍不大可能是原发病因,但可加重 Hp 感染或 NSAID 对黏膜的损害。

因此,消化性溃疡是一种多因素疾病,其中 Hp 感染和服用 NSAID 是已知的主要病因,溃疡发生是黏膜侵袭因素和防御因素失平衡的结果,胃酸在溃疡形成中起关键作用。

(四)临床表现

上腹痛是消化性溃疡的主要症状,但部分患者可无症状或症状较轻以至于不为患者所注意,而以出血、穿孔等并发症为首发症状。

典型的消化性溃疡有以下临床特点:①慢性过程,病史可达数年至数十年。②周期性发作,发作与自发缓解相交替,发作期可为数周或数月,缓解期也长短不一,短者数周、长者数年;发作常有季节性,多在秋冬季或冬春之交发病,可因精神情绪不良或过劳而诱发。③发作时上腹痛呈节律性,表现为空腹痛,即餐后2~4小时和/或午夜痛,腹痛多为进食或服用抗酸药所缓解,典型节律表现在 GU 多见。

1.症状

上腹痛为主要症状,性质多为灼痛,也可为钝痛、胀痛、剧痛或饥饿样不适感。多位于中上腹,可偏右或偏左。一般为轻至中度持续性痛。疼痛常有典型的节律性。腹痛多在进食或服用抗酸药后缓解。

2.体征

溃疡活动时上腹部可有局限性轻压痛,缓解期无明显体征。

(五)辅助检查

1.实验室检查

血常规、尿常规和便常规(粪便隐血试验)、生化、肝肾功能检查(以了解其病因、诱因及潜在的护理问题)。

2.胃镜和胃黏膜活组织检查

胃镜和胃黏膜活组织检查是确诊消化性溃疡首选的检查方法。内镜下消化性溃疡多呈圆形或椭圆形,也有呈线形,边缘光整,底部覆有灰黄色或灰白色渗出物,周围黏膜可有充血、水肿,可见皱襞向溃疡集中。内镜下溃疡可分为活动期(A)、愈合期(H)和瘢痕期(S)3 个病期。

3.X 线钡餐检查

其适用于对胃镜检查有禁忌或不愿接受胃镜检查者。溃疡的 X 线征象有直接和间接两种:龛影是直接征象,对溃疡有确诊价值;局部压痛、十二指肠球部激惹和球部畸形、胃大弯侧痉挛性切迹均为间接征象,仅提示可能有溃疡。

4.Hp 检测

该检测应列为消化性溃疡诊断的常规检查项目,因为有无 Hp 感染决定治疗方案的选择。监测方法分为侵入性和非侵入性两大类。前者需通过胃镜检查取胃黏膜活组织进行监测,主要包括快速尿素酶试验、组织学检查和 Hp 培养;后者主要有^{13}C 或^{14}C 尿素呼气试验、粪便 Hp 抗原检测及血清学检查。

(六)治疗原则

消化性溃疡的治疗目的:消除病因、缓解症状、愈合溃疡、防止复发和防治并发症。针对病因的治疗,如根除 Hp,有可能彻底治愈溃疡病,是近年来消化性溃疡治疗的一大进展。

1.药物治疗

治疗消化性溃疡的药物可分为抑制胃酸分泌的药物和保护胃黏膜的药物两大类,主要起缓解症状和促进溃疡愈合的作用,常与根除 Hp 治疗药物配合使用。

(1)抑制胃酸药物:溃疡的愈合与抑酸治疗的强度和时间成正比。抗酸药具有中和胃酸的作用,可迅速缓解疼痛症状,但一般剂量难以促进溃疡愈合,故目前多作为加强止痛的辅助治疗。常用的抑制胃酸的药物有以下几种。①碱性抗酸剂:氢氧化铝、铝碳酸镁等及其复方制剂;②H_2受体拮抗剂:西咪替丁 800 mg,每晚 1 次或 400 mg,2 次/天;③雷尼替丁 300 mg,每晚 1 次或

150 mg,2 次/天;④法莫替丁 40 mg,每晚 1 次或 20 mg,2 次/天;⑤尼扎替丁 300 mg,每晚 1 次或 150 mg,2 次/天;⑥质子泵抑制剂:奥美拉唑 20 mg,1 次/天;⑦兰索拉唑 30 mg,1 次/天。

(2)保护胃黏膜药物:硫糖铝和胶体铋目前已少用作治疗消化性溃疡的一线药物。枸橼酸铋钾(胶体次枸橼酸铋)因兼有较强抑制幽门螺杆菌的作用,可作为根除 Hp 联合治疗方案的组分,但要注意此药不能长期服用,因会过量蓄积而引起神经毒性。米索前列醇具有抑制胃酸分泌、增加胃十二指肠黏膜的黏液及碳酸氢盐分泌和增加黏膜血流等作用,主要用于 NSAID 溃疡的预防,腹泻是常见不良反应,因引起子宫收缩故孕妇忌服。

常用的有以下几种:①硫糖铝 1 g,4 次/天;②前列腺素类药物:米索前列醇 200 μg,4 次/天;③胶体铋:枸橼酸铋钾 120 mg,4 次/天。

根除幽门螺杆菌治疗:凡有 Hp 感染的消化性溃疡,无论初发或复发、活动或静止、有无并发症,均应予以根除 Hp 治疗。根除 Hp 治疗结束后,继续给予 1 个疗程的抗溃疡治疗是最理想的。这对有并发症或溃疡面积大的患者尤为必要。

2.其他治疗

外科手术仅限于少数有并发症者,包括以下几种:①大量出血经内科治疗无效;②急性穿孔;③瘢痕性幽门梗阻;④胃溃疡癌变;⑤严格内科治疗无效的顽固性溃疡。

二、护理评估

(一)一般评估

1.患病及治疗经过

询问发病的有关诱因和病因,如发病是否与天气变化、饮食不当或情绪激动有关;有无暴饮暴食、喜食酸辣等刺激性食物的习惯;是否嗜烟酒;有无经常服用 NSAID 药物史;家族中有无溃疡病者等。询问患者的病程经过,如首次疼痛发作的时间,疼痛与进食的关系,是餐后还是空腹出现,有无规律,部位及性质如何,应用何种方法能缓解疼痛,曾做过何种检查和治疗,结果如何。

2.患者主诉与一般情况

有无恶心、呕吐、嗳气、反酸等其他消化道症状,有无呕血、黑便、频繁呕吐等症状。询问此次发病与既往有无变化,日常休息与活动如何等。

3.相关记录

腹痛、体重、体位、饮食、药物、出入量等记录结果。

(二)身体评估

1.头颈部

有无痛苦表情、消瘦、贫血貌等。

2.腹部

(1)上腹部有无固定压痛点,有无胃蠕动波,全腹有无压痛、反跳痛,有无腹肌紧张。

(2)有无空腹振水音,腹部有无肠鸣音变化(亢进、减弱或消失)(结合患者综合考虑)。

3.其他

有无因腹部疼痛而发生的体位改变等。

(三)心理-社会评估

患者及家属对疾病的认识程度,患者有无焦虑或恐惧等心理,患者在疾病治疗过程中的心理反应与需求,家庭及社会支持情况。

(四)辅助检查结果评估

(1)血常规有无红细胞计数、血红蛋白减少。

(2)粪便隐血试验是否为阳性。

(3)Hp检测是否为阳性。

(4)胃液分析:基础排酸量和最大排酸量是增高、减少还是正常。

(5)X线钡餐造影有无典型的溃疡龛影及其部位。

(6)胃镜及黏膜活检:溃疡的部位、大小及性质如何,有无活动性出血。

(五)常用药物治疗效果的评估

1.抗酸药评估要点

(1)用药剂量/天、时间、用药方法(静脉注射、口服)的评估与记录。

(2)有无磷缺乏症表现:食欲缺乏、软弱无力等症状,甚至有骨质疏松的表现。

(3)有无严重便秘、代谢性碱中毒与钠潴留,甚至肾损害。服用镁剂应注意有无腹泻。

2.H_2受体拮抗剂评估要点

(1)用药剂量/天、时间、用药方法(静脉注射、口服)的评估与记录,静脉给药应注意控制速度,速度过快可引起低血压和心律失常。

(2)注意监测肝、肾功能,注意有无头痛、头晕、疲倦、腹泻及皮疹等反应,因药物可随母乳排出,哺乳期应停止用药。

3.质子泵抑制剂的评估要点

(1)患者自觉症状:有无头晕、腹泻等症状。

(2)有无皮肤等反应:如荨麻疹、皮疹、瘙痒、头痛、口苦和肝功能异常等。

三、主要护理诊断

(一)腹痛

腹痛与胃酸刺激溃疡面引起化学性炎症反应有关。

(二)营养失调

营养失调与疼痛致摄入减少及消化吸收障碍有关。

(三)知识缺乏

缺乏有关消化性溃疡病因及预防知识。

(四)潜在并发症

上消化道大量出血、穿孔、幽门梗阻和癌变。

四、护理措施

(一)休息与活动

溃疡活动期且症状较重者,嘱其卧床休息几天至1～2周,可使疼痛等症状缓解。病情较轻者则应鼓励其适当活动,以分散注意力。

(二)指导缓解疼痛

注意观察及详细了解患者疼痛的规律和特点,并按其疼痛特点指导缓解疼痛的方法。如DU表现为空腹痛或午夜痛,指导患者在疼痛前或疼痛时进食碱性食物(如苏打饼干等),或服用制酸剂。也可采用局部热敷或针灸止痛。

（三）合理饮食

选择营养丰富,易消化的食物。症状重者以面食为主。避免食用机械性和化学刺激性强的食物。以少食多餐为主,每天进食 4～5 次,避免过饱,进食宜细嚼慢咽,以增加唾液分泌,稀释和中和胃酸。

（四）用药护理

应严格按医嘱用药,并注意观察常用药的毒副作用,发现问题及时处理。

（五）心理护理

多关心体贴患者,使患者保持良好的情绪,因为过分焦虑和恐惧往往更易诱发和加重消化性溃疡。

（六）健康教育

1.帮助患者认识和祛除病因

向患者讲解引起和加重溃疡病的相关因素,指导其保持乐观情绪,规律生活。

2.饮食指导

建立合理的饮食习惯和结构,戒除烟酒,避免摄入刺激性食物。饮食宜清淡、易消化、富营养,少食多餐。

3.用药原则

指导患者按医嘱正确服药,学会观察药效及不良反应,不随便停药或减量,防止溃疡复发。指导患者慎用或勿用致溃疡的药物,如阿司匹林、咖啡因、泼尼松等。

4.适当活动计划

制订个体化的活动计划,选择合适的锻炼方式,提高机体抵抗力。

5.自我观察

教会患者出院后的某些重要指标的自我监测:如腹痛、呕吐、黑便等监测并正确记录。

6.及时就诊的指标

（1）上腹疼痛节律发生变化或疼痛加剧。

（2）出现呕血、黑便等。

（邢亚芹）

第三节　胃　炎

胃炎是指不同病因所致的胃黏膜炎症,通常包括上皮损伤、黏膜炎症反应和细胞再生 3 个过程,是最常见的消化道疾病之一。

一、急性胃炎

急性胃炎是由多种病因引起的急性胃黏膜炎症,内镜检查可见胃黏膜充血、水肿、出血、糜烂及浅表溃疡等一过性病变。临床上,以急性糜烂出血性胃炎最常见。

（一）病因与发病机制

1.药物

最常引起胃黏膜炎症的药物是非甾体抗炎药（nonsteroidal anti-inflammatory drug,

NSAID),如阿司匹林、吲哚美辛等,可破坏胃黏膜上皮层,引起黏膜糜烂。

2.急性应激

严重的重要脏器衰竭、严重创伤、大手术、大面积烧伤、休克甚至精神心理因素等引起的急性应激,导致胃黏膜屏障破坏和氢离子弥散进入黏膜,引起胃黏膜糜烂和出血。

3.其他

酒精具有亲脂性和溶脂能力,高浓度酒精可直接破坏胃黏膜屏障。某些急性细菌或病毒感染、胆汁和胰液反流、胃内异物及肿瘤放疗后的物理性损伤,可造成胃黏膜损伤引起上皮细胞损害、黏膜出血和糜烂。

(二)临床表现

1.症状

轻者大多无明显症状,有症状者主要表现为非特异性消化不良。上消化道出血是该病突出的临床表现。

2.体征

上腹部可有不同程度的压痛。

(三)辅助检查

1.实验室检查

大便隐血试验呈阳性。

2.内镜检查

纤维胃镜检查是诊断的主要依据。

(四)治疗要点

治疗原则是去除致病因素和积极治疗原发病。药物引起者,立即停药;急性应激者,在积极治疗原发病的同时,给予抑制胃酸分泌的药物;发生上消化道大出血时,按上消化道出血处理。

(五)护理措施

1.休息与活动

注意休息,减少活动。急性应激致病者应卧床休息。

2.饮食护理

定时、规律进食,少食多餐,避免辛辣刺激性食物。

3.用药指导

指导患者遵医嘱慎用或禁用对胃黏膜有刺激作用的药物,并指导患者正确服用抑酸剂、胃黏膜保护剂等。

二、慢性胃炎

慢性胃炎是由各种病因引起的胃黏膜慢性炎症。其发病率在各种胃病中居首位。

(一)病因与发病机制

1.幽门螺杆菌感染

幽门螺杆菌感染被认为是慢性胃炎最主要的病因。

2.饮食和环境因素

饮食中高盐和缺乏新鲜蔬菜、水果与发生慢性胃炎相关。幽门螺杆菌可增加胃黏膜对环境因素损害的易感性。

3.物理及化学因素

物理及化学因素可削弱胃黏膜的屏障功能,使其易受胃酸和胃蛋白酶的损害。

4.自身免疫

由于壁细胞受损,机体产生壁细胞抗体和内因子抗体,使胃酸分泌减少乃至缺失,还可影响维生素 B_{12} 吸收,导致恶性贫血。

5.其他因素

慢性胃炎与年龄相关。

(二)临床表现

1.症状

$70\%\sim80\%$ 的患者可无任何症状,部分患者表现为非特异性的消化不良,症状常与进食或食物种类有关。

2.体征

体征多不明显,有时出现上腹部轻压痛。

(三)辅助检查

1.实验室检查

胃酸分泌正常或偏低。

2.幽门螺杆菌检测

幽门螺杆菌可通过侵入性和非侵入性方法检测。

3.胃镜及胃黏膜活组织检查

胃镜及胃黏膜活组织检查是诊断慢性胃炎最可靠的方法。

(四)治疗要点

治疗原则是消除病因、缓解症状、控制感染、防治癌前病变。

1.根除幽门螺杆菌

对幽门螺杆菌感染引起的慢性胃炎,尤其在活动期,目前多采用三联疗法,即一种胶体铋剂或一种质子泵抑制剂加上两种抗菌药物。

2.根据病因给予相应处理

若因非甾体抗炎药引起,应停药并给予抑酸剂或硫糖铝,若因胆汁反流,可用氢氧化铝凝胶来吸附,或予以硫糖铝及胃动力药物以中和胆盐,防止反流。

3.对症处理

有胃动力学改变者,可服用多潘立酮、西沙必利等;自身免疫性胃炎伴有恶性贫血者,遵医嘱肌内注射维生素 B_{12}。

(五)护理措施

1.一般护理

(1)休息与活动:急性发作或伴有消化道出血时应卧床休息,并可用转移注意力、做深呼吸等方法来减轻焦虑、缓解疼痛。病情缓解时,进行适当的运动和锻炼,注意避免过度劳累。

(2)饮食护理:以高热量、高蛋白、高维生素及易消化的饮食为原则,宜定时定量、少食多餐、细嚼慢咽,避免摄入过咸、过甜、过冷、过热及辛辣刺激性食物。

2.病情观察

观察患者消化不良的症状,腹痛的部位及性质,呕吐物和粪便的颜色、量及性状等,用药前后患者的反应。

3.用药护理

注意观察药物的疗效及不良反应。

(1)慎用或禁用阿司匹林、吲哚美辛等对胃黏膜有刺激的药物。

(2)胶体铋剂:枸橼酸铋钾宜在餐前半小时用吸管吸入服用。部分患者服药后出现便秘和大便呈黑色,停药后可自行消失。

(3)抗菌药物:服用阿莫西林前应询问患者有无青霉素过敏史,应用过程中注意有无迟发性变态反应。甲硝唑可引起恶心、呕吐等胃肠道反应。

4.症状、体征的护理

腹部疼痛或不适者,避免精神紧张,采取转移注意力、做深呼吸等方法缓解疼痛;或用热水袋热敷胃部,以解除痉挛,减轻腹痛。

5.健康指导

(1)疾病知识指导:向患者及家属介绍本病的相关病因和预后,避免诱发因素。

(2)饮食指导:指导患者加强饮食卫生和营养,规律饮食。

(3)生活方式指导:指导患者保持良好的心态,生活要有规律,合理安排工作和休息时间,劳逸结合。

(4)用药指导:指导患者遵医嘱服药,如有异常及时就诊,定期门诊复查。

(邢亚芹)

第 九 章

内分泌科疾病护理

第一节 甲状腺功能亢进症

甲状腺功能亢进症(简称甲亢)指由多种病因导致的甲状腺激素(TH)分泌过多,引起各系统兴奋性增高和代谢亢进为主要表现的一组临床综合征。其中以毒性弥漫性甲状腺肿(Graves病)最多见。

一、病因

(一)遗传因素

弥漫性毒性甲状腺肿是器官特异性自身免疫性疾病之一,有显著的遗传倾向。

(二)免疫因素

弥漫性毒性甲状腺肿的体液免疫研究较为深入。最明显的体液免疫特征为血清中存在甲状腺细胞促甲状腺激素(TSH)受体抗体,即甲状腺细胞增生,TH 合成及分泌增加。

(三)环境因素

环境因素对本病的发生、发展有重要影响,如细菌感染、性激素、应激等,可能是该病发生和恶化的重要诱因。

二、临床表现

(一)一般临床表现

1.甲状腺激素分泌过多综合征

(1)高代谢综合征:多汗怕热、疲乏无力、体重锐减、低热和皮肤温暖潮湿。

(2)精神神经系统:焦躁易怒、神经过敏、紧张忧虑、多言好动、失眠不安、思想不集中和记忆力减退等。

(3)心血管系统:心悸、胸闷、气短,严重者可发生甲亢性心脏病。

(4)消化系统:常表现为食欲亢进,多食消瘦。重者可有肝功能异常,偶有黄疸。

(5)肌肉骨骼系统:部分患者有甲亢性肌病、肌无力和周期性瘫痪。

(6)生殖系统:女性常有月经减少或闭经;男性有勃起功能障碍,偶有乳腺发育。

(7)内分泌系统:早期血促肾上腺皮质激素(ACTH)及 24 小时尿 17-羟皮质类固醇升高,继

而受过高的 T_3、T_4 抑制而下降。

(8)造血系统:血淋巴细胞计数升高,白细胞计数偏低,血容量增大,可伴紫癜或贫血,血小板寿命缩短。

2.甲状腺肿

(1)弥漫性、对称性甲状腺肿大。

(2)质地不等、无压痛。

(3)肿大程度与甲亢轻重无明显关系。

(4)甲状腺上下可触及震颤,闻及血管杂音,为诊断本病的重要体征。

3.眼征

(1)单纯性突眼:眼球轻度突出,瞬目减少,眼裂增宽。

(2)浸润性突眼:眼球突出明显,眼睑肿胀,眼球活动受限,结膜充血水肿,严重者眼睑闭合不全、眼球固定、角膜外露而形成角膜溃疡、全眼炎,甚至失明。

(二)特殊临床表现

(1)甲亢危象:①高热(40 ℃以上);②心率快(>140 次/分);③烦躁不安、呼吸急促、大汗、恶心、呕吐和腹泻等,严重者可出现心力衰竭、休克及昏迷。

(2)甲状腺毒症性心脏病主要表现为心排血量增加、心动过速、心房颤动和心力衰竭。

(3)淡漠型甲状腺功能亢进症:①多见于老年患者,起病隐袭;②明显消瘦、乏力、头晕、淡漠、昏厥等;③厌食、腹泻等消化系统症状。

(4)T_3 型甲状腺毒症多见于碘缺乏地区和老年人,实验室检查:血清总三碘甲腺原氨酸(TT_3)与游离三碘甲腺原氨酸(FT_3)均增高,而血清总甲状腺素(TT_4)、血清游离甲状腺素(FT_4)正常。

(5)亚临床型甲状腺功能亢进症血清 FT_3、FT_4 正常,促甲状腺激素(TSH)降低。

(6)妊娠期甲状腺功能亢进症:①妊娠期甲状腺激素结合球蛋白增高,引起 TT_4 和 TT_3 增高。②一过性甲状腺毒症。③新生儿甲状腺功能亢进症。④产后由于免疫抑制的解除,弥漫性毒性甲状腺肿易于发生,称为产后弥漫性毒性甲状腺肿。

(7)胫前黏液性水肿多发生在胫骨前下 1/3 部位,也见于足背、踝关节、肩部、手背或手术瘢痕处,偶见于面部,皮损大多为对称性。

(8)Graves 眼病(甲状腺相关性眼病)。

三、辅助检查

(一)实验室检查

检测血清游离甲状腺素(FT_4)、游离三碘甲腺原氨酸(FT_3)和促甲状腺激素(TSH)。

(二)影像学及其他检查

放射性核素扫描、CT 检查、B 超检查、MRI 检查等有助于异位甲状腺肿和球后病变性质的诊断,可根据需要选用。

四、处理原则和治疗要点

(一)抗甲状腺药物

口服抗甲状腺药物是治疗甲亢的基础措施,也是手术和 ^{131}I 治疗前的准备阶段。常用的抗甲状腺药物包括硫脲类(丙硫氧嘧啶、甲硫氧嘧啶等)和咪唑类(甲巯咪唑、卡比马唑等)。

(二)¹³¹I治疗甲亢

¹³¹I治疗甲亢的目的是破坏甲状腺组织,减少甲状腺激素产生。该方法简单、经济,治愈率高,尚无致畸、致癌、不良反应增加的报道。

(三)手术治疗

通常采取甲状腺次全切术,两侧各留下 2～3 g 甲状腺组织。

五、护理评估

(一)病史

详细询问患者过去健康情况,有无甲亢家族史,有无病毒感染、应激因素、诱发因素,生活方式,饮食习惯,排便情况;查询上次住院的情况,药物使用情况,以及出院后病情控制情况;询问最近有无疲乏无力、怕热多汗、大量进食却容易饥饿、甲状腺肿大、眼部不适、高热的症状。

(二)身体状况

评估患者生命体征的变化,包括体温是否升高,脉搏是否加快,脉压是否增大等;情绪是否发生变化;有无体重下降,是否贫血。观察和测量突眼度;观察甲状腺肿大的程度,是否对称,有无血管杂音等。

(三)心理-社会评估

询问患者对甲状腺疾病知识的了解情况,患病后对日常生活的影响,是否有情绪上的变化,如急躁易怒,易与身边的人发生冲突或矛盾;了解所在社区的医疗保健服务情况。

六、护理措施

(一)饮食护理

(1)给予高蛋白、高维生素、矿物质丰富、高热量饮食。

(2)适量增加奶类、蛋类、瘦肉类等优质蛋白以纠正体内的负氮平衡,多摄取新鲜蔬菜和水果。

(3)多饮水,保证每天 2 000～3 000 mL,以补充腹泻、出汗等所丢失的水分。若患者并发心脏疾病应避免大量饮水,以预防水肿和心力衰竭的发生。

(4)为避免引起患者精神兴奋,不宜摄入刺激性的食物及饮料,如浓茶、咖啡等。

(5)为减少排便次数,不宜摄入过多的粗纤维食物。

(6)限制食用含碘丰富的食物,不宜食海带、紫菜等海产品,慎食卷心菜、甘蓝等易致甲状腺肿的食物。

(二)用药护理

(1)指导患者正确用药,不可自行减量或停药。

(2)观察药物不良反应:①粒细胞缺乏症多发生在用药后 2～3 个月。定期复查血常规,如血白细胞计数$<3\times10^9$/L 或中性粒细胞计数$<1.5\times10^9$/L,应考虑停药,并给予升白药物。②如伴咽痛、发热、皮疹等症状须立即停药。③药疹较常见,可用抗组胺药控制,不必停药,发生严重皮疹时应立即停药,以免发生剥脱性皮炎。④发生肝坏死、中毒性肝炎、精神疾病、狼疮样综合征、胆汁淤滞综合征、味觉丧失等应立即停药并进行治疗。

（三）休息与活动

评估患者目前的活动情况,与患者共同制订日常活动计划。不宜剧烈活动,活动时以不感疲劳为好,适当休息,保证充足睡眠,防止病情加重。如有心力衰竭或严重感染者应严格卧床休息。

（四）环境

保持病室安静,避免嘈杂,限制探视时间,告知家属不宜提供兴奋、刺激的信息,以减少患者激动、易怒的精神症状。甲亢患者因怕热多汗,应安排通风良好的环境,夏天使用空调,保持室温凉爽而恒定。

（五）生活护理

协助患者完成日常的生活护理,如洗漱、进餐、如厕等。对大量出汗的患者,加强皮肤护理,应随时更换浸湿的衣服及床单,防止受凉。

（六）心理护理

耐心细致地向患者解释病情,提高患者对疾病的认知水平,让患者及其家属了解其情绪、性格改变是暂时的,可因治疗而得到改善,鼓励患者表达内心感受,理解和同情患者,建立互信关系。与患者共同探讨控制情绪和减轻压力的方法,指导和帮助患者正确处理生活中的突发事件。

（七）病情观察

观察患者精神状态和手指震颤情况,注意有无焦虑、烦躁、心悸等甲亢加重的表现,必要时使用镇静剂。

（八）眼部护理

采取保护措施,预防眼睛受到刺激和伤害。外出戴深色眼镜,减少光线、灰尘和异物的侵害。经常用眼药水湿润眼睛,避免过度干燥;睡前涂抗生素眼膏,眼睑不能闭合者用无菌纱布或眼罩覆盖双眼。指导患者当眼睛有异物感、刺痛或流泪时,勿用手直接揉眼睛。睡眠或休息时,抬高头部,使眶内液回流减少,减轻球后水肿。

七、健康指导

（一）疾病知识指导

为患者讲解有关甲亢的疾病知识,指导患者注意加强自我保护,上衣领宜宽松,避免压迫甲状腺,严禁用手挤压甲状腺以免 TH 分泌过多,加重病情。对有生育需要的女性患者,应告知其妊娠可加重甲亢,宜治愈后再妊娠。育龄女性在 [131]I 治疗后的 6 个月内应当避孕。妊娠期间监测胎儿发育。鼓励患者保持身心愉快,避免精神刺激或过度劳累,建立和谐的人际关系和良好的社会支持系统。

（二）患者用药指导

坚持遵医嘱按剂量、按疗程服药,不可随意减量或停药。对妊娠期甲亢患者,应指导其避免各种对母亲及胎儿造成影响的因素,宜选用抗甲状腺药物治疗,禁用 [131]I 治疗,慎用普萘洛尔。产后如需继续服药,则不宜哺乳。

（三）定期监测及复查

指导患者服用抗甲状腺药物,开始 3 个月,每周检查血常规 1 次,每隔 1～2 个月做甲状腺功能测定,每天清晨卧床时自测脉搏,定期测量体重。脉搏减慢、体重增加是治疗有效的标志。若出现高热、恶心、呕吐、不明原因腹泻、突眼加重等症状,警惕甲状腺危象可能,应及时就诊。指导患者出院后定期复查甲状腺功能、做甲状腺彩超等。

（张　岩）

第二节 甲状腺功能减退症

甲状腺功能减退症(简称甲减)是由各种原因导致的甲状腺激素合成和分泌减少(低甲状腺激素血症),或组织利用不足(甲状腺激素抵抗)而引起的全身性低代谢并伴各系统功能减退的综合征。其病理特征表现为黏液性水肿。起病于胎儿或新生儿的甲减称为呆小病,常伴有智力障碍和发育迟缓;起病于成人者称成年型甲减。本节主要介绍成年型甲减。

一、病因

(一)自身免疫损伤
自身免疫损伤常见于自身免疫性甲状腺炎引起 TH 合成和分泌减少。

(二)甲状腺破坏
甲状腺切除术后、^{131}I 治疗后导致的甲状腺功能减退。

(三)中枢性甲减
中枢性甲减由垂体外照射、垂体大腺瘤、颅咽管瘤及产后大出血引起的促甲状腺激素释放激素(TRH)和促甲状腺激素(TSH)产生和分泌减少所致。

(四)碘过量
碘过量可引起具有潜在性甲状腺疾病者发生甲减,也可诱发和加重自身免疫性甲状腺炎。

(五)抗甲状腺药物使用
硫脲类药物、锂盐等可抑制 TH 合成。

二、临床表现

甲减多病程较长、病情轻或早期可无症状,其临床表现与甲状腺激素缺乏的程度有关。

(一)一般表现
1.基础代谢率降低
体温偏低、怕冷,易疲倦、无力,水肿、体重增加,反应迟钝、健忘、嗜睡等。
2.黏液性水肿面容
面部虚肿、面色苍白或呈姜黄色,部分患者鼻唇增厚、表情淡漠、声音低哑、说话慢且发音不清。
3.皮肤及附属结构
皮肤苍白、干燥、粗糙少光泽,肢体凉。少数患者出现胫前黏液性水肿。指甲生长缓慢、厚脆,表面常有裂纹,毛发稀疏干燥、眉毛外 1/3 脱落。

(二)各系统表现
1.心血管系统
心血管系统主要表现为心肌收缩力减弱、心动过缓、心排血量降低。久病者由于胆固醇增高,易并发冠心病,10%的患者伴发高血压。

2.消化系统

消化系统主要表现为便秘、腹胀、畏食等,严重者可出现麻痹性肠梗阻或黏液水肿性巨结肠。

3.内分泌生殖系统

内分泌生殖系统主要表现为性欲减退,女性常有月经过多或闭经情况。

4.肌肉与关节

肌肉与关节主要表现为肌肉乏力,暂时性肌强直、痉挛和疼痛等。

5.血液系统

血液系统主要表现为贫血。

6.黏液水肿性昏迷

黏液水肿性昏迷主要表现为低体温(<35 ℃)、嗜睡、呼吸减慢、心动过缓、血压下降、四肢肌肉松弛、腱反射减弱或消失、血压明显降低,甚至发生昏迷、休克而危及生命。

三、辅助检查

(一)实验室检查

血常规检查、血生化检查、尿常规检查、甲状腺功能检查。

(二)影像学及其他检查

颈部 B 超检查、心电图检查、胸部 X 线检查、头颅 MRI 检查、头颅 CT 检查。

四、处理原则及治疗要点

(一)替代治疗

替代治疗首选左甲状腺素钠片口服。替代治疗时,需从最小剂量开始用药,之后根据 TSH 目标调整剂量,逐渐纠正甲减而不产生明显不良反应,使血 TSH 和 TH 水平恒定在正常范围内。

(二)对症治疗

有贫血者补充铁剂、维生素 B_{12}、叶酸等。胃酸分泌过少者补充稀盐酸,与 TH 合用疗效好。

(三)亚临床甲减的处理

亚临床甲减引起的血脂异常可导致动脉粥样硬化,部分亚临床甲减也可发展为临床甲减。目前认为只要患者有高胆固醇血症、血清 TSH>10 mU/L,就需要给予左甲状腺素钠片进行替代治疗。

(四)黏液性水肿昏迷的治疗

(1)立即静脉补充 TH,清醒后改口服维持治疗。

(2)保持呼吸道通畅,吸氧,同时给予保暖。

(3)糖皮质激素持续静脉滴注,待患者清醒后逐渐减量、停药。根据需要补液。

(4)祛除诱因,治疗原发病。

五、护理评估

(一)病史

(1)详细了解患者患病的起始时间,有无诱因,发病的缓急,主要症状及其特点。

(2)评估患者有无进食异常或营养异常,有无排泄功能异常和体力减退等。

(3)评估患者有无失眠、瞌睡、记忆力下降、注意力不集中、畏寒、手足搐搦、四肢感觉异常或麻痹等症状。

(4)评估患者既往检查情况,是否遵从医嘱治疗,用药及治疗效果。

(5)询问患者家族有无类似疾病发生。

(二)身体状况

(1)观察患者有无体温降低、脉搏减慢等体征。

(2)观察患者有无记忆力减退、反应迟钝和表情淡漠等表现。

(3)观察患者皮肤有无干燥发凉、粗糙脱屑、毛发脱落和黏液性水肿等表现。

(4)观察患者有无畏食、腹胀和便秘等。

(5)观察患者有无肌肉乏力、暂时性肌强直、痉挛、疼痛等表现,有无关节病变。

(6)有无心肌收缩力减弱、心动过缓、心排血量下降等表现。

(三)心理-社会状况

(1)评估患者患病后的精神、心理变化。

(2)评估疾病对患者日常生活、学习或工作、家庭的影响,是否适应角色的转变。

(3)评估患者对疾病的认知程度。

(4)评估社会支持系统,如家庭成员、经济状况等能否满足患者的医疗护理需求。

六、护理措施

(一)心理护理

多与患者接触交流,鼓励患者表达其感受,交谈时语言温和,耐心倾听,消除患者的陌生感和紧张感。耐心向患者解释病情,消除其紧张和顾虑,保持一个健康的心态,积极面对疾病,使其积极配合治疗,树立信心。

(二)饮食护理

给予高维生素、高蛋白、低钠、低脂饮食。宜进食粗纤维食物,促进排便。桥本甲状腺炎所致的甲减应避免摄取含碘食物和药物,以免诱发严重的黏液性水肿。

(三)低体温护理

(1)保持室内空气新鲜,每天通风,调节室温在22～24 ℃,注意保暖。可通过添加衣服,包裹毛毯,睡眠时加盖棉被,冬季外出时戴手套、穿棉鞋,以避免着凉。

(2)注意监测患者生命体征变化,观察有无体温过低、心律失常等表现,并给予及时处理。

(四)便秘护理

指导患者每天定时排便,养成规律的排便习惯。适当地按摩腹部,多进食富含粗纤维的蔬菜、水果、全麦制品。根据患者病情、年龄进行适度的运动,如慢走、慢跑,促进胃肠蠕动。

(五)用药护理

通常需要终身服药,从小剂量开始,逐渐加量至达到完全替代剂量。空腹或餐前30分钟口服,一般与其他药物分开服用。如用泻剂,观察排便的次数、量,有无腹痛、腹胀等麻痹性肠梗阻的表现。

(六)黏液性水肿昏迷的护理

(1)应立即建立静脉通路,给予急救药物。

(2)保持呼吸道通畅,给予吸氧,必要时配合气管插管术或气管切开术。

(3)监测生命体征和动脉血气分析的变化,记录 24 小时出入液量。

(4)给予保暖,避免局部热敷,以免烫伤和加重循环不良。

七、健康指导

(一)疾病知识指导

向患者讲解疾病发生原因及注意事项,如地方性缺碘者可采用碘化盐,药物引起者应调整剂量或停药。注意个人卫生,注意保暖,避免在人群集中的地方停留时间过长,预防感染和创伤。慎用催眠、镇静、止痛等药物。

(二)饮食原则

遵循高蛋白、高维生素、低钠、低脂肪的饮食原则。

(三)药物指导

向其解释终身坚持服药的必要性。不可随意停药或更改剂量,否则可能导致心血管疾病,如心肌缺血、心肌梗死或充血性心力衰竭。替代治疗效果最佳的指标为血 TSH 恒定在正常范围内,长期行替代治疗者宜每 6～12 个月检测1次。对有心脏病、高血压、肾炎的患者,注意剂量的调整。服用利尿剂时,指导患者记录 24 小时出入量。

(四)病情观察

观察患者症状和体征的改善情况,如出现明显的药物不良反应或并发症,应及时给予处置。讲解黏液性水肿昏迷发生的原因及表现,若出现低血压、心动过缓、体温<35 ℃等,应及时就医。指导患者自我监测甲状腺激素服用过量的症状,如出现多食消瘦、脉搏>100 次/分、心律失常、体重减轻、发热、大汗、情绪激动等情况,及时报告医师。指导患者定期复查肝肾功能、甲状腺功能、血常规、心电图等。

(五)定期复查甲状腺功能

药物治疗开始后 4～8 周或剂量调整后检测 TSH,TSH 恢复正常后每 6～12 个月检查 1 次甲状腺功能。监测体重,以了解患者病情控制情况,及时调整用药剂量。

(张　岩)

第三节　库欣综合征

库欣综合征(又称 Cushing 综合征)由各种病因导致糖皮质激素(主要是皮质醇)分泌过多所致病症的总称,其中最多见者为垂体促肾上腺皮质激素(ACTH)分泌亢进所引起的临床类型,称为库欣病(Cushing 病)。

一、病因

(一)依赖性 ACTH 的库欣综合征

1.库欣病

库欣病最常见,约占库欣综合征的 70%,是指垂体性库欣综合征,由垂体促肾上腺皮质激素细胞瘤分泌大量 ACTH 所致。

2.异位 ACTH 分泌综合征

垂体以外肿瘤分泌过量 ACTH,刺激肾上腺皮质增生分泌过多的皮质醇。

(二)不依赖 ACTH 的综合征

(1)肾上腺皮质腺瘤占库欣综合征的 15%~20%,多见于成人,男性相对多见。

(2)肾上腺皮质癌占库欣综合征的 5% 以下,病情重,进展快。

(3)不依赖 ACTH 的双侧肾上腺小结节性增生,可伴或不伴 Carney 综合征。

(4)不依赖 ACTH 的双侧肾上腺大结节性增生。

二、临床表现

(一)向心性肥胖

满月脸,水牛背,多血质外貌,面圆而呈暗红色,颈、胸、腹、背部脂肪甚厚。疾病后期,因肌肉消耗,四肢显得瘦小。

(二)皮肤表现

皮肤薄,微血管脆性增加,轻微损伤即可引起瘀斑。手、脚、指(趾)甲、肛周常出现真菌感染。异位 ACTH 综合征者及较重的 Cushing 病患者皮肤色素沉着、颜色加深。

(三)代谢障碍

大量皮质醇促进肝糖原异生,使血糖升高,部分患者出现继发性糖尿病。大量皮质醇有潴钠、排钾作用,低血钾使患者乏力加重,部分患者因潴钠出现轻度水肿。同时病程长者可出现身材变矮、骨质疏松等。

(四)心血管表现

高血压常见,常伴有动脉硬化。长期高血压可并发左心室肥大、心力衰竭和脑血管意外。易发生动、静脉血栓,使心血管并发症的发生率增加。

(五)感染

肺部感染多见。患者在感染后,炎症反应往往不显著,发热不明显,易于漏诊而造成严重后果。

(六)性功能障碍

女性患者大多出现月经减少、不规则或停经,痤疮常见,明显男性化(乳房萎缩、生须、喉结增大、阴蒂肥大)者少见。男性患者性欲可减退,睾丸变软、阴茎缩小。

(七)全身肌肉及神经系统

肌无力,下蹲后起立困难。不同程度的精神、情绪变化,严重者精神变态,个别可发生类偏狂。

三、辅助检查

(一)实验室检查

血常规、尿常规、粪便常规检查,血生化检查和血皮质醇检查。

(二)影像学及其他检查

肾上腺 B 超检查、CT 检查、MRI 检查,蝶鞍区断层摄片、鞍区 CT 检查及 MRI 检查,心电图及超声心动图检查和骨密度检查。

(三)地塞米松抑制试验

1.小剂量地塞米松抑制试验

尿 17-羟皮质类固醇不能降至对照值的 50％以下,或尿游离皮质醇不能降至每 24 小时 55 mmol以下者,表示不能被抑制。

2.大剂量地塞米松抑制试验

尿 17-羟皮质类固醇或尿游离皮质类固醇能降至对照组的 50％以下者,表示被抑制。

(四)ACTH 兴奋试验

垂体性库欣病和异位 ACTH 综合征者常有反应,原发性肾上腺皮质肿瘤者多数无反应。

四、处理原则及治疗要点

根据不同病因行相应治疗。在病因治疗前,对病情严重的患者,宜先对症治疗以防止并发症的发生。

(一)库欣病

(1)经蝶窦切除垂体微腺瘤为治疗本病的首选疗法。

(2)如经蝶窦手术未能发现并摘除垂体微腺瘤或某种原因不能做垂体手术,对病情严重者,宜做一侧肾上腺全切,另一侧肾上腺大部分或全切除术,术后做激素替代治疗。

(3)垂体大腺瘤患者,需做开颅手术治疗,尽可能切除肿瘤。

(4)影响神经递质的药物可做辅助治疗,对于催乳素升高者,可用溴隐亭治疗。

(5)必要时行双侧肾上腺切除术,术后行激素替代治疗。

(二)肾上腺腺瘤

手术切除可根治肾上腺腺瘤,术后需使用激素行替代治疗。在肾上腺功能逐渐恢复时,氢化可的松的剂量也随之递减,大多数患者于 6 个月至 1 年或更久可逐渐停用替代治疗。

(三)不依赖 ACTH 的小结节性或大结节性双侧肾上腺增生

不依赖 ACTH 的小结节性或大结节性双侧肾上腺增生行双侧肾上腺切除术,术后行激素替代治疗。

(四)异位 ACTH 综合征

异位 ACTH 综合征应治疗原发性恶性肿瘤,视具体病情做手术、放疗和化疗。如能根治,Cushing 综合征可以缓解;如不能根治,则需要用肾上腺皮质激素合成阻滞剂。

五、护理评估

(一)病史

(1)详细了解患者患病的起始时间,有无诱因,发病的缓急,主要症状及其特点。

(2)评估患者有无进食异常或营养异常,有无排泄功能异常和体力减退等。

(3)评估患者有无失眠、瞌睡、记忆力减退、注意力不集中,有无下蹲后起立困难,肌无力症状等。

(4)评估患者既往检查情况,是否遵从医嘱治疗,用药及治疗效果。

(5)评估婚姻状况及生育情况,了解患者是否有性功能异常等问题。

(二)身体状况

(1)评估患者有无血压升高、向心性肥胖、满月脸等。

(2)评估患者有无皮肤、黏膜色素沉着,痤疮,多毛等。

(3)评估患者有无脊椎压缩变形、身材矮小、肌无力等。

(4)评估患者腹部皮肤有无紫纹。

(5)评估患者有无外生殖器发育异常。

(三)心理-社会状况

(1)评估患者患病后的精神、心理变化。

(2)评估疾病对患者日常生活、学习、工作和家庭的影响,是否适应患者角色的转变,对疾病的认知程度。

(3)评估社会支持系统,如家庭成员、经济状况等能否满足患者的医疗护理需求。

六、护理措施

(一)心理护理

向患者讲解疾病的有关知识,给患者提供有关疾病的资料,向患者说明身体外形的改变是疾病发生、发展过程的表现,消除患者的紧张和焦虑情绪。经常巡视病房,了解患者的需要,帮助其解决问题。多与患者接触和交流,鼓励患者表达其感受,交谈时语言要温和,耐心倾听。使患者正确认识疾病所导致的形体和外观改变,提高对形体改变的认识和适应能力,使其积极配合检查和治疗,帮助其树立自信心。

(二)饮食护理

给予低钠、高钾、高蛋白、低碳水化合物、低热量的饮食,预防和控制水肿。鼓励患者摄取富含钙及维生素 D 的食物,如牛奶、紫菜、虾皮、坚果等以预防骨质疏松。鼓励患者多食柑橘类、枇杷、香蕉、南瓜等含钾高的食物。

(三)生活护理

保持病室环境清洁,避免患者暴露在污染的环境中,减少感染机会。保持室内适宜的温度和相对湿度。严格执行无菌操作,尽量减少侵入性治疗,以降低发生感染及交叉感染的危险性。指导患者和家属学习预防感染的知识,如注意保暖、减少或避免到公共场所,以防上呼吸道感染。给予皮肤与口腔护理,协助患者做好个人卫生,避免皮肤擦伤和感染。长期卧床者宜定期翻身,注意保护其骨隆突处,预防压疮发生。病重者做好口腔护理。

(四)安全护理

给患者提供安全、舒适的环境,移除环境中不必要的家具或摆设,浴室应铺上防滑脚垫。避免剧烈运动,变换体位时动作宜轻柔,防止因跌倒或碰撞引起骨折。

七、健康指导

(一)疾病知识指导

指导患者在日常生活中注意预防感染,保持皮肤清洁,避免外伤、骨折等各种可能导致病情加重或诱发并发症的因素。

(二)药物指导

指导患者正确用药并掌握对药物疗效和不良反应的观察,了解激素替代治疗的有关注意事项,尤其是识别激素过量或不足的症状和体征,并告诫患者随意停用激素会引起致命的肾上腺危象。若发生虚弱、头晕、发热、恶心、呕吐等情况应立即就诊。

（三）定期复查

教会患者自我护理措施，适当从事力所能及的活动，以增强患者的自信心和自尊感，定期门诊复查。

（张　岩）

第四节　痛　风

痛风是由于单钠尿酸盐沉积在骨关节、肾脏和皮下等部位，引发的急、慢性炎症与组织损伤，与嘌呤代谢紊乱和/或尿酸排泄减少所导致的高尿酸血症直接相关。其临床特点为高尿酸血症、反复发作的痛风性急性关节炎、间质性肾炎和痛风石形成，严重者可导致关节畸形及功能障碍，常伴有尿酸性尿路结石。根据病因可分为原发性及继发性两大类，其中原发性痛风占绝大多数。

一、病因与发病机制

由于地域、民族、饮食习惯的不同，高尿酸血症的发病率也明显不同。其中原发性痛风属于遗传性疾病，由先天性嘌呤代谢障碍所致，多数有阳性家族史。继发性痛风可由肾病、血液病、药物及高嘌呤食物等多种原因引起。

（一）高尿酸血症的形成

痛风的生化标志是高尿酸血症。尿酸是嘌呤代谢的终产物，血尿酸的平衡取决于嘌呤的生成和排泄。高尿酸血症的形成原因如下所示。①尿酸生成过多：当嘌呤核苷酸代谢酶缺陷和/或功能异常时，引起嘌呤合成增加，尿酸升高，这类患者在原发性痛风中不足20％。②肾对尿酸排泄减少：这是引起高尿酸血症的重要因素，在原发性痛风中80％～90％的个体有尿酸排泄障碍。事实上尿酸的排泄减少和生成增加常是伴发的。

（二）痛风的发生

高尿酸血症只有5％～15％发生痛风，部分患者的高尿酸血症可持续终身但却无痛风性关节炎发作。当血尿酸浓度过高或在酸性环境下，尿酸可析出结晶，沉积在骨关节、肾脏及皮下组织等，引起痛风性关节炎、痛风肾及痛风石等。

二、临床表现

痛风多见于40岁以上的男性，女性多在绝经期后发病，近年发病有年轻化趋势，常有家族遗传史。

（一）无症状期

本期突出的特点为仅有血尿酸持续性或波动性升高，无任何临床表现。一般从无症状的高尿酸血症发展至临床痛风需要数年，有些甚至可以终身不出现症状。

（二）急性关节炎期

此常于夜间突然起病，并可因疼痛而惊醒。初次发病往往为单一关节受累，继而累及多个关节。以第一跖趾关节为好发部位，其次为足、踝、跟、膝、腕、指和肘。症状一般在数小时内进展至高峰，受累关节及周围软组织呈暗红色，明显肿胀，局部发热，疼痛剧烈，常有关节活动受限，大关节受累时伴有关节腔积液。可伴有体温升高、头痛等症状。

(三)痛风石及慢性关节炎期

痛风石是痛风的特征性临床表现,典型部位在耳郭,也可见于反复发作的关节周围。外观为大小不一、隆起的黄白色赘生物,表面菲薄,破溃后排出白色豆渣样尿酸盐结晶,很少引起继发性感染。关节内大量沉积的痛风石可导致骨质破坏、关节周围组织纤维化及继发退行性改变等,临床表现为持续的关节肿痛、畸形、关节功能障碍等。

(四)肾脏改变

肾脏改变主要表现在两个方面。①痛风性肾病:早期表现为尿浓缩功能下降,可出现夜尿增多、低分子蛋白尿和镜下血尿等。晚期发展为慢性肾功能不全、高血压、水肿、贫血等。少数患者表现为急性肾衰竭,出现少尿甚至无尿,尿中可见大量尿酸晶体。②尿酸性肾石病:有 $10\%\sim 25\%$ 的痛风患者出现肾尿酸结石。较小者呈细小泥沙样结石并可随尿液排出,较大的结石常引起肾绞痛、血尿、排尿困难及肾盂肾炎等。

三、辅助检查

(一)尿尿酸测定

经过 5 天限制嘌呤饮食后,24 小时尿酸排泄量超过 3.57 mmol(600 mg),即可认为尿酸生成增多。

(二)血尿酸测定

男性血尿酸正常值为 $208\sim 416\ \mu mol/L$;女性为 $149\sim 358\ \mu mol/L$,绝经后接近男性。男性及绝经后的女性血尿酸$>420\ \mu mol/L$,绝经前女性$>350\ \mu mol/L$,可诊断为高尿酸血症。

(三)滑囊液或痛风石内容物检查

偏振光显微镜下可见双折光的针形尿酸盐结晶。

(四)X 线检查

急性关节炎期可见非特异性软组织肿胀;慢性关节炎期可见软骨缘破坏,关节面不规则,特征性变化为穿凿样、虫蚀样圆形或弧形的骨质透亮缺损。

(五)CT 与 MRI

CT 扫描受损部位可见不均匀的斑点状高密度痛风石影像;MRI 的 T_1 和 T_2 加权图像呈斑点状低信号。

四、治疗要点

痛风防治原则:控制高尿酸血症,预防尿酸盐沉积;控制急性关节炎发作;预防尿酸结石形成和肾功能损害。

(一)无症状期的处理

无症状期一般无须药物治疗,积极寻找病因及相关因素。如一些利尿剂、体重增加、饮酒、高血压、血脂异常等。适当调整生活方式,以减低血尿酸水平。此期的患者需定期监测血尿酸水平。

(二)急性关节炎期的治疗

此期治疗目的是迅速终止关节炎发作。①非甾体抗炎药:为急性痛风关节炎的一线药物,代表药物有吲哚美辛、双氯芬酸、依托考昔。②秋水仙碱:为痛风急性关节炎期治疗的传统药物,其机制是抑制致炎因子释放,对控制痛风急性发作具有非常显著的疗效,但不良反应较大。③糖皮质激素:上述两类药无效或禁忌时用,一般尽量不用。

(三)间歇期及慢性关节炎期的治疗

间歇期及慢性关节炎期主要治疗目的是降低血尿酸水平。抑制尿酸合成的药物有别嘌醇;促进尿酸排泄的药物有丙磺舒、磺吡酮、苯溴马隆等;碱性药物有碳酸氢钠,目的是碱化尿液。

(四)继发性痛风的治疗

除治疗原发病外,对于痛风的治疗原则同前面阐述。

五、护理措施

(一)一般护理

改变生活方式,饮食应以低嘌呤食物为主,鼓励多饮水,每天饮水量至少在 1 500 mL,最好＞2 000 mL。限制烟酒,坚持运动和控制体重等。

(二)病情观察

观察关节疼痛的部位、性质、间隔时间等。观察受累关节红肿热痛的变化和功能障碍。观察有无过度疲劳、受凉、潮湿、饮酒、饱餐、精神紧张、关节扭伤等诱发因素。观察有无痛风石体征,结石的部位,有无溃破,有无症状。观察药物的疗效及不良反应,及时反馈给医师,调整用药。卧床患者做好口腔、皮肤护理,预防压疮发生。观察患者体温的变化,有无发热。监测患者血尿酸、尿尿酸、肾功能的变化。

(三)关节疼痛的护理

急性发作时应卧床休息,抬高患肢,避免受累关节负重。也可在病床上安放支架支托盖被,减少患部受压。也可给予 25% 硫酸镁于受累关节处湿敷,消除关节的肿胀和疼痛。如痛风石溃破,则要注意保持受损部位的清洁,避免发生感染。

(四)用药护理

指导患者正确用药,观察药物的疗效,及时发现不良反应并反馈给医师,给予处理。

1.秋水仙碱

口服给药常有胃肠道反应,若患者一开始口服即出现恶心、呕吐、水样腹泻等严重的消化道反应,可静脉给药。但是静脉给药可能发生严重的不良反应,如肝损害、骨髓抑制、弥散性血管内凝血、脱发、肾衰竭、癫痫样发作甚至死亡。应用时要密切观察患者状态,一旦出现不良反应应立即停药。此外静脉给药时要特别注意切勿外漏,以免引起组织坏死。

2.非甾体抗炎药

应用非甾体抗炎药要注意有无活动性消化道溃疡或消化道出血的发生。

3.别嘌醇

除有可能出现皮疹、发热、胃肠道反应外,还可能出现肝损害、骨髓抑制等,要密切关注。对于肾功能不全者,使用别嘌醇宜减量。

4.丙磺舒、磺吡酮、苯溴马隆

应用丙磺舒、磺吡酮、苯溴马隆可能出现皮疹、发热、胃肠道反应等。

5.糖皮质激素

要观察其疗效,是否出现"反跳"现象。

(五)健康指导

给予患者健康指导及心理指导,向其讲解疾病相关知识,提高患者防病治病的意识,提高治疗依从性。

(1)培养良好的生活习惯,肥胖的患者要减轻体重,避免劳累、受凉、感染、外伤等诱发因素。

(2)限制进食高嘌呤食物,多饮水,尤其是碱性水,多食碱性食物,有助于尿酸的排出。

(3)适度活动与保护关节:急性期避免运动。运动后疼痛超过 1 小时,则暂时停止此项运动。不要长时间持续进行重体力劳动或工作,可选择交替完成轻、重不同的工作。不时改变姿势,使受累关节保持舒适,若局部红肿,应尽可能避免活动。

(4)促进局部血液循环,可通过局部按摩、泡热水澡等促进局部血液循环,避免尿酸盐结晶形成。

(5)学会自我观察病情,如经常用手触摸耳郭及手足关节,检查是否有痛风石形成。

(6)定期复查血尿酸及门诊随访。

(张 岩)

第十章

妇科疾病护理

第一节 痛 经

痛经是指在行经前、后或月经期出现下腹疼痛、坠胀伴腰酸及其他不适,严重影响生活和工作质量者。痛经分为原发性痛经与继发性痛经两类。前者指生殖器官无器质性病变的痛经,称功能性痛经;后者指盆腔器质性病变引起的痛经,如子宫内膜异位症等。本节仅叙述原发性痛经。

一、护理评估

(一)健康史

原发性痛经常见于青少年,多发生在有排卵的月经周期,精神紧张、恐惧、寒冷刺激及经期剧烈运动可加重疼痛。评估时需了解患者的年龄和月经史、疼痛特点及与月经的关系、伴随症状和缓解疼痛的方法等。

(二)身体状况

1.痛经

痛经是主要症状,多自月经来潮后开始,最早出现在月经来潮前12小时,月经第1天疼痛最剧烈,持续2~3天后逐渐缓解。疼痛呈痉挛性,多位于下腹正中,常放射至腰骶部、外阴与肛门,少数人的疼痛可放射至大脚内侧。可伴面色苍白、出冷汗、恶心、呕吐、腹泻、头晕、乏力等。痛经多于月经初潮后1~2年发病。

2.妇科检查

生殖器官无器质性病变。

(三)心理-社会状况

患者缺乏痛经的相关知识,担心痛经可能影响健康及婚后的生育能力,表现为情绪低落、烦躁、焦虑;伴随着月经的疼痛,常常使患者抱怨自己是女性。

(四)辅助检查

B超检查生殖器官有无器质性病变。

(五)处理要点

以解痉、镇痛等对症治疗为主,并注意对患者的心理治疗。

二、护理问题

(一)急性疼痛
与经期宫缩有关

(二)焦虑
与反复疼痛及缺乏相关知识有关。

三、护理措施

(一)一般护理
(1)下腹部局部可用热水袋热敷。

(2)鼓励患者多饮热茶、热汤。

(3)注意休息,避免紧张。

(二)病情观察
(1)观察疼痛的发生时间、性质、程度。

(2)观察疼痛时的伴随症状,如恶心、呕吐、腹泻。

(3)了解引起疼痛的精神因素。

(三)用药护理
遵医嘱给予解痉、镇痛药,常用药物有前列腺素合成酶抑制剂如吲哚美辛(消炎痛)、布洛芬等,也可选用避孕药或中药治疗。

(四)心理护理
讲解有关痛经的知识及缓解疼痛的方法,使患者了解经期下腹坠胀、腰酸、头痛等轻度不适是生理反应。原发性痛经不影响生育,生育后痛经可缓解或消失,从而消除患者紧张、焦虑的情绪。

(五)健康指导
进行经期保健的教育,包括注意经期清洁卫生,保持精神愉快,加强经期保护,避免剧烈运动及过度劳累,防寒保暖等。疼痛难忍时一般选择非麻醉性镇痛药治疗。

(李　楠)

第二节　闭　经

闭经是妇科常见症状,分为原发性闭经和继发性闭经两类。原发性闭经指年龄超过16岁,第二性征已发育,或年龄超过14岁,第二性征尚未发育,且无月经来潮者;继发性闭经指正常月经建立后,因病理性原因月经停止6个月,或按自身原来月经周期计算停经3个周期以上者。青春期以前、妊娠期、哺乳期及绝经后的无月经均属生理现象。

一、护理评估

(一)健康史
原发性闭经较少见,常由于遗传性因素或先天性发育缺陷所致,评估时应注意患者生殖器官和第二性征发育情况及家族史。继发性闭经发病率高,病因复杂,评估时应详细询问患者月经史,已婚者应注意有无产后大出血、不孕及流产史。根据控制正常月经周期的 4 个环节,按病变部位将闭经分为下丘脑性闭经、垂体性闭经、卵巢性闭经及子宫性闭经。

1.下丘脑性闭经

最常见,以功能性原因为主。

(1)精神因素:精神创伤、紧张忧虑、环境改变、过度劳累、盼子心切或畏惧妊娠等可使内分泌调节功能紊乱而发生闭经。闭经多为一时性,可自行恢复。

(2)剧烈运动、体重下降和神经性厌食:均可诱发闭经。因初潮发生和月经维持有赖于一定比例(17%~20%)的机体脂肪,中枢神经对体重下降极为敏感。

(3)药物:一般在停药后 3~6 个月月经恢复。

2.垂体性闭经

垂体器质性病变或功能失调可影响卵巢功能而引起闭经。

(1)垂体梗死:常见于产后出血使垂体缺血坏死,出现闭经、性欲减退、毛发脱落、第二性征衰退等希恩综合征。

(2)垂体肿瘤:可引起闭经溢乳综合征。

3.卵巢性闭经

因性激素水平低落,子宫内膜不发生周期性变化而导致闭经。

(1)卵巢功能早衰:40 岁前绝经者称卵巢功能早衰,常伴有围绝经期综合征的表现。

(2)卵巢功能性肿瘤、卵巢切除或组织破坏。

(3)多囊卵巢综合征:表现为闭经、不孕、多毛、肥胖、双侧卵巢增大。

4.子宫性闭经

月经调节功能及第二性征发育正常,但子宫内膜受到破坏或对卵巢激素不能产生正常的反应而引起闭经。

(1)先天性子宫发育不良或子宫切除术后者。

(2)子宫内膜损伤:子宫腔放射治疗后、结核性子宫内膜炎、子宫腔粘连综合征,后者因人工流产刮宫过度,使子宫内膜损伤粘连而无月经产生。

5.其他内分泌功能异常

甲状腺功能减退或亢进、肾上腺皮质功能亢进、糖尿病等可引起闭经。

(二)身体状况

了解患者的闭经类型、时间及伴随症状。注意观察患者精神状态、智力发育、营养与健康状况;检查全身发育状况,测量身高、体重、四肢与躯干比例;第二性征如音调、毛发分布、乳房发育状况,挤压乳腺有无乳汁分泌;妇科检查生殖器官有无发育异常和肿瘤等。

(三)心理-社会状况

患者担心闭经对自己的健康、性生活及生育能力有影响,病程过长及治疗效果不佳会加重患者及其家属的心理压力,产生情绪低落、焦虑,反过来又加重闭经。

(四)辅助检查

1.子宫功能检查

(1)诊断性刮宫:适用于已婚妇女,必要时可在宫腔镜直视下检查。

(2)子宫输卵管碘油造影:了解子宫腔及输卵管情况。

(3)药物撤退试验:①孕激素试验可评估内源性雌激素水平;②雌、孕激素序贯疗法。

2.卵巢功能检查

通过 B 超检查、基础体温测定、宫颈黏液结晶检查、阴道脱落细胞检查、血清激素测定、诊断性刮宫,了解排卵情况及体内性激素水平。

3.垂体功能检查

如垂体兴奋试验等。

4.其他检查

B 超检查、染色体检查及内分泌检查等。

(五)处理要点

(1)全身治疗积极治疗全身性疾病,增强体质,加强营养,保持正常体重。

(2)心理治疗精神因素所致闭经,应行心理疏导。

(3)病因治疗子宫腔粘连、先天畸形、卵巢及垂体肿瘤等采取相应手术治疗。

(4)性激素替代疗法:根据病变部位及病因,给予相应激素治疗,常用雌激素替代疗法,雌、孕激素序贯疗法和雌、孕激素合并疗法。

(5)诱发排卵常用氯米芬、人绒毛膜促性腺激素。

二、护理问题

(一)焦虑

与担心闭经对健康、性生活及生育的影响有关。

(二)功能障碍性悲哀

与长期闭经及治疗效果不佳,担心丧失女性形象有关。

三、护理措施

(一)一般护理

1.鼓励患者增加营养

营养不良引起的闭经者,应供给足够的营养。

2.保证睡眠

工作紧张引起的闭经者,鼓励患者加强锻炼,增强体质,注意劳逸结合。如为肥胖引起的闭经,指导患者进低热量饮食,但需要富有维生素和矿物质,嘱咐患者适当增加运动量。

(二)病情观察

(1)观察患者情绪变化,有无引起闭经的精神因素,如工作、家庭、生活等情况。

(2)对有人工流产、剖宫产史的闭经患者,应监测阴道流血情况及月经变化。

(3)注意患者体重增加或减少的数据和时间,与闭经前、后的关系。

(4)观察患者甲状腺有无肿大、有无糖尿病症状。

(三)用药护理

指导患者合理使用性激素,说明性激素的作用、不良反应、用药方法及注意事项。

(四)心理护理

讲解月经的生理知识,使患者了解闭经与女性特征、生育及健康的关系,减轻心理压力,避免闭经加重。对原发性闭经者,特别是生殖器官畸形者进行心理疏导,保持心情舒畅,正确对待疾病,提高对自我形象的认识。

（五）健康指导

(1)告知患者要耐心坚持规范治疗,在医师的指导下接受全身系统检查。

(2)短期治疗效果可能不明显,要有心理准备,不要放弃治疗,树立战胜疾病的信心。

（李　楠）

第三节　功能失调性子宫出血

功能失调性子宫出血(dysfunctional uterine bleeding,DUB)简称功血,为妇科常见病。它是由于调节生殖系统的神经内分泌机制失常引起的异常子宫出血,而全身及内、外生殖器官无器质性病变存在。常表现为月经周期长短不一、经期延长、经量过多或不规则阴道出血。功血可分为排卵性功血和无排卵性功血两类,约85%患者属无排卵性功血。功血可发生于月经初潮至绝经期间的任何年龄,约50%患者发生于绝经前期,育龄期约占30%,青春期约占20%。

一、护理评估

（一）健康史

1.无排卵性功血

(1)青春期:与下丘脑-垂体-卵巢轴调节功能未健全有关,过度劳累、精神紧张、恐惧、忧伤、环境及气候改变等应激刺激,及肥胖、营养不良等因素易导致下丘脑-垂体-卵巢轴调节功能紊乱,卵巢不能排卵。

(2)绝经过渡期:因卵巢功能衰退,卵巢对促性腺激素敏感性降低,卵泡在发育过程中因退行性变而不能排卵。

(3)生育期:可因内、外环境改变,如劳累、应激、流产、手术或疾病等引起短暂无排卵。也可因肥胖、多囊卵巢综合征、高催乳素血症等因素长期存在,引起持续无排卵。

2.排卵性功血

黄体功能不足原因在于神经内分泌调节功能紊乱,导致卵泡期促卵泡激素(FSH)缺乏,卵泡发育缓慢,雌激素分泌减少,正反馈作用不足,黄体生成素(LH)峰值不高,使黄体发育不全、功能不足。子宫内膜不规则脱落者,由于下丘脑-垂体-卵巢轴调节功能紊乱或黄体机制异常引起萎缩过程延长。

评估时注意了解患者的发病年龄、月经史、婚育史及发病诱因,有无性激素治疗不当及全身性出血性疾病史。

（二）身体状况

1.月经紊乱

(1)无排卵性功血:最常见的症状是子宫不规则性出血,特点是月经周期紊乱,经期长短不一,经量多少不定。可先有数周或数月停经,然后阴道流血,量较多,持续2~3周或更长时间,不易自止,无腹痛或其他不适。

(2)排卵性功血:黄体功能不足者月经周期缩短,月经频发(月经周期短于21天),不易受孕或怀孕早期易流产;子宫内膜不规则脱落者月经周期正常,但经期延长,长达 9~10 天,多发生于产后或流产后。

2.贫血

因出血多或时间长,患者出现头晕、乏力、面色苍白等贫血征象。

3.体格检查

体格检查包括全身检查和妇科检查,排除全身性疾病及生殖器官器质性病变。

(三)心理-社会状况

青春期患者常因害羞而影响及时诊治,生育期患者担心影响生育而焦虑,围绝经期患者因治疗效果不佳或怀疑为恶性肿瘤而焦虑、紧张、恐惧。

(四)辅助检查

1.诊断性刮宫

诊断性刮宫可了解子宫内膜反应、子宫内膜病变,达到止血的目的。不规则流血者可随时刮宫,用以止血。确定有无排卵或黄体功能,于月经前一天或者月经来潮 6 小时内做诊断性刮宫,无排卵性功血的子宫内膜呈增生期改变,黄体功能不足显示子宫内膜分泌不良。子宫内膜不规则脱落,于月经周期第 5~6 天进行诊断性刮宫,增生期与分泌期子宫内膜共存。

2.B 超检查

了解子宫内膜厚度及生殖器官有无器质性改变。

3.血常规及凝血功能检查

了解有无贫血、感染及凝血功能障碍。

4.宫腔镜检查

直接观察子宫内膜,选择病变区进行活组织检查。

5.卵巢功能检查

判断卵巢有无排卵或黄体功能。

(五)处理要点

1.无排卵性功血

青春期和生育期患者以止血、调整周期、促排卵为原则。围绝经期患者以止血、防止子宫内膜癌变为原则。

2.排卵性功血

黄体功能不足的治疗原则是促进卵泡发育,刺激黄体功能及黄体功能替代,分别应用氯米芬、人绒毛膜促性腺激素和孕酮;子宫内膜不规则脱落的治疗原则是促使黄体及时萎缩,子宫内膜及时完整脱落,常用药物有孕激素和 HCG。

二、护理问题

(一)潜在并发症

贫血。

(二)知识缺乏

缺乏性激素治疗的知识。

(三)有感染的危险

与经期延长、机体抵抗力下降有关。

（四）焦虑

与性激素使用及药物不良反应有关。

三、护理措施

（一）一般护理

患者体质往往较差,应加强营养,改善全身情况,可补充铁剂、维生素 C 和蛋白质。成人体内大约每 100 mL 血中含 50 mg 铁,行经期妇女,每天从食物中吸收铁 0.7～2.0 mg,经量多者应额外补充铁。向患者推荐含铁较多的食物如猪肝、胡萝卜、葡萄干等。按照患者的饮食习惯,为患者制订适合于个人的饮食计划,保证患者获得足够的营养。

（二）病情观察

观察并记录患者的生命体征、出量及入量,嘱患者保留出血期间使用的会阴垫及内裤,以便更准确地估计出血量,出血较多者,督促其卧床休息,避免过度疲劳和剧烈活动,贫血严重者,遵医嘱做好配血、输血、止血措施,执行治疗方案,维持患者正常血容量。

（三）对症护理

1.无排卵性功血

（1）止血:对大量出血患者,要求在性激素治疗 8 小时内见效,24～48 小时出血基本停止,若 96 小时以上仍不止血者,应考虑有器质性病变存在。

1)性激素止血:①应用大剂量雌激素可迅速提高血内雌激素浓度,促使子宫内膜生长,短期内修复创面而止血,主要用于青春期功血。目前多选用妊马雌酮 2.5 mg 或己烯雌酚 1～2 mg。②孕激素适用于体内已有一定水平雌激素的患者。常用药物如甲羟孕酮或炔诺酮,用药原则同雌激素。③雄激素可拮抗雌激素、增加子宫平滑肌及子宫血管张力而减少出血,主要用于围绝经期功血患者的辅助治疗,可随时停用。④联合用药,止血效果优于单一药物,可用三合激素或口服短效避孕药,血止后逐渐减量。

2)刮宫术:止血及排除子宫内膜癌变,适用于年龄超过 35 岁、药物治疗无效或存在子宫内膜癌高危因素的患者。

3)其他止血药:卡巴克洛和酚磺乙胺可减少微血管的通透性,氨基己酸、氨甲苯酸、氨甲环酸等可抑制纤维蛋白溶酶,有减少出血量的辅助作用,但不能赖以止血。

（2）调整月经周期:一般连续用药 3 个周期。在此过程中务必积极纠正贫血,加强营养,以改善体质。

1)雌、孕激素序贯疗法:人工周期,通过模拟自然月经周期中卵巢的内分泌变化,将雌、孕激素序贯应用,使子宫内膜发生相应变化,引起周期性脱落。适用于青春期功血或生育期功血者,可诱发卵巢自然排卵。雌激素自月经来潮第 5 天开始用药,妊马雌酮 1.25 mg 或己烯雌酚 1 mg,每晚 1 次,连服 20 天,于服雌激素最后 10 天加用甲羟孕酮每天 10 mg,两药同时用完,停药后 3～7 天出血。于出血第 5 天重复用药,一般连续使用 3 个周期。用药 2～3 个周期后,患者常能自发排卵。

2)雌、孕激素联合疗法:可周期性口服短效避孕药,适用于生育期功血、内源性雌激素水平较高者或绝经过渡期功血者。

3)后半周期疗法:于月经周期的后半周期开始(撤药性出血的第 16 天)服用甲羟孕酮,每天 10 mg,连服 10 天为 1 个周期,共 3 个周期为 1 个疗程。适用于青春期或绝经过渡期功血者。

(3)促排卵:适用于育龄期功血者。常用药物如氯米芬、人绒毛膜促性腺激素等。于月经第5天开始每天口服氯米芬50 mg,连续5天,以促进卵泡发育。B超监测卵泡发育接近成熟时,可大剂量肌内注射HCG 5 000 U以诱发排卵。青春期不提倡使用。

(4)手术治疗:以刮宫术最常用,既能明确诊断,又能迅速止血。绝经过渡期出血患者激素治疗前宜常规刮宫,最好在子宫镜下行分段诊断性刮宫,以排除子宫内细微器质性病变。对青春期功血刮宫应持慎重态度。必要时行子宫次全切除或子宫切除术。

2.排卵性功血

(1)黄体功能不足:药物治疗如下。①黄体功能替代疗法:自排卵后开始每天肌内注射孕酮10 mg,共10~14天,用以补充黄体分泌孕酮的不足。②黄体功能刺激疗法:通常应用HCG以促进及支持黄体功能。于基础体温上升后开始,隔天肌内注射HCG 1 000~2 000 U,共5次,可使血浆孕酮明显上升,随之正常月经周期恢复。③促进卵泡发育:于月经第5天开始,每晚口服氯米芬50 mg,共5天。

(2)子宫内膜不规则脱落:药物治疗如下。①孕激素:自排卵后第1~2天或下次月经前10~14天开始,每天口服甲羟孕酮10 mg,连续10天,有生育要求可肌内注射孕酮。②HCG:用法同黄体功能不足。

3.性激素治疗的注意事项

(1)严格遵医嘱正确用药,不得随意停服或漏服,以免使用不当引起子宫出血。

(2)药物减量必须按规定在血止后开始,每3天减量1次,每次减量不超过原剂量的1/3,直至维持量,持续用至血止后20天停药。

(3)雌激素口服可能引起恶心、呕吐等胃肠道反应,可饭后或睡前服用;对存在血液高凝倾向或血栓性疾病史者禁忌使用。

(4)雄激素用量过大可能出现男性化不良反应。

(四)预防感染

(1)测体温、脉搏。

(2)指导患者保持会阴部清洁,出血期间禁止盆浴及性生活。

(3)注意有无腹痛等生殖器官感染征象。

(4)按医嘱使用抗生素。

(五)心理护理

注意情绪调节,避免过度紧张与精神刺激。特别是青春期少女,父母们不仅要关注女孩的学习状况与膳食状况,还要重视女孩的情绪变化,与其多沟通,了解其内心世界的变化,帮助其释放不良情绪,以使其保持相对稳定的精神-心理状态,避免情绪上的大起大落。

(六)健康指导

(1)宜清淡饮食,多食富含维生素C的新鲜瓜果、蔬菜。注意休息,保持心情舒畅。

(2)强调严格掌握雌激素的适应证,并合理使用,对更年期及绝经后妇女更应慎用,应用时间不宜过长,量不宜大,并应严密观察反应。

(3)月经期避免剧烈运动,禁止盆浴及性生活,保持会阴部清洁。

(董玉聘)

第四节 子宫颈炎

　　子宫颈炎是指(简称宫颈)发生的急性/慢性炎症。子宫颈炎是妇科常见疾病之一,包括宫颈阴道部炎症及子宫颈管(简称宫颈管)黏膜炎症。临床上分为急性子宫颈炎和慢性子宫颈炎。临床多见的子宫颈炎是急性宫颈管黏膜炎,若急性子宫颈炎未经及时诊治或病原体持续存在,可导致慢性子宫颈炎症。

　　由于宫颈管黏膜上皮为单层柱状上皮,抗感染能力较差,当遇到多种病原体侵袭、物理化学因素刺激、机械性子宫颈损伤、子宫颈异物等,引起子宫颈局部充血、水肿,上皮变性、坏死,黏膜、黏膜下组织、腺体周围大量中性粒细胞浸润,或子宫颈间质内有大量淋巴细胞、浆细胞等慢性炎细胞浸润,可伴有子宫颈腺上皮及间质增生和鳞状上皮化生。因子宫颈阴道部鳞状上皮与阴道鳞状上皮相延续,也可由阴道炎症引起宫颈阴道部炎症。

　　病原体种类:①性传播疾病的病原体主要是淋病奈瑟菌及沙眼衣原体。②内源性病原体与细菌性阴道病病原体、生殖道支原体感染有关。

一、护理评估

(一)健康史

1.一般资料

年龄、月经史、婚育史,是否处在妊娠期。

2.既往疾病史

详细了解有无阴道炎、性传播疾病及子宫颈炎症的病史,包括发病时间、病程经过、治疗方法及效果。

3.既往手术史

详细询问分娩手术史,了解阴道分娩时有无宫颈裂伤;是否做过妇科阴道手术操作及有无宫颈损伤、感染史。

4.个人生活史

了解个人卫生习惯,分析可能的感染途径。

(二)生理状况

1.症状

(1)急性子宫颈炎:阴道分泌物增多,呈黏液脓性,阴道分泌物的刺激可引起外阴瘙痒及灼热感;可出现月经间期出血、性交后出血等症状;常伴有尿道症状,如尿急、尿频、尿痛。

(2)慢性子宫颈炎:患者多无症状,少数患者可有阴道分泌物增多,呈淡黄色或脓性,偶有接触性出血、月经间期出血,偶有分泌物刺激引起外阴瘙痒或不适。

2.体征

(1)急性子宫颈炎:检查见脓性或黏液性分泌物从宫颈管流出;用棉拭子擦拭宫颈管时,容易诱发宫颈管内出血。

(2)慢性子宫颈炎:检查可见宫颈呈糜烂样改变,或有黄色分泌物覆盖子宫颈口或从宫颈管流出,也可见子宫颈息肉或子宫颈肥大。

3.辅助检查

(1)实验室检查:分泌物涂片做革兰染色,中性粒细胞＞30/高倍视野;阴道分泌物湿片检查白细胞＞10/高倍视野;做淋菌奈瑟菌及沙眼衣原体检测,以明确病原体。

(2)宫腔镜检查:镜下可见血管充血,宫颈黏膜及黏膜下组织、腺体周围大量中性粒细胞浸润,腺腔内可见脓性分泌物。

(3)宫颈细胞学检查:宫颈刮片、宫颈管吸片,与宫颈上皮瘤样病变或早期宫颈癌相鉴别。

(4)阴道镜及活组织检查:必要时进行,以明确诊断。

(三)高危因素

(1)性传播疾病,年龄低于25岁,多位性伴侣或新性伴侣且为无保护性交。

(2)细菌性阴道病。

(3)分娩、流产或手术致子宫颈损伤。

(4)卫生不良或雌激素缺乏,局部抗感染能力差。

(四)心理-社会因素

1.对健康问题的感受

是否存在因无明显症状,而不重视或延误治疗。

2.对疾病的反应

是否因病变在宫颈,又涉及生殖器官与性,而不愿及时就诊;或因阴道分泌物增多引起不适;或治疗效果不明显而烦躁不安;或遇有白带带血或接触性出血时,担心疾病的严重程度,疑有癌变而恐惧、焦虑。

3.家庭、社会及经济状况

家人对患者是否关心;家庭经济状况及是否有医疗保险。

二、护理诊断

(一)皮肤完整性受损

其与宫颈上皮糜烂及炎性刺激有关。

(二)舒适的改变

其与白带增多有关。

(三)焦虑

其与害怕宫颈癌有关。

三、护理措施

(一)症状护理

1.阴道分泌物增多

观察阴道分泌物颜色、性状、气味及量,选择合适的药液进行阴道冲洗。在不清楚种类时,不可滥用冲洗液,指导患者勤换会阴垫及内裤,保持外阴清洁干燥。

2.外阴瘙痒与灼痛

嘱患者尽量避免搔抓,防止外阴部皮肤破损,减少活动,避免摩擦外阴。

(二)用药护理

药物治疗主要用于急性子宫颈炎。

1.遵医嘱用药

(1)经验性抗生素治疗:在未获得病原体检测结果前,采用针对衣原体的经验性抗生素治疗,阿奇霉素 1 g,单次顿服,或多西环素 100 mg,每天 2 次,连服 7 天。

(2)针对病原体的抗生素治疗:临床上除选用抗淋病奈瑟菌的药物外,同时应用抗衣原体感染的药物。对于单纯急性淋病奈瑟菌性子宫颈炎,常用药物有头孢菌素,如头孢曲松钠 250 mg,单次肌内注射,或头孢克肟 400 mg,单次口服等;对沙眼衣原体所致子宫颈炎,治疗药物有四环素类,如多西环素 100 mg,每天 2 次,连服 7 天。

2.用药观察

注意观察药物的不良反应,若出现不良反应,立即停药并通知医师。

3.用药注意事项

注意药物的半衰期及有效作用时间;注意药物的配伍禁忌;抗生素应现配现用。

4.用药指导

若病原体为沙眼衣原体及淋病奈瑟菌,应对性伴侣进行相应的检查和治疗。

(三)物理治疗及手术治疗的护理

1.宫颈糜烂样改变

若为无症状的生理性柱状上皮异位,无须处理;对伴有分泌物增多、乳头状增生或接触性出血,可给予局部物理治疗,包括激光、冷冻、微波等,也可以给予中药作为物理治疗前后的辅助治疗。

2.慢性子宫颈黏膜炎

针对病因给予治疗,若病原体不清可试用物理治疗,方法同上。

3.子宫颈息肉

配合医师行息肉摘除术。

4.子宫颈肥大

一般无须治疗。

(四)心理护理

(1)加强疾病知识宣传,引导患者正确认识疾病,及时就诊,接受规范治疗。

(2)向患者解释疾病与健康的问题,鼓励患者表达自己的想法。对病程长、迁延不愈的患者,给予关心和耐心解说,告知疾病的过程及防治措施;对病理检查发现宫颈上皮有异常增生的患者,告知通过密切监测,坚持治疗,可阻断癌变途径,以缓解焦虑心理,增加治疗的信心。

(3)与家属沟通,让其多关心患者,支持患者,坚持治疗,促进康复。

四、健康指导

(一)讲解疾病知识

向患者讲解子宫颈炎的疾病知识,告知及时就诊和规范治疗的重要性。

(二)个人卫生指导

嘱患者保持外阴清洁,每天清洗外阴 2 次,养成良好的卫生习惯,尤其是经期、孕产期及产褥期卫生,避免感染发生。

（三）随访指导

告知患者,物理治疗后有分泌物增多,甚至有多量水样排液,在术后 1～2 周脱痂时可有少量出血,是创面愈合的过程,不必应诊;如出血量多于月经量则需到医院就诊处理;在物理治疗后 2 个月内禁止性生活、盆浴和阴道冲洗;治疗后经过 2 个月经周期,于月经干净后 3～7 天来院复查,评价治疗效果,效果欠佳者可进行第二次治疗。

（四）体检指导

坚持每 1～2 年做 1 次体检,及早发现异常,及早治疗。

五、注意事项

（1）治疗前,应常规做宫颈刮片行细胞学检查。

（2）在急性生殖器炎症期不做物理治疗。

（3）治疗时间应选在月经干净后 3～7 天进行。

（4）物理治疗后可出现阴道分泌物增多,甚至有大量水样排液,在术后 1～2 周脱痂时可有少许出血。

（5）应告知患者,创面完全愈合时间为 4～8 周,期间禁盆浴、性交和阴道冲洗。

（6）物理治疗有引起术后出血、宫颈管狭窄、感染的可能,应定期复查,观察创面愈合情况直到痊愈,同时检查有无宫颈管狭窄。

（董玉聘）

第五节　子宫内膜异位症

子宫内膜异位症是指具有生长功能的子宫内膜生长在子宫腔内壁以外引起的症状和体征。异位的子宫内膜绝大多数局限在盆腔内的生殖器官和邻近器官的腹膜面,故临床上称为盆腔子宫内膜异位症。当子宫内膜生长在子宫肌层内称子宫腺肌病,部分患者两者可合并存在。

子宫内膜异位症的发病率近年来明显增高,是目前常见的妇科病之一。多见于 30～40 岁的妇女。本病为良性病变,但有远距离转移和种植能力。初潮前无发病者,绝经后异位的子宫内膜组织可逐渐萎缩吸收,妊娠或使用性激素抑制卵巢功能可暂时阻止本病的发展,因此,子宫内膜的发病与卵巢的周期性变化有关。也发生周期性出血,引起周围组织纤维化、粘连,病变局部形成紫蓝色硬结或包块。卵巢的子宫内膜异位症最为常见,卵巢内的异位内膜因反复出血而形成多个囊肿,但以单个多见,故又称为卵巢子宫内膜异位囊肿。囊肿内含暗褐色黏稠的陈旧血,状似巧克力液体,故又称为卵巢巧克力囊肿。

一、护理评估

（一）病史

1.月经史

初潮年龄,月经周期、经期、经量是否正常,有无痛经或其他伴随症状。痛经的性质,是否为进行性加重。

2.婚育史

结婚年龄,婚次,夫妻性生活情况,有无经期性交,生育情况,足月产、早产、流产次数,现有子女数等。

3.既往病史

有无先天性生殖道畸形、子宫手术或经期盆腔检查等情况。

(二)身心状态

1.身体状态

(1)痛经:痛经是子宫内膜异位症的典型症状,其特点为继发性和进行性加重。疼痛多位于下腹部和腰骶部,可放射至阴道、会阴、肛门或大腿,常于月经来潮前1~2天开始,经期第一天最为剧烈,以后逐渐减轻,至月经干净时消失。

(2)月经失调:部分患者有经量增多和经期延长,少数出现经前期点滴出血。月经失调可能与卵巢无排卵、黄体功能不足等有关。

(3)性交痛:由于异位的内膜出现在子宫直肠陷凹或病变导致子宫后倾固定,性交时子宫颈受到碰撞及子宫收缩和向上提升,可引起疼痛。

(4)不孕:占40%左右,其不孕的原因可能与盆腔内器官和组织广泛粘连和输卵管的蠕动减弱,影响卵子的排出、摄取和受精卵的运行有关。

2.心理状态

由于疼痛、不孕造成患者顾虑重重,心理压力大,需要手术的患者会有紧张、恐惧等心理问题。

(三)诊断性检查

1.妇科检查

典型者子宫后倾固定,盆腔检查可扪及盆腔内有触痛性结节或子宫旁有不活动的囊性包块。

2.辅助检查

(1)B型超声检查:可确定卵巢子宫内膜异位囊肿的位置、大小和形状。

(2)腹腔镜检查:可发现盆腔内器官或子宫直肠陷凹、子宫骶骨韧带等处有紫蓝色结节。

二、护理诊断

(一)焦虑

与不孕和需要手术有关。

(二)知识缺乏

与缺乏自我照顾及与手术相关的知识有关。

(三)舒适改变

与痛经及术后伤口有关。

三、护理目标

(1)患者能正确认识疾病的性质及发生原因,解除紧张、恐惧的心理,坚定治疗信心。

(2)患者自觉疼痛症状缓解。

四、护理措施

(1)心理护理:许多年轻患者因顽固的痛经、不孕等情况而焦虑。护理人员应多关心和理解患者,说明该病只要坚持用药或采取必要的手术便可改善症状,鼓励患者树立信心,积极配合治疗,对尚未生育的患者应给予指导和帮助,促使其尽早受孕。

(2)做好卫生宣传教育工作,防止经血逆流,如有先天性生殖道畸形或后天性炎性阴道狭窄、宫颈粘连等应及时手术。凡进入宫腔内的经腹手术,应保护腹壁切口和子宫切口,防止子宫内膜种植到腹壁切口或子宫切口。经期应避免盆腔检查和性交。

(3)使用激素治疗患者,应介绍服药的注意事项及用后可能出现的反应(恶心、食欲缺乏、闭经、乏力或体重增加等),使其解除思想顾虑,提高治疗效果。

(4)用药期间注意有无卵巢子宫内膜异位囊肿破裂的征象,如出现急性腹痛应及时通知医师,并做好剖腹探查的各项准备。

(5)对需要手术者应按腹部手术做好术前准备和术后护理。

(6)出院健康教育,加强患者对病程及治疗的认识,指导伤口处理和康复教育,术后6周避免盆浴和性生活,6周后来院复查。

五、评价

(1)患者无焦虑的表现并对治疗充满信心。

(2)患者能按时服药并了解药物的反应。

(3)自觉症状缓解和消失。

(董玉聘)

第十一章

产科疾病护理

第一节 催产与引产

一、概述

(一)定义

1.催产

催产是指正式临产后因宫缩乏力需用人工及药物等方法,加强宫缩促进产程进展,以减少由于产程延长而导致母儿并发症。催产常用方法包括人工破膜、缩宫素应用、刺激乳头、自然催产法(如活动、变换体位、进食饮水、放松等)。

2.引产

引产是指在自然临产之前通过药物等手段使产程发动,达到分娩的目的,是产科处理高危妊娠常用的手段之一。引产是否成功主要取决于子宫颈(简称宫颈)成熟的程度,但如果应用不得当,将危害母儿健康,因此,应严格掌握引产的指征、规范操作,以减少并发症的发生。促子宫颈成熟的目的是促进宫颈变软、变薄并扩张,降低引产失败率、缩短从引产到分娩的时间。若引产指征明确,但宫颈条件不成熟,应采取促宫颈成熟的方法。

(二)主要作用机制

1.催产

通过输入人工合成缩宫素和/或刺激内源性缩宫素的分泌,增加缩宫素与体内缩宫素受体的结合,达到诱发和增强子宫收缩的目的。

2.引产

通过在子宫颈口放置前列腺素制剂,改变宫颈状态,宫颈变软、变薄并扩张,或通过人工破膜、机械性扩张等,刺激内源性前列腺素释放,诱发宫缩,从而促使产程发动,达到分娩的目的。

(三)原则

严格掌握催产和引产的指征、规范操作,以减少并发症的发生。

二、护理评估

(一)健康史

既往病史、孕产史、分娩史、月经周期及末次月经、本次妊娠经过,查看历次产前检查记录,核对孕周。

(二)生理状况

1.评价宫颈成熟度

目前公认的评估成熟度常用的方法是 Bishop 评分法,包括宫口开大、宫颈管消退、先露位置、宫颈硬度、宫口位置五项指标,满分 13 分,评分≥6 分提示宫颈成熟。评分越高,引产成功率越高。评分小于6分,提示宫颈不成熟,需要促宫颈成熟。

2.产科检查

判断是否临产及产程进展(有规律宫缩及每小时 1 cm 的宫口开大)、判断母儿头盆关系。

3.辅助检查

行胎心监护,了解胎儿宫内状况;行超声检查,了解胎盘功能及胎儿成熟度。

(三)适应证和禁忌证

1.引产的主要指征

(1)延期妊娠(妊娠已达 41 周仍未临产者)或过期妊娠。

(2)妊娠期高血压疾病:达到一定孕周并具有阴道分娩条件者。

(3)母体合并严重疾病需提前终止妊娠,如严重的糖尿病、高血压、肾病等。

(4)足月妊娠胎膜早破,2 小时以上未临产者。

(5)胎儿及其附属物因素,如严重胎儿生长受限(FGR)、死胎及胎儿严重畸形;附属物因素如羊水过少、生化或生物物理监测指标提示胎盘功能不良,但胎儿尚能耐受宫缩者。

2.引产绝对禁忌证

(1)孕妇严重合并症及并发症,不能耐受阴道分娩者或不能阴道分娩者(如心功能衰竭、重型肝肾疾病、重度子痫前期并发器官功能损害者等)。

(2)子宫手术史,主要是指古典式剖宫产术,未知子宫切口的剖宫产术,穿透子宫内膜的肌瘤剔除术,子宫破裂史等。

(3)完全性及部分性前置胎盘和前置血管。

(4)明显头盆不称,不能经阴道分娩者。

(5)胎位异常,如横位、初产臀位估计经阴道分娩困难者。

(6)宫颈浸润癌。

(7)某些生殖道感染性疾病,如疱疹感染活动期。

(8)未经治疗的获得性人类免疫缺陷病毒感染者。

(9)对引产药物过敏者。

(10)其他:包括生殖道畸形或有手术史,软产道异常,产道阻塞,估计经阴道分娩困难者;严重胎盘功能不良,胎儿不能耐受阴道分娩者;脐带先露或脐带隐性脱垂者。

3.引产相对禁忌证

(1)臀位(符合阴道分娩条件者)。

(2)羊水过多。

(3)双胎或多胎妊娠。

(4)分娩次数≥5次者。

4.催产主要适应证

宫颈成熟的引产,协调性子宫收缩乏力,死胎,无明显头盆不称者。

5.缩宫素应用禁忌证

(1)胎位异常或子宫张力过大,如羊水过多、巨大儿或多胎时避免使用。

(2)多次分娩史(6次以上)避免使用。

(3)瘢痕子宫(既往有古典式剖宫产术史)且胎儿存活者禁用。

6.前列腺素制剂应用禁忌证

(1)孕妇有下列疾病,包括哮喘、青光眼、严重肝肾功能不全、急性盆腔炎、前置胎盘或不明原因阴道流血等。

(2)有急产史或有3次以上足月产史的经产妇。

(3)瘢痕子宫妊娠。

(4)有子宫颈手术史或子宫颈裂伤史。

(5)已临产。

(6)Bishop评分≥6分。

(7)胎先露异常。

(8)可疑胎儿窘迫。

(9)正在使用缩宫素。

(10)对地诺前列酮或任何赋形剂成分过敏者。

(四)心理-社会因素

(1)渴望完成分娩,难以忍受缓慢的产程进展,管理"不确定"有困难。

(2)担心孩子在子宫内的情况,又担心催产、引产方法及药物对孩子不好。

(3)害怕疼痛,自感无力应对,担心强烈的子宫收缩会导致子宫破裂。

(4)担心引产不成功,要做剖宫产。

三、护理措施

(一)引产的护理

(1)核对预产期,确定孕周。

(2)查看医师查房记录和辅助检查结果,了解宫颈成熟度、胎儿成熟度、头盆关系、妊娠合并症及并发症的防治方案。

(3)协助完成胎心监护和超声检查,了解胎儿宫内状况。

(4)若胎肺未成熟,遵医嘱,先完成促胎肺成熟治疗后引产。

(5)根据医嘱准备药物。①可控释地诺前列酮栓(普贝生):是一种可控制释放的前列腺素$E_2(PGE_2)$栓剂,含有10 mg地诺前列酮,以0.3 mg/h的速度缓慢释放,需低温保存。②米索前列醇:是一种人工合成的前列腺素$E_1(PGE_1)$制剂,有100 μg和200 μg 2种片剂。

(6)做好预防并发症的准备,包括阴道助产及剖宫产的人员和设备准备。

(二)用药护理

协助医师完成药物置入,并记录上药时间。

1.可控释地诺前列酮栓(普贝生)促宫颈成熟

(1)方法:外阴消毒后将可控释地诺前列酮栓置于阴道后穹隆深处,并旋转90°,使栓剂横置于阴道后穹隆,在阴道口外保留2~3 cm终止带,以便于取出。

(2)护理:置入普贝生后,嘱孕妇平卧20~30分钟,以利栓剂吸水膨胀;2小时后经复查,栓剂仍在原位,孕妇可下地活动。

2.米索前列醇促宫颈成熟

(1)方法:外阴消毒后将置米索前列醇于阴道后穹隆深处,每次阴道内放药剂量为25 μg,放药时不要将药物压成碎片。

(2)护理:用药后,密切监测宫缩、胎心率及母儿状况。

3.药物取出指征

出现下列情况,应通知医师评估后取出药物。①规律宫缩,Bishop评分≥6分。②自然破膜或行人工破膜术。③子宫收缩过频(每10分钟5次及以上的宫缩)。④置药24小时。⑤有胎儿出现不良状况的证据:胎动减少或消失、胎动过频、电子胎心监护结果分级为Ⅱ类或Ⅲ类。⑥出现不能用其他原因解释的母体不良反应,如恶心、呕吐、腹泻、发热、低血压、心动过速或者阴道流血增多。

(三)催产护理

根据产程评估情况,选择催产方法,并准备相应设备、用具和药品。

(1)选择人工破膜者,按人工破膜操作准备。

(2)选择自然催产法者,提供活动放松、变换体位、进食饮水的支持和指导。

(3)选择应用缩宫素者,则遵医嘱准备药物及溶酶、胎心监护仪,安排专人守护。

(四)用药护理

缩宫素应用。

(1)开放静脉通道:先接入乳酸钠林格液500 mL(不加缩宫素),行静脉穿刺,按8滴/分调节好滴速。

(2)遵医嘱,配置缩宫素:方法是将2.5 U缩宫素加入500 mL林格液或生理盐水中,充分摇匀,配成0.5%浓度的缩宫素溶液,相当于每毫升液体含5 mU缩宫素,以每毫升15滴计算相当于每滴含缩宫素0.33 mU,从每分钟8滴开始。若使用输液泵,起始剂量为0.5 mL/min。

(3)根据宫缩、胎心情况调整滴速,一般每隔20分钟调整1次。应用等差法,即从每分钟8滴(2.7 mU/min)调整至16滴(5.4 mU/min),再增至24滴(8.4 mU/min);为安全起见也可从每分钟8滴开始,每次增加4滴,直至出现有效宫缩(10分钟内出现3次宫缩,每次宫缩持续30~60秒);最大滴速不得超过40滴/分即13.2 mU/min,如达到最大滴速仍不出现有效宫缩,可增加缩宫素的浓度,但缩宫素的应用量不变。增加浓度的方法是以乳酸钠林格注射液500 mL中加5 U缩宫素变成1%缩宫素浓度,先将滴速减半,再根据宫缩情况进行调整,增加浓度后,最大增至每分钟40滴(26.4 mU),原则上不再增加滴数和缩宫素浓度。

(4)专人守护,密切监测宫缩情况、产程进展及胎心率变化,有条件者建议使用胎儿电子监护仪连续监护。

(五)心理护理

(1)关注孕妇焦虑、紧张程度并分析原因,营造安全舒适的环境,缓解紧张情绪,降低焦虑水平。

(2)向孕产妇及其家人讲解催产和引产的相关知识,做到知情选择。

(3)专人守护,增加信任度和安全感,降低发生风险的可能。

(4)允许家人陪伴,可降低孕产妇焦虑水平。

(六)危急状况处理

若出现宫缩过强/过频(连续两个 10 分钟内都有 6 次或以上宫缩,或者宫缩持续时间超过 120 秒)、胎心率变化(>160 次/分或<110 次/分,宫缩过后不恢复)、子宫病理性缩复环、孕产妇呼吸困难等,应进行下述处理。

(1)立即停止使用催产和引产的药物。

(2)立即改变体位呈左侧或右侧卧位;面罩吸氧 10 L/min;静脉输液(不含缩宫素)。

(3)报告责任医师,遵医嘱静脉给予子宫松弛剂,如利托君或 25% 硫酸镁等。

(4)立即行阴道检查,了解产程进展,未破膜者给予人工破膜术,观察羊水有无胎粪污染及其程度。

(5)如果胎心率不能恢复正常,进行剖宫产的准备。

(6)如母儿情况、时间及条件允许,可考虑转诊。

四、健康指导

(1)向孕妇及其家人讲解催产和引产的目的、药物和方法选择,让其得到充分知情,理性选择。

(2)讲解催产和引产的注意事项:①不得自行调整缩宫素滴注速度。②未征得医护人员的允许,不得自行改变体位及下床活动。

(3)随时告知临产、产程及母儿状况的信息,增强缩宫引产成功的信心。

(4)孕产妇在催产和引产期间须经照护的医护人员判断,是否符合如下条件:①缩宫素剂量稳定。②孕产妇情况稳定,没有并发症。③胎儿情况稳定,没有窘迫的征象时,才被允许活动、改变体位。

(5)指导孕产妇利用呼吸的方法来放松及减轻宫缩痛。

五、注意事项

(1)严格掌握适应证及禁忌证,杜绝无指征的引产。

(2)催产和引产前,一定要认真阅读病历资料,仔细核对预产期,尽量避免被动、单纯执行医嘱,防止人为的早产和不必要的引产。

(3)严格遵循操作规范,正确选择催产方法,尽量应用自然催产法。

(4)遵医嘱准备和使用药物时,认真核对药物名称、用量、给药途径及方法,确保操作准确无误,不能随意更改和追加药物剂量、浓度及速度。

(5)密切观察母儿情况,包括宫缩强度、频率、持续时间、产程进展及胎心率变化,有条件的医院,应常规进行胎心监护并随时分析监护结果,及时记录。

(6)对于促宫颈成熟引产者,如需加用缩宫素,应该在米索前列醇最后一次放置后 4 小时以上,并阴道检查证实药物已经吸收;普贝生取出至少 30 分钟后方可。

(7)应用米索前列醇者,应留在产房观察,监测宫缩和胎心率,如放置后 6 小时仍无宫缩,在重复使用米索前列醇前应行阴道检查,重新评估宫颈成熟度,了解原放置的药物是否溶化、吸收,如未溶化和吸收者则不宜再放,每天总量不得超过 50 μg,以免药物吸收过多。一旦出现宫缩过频,应立即进行阴道检查,并取出残留药物。

(8)因缩宫素个体敏感度差异极大,应用时应特别注意:①要有专人观察宫缩强度、频率、持续时间及胎心率变化并及时记录,调好宫缩后行胎心监护。破膜后要观察羊水量及有无胎粪污染及其程度。②应从小剂量开始循序增量。③禁止肌内、皮下、穴位注射及鼻黏膜用药。④输液量不宜过大,以防止发生水中毒。⑤警惕变态反应。⑥宫缩过强应及时停用缩宫素,必要时使用宫缩抑制剂。

(9)因缩宫素的应用可能会影响体内激素的平衡和产后子宫收缩,而愉悦的心情会增加内源性缩宫素的分泌,故应创造条件,改变分娩环境,允许产妇家人陪伴,让产妇愉快、舒适、充满自信,保持内源性缩宫素的分泌,尽量少用或不用缩宫素。

(张　莉)

第二节　自　然　流　产

妊娠不足 28 周、胎儿体重不足 1 000 g 而终止者,称为流产。妊娠 12 周前终止者,称为早期流产;妊娠 12 周至不足 28 周终止者,称为晚期流产。流产分为自然流产和人工流产。自然流产占妊娠总数的 10%～15%,其中早期流产占 80% 以上。

一、病因

自然流产的病因包括胚胎因素、母体因素、免疫功能异常和环境因素。

(一)胚胎因素

染色体异常是早期流产最常见的原因,半数以上与胚胎染色体异常有关。染色体异常包括数目异常和结构异常。除遗传因素外,感染、药物等因素也可引起胚胎染色体异常。若发生流产,多为空孕囊或已退化的胚胎。少数至妊娠足月可能娩出畸形儿,或有代谢及功能缺陷。

(二)母体因素

1.全身性疾病

全身性疾病(如严重感染、高热等疾病)会刺激孕妇的子宫强烈收缩导致流产;引发胎儿缺氧(如严重贫血或心力衰竭)、胎儿死亡(如细菌毒素和某些病毒如巨细胞病毒、单纯疱疹病毒经胎盘进入胎儿血液循环)或胎盘梗死(如孕妇患慢性肾炎或高血压)均可导致流产。

2.生殖器官异常

子宫畸形(如子宫发育不良、双子宫、子宫纵隔等)和子宫肿瘤(如黏膜下肌瘤等),均可影响胚胎着床发育而导致流产。宫颈重度裂伤、宫颈内口松弛引发胎膜早破而发生晚期自然流产。

3.内分泌异常

黄体功能不足、甲状腺功能减退、严重糖尿病血糖未能控制等,均可导致流产。

4.强烈应激与不良习惯

妊娠期无论严重的躯体(如手术、直接撞击腹部、性交过频)或心理(过度紧张、焦虑、恐惧、忧伤等精神创伤)的不良刺激均可导致流产。孕妇过量吸烟、酗酒,过量饮咖啡、二醋吗啡(海洛因)

等,均有导致流产的报道。

5.免疫功能异常

胚胎及胎儿属于同种异体移植物。母体对胚胎及胎儿的免疫耐受是胎儿在母体内得以生存的基础。若孕妇于妊娠期间对胎儿免疫耐受降低可致流产。

6.环境因素

过多接触放射线和砷、铅、甲醛、苯、氯丁二烯、氧化乙烯等化学物质,都有可能引起流产。

二、病理

孕 8 周前的早期流产,胚胎多先死亡。随后发生底蜕膜出血并与胚胎绒毛分离、出血,已分离的胚胎组织作为异物有可引起子宫收缩,妊娠物多能完全排出。因这时胎盘绒毛发育不成熟,与子宫蜕膜联系尚不牢固,胚胎绒毛易与底蜕膜分离,出血不多。早期流产时胚胎发育异常,一类是全胚发育异常,即生长结构障碍,包括无胚胎、结节状胚、圆柱状胚和发育阻滞胚;另一类是特殊发育缺陷,以神经管畸形、肢体发育缺陷等最常见。孕 8~12 周时胎盘绒毛发育茂盛,与底蜕膜联系较牢固,流产的妊娠物往往不易完整排出,部分妊娠物滞留在宫腔内,影响子宫收缩,导致出血量较多。孕 12 周以后的晚期流产,胎盘已完全形成,流产时会先出现腹痛,然后排出胎儿、胎盘。胎儿在宫腔内死亡过久,被血块包围,形成血样胎块而引起出血不止;也可因血红蛋白长久被吸收而形成肉样胎块,或胎儿钙化后形成石胎。其他尚可见压缩胎儿、纸样胎儿、浸软胎儿、脐带异常等病理表现。

三、临床表现

主要为停经后阴道流血和腹痛。

(一)孕 12 周前的早期流产

开始时绒毛与蜕膜剥离,血窦开放,出现阴道流血,剥离的胚胎和血液刺激子宫收缩,排出胚胎或胎儿,产生阵发性下腹部疼痛。胚胎或胎儿及其附属物完全排出后,子宫收缩,血窦闭合,出血停止。

(二)孕 12 周后的晚期流产

晚期流产的临床过程与早产和足月产相似,胎儿娩出后胎盘娩出,出血不多。

由此可见,早期流产的临床全过程表现为先出现阴道流血,而后出现腹痛。晚期流产的临床全过程表现为先出现腹痛(阵发性子宫收缩),而后出现阴道流血。

四、临床类型

按自然流产发展的不同阶段,分为以下临床类型。

(一)先兆流产

先兆流产是指妊娠 28 周前先出现少量阴道流血,常为暗红色或血性白带,无妊娠物排出,随后出现阵发性下腹痛或腰背痛。妇科检查可见宫颈口未开,胎膜未破,子宫大小与停经周数相符。经休息及治疗后症状消失,可继续妊娠;若阴道流血量增多或下腹痛加剧,可发展为难免流产。

(二)难免流产

难免流产是指流产不可避免。在先兆流产基础上,阴道流血量增多,阵发性下腹痛加剧,或出现阴道流液（胎膜破裂）。产科检查可见宫颈口已扩张，有时可见胚胎组织或胎囊堵塞于宫颈口内，子宫大小与停经周数基本相符或略小。

（三）不全流产

不全流产是指难免流产继续发展，部分妊娠物排出宫腔，且部分残留于宫腔内或嵌顿于宫颈口处，或胎儿排出后胎盘滞留宫腔或嵌顿于宫颈口，影响子宫收缩，导致大量出血，甚至发生休克。产科检查见宫颈口已扩张，宫颈口有妊娠物堵塞及持续性血液流出，子宫小于停经周数。

（四）完全流产

完全流产是指妊娠物已全部排出，阴道流血逐渐停止，腹痛逐渐消失。产科检查可见宫颈口已关闭，子宫接近正常大小。

自然流产的临床过程简示如下：

$$
先兆流产 \begin{cases} 继续妊娠 \\ 难免流产 \begin{cases} 不全流产 \\ 完全流产 \end{cases} \end{cases}
$$

（五）其他特殊情况

流产有以下 3 种特殊情况。

1.稽留流产

稽留流产又称过期流产。指胚胎或胎儿已死亡滞留宫腔内未能及时自然排出者。典型表现为早孕反应消失，有先兆流产症状或无任何症状，子宫不再增大反而缩小。若已到中期妊娠，孕妇腹部不见增大，胎动消失。产科检查可见宫颈口未开，子宫较停经周数小，质地不软，未闻及胎心。

2.复发性流产

复发性流产是指连续自然流产 3 次及 3 次以上者。每次流产多发生于同一妊娠月份，其临床经过与一般流产相同。早期流产常见原因为胚胎染色体异常、免疫功能异常、黄体功能不足、甲状腺功能减退症等。晚期流产常见原因为子宫畸形或发育不良、宫颈内口松弛、子宫肌瘤等。宫颈内口松弛常发生于妊娠中期，胎儿长大，羊水增多，宫腔内压力增加，羊膜囊经宫颈内口突出，宫颈管逐渐缩短、扩张。患者常无自觉症状，一旦胎膜破裂，胎儿立即娩出。

3.流产合并感染

在流产过程中，若阴道流血时间长，有组织残留于宫腔内或非法堕胎，有可能引起宫腔感染，常为厌氧菌及需氧菌混合感染，严重感染可扩展至盆腔、腹腔甚至全身，并发盆腔炎、腹膜炎、败血症及感染性休克。

五、处理

确诊流产后，应根据自然流产的不同类型进行相应处理。

（一）先兆流产

卧床休息，禁性生活，必要时给予对胎儿危害小的镇静剂。黄体功能不足者可肌内注射黄体酮注射液 10～20 mg，每天或隔天一次，也可口服维生素 E 保胎治疗；甲状腺功能减退者可口服小剂量甲状腺片。经治疗 2 周，若阴道流血停止，B 超检查提示胚胎存活，可继续妊娠。若临床症状加重。B 超检查发现胚胎发育不良（β-HCG 持续不升或下降），表明流产不可避免，应终止妊娠。此外，应重视心理治疗，使其情绪安定，增强信心。

(二)难免流产

一旦确诊,应尽早使胚胎及胎盘组织完全排出。早期流产应及时行刮宫术,对妊娠物应仔细检查,并送病理检查。晚期流产时,子宫较大,出血较多,可用缩宫素 10～20 U 加于 5% 葡萄糖注射液 500 mL 中静脉滴注,促进子宫收缩。当胎儿及胎盘排出后检查是否完全,必要时刮宫以清除宫腔内残留的妊娠物,并给予抗生素预防感染。

(三)不全流产

一经确诊,应尽快行刮宫术或钳刮术,清除宫腔内残留组织。阴道大量出血伴休克者,应同时输血输液,并给予抗生素预防感染。

(四)完全流产

流产症状消失,B超检查证实宫腔内无残留物,若无感染征象,不需特殊处理。

(五)稽留流产

处理较困难,胎盘组织机化,与子宫壁紧密粘连,致使刮宫困难。稽留时间过长可能发生凝血功能障碍,导致弥散性血管内凝血,造成严重出血。处理前应检查血常规、出凝血时间、血小板计数、血纤维蛋白原、凝血酶原时间、凝血块收缩试验及血浆鱼精蛋白副凝试验(3P试验)等,并做好输血准备。子宫<12 孕周者,可行刮宫术,术中肌内注射缩宫素,手术时应特别小心,避免子宫穿孔,一次不能刮净,于 5～7 天后再次刮宫。子宫>12 孕周者,应静脉滴注缩宫素,促使胎儿、胎盘排出。若出现凝血功能障碍,应尽早使用肝素、纤维蛋白原及输新鲜血、新鲜冷冻血浆等,待凝血功能好转后,再行刮宫。

(六)复发性流产

染色体异常夫妇应于孕前进行遗传咨询,确定是否可以妊娠;女方通过产科检查、子宫输卵管造影及宫腔镜检查明确子宫有无畸形与病变,有无宫颈内口松弛等。宫颈内口松弛者应在妊娠前行宫颈内口修补术,或于孕 14～18 周行宫颈内口环扎术,术后定期随诊,提前住院,待分娩发动前拆除缝线。若环扎术后有流产征象,治疗失败,应及时拆除缝线,以免造成宫颈撕裂。当原因不明的习惯性流产妇女出现妊娠征兆时,应及时补充维生素 E、肌内注射黄体酮注射液10～20 mg,每天 1 次,或肌内注射人绒毛膜促性腺激素 3 000 U,隔天 1 次,用药至孕 12 周时即可停药。应安抚患者情绪并嘱卧床休息、禁性生活。有学者对不明原因的复发流产患者行主动免疫治疗,将丈夫的淋巴细胞在女方前臂内侧或臀部做多点皮内注射,妊娠前注射 2～4 次,妊娠早期加强免疫 1～3 次,妊娠成功率达 86%。

(七)流产合并感染

治疗原则为在控制感染的同时尽快清除宫内残留物。若阴道流血不多,先选用广谱抗生素2～3 天,待感染控制后再行刮宫。若阴道流血量多,静脉滴注抗生素及输血的同时,先用卵网钳将宫腔内残留大块组织夹出,使出血减少,切不可用刮匙全面搔刮宫腔,以免造成感染扩散。术后应继续用广谱抗生素,待感染控制后再行彻底刮宫。若已合并感染性休克者,应积极进行抗休克治疗,病情稳定后再行彻底刮宫。若感染严重或有盆腔脓肿形成,应行手术引流,必要时切除子宫。

六、护理

(一)护理评估

1.病史

停经、阴道流血和腹痛是流产孕妇的主要症状。应详细询问患者停经史、早孕反应情绪;阴道流血的持续时间与阴道流血量;有无腹痛,腹痛的部位、性质及程度。此外,还应了解阴道有无水样排液,排液的色、量和有无臭味,以及有无妊娠产物排出等。对于既往病史,应全面了解孕妇在妊娠期间有无全身性疾病、生殖器官疾病、内分泌功能失调及有无接触有害物质等,以识别发生流产的诱因。

2.临床表现

流产孕妇可因出血过多而出现休克,或因出血时间过长、宫腔内有残留组织而发生感染。因此,护士应全面评估孕妇的各项生命体征。判断流产类型,尤其须注意与贫血及感染相关的征象。

各型流产的具体临床表现见表 11-1。

表 11-1　各型流产的临床表现

类型	病史			妇科检查	
	出血量	下腹痛	组织排出	宫颈口	子宫大小
先兆流产	少	无或轻	无	闭	与妊娠周数相符
难免流产	中~多	加剧	无	扩张	相符或略小
不全流产	少~多	减轻	部分排出	扩张或有物堵塞或闭	小于妊娠周数
完全流产	少~无	无	全部排出	闭	正常或略大

流产孕妇的心理状况以焦虑和恐惧为特征。孕妇面对阴道流血往往会不知所措,甚至有过度严重化情绪,同时对胎儿健康的担忧也会直接影响孕妇的情绪反应,孕妇可能会表现伤心、郁闷、烦躁不安等。

3.诊断检查

(1)产科检查:在消毒条件下进行妇科检查,进一步了解宫颈口是否扩张、羊膜是否破裂、行无妊娠产物堵塞于宫颈口内;子宫大小与停经周数是否相符、有无压痛等,并应检查双侧附件有无肿块、增厚及压痛等。

(2)实验室检查:多采用放射免疫方法对人绒毛膜促性腺激素、胎盘生乳素(HPL)、雌激素和孕激素等进行定量测定,如测定的结果低于正常值,提示有流产可能。

(3)B超检查:超声显像可显示有无胎囊、胎动、胎心等,从而可诊断并鉴别流产及其类型,指导正确处理。

(二)护理诊断

1.有感染的危险

与阴道出血时间过长、宫腔内有残留组织等因素有关。

2.焦虑

与担心胎儿健康等因素有关。

(三)护理目标

(1)出院时护理对象无感染征象。

(2)先兆流产孕妇能积极配合保胎措施,继续妊娠。

(四)护理措施

对于不同类型的流产孕妇,处理原则不同,其护理措施也有差异。护理时在全面评估孕妇身心状况的基础上,综合病史及诊断检查,明确基本处理原则,认真执行医嘱,积极配合医师,为流产孕妇进行诊断,并为之提供相应的护理措施。

1.先兆流产孕妇的护理

先兆流产孕妇需卧床休息,禁止性生活,禁用肥皂水灌肠,以减少各种刺激。护士除了为其提供生活护理外,通常遵医嘱给孕妇适量镇静剂、孕激素等。随时评估孕妇的病情变化,如是否腹痛加重、阴道流血量增多等。此外,由于孕妇的情绪状态也会影响其保胎效果,因此护士还应注意观察孕妇的情绪反应,加强心理护理,从而稳定孕妇情绪,增强保胎信心。护士需向孕妇及家属讲明以上保胎措施的必要性,以取得孕妇及家属的理解和配合。

2.妊娠不能再继续者的护理

护士应积极采取措施,及时采取终止妊娠的措施,协助医师完成手术过程,使妊娠产物完全排出,同时开放静脉,做好输液、输血准备,并严密检测孕妇的体温、血压及脉搏。观察其面色、腹痛、阴道流血及与休克有关的征象。有凝血功能障碍者应予以纠正,然后再行引产或手术。

3.预防感染

护士应检测患者的体温、血常规及阴道流血,以及分泌物的性质、颜色、气味等,并严格执行无菌操作规程,加强会阴部的护理。指导孕妇使用消毒会阴垫,保持会阴部清洁,维持良好的卫生习惯。当护士发现感染征象后应及时报告医师,并按医嘱进行抗感染处理。此外,护士还应嘱患者流产后 1 个月返院复查,确定无禁忌证后,方可开始性生活。

4.协助患者顺利渡过悲伤期

患者由于失去婴儿,往往会出现伤心、悲哀等情绪反应,护士应给予同情和理解,帮助患者及家属接受现实,顺利渡过悲伤期。此外,护士还应与孕妇及其家属共同讨论此次流产的原因,并向他们讲解有关流产的相关知识,帮助他们为再次妊娠做好准备。有习惯性流产史的孕妇在下一次妊娠确诊后卧床休息,加强营养,禁止性生活;补充 B 族维生素、维生素 E、维生素 C 等;治疗期必须超过以往发生流产的妊娠月份。病因明确者,应积极接受对因治疗。黄体功能不足者,按医嘱正确使用黄体酮治疗,以预防流产。子宫畸形者须在妊娠前先进行矫正手术。宫颈内口松弛者应在未妊娠前做宫颈内口松弛修补术。如已妊娠,则可在妊娠 14～16 周时行子宫内口缝扎术。

(五)护理评价

(1)护理对象体温正常,血红蛋白及白细胞数正常,无出血、感染征象。

(2)先兆流产孕妇配合保胎治疗,继续妊娠。

(张　莉)

第三节　早　产

早产是指妊娠满 28 周至不足 37 周(196～258 天)间分娩者。此时娩出的新生儿称为早产儿,体重为 1 000～2 499 g,各器官发育尚不够健全,出生孕周越小,体重越轻,预后越差。国内早产占分娩总数的 5%～15%。约 15%早产儿于新生儿期死亡。近年来由于早产儿治疗学及监护手段的进步,其生存率明显提高,伤残率下降,国外学者建议将早产定义时间上限提前到妊娠 20 周。

一、病因

诱发早产的常见原因如下：①胎膜早破、绒毛膜羊膜炎最常见，30%～40%早产与此有关；②下生殖道及泌尿道感染，如 B 族溶血性链球菌、沙眼衣原体、支原体感染、急性肾盂肾炎等；③妊娠并发症与合并症，如妊娠期高血压疾病、妊娠期肝内胆汁淤积症，妊娠合并心脏病、慢性肾炎、病毒性肝炎、急性肾盂肾炎、急性阑尾炎、严重贫血、重度营养不良等；④子宫过度膨胀及胎盘因素，如羊水过多、多胎妊娠、前置胎盘、胎盘早剥、胎盘功能减退等；⑤子宫畸形，如纵隔子宫、双角子宫等；⑥宫颈内口松弛；⑦每天吸烟＞10 支，酗酒。

二、临床表现

早产的主要临床表现是子宫收缩，最初为不规则宫缩，常伴有少许阴道流血或血性分泌物，以后可发展为规则宫缩，其过程与足月临产相似，胎膜早破较足月临产多见。宫颈管先逐渐消退，然后扩张。妊娠满 28 周至不足 37 周出现至少 10 分钟一次的规则宫缩，伴宫颈管缩短，可诊断先兆早产。妊娠满 28 周至不足 37 周出现规则宫缩（20 分钟≥4 次，或 60 分钟≥8 次，持续＞30 秒），伴宫颈缩短≥80%，宫颈扩张 1 cm 以上，诊断为早产临产。部分患者可伴有少量阴道流血或阴道流液。以往有晚期流产、早产史及产伤史的孕妇容易发生早产。诊断早产一般并不困难，但应与妊娠晚期出现的生理性子宫收缩相区别。生理性子宫收缩一般不规则、无痛感，且不伴有宫颈管消退和宫口扩张等改变。

三、处理原则

若胎膜未破，胎儿存活，无胎儿窘迫，无严重妊娠并发症及合并症时，应设法抑制宫缩，尽可能延长孕周；若胎膜已破，早产不可避免时，应设法提高早产儿存活率。

四、护理

（一）护理评估
1.病史

详细评估可致早产的高危因素，如孕妇以往有流产、早产史或本次妊娠期有阴道流血史，则发生早产的可能性大，应详细询问并记录患者既往出现的症状及接受治疗的情况。

2.身心诊断

妊娠晚期者子宫收缩规律（20 分钟≥4 次），伴以宫颈管消退≥75%，以及进行性宫颈扩张 2 cm 以上时，可诊断为早产者临产。

早产已不可避免时，孕妇常会不自觉地把一些相关的事情与早产联系起来而产生自责感；由于孕妇对结果的不可预知，恐惧、焦虑、猜测也是早产孕妇常见的情绪反应。

3.辅助检查

通过全身检查及产科检查，结合阴道分泌物的生化指标检测，核实孕周，评估胎儿成熟度、胎方位等；观察产程进展，确定早产的进程。

（二）可能的护理诊断
1.有新生儿受伤的危险

与早产儿发育不成熟有关。

2.焦虑

与担心早产儿预后有关。

(三)预期目标

(1)新生儿不存在因护理不当而产生的并发症。

(2)患者能平静地面对事实,接受治疗及护理。

(四)护理措施

1.预防早产

孕妇良好的身心状况可减少早产的发生,突发的精神创伤也可诱发早产,因此,应做好孕期保健工作,指导孕妇加强营养,保持平静心情。避免诱发宫缩的活动,如抬举重物、性生活等。高危孕妇必须多卧床休息,以左侧卧位为宜,以增加子宫血液循环,改善胎儿供氧,慎做肛查和引导检查等,积极治疗并发症。宫颈内口松弛者应于孕14~18周或更早些时间做预防性宫颈环扎术,防止早产的产生。

2.药物治疗的护理

先兆早产的主要治疗为抑制宫缩,与此同时,还要积极控制感染治疗并发症和合并症。护理人员应能明确具体药物的作用和用法,并能识别药物的不良反应,以避免毒性作用的发生,同时,应对患者做相应的健康教育。常用抑制宫缩的药物有以下几类。

(1)β肾上腺素受体激动素:其作用为激动子宫平滑肌β受体,从而抑制宫缩。此类药物的不良反应为心跳加快、血压下降、血糖增高、血钾降低、恶心、出汗、头痛等。常用药物有利托君、沙丁胺醇等。

(2)硫酸镁:镁离子直接作用于肌细胞,使平滑肌松弛,抑制子宫收缩。一般采用25%硫酸镁20 mL加于5%葡萄糖液100~250 mL中,在30~60分钟缓慢静脉滴注,然后用25%硫酸镁20~10 mL加于5%葡萄糖液100~250 mL中,以每小时1~2 g的速度缓慢静脉滴注,直至宫缩停止。

(3)钙通道阻滞剂:阻滞钙离子进入细胞而抑制宫缩。常采用硝苯地平5~10 mg,舌下含服,每天3次。用药时必须密切注意孕妇及血压的变化,若合并使用硫酸镁时更应慎重。

(4)前列腺素合成酶抑制剂:前列腺素有刺激子宫收缩和软化宫颈的作用,其抑制剂则有减少前列腺素合成的作用,从而抑制宫缩。常用药物有吲哚美辛及阿司匹林等,但此类药物可抑制胎儿前列腺素的合成和释放,使胎儿体内前列腺素减少,而前列腺素有维持胎儿动脉导管开放的作用,缺乏时导管可能过早关闭而致胎儿血液循环障碍。因此,临床已较少应用,必要时仅能短期(不超过1周)服用。

3.预防新生儿并发症的发生

在保胎过程中,应每天行胎心监护,教会患者自数胎动,有异常时及时采用应对措施。在分娩前按医嘱给孕妇糖皮质激素(如地塞米松、倍他米松等),可促胎肺成熟,是避免发生新生儿呼吸窘迫综合征的有效步骤。

4.为分娩做准备

如早产已不可避免,应尽早决定合理分娩的方式,如臀位、横位。估计胎儿成熟度低而产程又需较长时间者,可选用剖宫产术结束分娩;经阴道分娩者,应考虑使用产钳和会阴切开术以缩短产程,从而减少分娩过程中对胎头的压迫。同时,充分做好早产儿保暖和复苏的准备,临产后慎用镇静剂,避免发生新生儿呼吸抑制的情况;产程中应给孕妇吸氧;新生儿出生后,立即结扎脐带,防止过多母血进入胎儿循环,造成循环系统负荷过载。

5.为孕妇提供心理支持

安排时间与孕妇进行开放式的讨论,让患者了解早产的发生并非她的过错,有时甚至是无缘由的;也要避免为减轻孕妇的愧疚感而给予过于乐观的保证。由于早产是出乎意料的,孕妇多没有精神和物质准备,对产程的孤独无助感尤为敏感,因此,丈夫、家人和护士在身旁提供支持比足月分娩更显重要,并能帮助孕妇重建自尊,以良好的心态承担早产儿母亲的角色。

(五)护理评价

(1)患者能积极配合医护措施。

(2)母婴顺利经历全过程。

(张 莉)

第四节 异 位 妊 娠

异位妊娠是指受精卵在子宫体腔以外着床发育,习惯称为宫外孕。异位妊娠包括输卵管妊娠、卵巢妊娠、腹腔妊娠、宫颈妊娠及阔韧带妊娠等。输卵管妊娠较为常见,其中壶腹部妊娠最多见,其次为峡部、伞部、间质部妊娠。

一、病因

(一)输卵管炎症

输卵管炎症是异位妊娠的主要病因,可分为输卵管黏膜炎和输卵管周围炎。

(二)输卵管手术史

输卵管绝育史及手术史者,输卵管妊娠的发病率为 $10\%\sim20\%$。

(三)输卵管发育不良或功能异常

输卵管过长、肌层发育差、黏膜纤毛缺乏等,均可成为输卵管妊娠的原因。

(四)辅助生殖技术

由于辅助生殖技术的应用,使输卵管妊娠发生率增加,既往少见的异位妊娠,如卵巢妊娠、宫颈妊娠、腹腔妊娠的发生率增加。

(五)避孕失败

宫内节育器避孕失败,发生异位妊娠的机会较大。

(六)其他

子宫肌瘤或卵巢肿瘤压迫输卵管,影响输卵管通畅,使受精卵运行受阻。输卵管子宫内膜异位可增加受精卵着床于输卵管的可能性。

二、病理

(一)输卵管妊娠流产

多见于输卵管壶腹部妊娠,可分为输卵管完全流产和输卵管不完全流产。

(二)输卵管妊娠破裂

多见于妊娠 6 周左右输卵管峡部妊娠,患者易出现休克,出血量远大于输卵管妊娠流产。

(三)陈旧性宫外孕

长期反复内出血形成的盆腔血肿不消散,血肿机化变硬并与周围组织粘连。

(四)继发性腹腔妊娠

存活胚胎的绒毛组织附着于原位或排至腹腔后重新种植而获得营养,可继续生长发育。

三、临床表现

(一)症状

1.停经

多数患者停经 6～8 周后出现不规则阴道流血,但有些患者因月经过期几天,误将不规则的阴道流血视为月经。

2.腹痛

腹痛是输卵管妊娠患者就诊的主要症状。输卵管妊娠未发生流产或破裂前,常表现为一侧下腹隐痛或酸胀感。输卵管妊娠流产或破裂时,患者突感一侧下腹撕裂样疼痛,常伴有恶心、呕吐;血液随后由局部、下腹流向全腹,疼痛也遍及全腹,放射至肩部;当血液积聚于直肠子宫陷凹处,可出现肛门坠胀感。

3.阴道流血

胚胎死亡后,常有不规则阴道流血,色暗红或深褐,量少呈点滴状,一般不超过月经量。少数患者阴道流血量较多,类似月经。阴道流血可伴有蜕膜管型或蜕膜碎片排出,是由子宫蜕膜剥离所致。阴道流血常在病灶去除后方能停止。

4.晕厥与休克

急性大量内出血及剧烈腹痛可引起患者晕厥或休克。内出血越多越急,症状出现的就越迅速越严重,但与阴道流血量不成比例。

5.腹部包块

当输卵管妊娠流产或破裂后形成的血肿时间过久,可因血液凝固,逐渐机化变硬与周围器官(子宫,输卵管,卵巢,肠管等)发生粘连而形成包块。

(二)体征

1.一般情况

腹腔内出血较多时,患者呈贫血貌,出现面色苍白、脉快而细弱、血压下降等休克表现。

2.腹部检查

下腹有明显压痛及反跳痛,尤以患侧为重,但腹肌紧张轻微。出血较多时,叩诊有移动性浊音。有些患者下腹可触及包块,若反复出血并积聚,包块可不断增大变硬。

3.盆腔检查

阴道内常有来自宫腔内的少许血液。输卵管妊娠未发生流产或破裂者,除子宫略大较软外,仔细检查可触及胀大的输卵管,轻度压痛。输卵管妊娠流产或破裂者,阴道后穹隆饱满,有触痛。将宫颈轻轻上抬或左右摆动时引起剧烈疼痛,称为宫颈举痛或摇摆痛,此为输卵管妊娠的主要体征之一。内出血多时检查子宫有漂浮感,子宫一侧或其后方可触及肿块,其大小、形状、质地常有变化,边界多不清楚,触痛明显。

四、辅助检查

(一)阴道后穹隆穿刺

阴道后穹隆穿刺是一种简单可靠的诊断方法,适用于疑有腹腔内出血的患者。

(二)妊娠试验

放射免疫法测血中 HCG,尤其是 β-HCG 阳性有助诊断。异位妊娠时患者体内 β-HCG 水平较宫内妊娠低。

(三)超声检查

B 超显像有助于诊断异位妊娠。阴道 B 超检查较腹部 B 超检查准确性高。

(四)腹腔镜检查

视为异位妊娠诊断的金标准,而且可以在确诊的情况下起到治疗作用。有大量腹腔内出血或伴有休克者禁忌。

(五)子宫内膜病理检查

诊刮仅适用于阴道流血量较多的患者,目的在于排除宫内妊娠流产。

五、治疗

(一)手术治疗

应在积极纠正休克的同时进行手术,腹腔镜技术成为近年来治疗异位妊娠的主要方法。

(二)药物治疗

用化学治疗药物甲氨蝶呤等治疗输卵管妊娠,但在治疗中若有严重内出血征象,或疑输卵管间质部妊娠或胚胎继续生长时仍应及时手术治疗。

六、护理措施

(一)非手术治疗患者的护理

1.休息

患者入院后应绝对卧床休息,减少活动。嘱患者避免突变换体位及增加腹压的动作,不能灌肠,以免引起反复出血。

2.饮食指导

指导患者进食高营养、高维生素的半流质的食物,保持大便通畅,防止便秘,腹胀等不适。

3.病情观察

密切观察患者血压、脉搏、呼吸、体温、面色的变化,重视患者的主诉,注意阴道流血量与腹腔内出血量比例,当阴道流血量不多时,不要误以为腹腔内出血量也很少。应告知患者病情发展指征,如出血增多,腹痛加剧,肛门坠胀感明显等,以便病情发展时,能及时发现,并给予相应处理。

4.建立静脉通路

应随时做好输液、输血及腹部手术的准备。

5.健康指导

指导患者正确留取血 β-HCG,以监测治疗效果。患者阴道有排出物时,应立即通知医师,留取好标本送病理检查,并讲明目的及意义。

6.预防感染

观察患者体温过高时,给予物理降温,告知患者多饮水;患者卧床期间,做好会阴护理;嘱患者勤换内衣、内裤、纸垫,保持外阴清洁。

7.心理护理

向患者讲述异位妊娠的相关知识,减少和消除患者的紧张、恐惧心理。

(二)手术治疗患者的护理

1.体位

在通知医师即刻到来的同时,应使患者平卧,以减少活动,增加脑血流及氧的供应。

2.病情观察

监测血压、血氧、脉搏、呼吸、体温及观察患者腹痛症状有无加剧,阴道流血量有无变化及尿量、颜色,并做好记录。

3.抢救配合

立即建立静脉通路,交叉配血,给予患者输血、输液,配合医师积极纠正休克,补充血容量。按急诊手术要求迅速做好术前准备,协助医师通知手术室。

4.心理护理

向患者及家属讲述手术的必要性,保持周围环境安静、有序,减少患者的紧张、恐惧心理,协助患者接受手术。

5.健康指导

输卵管妊娠的预后在于防止输卵管的损伤和感染,因此护士应做好妇女的健康保健工作,防止发生盆腔感染。教育患者保持良好的卫生习惯,勤洗浴,勤换衣,性伴侣稳定。发生盆腔炎后须立即彻底治疗,以免延误病情。护士需告诉患者,下次妊娠时要及时就医,并且不要轻易终止妊娠。

(张　莉)

第五节　妊娠剧吐

少数孕妇早孕反应严重,频繁恶心呕吐,不能进食,以致发生体液失衡及新陈代谢障碍,甚至危及孕妇生命,称为妊娠剧吐。其发病率为 $0.35\%\sim0.47\%$。

一、临床表现

恶心呕吐,头晕,厌食,甚则食入即吐,或恶闻食气,不食也吐。体格检查见精神萎靡消瘦,严重者可见血压下降,体温升高,黄疸,嗜睡和昏迷。

二、治疗

对妊娠剧吐者,应给予安慰,注意其精神状态,了解其思想情绪,解除顾虑;通常应住院治疗;应先禁食 2~3 天,每天静脉滴注葡萄糖液及葡萄糖盐水共 3 000 mL,输液中加入氯化钾、维生素 C 及维生素 B_6,同时肌内注射维生素 B_1。合并有代谢性酸中毒者,应根据血二氧化碳结合力值或血气分析结果,静脉滴注碳酸氢钠溶液,每天尿量至少应达到 1 000 mL。一般经上述治疗 2~3 天后,病情多迅速好转,呕吐停止后,可以试进饮食。若进食量不足,应适当补液,经上述治疗,若病情不见好转,体温升高达 38 ℃,心率每分钟超过 120 次或出现黄疸时,应考虑终止妊娠。

三、护理

(一)护理措施

1.心理护理

了解患者的心理状态,充分调动患者的主动性,帮患者分析病情,使患者了解妊娠剧吐是一种常见的生理现象,经过治疗和护理是可以预防和治愈的,消除不必要的思想顾虑,克服妊娠剧吐带来的不适,树立妊娠的信心,提高心理舒适度。

2.输液护理

考虑患者的感受,输液前做好解释工作,操作时做到沉着、稳健、熟练、一针见血,尽可能减少穿刺中的疼痛,经常巡视输液情况,观察输液是否通畅,针头是否脱出,输液管有无扭曲、受压,注射部位有无液体外溢、疼痛等。

3.饮食护理

妊娠剧吐往往与孕妇自主神经系统稳定性、精神状态、生活环境有密切关系,患者在精神紧张下,呕吐更加频繁,引起水及电解质紊乱,由于呕吐后怕进食,长期饥饿热量摄入不足,故在治疗的同时应注意患者的心理因素,予以解释安慰,妊娠剧吐患者见到食物往往有种恐惧心理,食欲缺乏,因此,呕吐时禁食,使胃肠得到休息。但呕吐停止后应适当进食,饮食以清淡、易消化为主,食物应含丰富蛋白质和碳水化合物,少量多餐,对患者进行营养与胎儿发育指导,把进餐当成轻松愉快的享受而不是负担,使胎儿有足够的营养,顺利渡过早孕反应期。

4.家庭护理

(1)少吃多餐,选择能被孕妇接受的食物,以流质为主,避免油腻、异味。吐后应继续再吃,若食后仍吐,多次进食补充,仍可保持身体营养的需要,同时避免过冷过热的食物。必要时饮口服补液盐。

(2)卧床休息,环境安静,通风,减少在视线范围内引起不愉快的情景和异味。呕吐时做深呼吸和吞咽动作即大口喘气,呕吐后要及时漱口,注意口腔卫生。另外要保持外阴的清洁,床铺的整洁。

(3)关心、体贴孕妇,解除不必要的顾虑;孕妇要保持心情愉快,避免急躁和情绪激动。

(4)若呕吐导致体温上升,脉搏增快,眼眶凹陷,皮肤无弹性,精神异常,要立即送医院。

5.健康教育

(1)保持心情舒畅。呕吐严重者,须卧床休息。

(2)居室尽量布置得清洁、安静、舒适;避免异味的刺激;呕吐后应立即清除呕吐物,以避免恶性刺激,并用温开水漱口,保持口腔清洁。呕吐较剧者,可在用餐前口中含生姜 1 片,以达到暂时止呕的目的。

(3)注意饮食卫生:饮食宜营养价值稍高且易消化为主,可采取少吃多餐的方法。为防止脱水,应保持每天的液体摄入量,平时宜多吃一些西瓜、生梨、甘蔗等水果。

(4)保持大便的通畅。

（二）护理效果评估

(1)患者呕吐减轻,水、电解质和平衡。

(2)患者情绪稳定。

（张　莉）

第六节　前置胎盘

妊娠 28 周后,胎盘附着于子宫下段,甚至胎盘下缘达到或覆盖宫颈内口,其位置低于胎先露部,称为前置胎盘。前置胎盘是妊娠晚期严重并发症,也是妊娠晚期阴道流血最常见的原因。其发病率国外报道 0.5%,国内报道 0.24%～1.57%。

一、病因

目前尚不清楚,高龄初产妇(年龄＞35 岁)、经产妇及多产妇、吸烟或吸毒妇女为高危人群。其病因可能与下述因素有关。

（一）子宫内膜病变或损伤

多次刮宫、分娩、子宫手术史等是前置胎盘的高危因素。上述情况可损伤子宫内膜,引起子宫内膜炎或萎缩性病变,再次受孕时子宫蜕膜血管形成不良、胎盘血供不足,刺激胎盘面积增大延伸到子宫下段。前次剖宫产手术瘢痕可妨碍胎盘在妊娠晚期向上迁移,增加前置胎盘的可能性。据统计发生前置胎盘的孕妇,85%～95% 为经产妇。

（二）胎盘异常

双胎妊娠时胎盘面积过大,前置胎盘发生率较单胎妊娠高 1 倍;胎盘位置正常而副胎盘位于子宫下段接近宫颈内口及膜状胎盘大而薄,扩展到子宫下段,均可发生前置胎盘。

（三）受精卵滋养层发育迟缓

受精卵到达子宫腔后,滋养层尚未发育到可以着床的阶段,继续向下游走到达子宫下段,并在该处着床而发育成前置胎盘。

二、分类

根据胎盘下缘与宫颈内口的关系,将前置胎盘分为 3 类(图 11-1)。

(1)完全性前置胎盘又称为中央性前置胎盘,胎盘组织完全覆盖宫颈内口。

(2)部分性前置胎盘宫颈内口部分为胎盘组织所覆盖。

(3)边缘性前置胎盘胎盘附着于子宫下段,胎盘边缘到达宫颈内口,未覆盖宫颈内口。

胎盘位于子宫下段,与胎盘边缘极为接近,但未达到宫颈内口,称为低置胎盘。胎盘下缘与宫颈内口的关系可因宫颈管消失和宫口扩张而改变。前置胎盘类型可因诊断时期不同而改变,如临产前为完全性前置胎盘,临产后因宫口扩张而成为部分性前置胎盘。目前临床上均依据处理前的最后一次检查结果来决定其分类。

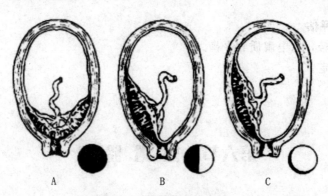

图 11-1 前置胎盘的类型

A.完全性前置胎盘；B.部分性前置胎盘；C.边缘性前置胎盘

三、临床表现

(一)症状

前置胎盘的典型症状是妊娠晚期或临产时，发生无诱因、无痛性反复阴道流血。妊娠晚期子宫下段逐渐伸展，牵拉宫颈内口，宫颈管缩短；临产后规律宫缩使宫颈管消失成为软产道的一部分。宫颈外口扩张，附着于子宫下段及宫颈内口的胎盘前置部分不能相应伸展而与其附着处分离，血窦破裂出血。前置胎盘出血前无明显诱因，初次出血量一般不多，剥离处血液凝固后，出血自然停止；也有初次即发生致命性大出血而导致休克的。由于子宫下段不断伸展，使前置胎盘出血常反复发生，出血量也越来越多。阴道流血发生的迟早、反复发生次数、出血量多少与前置胎盘类型有关。完全性前置胎盘初次出血时间早，多在妊娠28周左右，称为"警戒性出血"。边缘性前置胎盘出血多发生于妊娠晚期或临产后，出血量较少。部分性前置胎盘的初次出血时间、出血量及反复出血次数，介于两者之间。

(二)体征

患者一般情况与出血量有关，大量出血呈现面色苍白、脉搏增快微弱、血压下降等休克表现。腹部检查：子宫软，无压痛，大小与妊娠周数相符。由于子宫下段有胎盘占据，影响胎先露部入盆，故胎先露高浮，易并发胎位异常。反复出血或一次出血量过多，使胎儿宫内缺氧，严重者胎死宫内。当前置胎盘附着于子宫前壁时，可在耻骨联合上方听到胎盘杂音。临产时检查见宫缩为阵发性，间歇期子宫完全松弛。

四、处理原则

处理原则是抑制宫缩、止血、纠正贫血和预防感染。根据阴道流血量、有无休克、妊娠周数、胎位、胎儿是否存活、是否临产及前置胎盘类型等作出决定。

(一)期待疗法

应在保证孕妇安全的前提下尽可能延长孕周，以提高围生儿存活率，适用于妊娠＜34 周、胎儿体重＜2 000 g、胎儿存活、阴道流血量不多、一般情况良好的孕妇。

尽管国外有资料证明，前置胎盘孕妇的妊娠住院与门诊治疗并无明显差异，但我国仍应强调住院治疗。住院期间密切观察病情变化，为孕妇提供全面优质护理是期待疗法的关键措施。

(二)终止妊娠

1.终止妊娠指征

孕妇反复发生多量出血甚至休克者,无论胎儿成熟与否,为了母亲安全应终止妊娠;期待疗法中发生大出血或出血量虽少,但胎龄达孕36周,胎儿成熟度检查提示胎儿肺成熟者;胎龄未达孕36周,出现胎儿窘迫征象,或胎儿电子监护发现胎心异常者;胎儿已死亡或出现难以存活的畸形,如无脑儿。

2.剖宫产

剖宫产可在短时间内娩出胎儿,迅速结束分娩,对母儿相对安全,是处理前置胎盘的主要手段。剖宫产指征应包括:完全性前置胎盘,持续大量阴道流血;部分性和边缘性前置胎盘出血量较多,先露高浮,短时间内不能结束分娩;胎心异常。术前应积极纠正贫血、预防感染等,备血,做好处理产后出血和抢救新生的准备。

3.阴道分娩

边缘性前置胎盘、枕先露、阴道流血不多、无头盆不称和胎位异常,估计在短时间内能结束分娩者,可予试产。

五、护理

(一)护理评估

1.病史

除个人健康史外,在孕产史中尤其注意识别有无剖宫产术、人工流产术及子宫内膜炎等前置胎盘的易发因素。此外,妊娠中特别是孕28周后,是否出现无痛性、无诱因、反复阴道流血症状,并详细记录具体经过及医疗处理情况。

2.身心状况

患者的一般情况与出血量的多少密切相关。大量出血时可见面色苍白、脉搏细速、血压下降等休克症状。孕妇及其家属可因突然阴道流血而感到恐惧或焦虑,既担心孕妇的健康,又担心胎儿的安危,可能显得恐慌、紧张、手足无措。

3.诊断检查

(1)产科检查:子宫大小与停经月份一致,胎儿方位清楚,先露高浮,胎心可以正常,也可因孕妇失血过多致胎心异常或消失。前置胎盘位于子宫下段前壁时,可于耻骨联合上方听见胎盘血管杂音。临产后检查,宫缩为阵发性,间歇期子宫肌肉可以完全放松。

(2)超声检查:B超断层相可清楚看到子宫壁、胎头、宫颈和胎盘的位置,胎盘定位准确率达95%,可反复检查,是目前最安全、有效的首选检查方法。

(3)阴道检查:目前一般不主张应用,只有在近临产期出血不多时,终止妊娠前为除外其他出血原因或明确诊断决定分娩方式前考虑采用。要求阴道检查操作必须在输血、输液和做好手术准备的情况下方可进行。怀疑前置胎盘的个案,切忌肛查。

(4)术后检查胎盘及胎膜:胎盘的前置部分可见陈旧血块附着呈黑紫色或暗红色,如这些改变位于胎盘的边缘,而且胎膜破口处距胎盘边缘<7 cm,则为部分性前置胎盘。如行剖宫产术,术中可直接了解胎盘附着的部分并确立诊断。

（二）护理诊断

1.潜在并发症

出血性休克。

2.有感染的危险

与前置胎盘剥离面靠近子宫颈口、细菌易经阴道上行感染有关。

（三）护理目标

（1）接受期待疗法的孕妇血红蛋白不再继续下降，胎龄可达或更接近足月。

（2）产妇产后未发生产后出血或产后感染。

（四）护理措施

根据病情须立即接受终止妊娠的孕妇，应立即安排孕妇去枕侧卧位，开放静脉，配血，做好输血准备。在抢救休克的同时，按腹部手术患者的护理进行术前准备，并做好母儿生命体征的监测及抢救准备工作。接受期待疗法的孕妇的护理措施如下。

1.保证休息

减少刺激孕妇需住院观察，绝对卧床休息，尤以左侧卧位为佳，并定时间断吸氧，每天3次，每次1小时，以提高胎儿血氧供应。此外，还需避免各种刺激，以减少出血可能。医护人员进行腹部检查时动作要轻柔，禁做阴道检查和肛查。

2.纠正贫血

除采取口服硫酸亚铁、输血等措施外，还应加强饮食营养指导，建议孕妇多食高蛋白及含铁丰富的食物，如动物肝脏、绿叶蔬菜和豆类等，一方面有助于纠正贫血，另一方面还可以增强机体抵抗力，同时也促进胎儿发育。

3.监测生命体征

及时发现病情变化，严密观察并记录孕妇生命体征，阴道流血的量、色，流血事件及一般状况，检测胎儿宫内状态。按医嘱及时完成实验室检查项目，并交叉配血备用，发现异常及时报告医师并配合处理。

4.预防产后出血和感染

（1）产妇回病房休息时严密观察产妇的生命体征及阴道流血情况，发现异常及时报告医师处理，以防止或减少产后出血。

（2）及时更换会阴垫，以保持会阴部清洁、干燥。

（3）胎儿分娩后，及早使用宫缩剂，以预防产后大出血；对新生儿严格按照高危儿处理。

5.健康教育

护士应加强对孕妇的管理和宣教，指导围孕期妇女避免吸烟、酗酒等不良行为，避免多次刮宫、引产或宫内感染，防止多产，减少子宫内膜损伤或子宫内膜炎。对妊娠期出血，无论量多少均应就医，做到及时诊断、正确处理。

（五）护理评价

（1）接受期待疗法的孕妇胎龄接近（或达到）足月时终止妊娠。

（2）产妇产后未出现产后出血和感染。

（张　莉）

第七节 胎 盘 早 剥

妊娠 20 周以后或分娩期正常位置的胎盘在胎儿娩出前部分或全部从子宫壁剥离,称为胎盘早剥。胎盘早剥是妊娠晚期严重并发症,具有起病急、发展快特点,若处理不及时可危及母儿生命。胎盘早剥的发病率:国外 1%～2%,国内 0.46%～2.1%。

一、病因

胎盘早剥确切的原因及发病机制尚不清楚,可能与下述因素有关。

(一)孕妇血管病变

孕妇患严重妊娠期高血压疾病、慢性高血压、慢性肾脏疾病或全身血管病变时,胎盘早剥的发生率增高。妊娠合并上述疾病时,底蜕膜螺旋小动脉痉挛或硬化,引起远端毛细血管变性坏死甚至破裂出血,血液流至底蜕膜层与胎盘之间形成胎盘后血肿,致使胎盘与子宫壁分离。

(二)机械性因素

外伤尤其是腹部直接受到撞击或挤压;脐带过短(<30 cm)或脐带围绕颈、绕体相对过短时,分娩过程中胎儿下降牵拉脐带造成胎盘剥离;羊膜穿刺时刺破前壁胎盘附着处,血管破裂出血引起胎盘剥离。

(三)宫腔内压力骤减

双胎妊娠分娩时,第一胎儿娩出过速;羊水过多时,人工破膜后羊水流出过快,均可使宫腔内压力骤减,子宫骤然收缩,胎盘与子宫壁发生错位剥离。

(四)子宫静脉压突然升高

妊娠晚期或临产后,孕妇长时间仰卧位,巨大妊娠子宫压迫下腔静脉,回心血量减少,血压下降。此时子宫静脉淤血、静脉压增高、蜕膜静脉床淤血或破裂,形成胎盘后血肿,导致部分或全部胎盘剥离。

(五)其他一些高危因素

如高龄孕妇、吸烟、可卡因滥用、孕妇代谢异常、孕妇有血栓形成倾向、子宫肌瘤(尤其是胎盘附着部位肌瘤)等与胎盘早剥发生有关。有胎盘早剥史的孕妇再次发生胎盘早剥的危险性比无胎盘早剥史者高 10 倍。

二、分类及病理变化

胎盘早剥主要病理改变是底蜕膜出血并形成血肿,使胎盘从附着处分离。按病理类型,胎盘早剥可分为显性、隐性及混合性 3 种(图 11-2)。若底蜕膜出血量少,出血很快停止,多无明显的临床表现,仅在产后检查胎盘时发现胎盘母体面有凝血块及压迹。若底蜕膜继续出血,形成胎盘后血肿,胎盘剥离面随之扩大,血液冲开胎盘边缘并沿胎膜与子宫壁之间经过宫颈管向外流出,称为显性剥离或外出血。若胎盘边缘仍附着于子宫壁或由于胎先露部固定于骨盆入口,使血液积聚于胎盘与子宫壁之间,称为隐性剥离或内出血。由于子宫内有妊娠产物存在,子宫肌不能有效收缩,以压迫破裂的血窦而止血,血液不能外流,胎盘后血肿越积越大,子宫底随之升高;当出血达到一定程度时,血液终会冲开胎盘边缘及胎膜外流,称为混合型出血。偶有出血穿破胎膜溢入羊水中成为血性羊水。

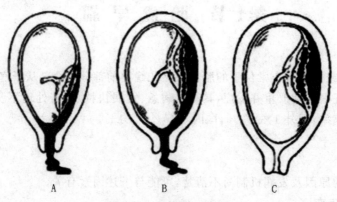

图 11-2 胎盘早剥类型
A.显性剥离;B.隐性剥离;C.混合性剥离

胎盘早剥发生内出血时,血液积聚于胎盘与子宫壁之间,随着胎盘后血肿压力的增加,血液浸入子宫肌层,引起肌纤维分离、断裂甚至变性,当血液渗透至子宫浆膜层时,子宫表面现紫蓝色瘀斑,称为子宫胎盘卒中,又称为库弗莱尔子。有时血液还可渗入输卵管系膜、卵巢生发上皮下、阔韧带内。子宫肌层由于血液浸润、收缩力减弱,造成产后出血。

严重的胎盘早剥可以引发一系列病理生理改变。从剥离处的胎盘绒毛和蜕膜中释放大量组织凝血活酶,进入母体血液循环,激活凝血系统,导致弥散性血管内凝血,肺、肾等脏器的毛细血管内微血栓形成,造成脏器缺血和功能障碍。胎盘早剥持续时间越长,促凝物质不断进入母血,激活纤维蛋白溶解系统,产生大量的纤维蛋白原降解产物(FDP),引起继发性纤溶亢进。发生胎盘早剥后,消耗大量凝血因子,并产生高浓度 FDP,最终导致凝血功能障碍。

三、临床表现

根据病情严重程度,Sher 将胎盘早剥分为三度。

(一)Ⅰ度

多见于分娩期,胎盘剥离面积小,患者常无腹痛或腹痛轻微,贫血体征不明显。腹部检查见子宫软,大小与妊娠周数相符,胎位清楚,胎心率正常。产后检查见胎盘母体面有凝血块及压迹即可诊断。

(二)Ⅱ度

胎盘剥离面为胎盘面积 1/3 左右。其主要症状为突然发生持续性腹痛、腰酸或腰背痛,疼痛程度与胎盘后积血量成正比。无阴道流血或流血量不多,贫血程度与阴道流血量不相符。腹部检查见子宫大于妊娠周数,子宫底随胎盘后血肿增大而升高,胎盘附着处压痛明显(胎盘位于后壁则不明显),宫缩有间歇,胎位可扪及,胎儿存活。

(三)Ⅲ度

胎盘剥离面超过胎盘面积 1/2。临床表现较Ⅱ度重。患者可出现恶心、呕吐、面色苍白、四肢湿冷、脉搏细数、血压下降等休克症状,且休克程度大多与阴道流血量不成正比。腹部检查见子宫硬如板状,宫缩间歇时不能松弛,胎位扪不清,胎心消失。

四、治疗

纠正休克、及时终止妊娠是处理胎盘早剥的原则。患者入院时,情况危重、处于休克状态,应积极补充血容量,及时输入新鲜血液,尽快改善患者状况。胎盘早剥一旦确诊,必须及时终止妊娠。终止妊娠的方法根据胎次、早剥的严重程度、胎儿宫内状况及宫口开大等情况而定。此外,对并发症如凝血功能障碍、产后出血和急性肾衰竭等进行紧急处理。

五、护理

(一)护理评估

1.病史

孕妇在妊娠晚期或临产时突然发生腹部剧痛,有急性贫血或休克现象,应引起高度重视。护士需结合有无妊娠期高血压疾病或高血压病史、胎盘早剥史、慢性肾炎史、仰卧位低血压综合征史及外伤史,进行全面评估。

2.身心状况

胎盘早剥孕妇发生内出血时,严重者常表现为急性贫血和休克症状,而无阴道流血或有少量阴道流血。因此对胎盘早剥孕妇除进行阴道流血的量、色评估外,应重点评估腹痛的程度、性质、孕妇的生命体征和一般情况,以及时、准确地了解孕妇的身体状况。胎盘早剥孕妇入院时情况危急,孕妇及其家属常常感到高度紧张和恐惧。

3.诊断检查

(1)产科检查:通过四步触诊判断胎方位、胎心情况、宫高变化、腹部压痛范围和程度等。

(2)B超检查:正常胎盘B超图像应紧贴子宫体部后壁、前壁或侧壁,若胎盘与子宫体之间有血肿时,在胎盘后方出现液性低回声区,暗区常不止一个,并见胎盘增厚。若胎盘后血肿较大时,能见到胎盘胎儿面凸向羊膜腔,甚至能使子宫内的胎儿偏向对侧。若血液渗入羊水中,见羊水回声增强、增多,是羊水混浊所致。当胎盘边缘已与子宫壁分离,未形成胎盘后血肿,则见不到上述图像,故B超检查诊断胎盘早剥有一定的局限性。重型胎盘早剥时常伴胎心、胎动消失。

(3)实验室检查:主要了解患者贫血程度及凝血功能。重型胎盘早剥患者应检查肾功能与二氧化碳结合力。若并发弥散性血管内凝血时进行筛选试验(血小板计数、凝血酶原时间、纤维蛋白原测定),结果可疑者可做纤溶确诊试验(凝血酶时间、优球蛋白溶解时间、血浆鱼精蛋白副凝时间)。

(二)护理诊断

1.潜在并发症

弥散性血管内凝血。

2.恐惧

与胎盘早剥引起的起病急、进展快,危及母儿生命有关。

3.预感性悲哀

与死产、切除子宫有关。

(三)护理目标

(1)孕妇出血性休克症状得到控制。

(2)患者未出现凝血功能障碍、产后出血和急性肾衰竭等并发症。

（四）护理措施

胎盘早剥是一种妊娠晚期严重危及母儿生命的并发症，积极预防非常重要。护士应使孕妇接受产前检查，预防和及时治疗妊娠期高血压疾病、慢性高血压、慢性肾病等；妊娠晚期避免仰卧位及腹部外伤；施行外倒转术时动作要轻柔；处理羊水过多和双胎者时，避免子宫腔压力下降过快等。对于已诊断为胎盘早剥的患者，护理措施如下。

1.纠正休克

护士应迅速开放静脉，积极补充其血容量，及时输入新鲜输血。这既能补充血容量，又可补充凝血因子，同时密切监测胎儿状态。

2.严密观察病情变化

凝血功能障碍表现为皮下、黏膜或注射部位出血，子宫出血不凝，有时有尿血、咯血及呕血等现象；急性肾衰竭可表现为尿少或无尿。护士应高度重视上述症状，一旦发现，及时报告医师并配合处理。

3.为终止妊娠做好准备

一旦确诊，应及时终止妊娠，以孕妇病情轻重、胎儿宫内状况、产程进展、胎产式等具体状态决定分娩方式，护士需为此做好相应准备。

4.预防产后出血

胎盘早剥的产妇胎儿娩出后易发生产后出血，因此分娩后应及时给予宫缩剂，并配合按摩子宫，必要时按医嘱做切除子宫的术前准备。未发生出血者，产后仍应加强生命体征观察，预防晚期产后出血的发生。

5.产褥期的处理

患者在产褥期应注意加强营养，纠正贫血。更换消毒会阴垫，保持会阴清洁，预防感染。根据孕妇身体情况给予母乳指导。死产者及时给予退乳措施，可在分娩后24小时内尽早服用大剂量雌激素，同时紧束双乳，少进汤类；水煎生麦芽当茶饮；针刺足临泣、悬钟等穴位等。

（五）护理评价

（1）母亲分娩顺利，婴儿平安出生。

（2）患者未出现并发症。

（张 莉）

第八节 胎膜早破

胎膜早破是指在临产前胎膜破裂，胎膜早破可引起早产、脐带脱垂及母儿感染。

一、病因

（一）下生殖道感染

可由细菌、病毒或弓形虫体上行感染引起胎膜炎，使胎膜局部张力下降而破裂。

（二）胎膜受力不均

胎先露部高浮、头盆不称，胎位异常可使胎囊受压不均导致破裂。

(三)羊膜腔内压力升高

常见多胎妊娠、羊水过多等。

(四)创伤、宫颈内口松弛

前羊膜囊锲人,受力不均及胎膜发育不良常可导致胎膜早破。

(五)营养缺乏

缺乏维生素 C、锌及铜,可使胎膜张力下降而破裂。

(六)机械性刺激

创伤或妊娠后期性交也可导致胎膜早破。

(七)细胞因子

白细胞介素-1、白细胞介素-6、白细胞介素-8 升高、可激活溶酶体酶破坏羊膜组织导致胎膜早破。

二、临床表现

孕妇突感有较多液体自阴道流出,伴有少量持续性流液或间歇性流液。腹压增大如咳嗽、打喷嚏、负重时,羊水立即流出。

三、辅助检查

(一)羊水内容

检查阴道液酸碱度,pH>6.5 时视为阳性,胎膜早破的可能性极大。注意血液、宫颈黏液、尿液、精液、滑石粉、细菌污染均可使测试呈现假阳性。

(二)B超检查

B超显示羊水量减少,可怀疑为胎膜早破。

(三)阴道液涂片

阴道液干燥片检查有羊齿植物叶状结晶出现为羊水,准确率达到95%。

四、治疗

(一)期待疗法

适用于妊娠28～35周、胎膜早破不伴感染、羊水平段≥3 cm。患者应绝对卧床休息,保持外阴清洁,避免不必要的肛诊及阴道检查,密切观察,妊娠35周前给予地塞米松促进胎肺成熟,预防感染和脐带脱垂等并发症发生。

(二)终止妊娠

妊娠35周后,胎肺和宫颈成熟,可经阴道分娩。若有羊膜炎,不考虑胎龄大小,应终止妊娠,如胎头高浮、胎位异常、宫颈不成熟、胎肺成熟、明显羊膜腔感染并伴有胎儿窘迫,抗感染的同时行剖宫产术终止妊娠,应做好新生儿复苏准备。

五、护理措施

(一)预防脐带脱垂

1.体位

胎膜早破先露部未衔接的住院孕妇应绝对卧床休息,适当抬高臀部,平卧位,尤以左侧卧位为主,以缓解和预防子宫收缩,增加子宫和胎盘血液灌注量,保证胎儿氧气和营养的供给,同时防止脐带脱垂发生。

2.脐带位置判断

检查阴道确定有无隐性脐带脱垂,如有脐带脱垂或脐带先露,应在数分钟做好结束分娩的准备,及时与医师沟通,并准确记录。

3.风险告知

评估风险,向家属及孕妇告知病情,取得其配合和理解。

(二)防护胎儿受伤

1.胎心监测

应用超声多普勒监测胎心变化,正常胎心率为 120～160 次/分,如胎心异常应及时通知医师。

2.胎动计数

督促孕妇自数胎动,每天在各时间段各计数 1 小时胎动,如果每小时胎动少于 3 次或自觉胎动频繁,应告知医师,并配合医师进行下一步监测和检查,判断胎儿宫内安危,及时准确做好护理记录。

3.吸氧

若羊水中有胎粪样物流出,提示胎儿有缺氧表现,应给予鼻导管吸氧,增加母体组织中的氧含量,从而改善胎儿宫内缺氧状态。

4.终止妊娠

对于不足 35 周的胎膜早破者,应遵医嘱给予地塞米松 10 mg 静脉滴注,促进胎肺成熟。若孕龄不足 37 周已临产或孕龄已达 37 周、破膜 12～18 小时后尚未临产者,均应按医嘱采取措施,尽快结束分娩。

(三)预防感染

1.羊水观察

密切观察羊水量、性状、颜色、气味,检查子宫有无压痛。

2.感染征象评估

评估患者体温、脉搏、血常规、血 C 反应蛋白的变化,动态检测患者白细胞计数,及时发现感染征象,及时向医师汇报,并做好相应记录。按医嘱一般于胎膜破裂后 12 小时应用抗生素预防感染。

3.会阴护理

嘱孕妇保持外阴清洁,每天用消毒液棉球擦洗会阴两次。放置吸水好的消毒会阴垫于外阴,勤换会阴垫,保持清洁干燥,防止上行性感染。

(四)预防血栓

1.床上活动

鼓励孕妇适当床上翻身,按摩双下肢,定时做下肢的主动或被动运动,保持皮肤完整,促进血液循环,防止肌肉萎缩。

2.下肢血栓观察与护理

观察下肢皮温、皮色及足背动脉搏动情况,防止下肢静脉血栓的发生。可应用抗血栓压力带,促进下肢回流。

(五)提供健康知识

1.疾病预防

向患者讲解胎膜早破注意事项及其影响,嘱孕妇妊娠后期禁止性交,讲明预防感染措施。

2.饮食指导

饮食应以清淡、富含营养和维生素、钙及粗纤维饮食为主,鼓励多饮水,每天在 2 000 mL 以上,以保持血容量和预防便秘发生。

3.心理护理

向患者及其家属讲明胎膜早破后孕妇与婴儿治疗、预后、转归的相关知识。指导患者自我调节情绪,放松心情,保持愉快。避免精神紧张与焦虑。建立相互信任的护患关系,为患者的需要提供帮助,解释其疑问。

(张　莉)

第九节　胎 儿 窘 迫

胎儿窘迫是指孕妇、胎儿、胎盘等各种原因引起的胎儿宫内缺氧,影响胎儿健康甚至危及生命。胎儿窘迫是一种综合征,主要发生在临产过程;也可发生在妊娠后期。发生在临产过程中者,可以是妊娠后期的延续和加重。

一、病因

胎儿窘迫的病因涉及多方面,可归纳为三大类。

(一)母体因素

妊娠妇女患有高血压疾病、慢性肾炎、妊娠高血压综合征、重度贫血、心脏病、肺源性心脏病、高热、吸烟、产前出血性疾病和创伤、急产或子宫不协调性收缩、缩宫素使用不当、产程延长、子宫过度膨胀、胎膜早破等;或者产妇长期仰卧位,镇静药、麻醉药使用不当等。

(二)胎儿因素

胎儿心血管系统功能障碍、胎儿畸形,如严重的先天性心血管疾病、母婴血型不合引起的胎儿溶血、胎儿贫血、胎儿宫内感染等。

(三)脐带、胎盘因素

脐带因素有长度异常、缠绕、打结、扭转、狭窄、血肿、帆状附着;胎盘因素有植入异常、形状异常、发育障碍、循环障碍等。

二、病理生理

胎儿窘迫的基本病理生理变化是缺血、缺氧引起的一系列变化。缺氧早期或者一过性缺氧时,机体主要通过减少胎盘和自身耗氧量代偿,胎儿则通过减少对肾与下肢血供等方式来保证心脑血流量,不产生严重的代偿障碍及器官损害。缺氧严重则可引起严重的并发症。缺氧初期通过自主神经反射兴奋交感神经,使肾上腺儿茶酚胺及皮质醇分泌增多,引起血压上升及心率加快。此时胎儿的大脑、肾上腺、心脏及胎盘血流增加,而肾、肺、消化系统等血流减少,出现羊水减少、胎儿发育迟缓等。若缺氧继续加重,则转为兴奋迷走神经,血管扩张,有效循环血量减少,主要器官的功能由于血流不能保证而受损,于是胎心率减慢。缺氧继续发展下去可引起严重的器官功能损害,尤其可以引起缺血缺氧性脑病甚至胎死宫内。此过程基本是低氧血症致缺氧,然后至代谢性酸中毒,主要表现为胎动减少、羊水少、胎心监护基线变异差、出现晚期减速甚至呼吸抑制。由于缺氧时肠蠕动加快,肛门括约肌松弛引起胎粪排出。此过程可以形成恶性循环,更加重母体及胎儿的危险。不同原因引起的胎儿窘迫表现过程可以不完全一致,所以应加强监护、积极评价、及时发现高危征象并积极处理。

三、临床表现

胎儿窘迫的主要表现为胎心音改变、胎动异常及羊水胎粪污染或羊水过少,严重者胎动消失。根据其临床表现,胎儿窘迫可以分为急性胎儿窘迫和慢性胎儿窘迫。急性胎儿窘迫多发生在分娩期,主要表现为胎心率加快或减慢;缩宫素激惹试验(OCT)等出现频繁的晚期减速或变异减速;羊水胎粪污染和胎儿头皮血 pH 下降,出现酸中毒。羊水胎粪污染可以分为三度:Ⅰ度羊水呈浅绿色;Ⅱ度羊水呈黄绿色,浑浊;Ⅲ度羊水呈棕黄色,稠厚。慢性胎儿窘迫发生在妊娠末期,常延续至临产并加重,主要表现为胎动减少或消失、无应激试验(NST)基线平直、胎儿发育受限、胎盘功能减退、羊水胎粪污染等。

四、处理原则

急性胎儿窘迫者,应积极寻找原因并给予及时纠正。若宫颈未完全扩张、胎儿窘迫情况不严重者,给予吸氧,嘱产妇左侧卧位;若胎心率变为正常,可继续观察;若宫口开全、胎先露部已达坐骨棘平面以下3 cm者,应尽快助产经阴道娩出胎儿;若因缩宫素使宫缩过强造成胎心率减慢者,应立即停止使用,继续观察,病情紧迫或经上述处理无效者立即剖宫产结束分娩。慢性胎儿窘迫者,应根据妊娠周数、胎儿成熟度和窘迫程度决定处理方案。首先应指导妊娠妇女采取左侧卧位,间断吸氧,积极治疗各种并发症或并发症,密切监护病情变化。若无法改善,则应在促使胎儿成熟后迅速终止妊娠。

五、护理评估

(一)健康史

了解妊娠妇女的年龄、生育史、内科疾病史(如高血压疾病、慢性肾炎、心脏病等);本次妊娠经过,如妊娠高血压综合征、胎膜早破、子宫过度膨胀(如羊水过多和多胎妊娠);分娩经过,如产程延长(特别是第二产程延长)、缩宫素使用不当。了解有无胎儿畸形、胎盘功能的情况。

(二)身心状况

胎儿窘迫时,妊娠妇女自感胎动增加或停止。在窘迫的早期可表现为胎动过频(每 24 小时大于20 次);若缺氧未纠正或加重,则胎动转弱且次数减少,进而消失。胎儿轻微或慢性缺氧时,胎心率加快(>160 次/分);若长时间或严重缺氧,则会使胎心率减慢。若胎心率<100 次/分则提示胎儿危险。胎儿窘迫时主要评估羊水量和性状。

孕产妇夫妇因为胎儿的生命遭遇危险而产生焦虑,对需要用手术结束分娩产生犹豫、无助感。对于胎儿不幸死亡的孕产妇夫妇,其感情上受到强烈的创伤,通常会经历否认、愤怒、抑郁、接受的过程。

(三)辅助检查

1.胎盘功能检查

出现胎儿窘迫的妊娠妇女一般 24 小时尿 E_3 值急骤减少 30%～40%,或于妊娠末期连续多次测定在每 24 小时 10 mg 以下。

2.胎心监测

胎动时胎心率加速不明显,基线变异率<3 次/分,出现晚期减速、变异减速等。

3.胎儿头皮血血气分析

pH<7.20。

六、护理诊断/诊断问题

(一)气体交换受损(胎儿)

与胎盘子宫的血流改变、血流中断(脐带受压)或血流速度减慢(子宫-胎盘功能不良)有关。

(二)焦虑

与胎儿宫内窘迫有关。

(三)预期性悲哀

与胎儿可能死亡有关。

七、护理目标

(1)胎儿情况改善,胎心率在 120～160 次/分。

(2)妊娠妇女能运用有效的应对机制控制焦虑。

(3)产妇能够接受胎儿死亡的现实。

八、护理措施

(1)妊娠妇女左侧卧位,间断吸氧;严密监测胎心变化,一般每 15 分钟听 1 次胎心或进行胎心监护,注意胎心变化。

(2)为手术者做好术前准备,如宫口开全、胎先露部已达坐骨棘平面以下 3 cm 者,应尽快阴道助产娩出胎儿。

(3)做好新生儿抢救和复苏的准备。

(4)心理护理。①向孕产妇提供相关信息,包括医疗措施的目的、操作过程、预期结果及孕产妇需做的配合;将真实情况告知孕产妇,有助于减轻其焦虑,也可帮助产妇面对现实。必要时陪伴产妇,对产妇的疑虑给予适当的解释。②对于胎儿不幸死亡的父母亲,护理人员可安排一个远离其他婴儿和产妇的单人房间,陪伴他们或安排家人陪伴他们,勿让其独处;鼓励其诉说悲伤,接纳其哭泣及抑郁的情绪,陪伴在旁提供支持及关怀;若他们愿意,护理人员可让他们看看死婴并同意他们为死产婴儿做一些事情,包括沐浴、更衣、命名、拍照或举行丧礼,但事先应向他们描述死婴的情况,使之有心理准备。解除"否认"的态度而进入下一个阶段,提供足印卡、床头卡等作为纪念,帮助他们使用适合自己的压力应对技巧和方法。

九、护理评价

(1)胎儿情况改善,胎心率在 120～160 次/分。

(2)妊娠妇女能运用有效的应对机制来控制焦虑,叙述心理和生理上的感受。

(3)产妇能够接受胎儿死亡的现实。

(张　莉)

第十节　过期妊娠

平时月经周期规则,妊娠达到或超过 42 周(＞294 天)尚未分娩者,称为过期妊娠。其发生率占妊娠总数的 3％～15％。过期妊娠使胎儿窘迫、胎粪吸入综合征、过熟综合征、新生儿窒息、围生儿死亡、巨大儿,以及难产等发生率增高,并随妊娠期延长而增加。

一、病因

过期妊娠可能与下列因素有关。

(一)雌、孕激素比例失调

内源性前列腺素和雌二醇分泌不足而孕酮水平增高,导致孕激素优势,抑制前列腺素和缩宫素的作用,延迟分娩发动,从而引起过期妊娠。

(二)头盆不称

部分过期妊娠胎儿较大,导致头盆不称和胎位异常,使胎先露部不能紧贴子宫下段及宫颈内口,反射性子宫收缩减少,容易发生过期妊娠。

(三)胎儿畸形

如无脑儿,由于无下丘脑,垂体肾上腺轴发育不良或缺如,促肾上腺皮质激素产生不足,胎儿肾上腺皮质萎缩,使雌激素的前身物质 16α-羟基硫酸脱氢表雄酮不足,从而雌激素分泌减少;小而不规则的胎儿不能紧贴子宫下段及宫颈内口诱发宫缩,导致过期妊娠。

(四)遗传因素

某家族、某个体常反复发生过期妊娠,提示过期妊娠可能与遗传因素有关。胎盘硫酸酯酶缺乏症是一种罕见的伴性隐性遗传病,可导致过期妊娠。其发生机制是因胎盘缺乏硫酸酯酶,胎儿肾上腺与肝脏产生的 16α-羟基硫酸脱氢表雄酮不能脱去硫酸根转变为雌二醇及雌三醇,从而使血雌二醇及雌三醇明显减少,降低子宫对缩宫素的敏感性,使分娩难以启动。

二、临床表现

(一)胎盘

过期妊娠的胎盘病理有两种类型:一种是胎盘功能正常,除重量略有增加外,胎盘外观和镜检均与妊娠足月胎盘相似;另一种是胎盘功能减退,肉眼观察胎盘母体面呈片状或多灶性梗死及钙化,胎儿面及胎膜常被胎粪污染,呈黄绿色。

(二)羊水

正常妊娠 38 周后,羊水量随妊娠推延逐渐减少,妊娠 42 周后羊水减少迅速,30％减至300 mL 以下;羊水粪染率明显增高,是足月妊娠的 2～3 倍,若同时伴有羊水过少,羊水粪染率达 71％。

(三)胎儿

过期妊娠胎儿生长模式与胎盘功能有关,可为分以下 3 种。

1.正常生长及巨大儿

胎盘功能正常者,能维持胎儿继续生长,约 25% 成为巨大儿,其中 1.4% 胎儿出生体重>4 500 g。

2.胎儿成熟障碍

10%~20% 过期妊娠并发胎儿成熟障碍。胎盘功能减退与胎盘血流灌注不足、胎儿缺氧及营养缺乏等有关。由于胎盘合成、代谢、运输及交换等功能障碍,胎儿不易再继续生长发育。临床分为3期:第Ⅰ期为过度成熟期,表现为胎脂消失、皮下脂肪减少、皮肤干燥松弛多皱褶,头发浓密,指(趾)甲长,身体瘦长,容貌似"小老人"。第Ⅱ期为胎儿缺氧期,肛门括约肌松弛,有胎粪排出,羊水及胎儿皮肤黄染,羊膜和脐带绿染,同胎儿患病率及围生儿病死率最高。第Ⅲ期为胎儿全身因粪染历时较长广泛黄染,指(趾)甲和皮肤呈黄色,脐带和胎膜呈黄绿色,此期胎儿已经历和渡过第Ⅱ期危险阶段,其预后反较第Ⅱ期好。

3.胎儿生长受限

小样儿可与过期妊娠共存,后者更增加胎儿的危险性,约 1/3 过期妊娠死产儿为生长受限小样儿。

三、处理原则

应根据胎盘功能、胎儿大小、宫颈成熟度综合分析,以确诊过期妊娠,并选择恰当的分娩方式终止妊娠,在产程中密切观察羊水情况、胎心监护,出现胎儿窘迫征象,行剖宫产尽快结束分娩。

四、护理

(一)护理评估

1.病史

准确核实孕周,确定胎盘功能是否正常是关键。诊断过期妊娠之前必须准确核实孕周。

2.身心诊断

平时月经周期规则,妊娠达到或超过 42 周(>294 天)未分娩者,可诊断为过期妊娠。由于孕妇结果的不可预知,恐惧、焦虑、猜测是过期妊娠孕妇常见的情绪反应。

3.诊断检查

实验室检查:①根据 B 超检查确定孕周,妊娠 20 周内,B 超检查对确定孕周有重要意义。妊娠 5~12 周以胎儿顶臀径推算孕周较准确,妊娠 12~20 周以胎儿双顶径、股骨长度推算预产期较好。②根据妊娠初期血、尿 HCG 增高的时间推算孕周。

(二)护理诊断

1.有新生儿受伤的危险

与过期胎儿生长受限有关。

2.焦虑

与担心分娩方式、过期胎儿预后有关。

(三)护理目标

(1)新生儿不存在因护理不当而产生的并发症。

(2)患者能平静地面对事实,接受治疗和护理。

(四)护理措施

1.预防过期妊娠

(1)加强孕期宣教,使孕妇及其家属认识过期妊娠的危害性。

(2)定期进行产前检查,适时结束妊娠。

2.加强监测,判断胎儿在宫内情况

(1)教会孕妇进行胎动计数:妊娠超过 40 周的孕妇,通过计数胎动进行自我监测尤为重要。胎动计数>30 次/12 小时为正常,<10 次/12 小时或逐日下降,超过 50%,应视为胎盘功能减退,提示胎儿宫内缺氧。

(2)胎儿电子监护仪检测:无应激试验(NST)每周 2 次,胎动减少时应增加检测次数;住院后需每天1 次监测胎心变化。NST 无反应型需进一步做缩宫素激惹试验(OCT),若多次反复相互现胎心晚期减速,提示胎盘功能减退、胎儿明显缺氧。因 NST 存在较高假阳性率,需结合 B 超检查,估计胎儿安危。

3.终止妊娠

应根据胎盘功能、胎儿大小、宫颈成熟度综合分析,选择恰当的分娩方式。

(1)终止妊娠的指征:已确诊过期妊娠,严格掌握终止妊娠的指征如下:①宫颈条件成熟;②胎儿体重>4 000 g 或胎儿生长受限;③12 小时内胎动<10 次或 NST 为无反应型,OCT 可疑;④尿E/C 比值持续低值;⑤羊水过少(羊水暗区<3 cm)和/或羊水粪染;⑥并发重度子痫前期或子痫。终止妊娠的方法应酌情而定。

(2)引产:宫颈条件成熟、Bishop 评分>7 分者,应予引产;胎头已衔接者,通常采用人工破膜;破膜时羊水多而清者,可静脉滴注缩宫素,在严密监视下经阴道分娩。对羊水Ⅱ度污染者,若阴道分娩,要求在胎肩娩出前用负压吸管或吸痰管吸净胎儿鼻咽部黏液。

(3)剖宫产:出现胎盘功能减退或胎儿窘迫征象,不论宫颈条件成熟与否,均应行剖宫产尽快结束分娩。过期妊娠时,胎儿虽有足够储备力,但临产后宫缩应激力的显著增加超过其储备力,出现隐性胎儿窘迫,对此应有足够认识。最好应用胎儿监护仪,及时发现问题,采取应急措施,适时选择剖宫产挽救胎儿。进入产程后,应鼓励产妇左侧卧位、吸氧。产程中最好连续监测胎心,注意羊水性状,必要时取胎儿头皮血测 pH,及早发现胎儿窘迫,并及时处理。过期妊娠时,常伴有胎儿窘迫、羊水粪染,分娩时应做相应准备。胎儿娩出后立即在直接喉镜指引下行气管插管吸出气管内容物,以减少胎粪吸入综合征的发生。过期儿患病率和病死率均增高,应及时发现和处理新生儿窒息、脱水、低血容量及代谢性酸中毒等并发症。

(五)护理评价

(1)患者能积极配合医护措施。

(2)新生儿未发生窒息。

(张 莉)

第十一节 羊水栓塞

羊水栓塞（amniotic fluid embolism，AFE）是指在分娩过程中，羊水突然进入母体血液循环而引起的急性肺栓塞、休克和弥散性血管内凝血、肾衰竭和猝死的严重分娩并发症。其起病急、病情凶险，是造成孕产妇死亡的重要原因之一，发生于足月分娩者死亡率高达 70%～80%；也可发生在妊娠早、中期的流产，但病情较轻，死亡率较低。

一、病因

羊水栓塞是由污染羊水中的有形物质（胎儿毳毛、角化上皮、胎脂、胎粪）进入母体血液循环引起。通常有以下几种原因。

（1）羊膜腔内压力增高（子宫收缩过强），胎膜与宫颈壁分离或宫颈口扩张引起宫颈黏膜损伤时，静脉血窦开放，羊水进入母体血液循环。

（2）宫颈裂伤、子宫破裂、前置胎盘、胎盘早剥或剖宫产术中羊水通过病理性开放的子宫血窦进入母体血液循环。

（3）羊膜腔穿刺或钳刮术时子宫壁损伤处静脉窦也可以成为羊水进入母体通道。

二、病理生理

近年来研究认为，羊水栓塞主要是变态反应。羊水进入母体循环后，通过阻塞肺小血管，引起变态反应而导致凝血机制异常，使机体发生一系列的病理生理变化。

（一）肺动脉高压

羊水内的有形物质，如胎儿毳毛、胎脂、胎粪、角化上皮细胞等直接形成栓子。一方面，羊水的有形物质激活凝血系统，使小血管内形成广泛的血栓而阻塞肺小血管，反射性引起迷走神经兴奋，使肺小血管痉挛加重。另一方面，羊水内有形物质经肺动脉进入肺循环，阻塞小血管，引起肺内小支气管痉挛，支气管内分泌物增加，使肺通气、换气量减少，反射性地引起肺小血管痉挛，肺小管阻塞而引起肺动脉压增高，导致急性右心衰竭，继而发生呼吸和循环功能衰竭、休克，甚至死亡。

（二）过敏性休克

羊水中有形物质成为致敏源，作用于母体，引起变态反应所导致的过敏性休克，多在羊水栓塞后立即出现血压骤降甚至消失，以及有心、肺功能衰竭的表现。

（三）弥散性血管内凝血

妊娠时母体血液呈高凝状态。羊水中含有大量促凝物质可激活母体凝血系统，进入母体血液循环后，在血管内产生大量的微血栓，消耗大量的凝血因子和纤维蛋白原，从而导致弥散性血管内凝血。同时纤维蛋白原下降时，可激活纤溶系统，由于大量凝血物质的消耗和纤溶系统的激活，产妇血液系统由高凝状态转变为纤溶亢进，血液不凝固，极易发生严重的产后出血及失血性休克。

(四)急性肾衰竭

由于休克和弥散性血管内凝血,导致肾脏急剧缺血,进一步发生肾衰竭。

三、临床表现

(一)症状

羊水栓塞起病急骤、来势凶险,多发生于分娩过程中,尤其发生在胎儿娩出前后的短时间内。临床经过可分为以下 3 个阶段。

1.急性休克期

在分娩过程中,尤其是刚破膜不久,产妇突感寒战、烦躁不安、气急、恶心、呕吐等先兆症状,继而出现呛咳、呼吸困难、发绀、抽搐、昏迷,迅速出现循环衰竭,进入休克或昏迷状态。病情严重者仅在数分钟内死亡。

2.出血期

患者渡过呼吸、循环衰竭和休克而进入凝血功能障碍阶段,表现为难以控制的大量出血,血液不凝,身体其他部位出血,如切口渗血、全身皮肤黏膜出血、血尿、消化道大出血或肾脏出血,产妇可死于出血性休克。

3.急性肾衰竭

后期存活的患者出现少尿、无尿和尿毒症的症状,主要为循环功能衰竭引起的肾脏缺血,弥散性血管内凝血早期形成的血栓堵塞肾内小血管,引起肾脏缺血、缺氧,导致肾脏器质性损害。

(二)体征

心率增快,血压骤降,肺部听诊可闻及湿啰音。全身皮肤黏膜有出血点及瘀斑,阴道流血不止,切口渗血不凝。

四、处理原则

及时处理,立即抢救,抗过敏,纠正呼吸、循环系统衰竭和改善低氧血症,抗休克,防止弥散性血管内凝血和肾衰竭的发生。

五、护理

(一)护理评估

1.病史

评估发生羊水栓塞临床表现的各种诱因,有无胎膜早破或人工破膜,前置胎盘或胎盘早剥,宫缩过强或强直性宫缩,中期妊娠引产或钳刮术,羊膜腔穿刺术等病史。

2.身心状况

胎膜破裂后,胎儿娩出后或术中产妇突然出现寒战、呛咳、气急、烦躁不安、尖叫、呼吸困难、发绀、抽搐、出血不凝、不明原因休克等症状和体征,血压下降或消失,应考虑为羊水栓塞,立即进行抢救。

3.辅助检查

(1)血涂片查找羊水有形物质:采集下腔静脉血,镜检见到羊水有形成分可确诊。

(2)床旁胸部 X 线片:可见肺部双侧弥漫性点状、片状浸润影,沿肺门分布,伴轻度肺不张和右心扩大。

(3)床旁心电图或心脏彩色多普勒超声检查:提示心房、心室扩大,ST 段下降。

(4)若患者死亡,行尸检时,可见肺水肿、肺泡出血。心内血液查到有羊水有形物质,肺小动脉或毛细血管有羊水有形成分栓塞,子宫或阔韧带血管内查到羊水有形物质。

(二)护理诊断

(1)气体交换受损:与肺血管阻力增加、肺动脉高压、肺水肿有关。

(2)组织灌注无效:与弥散性血管内凝血及失血有关。

(3)有胎儿窘迫的危险:与羊水栓塞、母体血液循环受阻有关。

(三)护理目标

(1)实施抢救后,患者胸闷、气急、呼吸困难等症状有所改善。

(2)患者心率、血压恢复正常,出血量减少,肾功能恢复正常。

(3)新生儿无生命危险。

(四)护理措施

1.羊水栓塞的预防

加强产前检查,及时注意有无诱发因素,及时发现前置胎盘、胎盘早剥等并发症并予以积极处理。严密观察产程进展情况,正确掌握缩宫素的使用方法,防止宫缩过强。严格掌握人工破膜的指征和时间,宜在宫缩间歇期行人工破膜术,破口要小,并注意控制羊水流出的速度。

2.配合医师,并积极抢救患者

(1)吸氧:最初阶段是纠正缺氧。给予患者半卧位,加压给氧,必要时给予气管插管或者气管切开,减轻肺水肿,改善脑缺氧。

(2)抗过敏:根据医嘱,尽快给予大剂量肾上腺糖皮质激素抗过敏、解除痉挛,保护细胞。可予地塞米松 20～40 mg,静脉推注,以后根据病情可静脉滴注维持。氢化可的松 100～200 mg 加入 5%～10%葡萄糖注射液 50～100 mL,快速静脉滴注,后予 300～800 mg 加入 5%葡萄糖注射液 250～500 mL,静脉滴注,日用上限可达 500～1 000 mg。

(3)缓解肺动脉高压:解痉药物能改善肺血流灌注,预防右心衰竭所致的呼吸循环衰竭。第一,使用盐酸罂粟碱,30～90 mg 加入 25%葡萄糖注射液 20 mL 缓慢推注,能松弛平滑肌,扩张冠状动脉、肺和脑动脉,降低小血管阻力。与阿托品合用扩张小动脉效果更佳。第二,使用阿托品,阿托品能阻断迷走神经反射所导致的肺血管和支气管痉挛。1 mg 阿托品加入 10%～25%葡萄糖注射液 10 mL,每 15～30 分钟静脉推注 1 次,直至症状缓解,微循环改善为止。第三,使用氨茶碱,氨茶碱具有松弛支气管平滑肌、解除肺血管痉挛的作用,250 mg 氨茶碱加入 25%葡萄糖注射液 20 mL,缓慢推注。第四,酚妥拉明为 α 肾上腺素能抑制剂,能解除肺血管痉挛,降低肺动脉阻力,消除肺动脉高压。可用 5～10 mg 加入 10%葡萄糖注射液 100 mL,静脉滴注。

(4)抗休克。①补充血容量、使用升压药物:扩容常使用右旋糖酐-40 静脉滴注,并且补充新鲜的血液和血浆。在抢救过程中,监测中心静脉压,了解心脏负荷情况,并据此调节输液量和输液速度。升压药物可用多巴胺 20 mg 加入 5%葡萄糖溶液 250 mL 静脉滴注,随时根据血压调节滴速。②纠正酸中毒:根据血氧分析和血清电解质结果,判断是否存在酸中毒。一旦发现,5%碳酸氢钠 250 mL 静脉滴注。及时可纠正休克和代谢失调,并根据血清电解质,及时纠正电解质紊乱。③纠正心力衰竭(简称心衰)消除肺水肿:使用毛花苷 C 或毒毛花苷 K 静脉滴注,同时使用呋塞米静脉推注,有利于消除肺水肿,防止急性肾衰竭。

(5)防治弥散性血管内凝血:弥散性血管内凝血阶段应早期抗凝,补充凝血因子,及时输注新鲜血液和血浆、纤维蛋白原等;应用肝素,尤其在羊水栓塞时其血液呈高凝状态时短期内使用。用药过程中监测出凝血时间,如使用肝素过量(凝血时间>30分钟),则出现出血倾向,如伤口渗血、血肿、阴道流血不止等,可用鱼精蛋白对抗。

弥散性血管内凝血晚期纤溶时期,抗纤溶可使用氨基己酸、氨甲苯酸、氨甲环酸抑制纤溶激活酶,使纤溶酶原不被激活,从而抑制纤维蛋白溶解。抗纤溶的同时补充纤维蛋白原和凝血因子,防止大出血。

(6)预防肾衰竭:抢救的同时注意尿量,如补足血容量后仍然少尿或无尿,需要及时使用呋塞米等利尿剂,预防与治疗肾衰竭。

(7)预防感染:使用肾毒性较小的抗生素防止感染。

(8)产科处理:第一产程发病的产妇应立即考虑行剖宫产终止妊娠,去除病因。第二产程发病者,及时行阴道助产结束分娩,并且密切观察出血量、出凝血时间等,如果发生产后出血不止,应及时配合医师,做好子宫切除术的准备。

3.提供心理支持

如果在发病抢救过程中,产妇神志清醒,应给予产妇鼓励,安抚其紧张和恐惧的心理,使其配合医师抢救;对于家属要表示理解和抚慰,向家属解释产妇的病情,争取家属的支持和配合。在产妇病情稳定的情况下,可允许家属探视并且陪伴产妇,同时,病情稳定的康复期,可与产妇和家属一起制订康复计划,适时地给予相应的健康教育。

(张　莉)

第十二节　产褥感染

产褥感染是指分娩时及产褥期生殖道受病原体感染,引起局部和全身的炎性变化。发病率为1.0%~7.2%,是产妇死亡的四大原因之一。产褥病率是指分娩24小时以后的10天内用口表每天测量4次,体温有2次达到或超过38℃。可见产褥感染与产褥病率的含义不同。虽然造成产褥病率的原因以产褥感染为主,但也包括产后生殖道以外的其他感染与发热,如泌尿系统感染、乳腺炎、上呼吸道感染等。

一、病因

(一)感染来源

1.自身感染

正常孕妇生殖道或其他部位的病原体,当出现感染诱因时使机体抵抗力低下而致病。孕妇生殖道病原体不仅可以导致产褥感染,而且在孕期即可通过胎盘、胎膜、羊水间接感染胎儿,并导致流产、早产、死胎、胎膜早破等。有些病原体造成的感染,在孕期只表现出阴道炎、宫颈炎等局部症状,常常不被患者重视,而在产后机体抵抗力低下时发病。

2.外来感染

由被污染的衣物、用具、各种手术器械、物品等接触患者后引起感染,常常与无菌操作不严格有关。产后住院期间探视者、陪伴者的不洁护理和接触,是引起产褥感染极其重要的来源,也是极容易被疏忽的感染因素,应引起产科医师、医院管理者的高度重视。

(二)感染病原体

引起产褥感染的病原体种类较多,较常见者有链球菌、大肠埃希菌、厌氧菌等,其中内源性需氧菌和厌氧菌混合感染的发生有逐渐增高的趋势。需氧性链球菌是外源性感染的主要致病菌,有极强的致病力、毒力和播散力,可致严重的产褥感染。大肠埃希菌属包括大肠埃希菌及其相关的革兰阴性杆菌、变形杆菌等,也为外源性感染的主要致病菌之一,也是菌血症和感染性休克最常见的病原体。在阴道、尿道、会阴周围均有寄生,平常不致病,产褥期机体抵抗力低下时可迅速增生而发病。厌氧性链球菌存在于正常阴道中,当产道损伤、机体抵抗力下降,可迅速大量繁殖,并与大肠埃希菌混合感染,其分泌物异常恶臭。

(三)感染诱因

1.一般诱因

机体对入侵的病原体的反应,取决于病原体的种类、数量、毒力及机体自身的免疫力。女性生殖器官具有一定的防御功能,任何削弱产妇生殖道和全身防御功能的因素均有利于病原体的入侵与繁殖,如贫血、营养不良和各种慢性疾病(如肝功能不良、妊娠合并心脏病、糖尿病等),以及临近预产期前性交、羊膜腔感染。

2.与分娩相关的诱因

(1)胎膜早破:完整的胎膜对病原体的入侵起着有效的屏障作用,胎膜破裂导致阴道内病原体上行性感染,是病原体进入宫腔并进一步入侵输卵管、盆腔、腹腔的主要原因。

(2)产程延长、滞产、多次反复的肛查和阴道检查增加了病原体入侵机会。

(3)剖宫产操作中无菌措施不严格、子宫切口缝合不当,导致子宫内膜炎的发生率为阴道分娩的20倍,并伴随严重的腹壁切口感染,尤以分枝杆菌所致者为甚。

(4)产程中宫内仪器使用不当或使用次数过多、使用时间过长,如宫内胎儿心电监护、胎儿头皮血采集等,将阴道及宫颈的病原体直接带入宫腔而感染。宫内监护超过 8 小时者,产褥病率可达 71%。

(5)各种产科手术操作(产钳助产、胎头吸引术、臀牵引等),以及产道损伤、产前产后出血、宫腔填塞纱布、产道异物、胎盘残留等,均为产褥感染的诱因。

二、分型及临床表现

发热、腹痛和异常恶露是最主要的临床表现。由于机体抵抗力不同,炎症反应程度、范围和部位的不同,临床表现有所不同。根据感染发生的部位可将产褥感染分为以下几种类型。

(一)急性外阴、阴道、宫颈炎

此常因分娩时会阴损伤或手术产、孕前有外阴阴道炎者而诱发,表现为局部灼热、坠痛、肿胀,炎性分泌物刺激尿道可出现尿痛、尿频、尿急。会阴切口或裂伤处缝线嵌入肿胀组织内,针孔流脓。阴道与宫颈感染者其黏膜充血、水肿、溃疡、化脓,日久可致阴道粘连甚至闭锁。病变局限者,一般体温不超过 38 ℃,病情发展可向上或宫旁组织,导致盆腔结缔组织炎。

(二)剖宫产腹部切口、子宫切口感染

剖宫产术后腹部切口的感染多发生于术后 3~5 天,局部红肿、触痛。组织侵入有明显硬结,并有混浊液体渗出,伴有脂肪液化者其渗出液可呈黄色浮油状,严重患者组织坏死,切口部分或全层裂开,伴有体温明显升高,超过 38 ℃。Soper 报道剖宫产术后的持续发热主要为腹部切口的感染,尤其是普通抗生素治疗无效者。

据报道,3.97％的剖宫产术患者有切口感染、愈合不良,常见的原因有合并糖尿病、妊娠期高血压疾病、贫血等。剖宫产术后子宫切口感染者则表现为持续发热,早期低热多见,伴有阴道出血增多,甚至晚期产后大出血,子宫切口缝合过紧过密是其因素之一。妇检子宫复旧不良、子宫切口处压痛明显,B超检查显示子宫切口处隆起呈混合性包块,边界模糊,可伴有宫腔积液(血),彩色多普勒超声检查显示有子宫动脉血流阻力异常。

(三)急性子宫内膜炎、子宫肌炎

此为产褥感染最常见的类型,由病原体经胎盘剥离而侵犯至蜕膜所致者为子宫内膜炎,侵及子宫肌层者为子宫肌炎,两者常互相伴随。临床表现为产后 3～4 天开始出现低热,下腹疼痛及压痛,恶露增多且有异味,如早期不能控制,病情加重,出现寒战、高热、头痛、心率加快、白细胞及中性粒细胞增高,有时因下腹部压痛不明显及恶露不一定多而容易误诊。Figucroa 报道急性子宫内膜炎的患者 100％有发热,61.6％其恶露有恶臭,60％的患者子宫压痛明显。最常培养分离出的病原体主要有溶血性葡萄球菌、大肠埃希菌、链球菌等。当炎症波及子宫肌壁时,恶露反而减少,异味也明显减轻,容易误认为病情好转。感染逐渐发展可于肌壁间形成多发性小脓肿,B超检查显示子宫增大复旧不良、肌层回声不均,并可见小液性暗区,边界不清。如继续发展,可导致败血症甚至死亡。

(四)急性盆腔结缔组织炎、急性输卵管炎

此多继发于子宫内膜炎或宫颈深度裂伤,病原体通过淋巴道或血行侵及宫旁组织,并延及输卵管及其系膜。临床表现主要为一侧或双侧下腹持续性剧痛,妇检或肛查可触及宫旁组织增厚或有边界不清的实质性包块,压痛明显,常常伴有寒战和高热。炎症可在子宫直肠积聚形成盆腔脓肿,如脓肿破溃则向上播散至腹腔。如侵及整个盆腔,使整个盆腔增厚呈巨大包块状,不能辨别其内各器官,整个盆腔似乎被冻结,称为"冰冻骨盆"。

(五)急性盆腔腹膜炎、弥漫性腹膜炎

炎症扩散至子宫浆膜层,形成盆腔腹膜炎,继续发展为弥漫性腹膜炎,出现高热、寒战、恶心、呕吐、腹胀、下腹剧痛等症状,体检时下腹明显压痛、反跳痛。产妇因产后腹壁松弛,腹肌紧张多不明显。腹膜炎性渗出及纤维素沉积可引起肠粘连,常在直肠子宫陷凹形成局限性脓肿,刺激肠管和膀胱导致腹泻、里急后重及排尿异常。病情不能彻底控制者可发展为慢性盆腔炎。

(六)血栓性静脉炎

细菌分泌的肝素酶分解肝素导致高凝状态,加之炎症造成的血流淤滞静脉脉壁损伤,尤其是厌氧菌和类杆菌造成的感染极易导致血栓性静脉炎。可累及卵巢静脉、子宫静脉、髂内静脉、髂总静脉及下腔静脉,病变常为单侧性,患者多在产后 1～2 周,继子宫内膜炎之后出现寒战、高热、反复发作,持续数周,不易与盆腔结缔组织炎鉴别。下肢血栓性静脉炎者,病变多位于一侧股静脉和腘静脉及大隐静脉,表现为弛张热、下肢持续性疼痛、局部静脉压痛或触及硬索状包块,血液循环受阻,下肢水肿,皮肤发白,称为股白肿;可通过彩色多普勒超声血流显像检测确诊。

(七)脓毒血症及败血症

病情加剧则细菌进入血液循环引起脓毒血症、败血症,尤其是当感染血栓脱落时,可致肺、脑、肾脓肿或栓塞死亡。

三、治疗

治疗原则是抗感染,辅以整体护理、局部病灶处理、手术或中药治疗。

(一)支持疗法

纠正贫血与电解质紊乱,增强免疫力。半卧位以利脓液流于陶氏腔,使之局限化。进食高蛋白、易消化的食物,多饮水,补充维生素,纠正贫血和水、电解质紊乱。发热者以物理退热方法为主,高热者酌情给予 50～100 mg 双氯芬酸栓塞肛门退热,一般不使用安替比林退热,以免体温不升。重症患者应少量多次输新鲜血或血浆、清蛋白,以提高机体免疫力。

(二)清除宫腔残留物

有宫腔残留者,应予以清宫,对外阴或腹壁切口感染者可采用物理治疗,如红外线或超短波局部照射,有脓肿者应切开引流,盆腔脓肿者行阴道后穹隆穿刺或切肿引流,并取分泌物培养及药物敏感试验。严重的子宫感染,经积极的抗感染治疗无效,病情继续扩展恶化者,尤其是出现败血症、脓毒血症者,应果断及时地行子宫全切术或子宫次全切除术,以清除感染源,拯救患者的生命。

(三)抗生素的应用

应注意需氧菌与厌氧菌及耐药菌株的问题。感染严重者,首选广谱高效抗生素,如青霉素、氨苄阿林、头孢类或喹诺酮类抗生素等,必要时进行细菌培养及药物敏感试验,并应用相应的有效抗生素;可短期加用肾上腺糖皮质激素,提高机体应激能力。

(四)活血化瘀

血栓性静脉炎者,产后在抗感染的同时,加用肝素 48～72 小时,即肝素 50 mg 加 5‰ 葡萄糖溶液静脉滴注,6～8 小时一次,体温下降后改为每天 2 次,维持 4～7 天,并口服双香豆素、双嘧达莫(潘生丁)等。也可用活血化瘀中药及溶栓类药物治疗。若化脓性血栓不断扩散,可考虑结扎卵巢静脉、髂内静脉等,或切开病变静脉直接取栓。

四、护理

(一)护理评估

1.病史

认真进行全身及局部体检,注意有无引起感染的诱因,排除可致产褥病率的其他因素或切口感染等,查血尿常规、C 反应蛋白(CRP)、红细胞沉降率(ESR)则有助于早期诊断。

2.身心状况

通过全身检查,三合诊或双合诊检查,有时可触到增粗的输卵管或盆腔脓肿包块,辅助检查如 B 超、彩色超声多普勒、CT、磁共振等检测手段能对产褥感染形成的炎性包块、脓肿及静脉血栓作出定位及定性诊断。

3.辅助检查

病原体的鉴定对产褥感染诊断与治疗非常重要,方法有以下几种。

(1)病原体培养:常规消毒阴道与宫颈后,用棉拭子通过宫颈管,取宫腔分泌物或脓液进行需氧菌和厌氧菌的双重培养。

(2)分泌物涂片检查:若需氧培养结果为阴性,而涂片中出现大量细菌,应疑为厌氧菌感染。

(3)病原体抗原和特异抗体检查:已有许多商品药盒问世,可快速检测。

(二)护理诊断

(1)疼痛:与产褥感染有关。

(2)体温过高:与伤口、宫内等感染有关。

(3)焦虑:与自身疾病有关。

（三）护理目标

（1）产妇疼痛减轻，体温正常。

（2）产妇感染得到控制，舒适感增加。

（3）产妇焦虑减轻或消失，能积极配合治疗。

（四）护理措施

（1）卧床休息：取半卧位，有利于恶露的排出及炎症的局限。

（2）注意观察子宫复旧情况：给予宫缩剂即缩宫素，促使子宫收缩，及时排出恶露。

（3）饮食：增强营养，提高机体抵抗力，高热量、高蛋白、高维生素、易消化饮食。产后3天内不能吃过于油腻、汤太多的食物。饮食中必须含足量的蛋白质、矿物质及维生素。少食或不食辛辣刺激性食物。保持精神愉快，心情舒畅，避免精神刺激。

（4）体温升高的护理：严密观察体温、脉搏，每4小时测量1次，体温在39℃以上者，可采取物理降温（冰帽、温水、酒精擦洗），鼓励患者多饮水。

（5）食欲缺乏者：可静脉补液，注意纠正酸中毒，纠正电解质紊乱，必要时输血。

（6）保持会阴部清洁、干燥：每天消毒、擦洗外阴2次；会阴水肿严重者，可用50％硫酸镁湿热敷；会阴伤口感染扩创引流者，每天用消毒液换药或酌情坐浴；盆腔脓肿切开者，注意引流通畅。

（7）抗感染治疗：使用大剂量的抗生素。应用抗生素的原则是早用、快速、足量；对于严重的患者要采取联合用药（氨苄霉素、庆大霉素、卡那霉素、甲硝唑等）；必要时取分泌物做药物敏感试验。

（8）下肢血栓性静脉炎：卧床休息，局部保暖并给予热敷，以促进血液循环而减轻肿胀，注意抬高患肢，防栓子脱落栓塞肺部。急性期过后，指导和帮助患者逐渐增加活动。

（9）做好患者的口腔、乳房护理感染患者实施床边隔离，尤其是患者使用的便盆要严格隔离，防止交叉感染；及时消毒患者用物，产妇出院后应严格消毒所用物品。

（五）护理评价

（1）产妇疼痛减轻，体温正常。

（2）产妇感染得到控制，舒适感增加。

（3）产妇焦虑减轻或消失，积极配合治疗。

（张　莉）

第十三节　产后出血

产后出血是指胎儿娩出后24小时内出血量超过500 mL者。产后出血是分娩期的严重并发症，是产妇死亡的重要原因之一，在我国居产妇死亡原因首位。

一、病因

（1）子宫收缩乏力：是产后出血最常见的原因。

（2）胎盘因素：分为胎盘滞留、胎盘粘连、胎盘部分残留。

（3）软产道裂伤：分娩过程中软产道裂伤。

（4）凝血机制障碍：任何原因的凝血功能异常均可引起产后出血。

二、临床表现

(一)阴道多量流血

胎儿娩出后立即发生阴道流血，色鲜红，应考虑软产道裂伤；胎儿娩出后数分钟出现阴道流血，色暗红，应考虑胎盘因素；胎盘娩出后阴道流血较多，应考虑子宫收缩乏力或胎盘、胎膜残留；胎儿娩出后阴道持续流血且血液不凝，应考虑凝血功能障碍。

(二)休克症状

患者出现面色苍白、出冷汗、心慌、头晕、怕冷、寒战、打哈欠、表情淡漠、呼吸急促，甚至烦躁不安。

(三)出血量评估

正确评估出血量，常采用的方法包括称重法、面积法、容积法。

三、辅助检查

（1）血常规：了解患者红细胞和血红蛋白情况。

（2）弥散性血管内凝血监测：判断出、凝血时间，凝血酶原时间及纤维蛋白原测定等结果。

四、治疗

针对出血原因，迅速止血，补充血容量，纠正失血性休克，防治感染。

五、护理措施

(一)预防分娩期产后出血

1.第一产程

密切关注产程进展、防止产程延长，保证产妇基本需要，避免产妇衰竭状态，保证休息。

2.第二产程

应严格无菌操作，指导患者正确使用腹压，并适时适度地会阴侧切，胎头胎肩娩出要慢，胎肩娩出后立即肌内注射或静脉滴注缩宫素，以加强子宫收缩，减少产后出血。

3.第三产程

避免用力牵拉脐带、按摩、挤压子宫，胎盘娩出后应检查胎盘胎膜是否完整，检查胎盘母体面和胎儿面，判断有无缺损，检查软产道包括宫颈、阴道、外阴等部位有无损伤。

(二)产褥期的护理

1.观察病情

观察生命体征变化，重点观察血压与脉搏变化。评估产妇阴道流血情况，正确评估出血量。触摸子宫硬度及宫底高度，判断子宫收缩状态，检查周身皮肤有无出血倾向，及时反馈医师，并做好护理记录。产后密切观察两小时，嘱患者及时排空膀胱，尽早哺乳。

2.抢救休克

准备抢救所需物品、药品、器械；针对不同原因出血给予相应措施；保持静脉通路的畅通，做好输血、急救准备工作；注意保持患者平卧、吸氧、保暖，严密观察并记录；监测生命体征变化，观

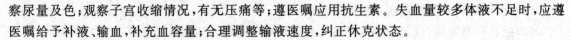

察尿量及色；观察子宫收缩情况，有无压痛等；遵医嘱应用抗生素。失血量较多体液不足时，应遵医嘱给予补液、输血，补充血容量；合理调整输液速度，纠正休克状态。

3.处理不同原因产后出血

子宫收缩不良，导尿排空膀胱后可使用宫缩剂、按摩子宫、宫内填塞纱布条或结扎盆腔血管等方法达到止血目的；胎盘因素，应采取及时取出，必要时做好刮宫准备，胎盘粘连应行钳刮术和清宫术，若剥离困难疑有胎盘植入，切忌强行剥离并做好子宫切除术前准备；软产道损伤，应逐层缝合裂伤处，彻底止血，软产道血肿应切开血肿后缝合，同时注意止血并补充血容量；凝血功能异常，应尽快补充新鲜血、血小板和凝血酶原复合物。

4.提供健康知识

做好饮食指导，进营养丰富易消化，含铁蛋白丰富的食物，少量多餐；指导产妇适量活动的自我保健技巧；明确产后复查时间、目的和意义，使产妇能按时接受检查，及时发现问题，调整产后指导方案使产妇尽快恢复健康；进行避孕指导，合理避孕，产后42天，禁止盆浴和性生活。

5.预防感染

密切关注体温变化，评估患者恶露颜色、气味、量，会阴护理每天两次，保持外阴清洁。定时观察子宫复旧情况，并及时做好记录。

（李　楠）

第十二章

肠肛科疾病护理

第一节　痔

痔是肛垫的病理性肥大、移位及肛周皮下血管丛血流淤滞形成的团块。痔是一种常见病、多发病，其发病率占肛门直肠疾病的首位，约为 80.6%。随着年龄的增长，发病率逐渐增高。任何年龄皆可发病，但以 20～40 岁为最多。主要表现为便血、肿物脱出及肛缘皮肤突起三大症状。

一、病因与发病机制

痔的确切病因尚不完全明了，可能与以下学说有关。

(一)肛垫下移学说

1975 年 Thomson 提出肛垫病理性肥大和下移是内痔的原因，也是目前临床上最为接受的痔的原因学说。肛垫具有协助肛管闭合、节制排便。若肛垫发生松弛，导致肛垫病理性肥大、移位，从而形成痔。

(二)静脉曲张学说

早在 18 世纪 Huter 在解剖时发现痔内静脉中呈连续扩张为依据，认为痔静脉扩张是内痔发生的原因。但现代解剖已证实痔静脉丛的扩张属生理性扩张，内痔的好发部位与动脉的分支类型无直接联系。

(三)血管增生学说

认为痔的发生是由于黏膜下层类似勃起的组织化生而成。

(四)慢性感染学说

直肠肛管区的感染易引起静脉炎，使周围的静脉壁和周围组织纤维化、失去弹性、扩张而形成痔。

此外，长期饮酒、嗜食刺激性食物、肛周感染、长期便秘、慢性腹泻、妊娠分娩及低膳食纤维饮食等因素都可诱发痔的发生。

二、临床表现

临床上，痔分为内痔、外痔、混合痔及环形痔 4 种(图 12-1)。

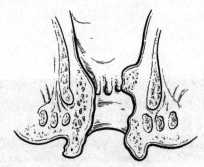

图 12-1　痔的分类

(一)内痔

临床上最多见,占 64.1%。主要临床表现是无痛性便血和肿物脱出。常见于右前、右后和左侧。根据内痔的脱出程度,将内痔分为四期。①Ⅰ期:便时带血、滴血或喷射状出血,色鲜红,便后自行停止,无肛内肿物脱出。②Ⅱ期:常有便血,色鲜红,排便时伴有肿物脱出肛外,便后可自行还纳。③Ⅲ期:偶有便血,便后或久站、久行、咳嗽、劳动用力、负重远行增加腹压时肛内肿物脱出,不能自行还纳,需休息或手法还纳。④Ⅳ期:痔体增大,肛内肿物脱出肛门外,不能还纳,或还纳后又脱出。

1.便血

便血特点是无痛性、间歇性便后出鲜血,是内痔及混合痔的早期的常见症状。便血较轻时表现为大便表面附血或手纸上带血,继而滴血,严重时则可出现喷射状出血。长期出血可导致患者发生缺铁性贫血。

2.肿物脱出

常是晚期症状。轻者可自行回纳,重者需手法复位,严重时,因不能还纳,常可发生嵌顿、绞窄。

3.肛门疼痛

单纯性内痔无疼痛,当合并有外痔血栓形成内痔、感染或嵌顿时,可出现肛门剧烈疼痛。

4.肛门瘙痒

痔块外脱时常有黏液或分泌物流出,可刺激肛周皮肤引起肛门瘙痒。

(二)外痔

平时无感觉,仅见肛缘皮肤突起或肛门异物感。当排便用力过猛时,肛周皮下静脉破裂形成血栓或感染,出现剧烈疼痛。

(三)混合痔

兼有内痔和外痔的症状同时存在。

三、辅助检查

(一)直肠指诊

内痔早期无阳性体征,晚期可触到柔软的痔块。其意义在于除外肛管直肠肿瘤性疾病。

(二)肛门镜检查

肛门镜检查是确诊内痔的首选检查方法。不仅可见到痔的情况,还可观察到直肠黏膜有无充血、水肿、溃疡、肿块等,以及排除其他直肠疾病。

(三)直肠镜检查

图文并茂,定位准确,防止医疗纠纷,可准确诊断痔、直肠肿瘤等肛肠疾病。

(四)肠镜检查

对于年龄超过 45 岁便血者,应建议行电子结肠镜检查,除外结直肠肿瘤及炎症性肠病等。

四、治疗要点

痔的治疗遵循 3 个原则:①无症状的痔无须治疗,仅在合并出血、痔块脱出、血栓形成和嵌顿时才需治疗;②有症状的痔重在减轻或消除其主要症状,无须根治;③首选保守治疗,失败或不宜保守治疗时才考虑手术治疗。

(一)非手术治疗

1.一般治疗

一般治疗适用于痔初期及无症状静止期的痔。

(1)调整饮食:多饮水,多吃蔬菜、水果,如韭菜、菠菜、地瓜、香蕉、苹果等,忌食辣椒、芥末等辛辣刺激性食物。多进食膳食纤维性食物,改变不良的排便习惯。

(2)热水坐浴:改善局部血液循环,有利于消炎及减轻瘙痒症状。便后热水坐浴擦干、便纸宜柔软清洁、肛门要保温、坐垫要柔软。

(3)保持大便通畅:通过食物来调整排便,养成定时排便,每 1~2 天排出 1 次软便,防止便秘或腹泻。

(4)调整生活方式,改变不良的排便习惯,保持排便通畅,禁烟酒。

2.药物治疗

药物治疗是内痔首选的治疗方法,能润滑肛管,促进炎症吸收,减轻疼痛,解除或减轻症状。局部用痔疾洗液或硝矾洗剂(张有生方)熏洗坐浴,可改善局部血液循环,有消肿、止痛作用;肛内注入痔疮栓剂(膏)或奥布卡因凝胶,有止血、止痛和收敛作用。

3.注射疗法

较常用,适用于Ⅰ期、Ⅱ期内痔。年老体弱、严重高血压、有心、肝、肾等内痔患者均可适用。常用的硬化剂有聚桂醇注射液、芍倍注射液、消痔灵注射液等。

4.扩肛疗法

扩肛疗法适用于内痔、嵌顿或绞窄性内痔剧痛者。

5.胶圈套扎疗法

胶圈套扎疗法适用于单发或多发Ⅰ~Ⅲ期内痔的治疗。

6.物理治疗

物理治疗包括 HCPT 微创技术、激光治疗及铜离子电化学疗法等。

(二)手术治疗

当非手术治疗效果不满意,痔出血、脱出严重时,则有必要采用手术治疗。常用的方法主要有以下 6 种。

1.内痔结扎术

常用于Ⅱ~Ⅲ期内痔。

2.血栓外痔剥离术

血栓外痔剥离术适用于血栓较大且与周围粘连者或多个血栓者。

3.外剥内扎术

目前临床上最常用的术式,是在 Milligan-Morgan 外切内扎术和中医内痔结扎术基础上发展演变而成,简称外剥内扎术。适用于混合痔和环状痔。

4.分段结扎术

分段结扎术适于环形内痔、环形外痔、环形混合痔。

5.吻合器痔上黏膜环切术

该方法微创、无痛,是目前国内外首选的治疗方法(图 12-2)。主要适用于Ⅱ~Ⅳ期环形内痔、多发混合痔、以内痔为主的环状混合痔,也适用于直肠前突和直肠内脱垂。由于此手术保留了肛垫,不损伤肛门括约肌,故与传统手术相比具有术后疼痛轻、住院时间短、恢复快、无肛门狭窄及大便失禁、肛门外形美观等优点,临床效果显著。

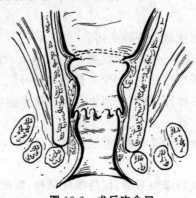

图 12-2　术后吻合口

6.选择性痔上黏膜切除术

选择性痔上黏膜切除术是一种利用开环式微创痔吻合器进行治疗的手术方式。适用于Ⅱ~Ⅳ期内痔、混合痔、环状痔、严重脱垂痔、直肠前突、直肠黏膜脱垂等。可准确定位目标组织,做到针对性切除,并保护非痔脱垂区黏膜组织,该术式更加符合肛管形态和生理,有效预防术后大出血、肛门狭窄等并发症,值得临床推广应用。

五、护理评估

(一)术前评估

1.健康史

(1)了解患者有无长期饮酒的习惯,有无喜食刺激性食物或低纤维素饮食的习惯。

(2)有无长期便秘、腹泻史,长期站立、坐位或腹压增高等因素。或有痔疮药物治疗、手术史;有无糖尿病、血液疾病史。

(3)了解患者有无肛隐窝炎、肛周感染、营养不良等情况促进痔的形成。

(4)家族中有无家族性息肉,家族中有无大肠癌或其他肿瘤患者。

(5)既往是否有溃疡性结肠炎、克罗恩病、腺瘤病史、手术治疗史及用药情况。

2.身体状况

(1)注意观察患者的生命体征、神志、尿量、皮肤弹性等。

(2)排便时有无疼痛及排便困难,大便是否带鲜血或便后滴血、喷血,有无黏液,有无脓血、便血量、发作次数等。

(3)注意患者的营养状况,有无消瘦、头晕、眼花、乏力等贫血的体征。

(4)肛门有无肿块脱出,能否自行回纳或用手推回,有无肿块嵌顿史。

(5)直肠指诊肛门有无疼痛、指套退出有无血迹、直肠内有无肿块等。

3.心理-社会状况

(1)疾病认知:了解患者及家属对疾病相关知识的认知程度,评估患者及家属对所患疾病及站立方法的认识,对手术的接受程度,对痔传统手术或微创手术知识及术前配合知识的了解和掌握程度。

(2)心理承受程度:患者和家属对接受手术及手术可能导致的并发症带来的自我形象紊乱和生理功能改变的恐惧、焦虑程度和心理承受能力。

(3)经济情况:家庭对患者手术及并发症进一步治疗的经济承受能力。

(二)术后评估

1.手术情况

了解麻醉方式、手术方式,手术过程是否顺利,术中有无出血、出血部位、出血量,有无输血及输血量。

2.病情评估

观察患者神志和生命体征变化,生命体征是否平稳,切口敷料是否渗血,出血量多少,引流是否通畅,引流液的颜色、性质和引流量,切口愈合情况,大便是否通畅,有无便秘或腹泻等情况。

3.切口情况

切口渗出、愈合情况,有无肛缘水肿、切口感染,引流是否通畅,有无假性愈合情况。定期进行血常规、血生化等监测,及时发现出血、切口感染、吻合口出血、吻合口瘘等并发症的发生。

4.评估手术患者的肛门直肠功能

有无肛门狭窄、肛门失禁,包括排便次数、控便能力等。

5.心理-社会状况

患者对术后康复知识的了解程度。评估患者有无焦虑、失眠,家庭支持系统等。

六、护理诊断

(一)恐惧

与出血量大或反复出血有关。

(二)便秘

与不良饮食、排便习惯及惧怕排便有关。

(三)有受伤的危险

出血与血小板减少、凝血因子缺乏、血管壁异常有关。

(四)潜在并发症

尿潴留、肛门狭窄、排便失禁等。

七、护理措施

(一)非手术治疗护理/术前护理

1.调整饮食

嘱患者多饮水,多进食新鲜蔬菜、水果,多食粗粮,少食辛辣刺激性食物,忌烟酒。养成良好生活习惯。适当增加运动量,促进肠蠕动,切忌久站、久坐、久蹲。

2.热水坐浴

便后及时清洗,保持局部清洁舒适。必要时用 1∶5 000 高锰酸钾溶液或复方荆芥熏洗剂熏洗坐浴,控制温度在 43～46 ℃,每天 2 次,每次 20～30 分钟,可有效改善局部血液循环,减轻出血、疼痛症状。

3.痔块还纳

痔块脱出时应及时还纳,嵌顿性痔应尽早行手法复位,防止水肿、坏死;不能复位并有水肿及感染者用复方荆芥熏洗剂坐浴,局部涂痔疮膏,用手法再将其还纳,嘱其卧床休息。注意动作轻柔,避免损伤。

4.纠正贫血

缓解患者的紧张情绪,指导患者进少渣食物,术前排空大便,必要时灌肠,做好会阴部备皮及药物敏感试验,贫血患者应及时纠正。贫血体弱者,协助完成术前检查,防止排便或坐浴时晕倒受伤。

5.肠道准备

术前 1 天予以全流质饮食,手术当天禁食,术前晚口服舒泰清 4 盒,饮水 2 500 mL 或术晨 2 小时甘油灌肠剂 110 mL 灌肠,以清洁肠道。

(二)术后护理

1.饮食护理

术后当天应禁食或给予无渣流食,次日半流食,以后逐渐恢复普食。术后 6 小时内尽量卧床休息,减少活动。6 小时后可适当下床活动,如厕排尿、散步等,逐渐延长活动时间,并指导患者进行轻体力活动。

2.疼痛护理

因肛周末梢神经丰富,痛觉十分敏感,或因括约肌痉挛、排便时粪便对创面的刺激、敷料堵塞过多导致大多数肛肠术后患者创面剧烈疼痛。疼痛轻微者可不予处理,但疼痛剧烈者应给予处理。指导患者采取各种有效止痛措施,如分散注意力、听音乐等,必要时遵医嘱予止痛药物治疗。

3.局部坐浴

术后每次排便或换药前均用 1∶5 000 高锰酸钾溶液或痔疾洗液熏洗坐浴,控制温度在 43～46 ℃,每天 2 次,每次 20～30 分钟,坐浴后用凡士林油纱覆盖,再用纱垫盖好并固定。

4.保持大便通畅

术后早期患者有肛门下坠感或便意,告知其是敷料压迫刺激所致;术后 3 天内尽量避免解大便,促进切口愈合,可于术后 48 小时内口服阿片酊以减少肠蠕动,控制排便。术后第 2 天应多吃新鲜蔬菜和水果,保持大便通畅。如有便秘,可口服液体石蜡或麻仁软胶囊等润肠通便药物,宜用缓泻剂,忌用峻下剂或灌肠。避免久站、久坐、久蹲。

5.避免剧烈活动

术后 7～15 天应避免剧烈活动,防止大便干燥,以防痔核或吻合钉脱落而造成继发性大出血。

6.并发症的观察与护理

(1)尿潴留:因手术、麻醉刺激、疼痛等原因造成术后尿潴留。若术后 8 小时仍未排尿且感下腹胀痛、隆起时,可行诱导、热敷或针刺帮助排尿。对膀胱平滑肌收缩无力者,肌内注射新斯的明

1 mg(1支),增强膀胱平滑肌收缩,可以排尿,必要时导尿。

(2)创面出血:术后7～15天为痔核脱落期,因结扎痔核脱落、吻合钉脱落、切口感染、用力排便等导致创面出血。如患者出现恶心、呕吐、头昏、眼花、心慌、出冷汗、面色苍白等并伴肛门坠胀感和急迫排便感进行性加重,敷料渗血较多,应及时通知医师行相应消除处理。

(3)切口感染:直肠肛管部位由于易受粪便、尿液等的污染,术后易发生切口感染。应注意术前改善全身营养状况;术后2天内控制好排便;保持肛门周围皮肤清洁,便后用1∶5 000高锰酸钾液坐浴;切口定时换药,充分引流。

(4)肛门狭窄:术后观察患者有无排便困难及大便变细,以排除肛门狭窄。术后15天左右应行直肠指诊如有肛门狭窄,定期扩肛。

八、护理评价

(1)患者便血、脱出明显减轻或消失。

(2)患者及家属知晓所患疾病名称、手术术式、优缺点及相关知识,能复述并遵从护士指导。

(3)患者是否能正确面对手术,积极参与手术的自我护理并了解手术并发症的预防和处理,如大出血、切口感染、肛门狭窄等。未发生并发症或并发症被及时发现和处理。

(4)患者排便正常、顺畅,无腹泻、便秘或排便困难。肛周皮肤完整清洁无损。

九、健康教育

(1)指导患者合理搭配饮食,多饮水,多食蔬菜,水果及富含纤维素的食物,少食辛辣等刺激性食物,忌烟酒。

(2)指导患者养成良好的排便习惯,保持排便通畅,避免久蹲、久坐。

(3)便秘时,应增加粗纤维食物,必要时口服适量蜂蜜或润肠通便药物。

(4)出院后近期可坚持熏洗坐浴,保持会阴部卫生清洁,并有利于创面愈合。

(5)术后适当活动,切勿剧烈活动。若出现创面出血,随时与医师联系,及早处理。

(6)术后早期做提肛运动,每天2次,每次30分钟,促进局部血液循环。一旦出现排便困难或便条变细情况时,应及时就诊,定期进行肛门扩张。

(刘晓妮)

第二节　出口梗阻型便秘

出口梗阻型便秘又称直肠型便秘或盆底肌功能不良,是指排便出口组织、器官发生形态结构改变,导致大便不能顺利通过肛门排出,约占慢性便秘的60%,本病以青壮年女性为多见、直肠无力型见于老年人。在传统分类所指的出口梗阻型便秘中,有相当比例的患者存在或合并存在肛门直肠形态结构异常,特别是在与手术有关的研究报道中。

一、病因与发病机制

在导致出口梗阻型便秘的常见病因中,临床将其分型为以下3种。

(一)盆底松弛综合征

盆底松弛综合征包括直肠内脱垂、直肠前突、直肠内套叠、直肠瓣肥大。

(二)盆底失弛缓综合征

盆底失弛缓综合征包括耻骨直肠肌综合征、盆底痉挛综合征(包括耻骨直肠肌痉挛、肛门痉挛)、会阴下降综合征、内括约肌失弛缓症,与罗马Ⅲ标准中的功能性排便障碍中的不协调排便属于同义词。不协调性排便是指在试图排便时耻骨直肠肌、肛门括约肌未能松弛,或松弛不足,或反而收缩;既往也有将不协调收缩翻译为矛盾收缩。

(三)肠外梗阻型

如子宫后倾、盆底肿瘤、炎症等。部分出口梗阻患者同时存在形态结构改变和排便功能障碍,临床上难以区分二者在慢传输型便秘的症状产生中孰因孰果,或各自所占百分比,这也是在现阶段一些学者仍主张沿着出口梗阻型便秘来表述这类慢性便秘的理由。出口梗阻型便秘包括了比功能性排便障碍更广泛的疾病谱。

二、临床表现

(1)排便困难、费时费力。

(2)排便肛门有不尽感及肛门坠胀。

(3)排便时肛门有持续压力下降感。

(4)会阴部有下坠感。

(5)排便大多数需灌肠。

(6)需在肛门周围加压才能排便,或者需用手指插入阴道或直肠才能排便。

(7)将卫生纸卷插入直肠诱导排便。

(8)肛门处有疝或陷窝的感觉。

(9)肛门直肠指检时肠内可存在泥样粪便,用力排便时,肛门外括约肌呈矛盾性收缩。

(10)结肠慢传输试验中,72小时多数标志物滞留在直肠内不能排除。

(11)肛门直肠测压时显示:①肛管直肠静息压升高;②用力排便时肛门外括约肌矛盾性收缩或直肠壁的感觉阈异常。

三、辅助检查

便秘患者除了血、尿、便三大常规,以及血生化、腹部彩超、胸片、心电图等检查外,为了明确诊断,还需要完善以下专科检查。

(一)直肠指诊

通过检查患者模拟排便的动作,对其肛门内外括约肌、耻骨直肠肌的张力情况及功能是否协调有一个基本评估。

(二)肛门镜或直肠镜检查

通过肛门镜或直肠镜经肛门缓缓进入检查肛管直肠局部之病变,有无痔疮、肛乳头纤维、溃疡、炎症、直肠瓣变异等,必要时可取组织病理检查。

(三)电子结肠镜

通过安装于肠镜前端的电子摄像探头观察大肠黏膜颜色有无变化,肠腔有无狭窄、有无溃疡、炎症、息肉、肿瘤等,此检查需要完全清洁灌肠,否则不能检查彻底。

（四）钡灌肠

通过肛门注入钡剂拍片观察大肠的长短、有无冗长、下垂、盘曲、有无畸形、狭窄、扩张、袋形是否正常及大肠位置是否正常等来判断是否存在巨结肠、结肠冗长症、脾曲综合征、盆底疝等，此检查前后需要清洁灌肠。

（五）胃肠运输实验

通过口服含有特殊标志物的胶囊并服后 8 小时、24 小时、48 小时、72 小时拍片观察标志物的位置来判断胃肠蠕动功能的异常。若 72 小时拍片标志物不能超过 80% 即可诊断为结肠慢传输型便秘，此检查期间不能应用任何影响胃肠道的药物。

（六）排粪造影检查

排粪造影检查又称为动态性或排空型造影检查，是一种模拟排便的过程。它是通过向患者直肠内注入造影剂（硫酸钡），动态观察静息、提肛、力排及排空后状态下直肠及肛管形态、功能位置及位置变化的特殊造影检查方法。用以了解直肠、肛管及盆底结构有无功能性及器质性改变，明确引起出口梗阻型便秘诊断的重要依据。

1.静息状态

直肠注入钡剂后，患者保持静息自然状态。

2.提肛状态

遵医师嘱咐，患者用力向上收紧肛门病适时保持。

3.力排状态

遵医师嘱咐，患者用力将钡剂排出肛门。

（七）肛门直肠压力测定

为研究某些肛门直肠疾病和排便异常提供病理生理依据。正常排便应该有内外括约肌、盆底肌同步迟缓，排便压的有效升高及排便通道的畅通无阻。排便时，结肠及直肠松弛，内外括约肌、耻骨直肠肌均处于张力收缩状态，排便阻力大于排便动力，粪便得以储存；排便时，结、直肠肌收缩，肠腔内压力增高，腹肌也收缩使腹压增高，而内括约肌、耻骨直肠肌、外括约肌均反射性松弛，肛管压力迅速降低，上述压力梯度逆转，排便动力大于排便阻力，粪便排出肛门。这两种状态下肛管、直肠、盆底的功能变化及各器官协调功能均能通过压力变化而表现出来，通过测压的方法，了解并量化评估肛门直肠维持自制和排便功能，对诊断出口梗阻型便秘有重要临床意义。评估流程：①安静状态下测压；②持续收缩肛门，收缩状态下测压；③持续用力排便，模拟排便测压；④肛管功能长度测定。肛门直肠测压。

（八）盆底表面肌电评估

盆底肌电图是一种无创的，应用于表面电极测量盆底横纹肌复合体的表面肌电活动水平，以此研究盆底横纹肌综合肌动作电位的活动方式。对整个盆底肌群Ⅰ、Ⅱ型肌纤维功能进行评估，辅助诊断、鉴别诊断盆底疾病，指导治疗方案的设定，了解患者盆底肌功能恢复进展及评价治疗的效果。同时有助于判断便秘有无肌源性和神经源性病变，了解有无直肠-肛门括约肌协调运动异常。

（九）球囊逼出试验

球囊逼出试验是检查直肠排便功能的一项辅助检查，其对判断盆底肌功能和直肠感觉功能有重要意义。

(十)盆腔动态多重造影

通过腹腔穿刺,向腹腔内注入造影剂(碘普罗胺),安置尿管,排空小便,向膀胱内注入造影剂(碘普罗胺),在阴道(女性)内放置造影纱布(碘普罗胺),直肠内注入造影剂(硫酸钡),在患者行排便动作中,动态拍片,了解整个盆腔内组织器官在排便过程中的改变,能全面了解盆底的功能状态,此项检查前后需清洁灌肠。

(十一)胃肠心理评估

心理评估对治疗慢性便秘非常重要,有研究显示近50%的功能性便秘患者均存在不同程度的心理异常,如通过焦虑评估量表、抑郁评估量表、气质量表等评分,综合评估患者是否存在因便秘疾病本身造成的心理精神异常、影响的程度如何,是否需要药物干预等。

在出口型便秘检查中其中排粪造影检查、肛门直肠测压、球囊逼出实验、盆腔多重造影检查对诊断出口梗阻型便秘尤为重要,也是诊断与鉴别慢传输型便秘的重要辅助检查。

四、治疗要点

(一)保守治疗

1.合理饮食

(1)保证充足的水分摄入,晨起空腹温水或蜂蜜水 500 mL,每天 1 500～2 000 mL。

(2)保证膳食纤维摄入,成人每天摄入纤维含量 25～35 g,如糙米、玉米、大麦、米糠等杂粮,胡萝卜、薯类、四季豆等根茎和海藻类食物。

(3)每天摄入 1～2 个香蕉、苹果。

(4)每天一杯酸牛奶。

(5)建议不饮酒及服用咖啡因的饮料,它们会加重大便的干燥。

(6)优质蛋白:每天保证鸡蛋 1 个,瘦肉 100～150 g,牛奶 250～500 mL 和豆腐 100 g。

(7)油脂:适量增加烹饪油用量(心血管疾病患者慎用)。

2.适当运动

每天达到 30 分钟,每周能有 5 天时间。

(1)健康散步,40 分钟以上,坚持 12 周,其他全是运动跑步、跳绳、游泳等。

(2)锻炼腹肌训练,如仰卧起坐、吹气球。

(3)锻炼肛门括约肌力量:如提肛运动。

(4)促进肠蠕动:仰卧,顺时针方向,自右下腹开始,顺时针按摩腹部,2～3 指,用力中等,每次约 1 分钟,每天重复 10 次。

3.生物反馈治疗

生物反馈治疗作为便秘的一线疗法,具有无痛苦、治愈率高、安全无不良反应等特点。每个患者耐受力不同,直肠感觉阈值不同,盆底肌力不同,接受电刺激、肌电促发电刺激及 Kegel 模板训练治疗方案不同。在治疗过程中通过让患者充分认识所患疾病的病情,强调患者自主盆底肌肉训练,增强患者自我意识和自我调节能力,改善盆底血供,增强盆底神经肌肉兴奋性,改善盆底松弛、痉挛的病症,促进肠蠕动,增加便意,最终达到治疗的目的。一般推荐 2～3 月 1 个疗程,病情严重,反复发作者建议适当延长疗程,每个疗程 10 次,每天 1 次,每次 30～40 分钟。如果配合规范的球囊训练,可取得较好的治疗效果和稳定的愈合。

4.小球囊盆底肌功能锻炼

小球囊盆底肌功能训练前期准备同小球囊逼出实验,将球囊置于患者肛门 5～10 cm,指导患者做收缩和放松肛门肌肉,时间为 20 分钟,每天总共 60 次。

5.每天晨起坚持锻炼

时间为 20～30 分钟。

6.建立正确的排便习惯

(1)养成正确的排便习惯,每天晨起或餐后 2 小时内尝试排便,因为此时肠活动最活跃,即使无便意每次排便 5～10 分钟,养成排便习惯。

(2)不能抑制便意及刻意忍耐,有便意应立即去排便。

(3)排便时集中精力,不可阅读、玩手机、吸烟等。

7.合理使用泻剂

在医师指导下使用泻剂,长期服用泻剂易引起药物依赖,加重便秘。

(1)益生菌:双歧杆菌,也可服用妈咪爱、酸奶等益生菌制剂。

(2)乳果糖:每次 15～30 mL,15～45 mL/d。普芦卡必利(力洛)半片或 1 片/天(若能正常排便无须继续服用)。上述药物无效可加福松,应避免长期服用刺激性泻药如番泻叶、果导片等。

8.精神心理治疗

在治疗过程中应强调精神心理治疗的重要性,包括健康教育、心理治疗、认知行为治疗、药物治疗等。必要时遵医嘱给予抗焦虑抑郁药物治疗。

(二)手术治疗

经肛手术治疗包括经肛吻合器直肠切除术、直肠瓣缝扎悬吊术、经会阴直肠前突修补术、盆底抬高术等。

五、护理评估

(1)患者的职业、饮食习惯、排便习惯及诱发饮食。

(2)患者年龄、对疾病的认识及心理状况。

(3)排便需服泻药及其他方式辅助排便。

(4)患者有无便意或便意淡漠。

(5)患者肛门有无坠胀、有无腹胀等症状。

六、护理诊断

(一)焦虑、恐惧

与患者对自身疾病及手术效果有关。

(二)疼痛

与术后切口有关。

(三)部分生活自理能力缺陷

与手术伤口及卧床有关。

(四)知识缺乏

与对便秘相关知识及术后康复知识有关。

(五)睡眠形态紊乱

与伤口疼痛有关。

(六)自我形象紊乱

与手术部位有关。

(七)潜在并发症

尿潴留、出血、感染、排便困难、肛门坠胀。

七、护理措施

(一)术前护理

1.心理护理

患者术前常有情绪紧张、焦虑、注意力高度集中或恐惧,对治疗心存顾虑,对治疗相关知识缺乏,担心术后恢复效果。护士应帮助患者做好充分的心理准备,耐心讲解疾病相关知识,对疾病进行健康宣教,讲解手术的优点,并向患者成功手术案例,使患者接受手术,树立战胜疾病的信心。

2.术前常规准备及肠道准备

(1)饮食:术前 1 天清淡易消化饮食,术前 6 小时禁食、4 小时禁饮。

(2)皮肤、肠道准备:术前备皮,术前晚、术晨行清洁灌肠。

(3)术前建立静脉通道给予术前抗生素及林格液静脉滴注。

(二)术后护理

1.一般护理

观察患者意识、面色,测量患者体温、脉搏、呼吸、血压,注意观察创口敷料有无渗血、脱落,发现异常及时报告医师,及时给予更换敷料并加压包扎,严密观察病情变化。

2.体位

术后回病房遵医嘱去枕平卧 4 小时,禁饮、禁食。手术当天减少活动,除需下床如厕外需在床上休息,避免早坐位或下蹲,防止肛内缝合处裂开。下床时需动作缓慢、搀扶,不可离人。

3.饮食护理

嘱患者 4 小时后麻醉清醒后可适量饮水,若无恶心、呕吐等不适,给予正常饮水同时可给予半流质饮食,如稀饭、面条、藕粉等,避免进食刺激或胀气的食物,如豆类、牛奶、洋葱等。术后第 2 天遵医嘱给予普食,进食富含纤维素的食物和足够的水分,禁辛辣燥热的食物。

4.疼痛护理

术后伤口疼痛是肛肠手术患者最常见的症状,也是患者最担心的,麻醉作用消失后患者会开始感觉到疼痛。

(1)术后应定时评估患者有无疼痛、疼痛的性质、症状。通过建立疼痛评分表,及时、准确、客观地对患者术后疼痛做出评分,根据评分采取相应的护理措施。

(2)术后必要时给予患者镇痛泵使用,此方法止痛效果明显,在使用镇痛泵的过程中,观察患者有无头晕、恶心欲吐等症状,镇痛泵一般在 72 小时停用。

(3)若患者疼痛不能耐受者,应立即报告医师,遵医嘱给予肌内注射止痛针。

(4)给予患者心理支持,分散其注意力,嘱患者听音乐、看书等,疏导不良心理,消除疑虑,保持乐观情绪。

5.小便护理

（1）观察患者术后有无便意感，有无小腹胀痛，叩诊膀胱是否充盈。嘱患者下床小便时可听流水声、按摩腹部诱导排便。

（2）若观察患者小便自解困难，叩诊膀胱充盈，给予热敷小腹，并报告医师，遵医嘱给予口服特拉唑嗪或肌内注射新斯的明。仍不能自解者遵医嘱给予床旁留置导尿管。

6.大便护理

一般情况下患者术后当天不会有大便排出，术后第一天嘱患者尽量不排便。

（1）嘱患者每天清晨温水或蜂蜜水温服，嘱患者养成排便习惯，晨起或餐后2小时如厕排便，避免久蹲、努挣。

（2）术后的患者常因精神紧张，由于伤口疼痛惧怕排便，担心大便影响伤口愈合，护士应加强患者健康宣教，讲解疼痛的机制，解释术后排便的重要性，消除患者的紧张、顾虑情绪，嘱患者自然放松，是肛门括约肌处于松弛状态，改变肛直角，使大便顺利排出，必要时给予止痛药。便后给予中药坐浴，换药。

7.睡眠形态紊乱的护理

（1）评估导致患者不寐的具体原因，尽量减少或消除患者睡眠形态的因素。

（2）为患者安排合理的运动、活动，减少白天卧床、睡眠时间，帮助患者适应环境及生活方式的改变，夜间患者睡眠时，除必要的操作，不宜干扰患者休息。

（3）有计划性地对患者进行心理疏导，减轻患者焦虑、抑郁、恐惧等心理状态，从而改善患者的睡眠。

（4）药物指导给予抗抑郁药物（草酸艾司西酞普兰片）。

8.自我形象紊乱的护理

护士在为患者进行操作时应注意保护患者的隐私。

9.术后并发症的护理

（1）出血：严密观察患者伤口敷料，是否有渗血渗液。严密观察患者的生命体征、脉搏、心率、呼吸、神志、体温。观察患者排便时有无带血，嘱患者勿用力排便，以免引起伤口出血。如患者伤口敷料有鲜红色血液渗出，应立即通知医师并协助医师进行止血甚至抢救处理。

（2）排便困难：术后患者因恐惧排便引起伤口疼痛，担心伤口愈合，刻意忍耐便意，导致粪便干硬不易排出。观察患者术后第2天起有无自行排大便，有无腹胀，有无强烈的便意感，如3～4天仍未排便必要时遵医嘱给予清洁灌肠。

（3）肛门坠胀：术后1周观察患者有无肛门坠胀感，指导患者适当的提肛运动或膝胸卧位，以减轻患者肛门坠胀感。

八、护理评价

患者术后焦虑情绪得到缓解，心态平和，积极配合治疗。术后患者疼痛得到缓解，自诉伤口疼痛可耐受，疼痛评分2～3分。小便均自解、通畅，偶有大便排出困难的患者，遵医嘱给予清洁灌肠后，腹胀等不适均缓解，至患者出院大便每天1～2次。通过以上护理措施，对提出的护理诊断均得到缓解和消除。

九、健康教育

（1）保持心情舒畅，适量活动、避免久蹲、久坐。

（2）饮食原则宜食清淡易消化食物，可食粗纤维食物，适量水果。

（3）每天水的摄入量在 2 000～2 500 mL，清晨空腹温水或蜂蜜水 500 mL。

（4）保持大便通畅，并观察有无便血，发现异常及时报告医师。

（5）腹部按摩嘱患者仰卧，按摩者以顺时针方向，自右下腹开始，沿结肠走行方向缓慢进行，一般使用 2～3 根手指，用力中等，每一圈用时约 1 分钟，每天重复 10 次。

（6）每天坚持做提肛运动，缓解肛门坠胀，促进伤口愈合；院外指导督促患者排便训练，注意劳逸结合，避免过度劳累，定期随访。

（刘晓妮）

第三节　结肠慢传输型便秘

结肠慢传输型便秘是指排便次数减少，无便意或少便意，粪便坚硬，排便困难。肛门直肠指诊时直肠内无粪便或触及坚硬粪便，而肛管括约肌和用力排便功能正常；全胃肠或结肠传输时间延长；缺乏出口梗阻型便秘的证据，如排粪造影和肛门直肠测压正常。

一、病因及发病机制

目前结肠慢传输型便秘的发生的病因、病理尚未完全明了，可能与以下因素相关。

（一）摄入纤维素量不足

当摄入纤维素量不足，尤其是膳食纤维不足，粪便内的含水量和容积减少，对肠壁的刺激减弱，肠蠕动降低，肠内容物通过时间延长，水分过度重吸收，导致粪便干结、排出困难。

（二）药物

许多药物可以引起便秘，如抗抑郁药、抗癫痫药、抗组胺药、抗震颤麻痹药、抗精神疾病药、解痉药、钙通道阻滞剂、利尿剂、单胺氧化酶抑制剂、阿片类药、拟交感神经药、含铝或钙的抗酸药、钙剂、铁剂、止泻药、非甾体抗炎药，此外，长期口服刺激性泻剂（含蒽醌类：大黄、番泻叶、芦荟等）也可导致便秘。

（三）器质性疾病

肠道疾病（结直肠肿瘤、憩室、肠腔狭窄或梗阻、巨结肠），神经系统疾病（自主神经病变、脑血管疾病、认知障碍或痴呆、多发性硬化、帕金森病、脊髓损伤），肌肉疾病（淀粉样变性、皮肌炎、硬皮病、系统性硬化）。

（四）内分泌紊乱

结肠慢传输型便秘多发于育龄期妇女，女性激素紊乱可能在发病中占据重要作用。研究发现血清孕酮的浓度升高，能使胃肠平滑肌舒张，推进性蠕动减弱，结肠传输减慢，内分泌和代谢性疾病（严重脱水、糖尿病、甲状腺功能减退、甲状旁腺功能亢进、多发内分泌腺瘤、重金属中毒、高钙血症、高或低镁血症、低钾血症、卟啉病、慢性肾病、尿毒症）多可引起结肠蠕动减慢，导致便秘。

二、临床表现

(一)症状

主要表现为长期便次减少,可 3~7 天排便 1 次,缺乏便意,腹胀,食欲缺乏,有食欲,不敢正常进食,进食后腹胀加重,或有便意,排便费力,蹲厕后不能排出粪便,或每次排出少量粪便,粪便干结,排便时间较长,一般在 15~45 分钟,甚至更长,甚至不能排出粪便仅能排气,口服刺激性泻剂能排便,必须依赖泻剂排便,且疗效逐渐减弱至消失,甚至最后使用泻剂也完全不能排便。部分患者伴有下腹隐痛、口苦、口干、口臭、呃逆、面色晦暗、心情烦躁、焦虑、抑郁、睡眠障碍等全身症状。

(二)体征

结肠慢传输型便秘患者多无特殊体征,超过 7 天未排便者常可见腹部膨隆,腹部触诊可扪及腹腔内有条索状硬结形成,其中左下腹常见,直肠指检可扪及直肠中上段有成形干结粪块形成,嘱患者行排便动作,粪块未见明显下移,合并盆底疝患者可触及直肠前壁饱满、向下冲击感。

三、辅助检查

此辅助检查同出口梗阻型便秘,其中结肠运输试验、排粪造影、多重动态造影、内镜检查是主要诊断结肠慢传输型便秘的重要专科检查。

四、治疗要点

治疗方式主要分为两大类:非手术治疗和手术治疗。

(一)非手术治疗

为首选方式,目的在于减轻和/或消除便秘的症状。

1.一般治疗

一般治疗包括多进食膳食纤维、多饮水,养成良好的定时、定时的排便习惯等。

2.药物治疗

主要为泻剂,以促动力药为主,但对含有蒽醌类物质的刺激型泻剂要合理应用,不宜长期服用,以免损害肠神经系统,导致结肠无力,并可诱发"结肠黑变病"。

(二)手术治疗

经完善检查,排除器质性等因素,经过严格的非手术治疗,效果不明显者,对患者的生活质量影响严重,应尽早考虑手术治疗。

手术治疗包括经腹腔镜结肠次全切除吻合、升-直吻合术;全结肠切除回-直吻合术;全结直肠切除、回肠贮袋肛管吻合术。

五、护理评估

(1)患者的职业、饮食、排便习惯、诱发因素。

(2)排便需要泻药和灌肠协助。

(3)无便意或便意淡漠、腹胀、腹痛。

(4)结肠镜检查排除器质性病变。

(5)心理-社会状况。

六、护理诊断

(一)焦虑、恐惧
与担心手术及术后恢复效果有关。

(二)粪性皮炎
与术后早期排便次数较多有关。

(三)疼痛
与手术创面有关。

(四)知识缺乏
与缺乏相关知识及术后功能锻炼有关。

(五)自我形象紊乱
与造瘘有关。

(六)部分生活自理能力缺陷
与术后卧床、留置导管有关。

(七)活动无耐力
与术后疼痛、长时间卧床、禁食有关。

(八)舒适度的改变
与术后留置导管有关。

(九)潜在并发症
肠梗阻、吻合出血或吻合口瘘、肛门坠胀、大便失禁、尿路感染、切口感染、皮下气肿、深静脉血栓。

七、护理措施

(一)术前护理
1.心理护理

(1)评估患者的心理状况,了解患者胃肠心理评估结果,是否存在抑郁、焦虑、自杀倾向。

(2)加强护患沟通,护士具备敏锐的观察力和预见性,了解患者需求,及时发现患者情绪变化。

(3)向患者介绍腹腔镜手术最人的特点,让患者及家属刈手术有初步的认识,举例手术恢复效果较好的患者,并请在院做同样手术的患者向患者分享经验及恢复效果,提高患者对疾病治疗的信心,同时做好家属的宣教,得到家属的心理支持,减轻患者的心理负担。

2.完善便秘专科检查

患者检查期间护士应知晓患者检查进展及检查项目。根据检查注意事项指导患者完成相关辅助检查,了解患者检查结果和心理变化。

3.术前1周功能锻炼

(1)术前指导患者有效咳痰,翻身叩背增强患者术后依从性。

(2)指导患者进行肺功能锻炼,包括吹气球、爬楼梯,改善患者呼吸功能,提高患者对手术的耐受力,降低围术期风险。

(3)术前给予盆底肌功能锻炼生物反馈治疗、低频脉冲电治疗、肌电图监测。

4.营养支持

(1)术前清淡饮食,遵医嘱给予肠内营养支持口服肠内营养剂。

(2)给予肠外营养支持,因全营养制剂渗透压较高,外周静脉输注时及易损伤血管,易造成静脉炎,给予中心静脉置管或经外周静脉中心置管。

5.皮肤、肠道准备

(1)术前1天,给予全腹部至大腿部位备皮,并做好清洁。特别注意需指导家属清洁患者肚脐。

(2)术前1周左右开始进行肠道准备,术前1天行全肠道清洁,口服复方聚乙二醇电解质散兑温开水2 000 mL口服。

(3)术前一晚、术晨给予清洁灌肠。

6.其他准备

术晨更衣、床旁安置胃管、尿管,避免术中误伤膀胱。

(二)术后护理

1.密切观察病情变化、合理的体位

(1)患者术后由监护室观察2～3天转入普通科室,遵医嘱根据患者病情给予心电监护和氧气吸入,观察患者生命体征,体温、脉搏、呼吸、血压、氧饱和度,观察患者意识及配合程度。

(2)体位:给予半卧位休息,利于腹腔引流管引流。

2.心理护理

在与便秘患者心理护理过程中应注重沟通交流,以热情、尊重、倾听、理解贯穿干预全过程,详细收集患者的资料,向患者讲解术后相关注意事项,取得患者及家属配合,做好患者宣教工作,鼓励家属参与到患者心理支持活动中。

3.饮食护理

医嘱禁饮禁食,待肠蠕动功能恢复后改为流质饮食如乌鱼汤、口服肠内营养剂100 mL,每天2次。饮食指导应遵循循序渐进的原则,少量多餐,患者可2～3小时进一次餐,每天进食5～6次,术后第3天给予半流质饮食,如稀饭、面条、蛋花、馄饨、藕粉等,1周后可软食,嘱其清淡营养、高蛋白、高能量饮食。根据患者肠功能恢复及排便情况逐渐过渡至普食。

4.疼痛护理

由于该疾病采用腹腔镜手术,大部分患者术后疼痛症状较轻。责任护士定时评估患者术后有无疼痛、疼痛的程度、性质及症状和体征。通过对患者疼痛评分来确定给予相应的护理措施。术后一般患者会配备PCA镇痛泵,护士应针对PCA镇痛泵的使用给予患者和家属进行讲解,并操作演示,评估对其掌握情况。定期巡视病房,评估患者疼痛的程度,给予患者心理护理。

5.营养支持及药物治疗

术后患者因禁食禁水,经中心静脉置管给予患者肠外营养支持,护士应做好深静脉置管的护理,每2小时冲管1次,根据深静脉置管护理常规进行护理。同时观察患者排气情况,待肠蠕动恢复给予肠内营养支持。

6.引流管护理

建立导管评估表,对中、高危风险患者护士应加强巡视,术后严密观察各种引流管引流液的颜色、性状、量。术后指导患者卧床时用安全别针将引流袋固定于床边;下床活动时,应夹毕导尿管,将导尿管固定于耻骨联合下;其他引流管可固定在患者上衣衣襟处;时刻保持引流管通畅,避免其受压、打折、牵拉,严防管路脱出、自拔。若血浆引流管出现大量血性引流液,要警惕患者出现腹部内部出血,应及时通知医师,并配合积极治疗。

7.功能锻炼

(1)术后转入普通病房,当天可指导患者端坐卧位,协助患者早期下床活动,活动应遵循先坐起-床旁站立-行走的原则。注意防止患者应突然站立导致直立性低血压。活动时应有专人陪护,防止发生跌倒。

(2)盆底肌功能及腹肌锻炼,嘱其每天坚持做提肛运动,每天3组,每组提肛100次,持续5～10分钟即可。术后20天左右给予生物反馈治疗、低频脉冲治疗。

8.睡眠形态紊乱的护理

(1)评估导致患者睡眠质量差的具体原因,尽量减少或消除患者睡眠形态的因素。

(2)为患者安排合理的运动、活动,减少白天卧床、睡眠时间,帮助患者适应环境及生活方式的改变,夜间患者睡眠时,除必要的操作,不宜干扰患者休息。

(3)有计划性地对患者进行心理疏导,减轻患者焦虑、抑郁、恐惧等心理状态,从而改善患者的睡眠。

(4)遵医嘱给予耳穴埋豆。

(5)药物指导给予抗抑郁药物(草酸艾司西酞普兰片)。

9.自我形象紊乱

(1)鼓励患者以各种方式表达形体改变所致的心理感受,确定患者对自身改变的了解程度及这些改变对其生活方式的影响,接受患者所呈现的焦虑和失落,使患者在表达感受的同时获得情感上的支持。

(2)帮助患者及家属正确认识疾病所致的形体外观改变,提高对形体改变的认识和适应能力,给予患者健康宣教。

(3)指导患者身体改观的方法,如衣着合体和恰当的装饰等;鼓励患者参加正常的社会交往活动。

10.并发症护理

(1)肛门坠胀:持续盆底肌及腹肌功能锻炼,给予提肛运动,每天提肛运动3组,每组100次,或给予消炎止痛药坐浴。如患者自觉肛门坠胀明显指导患者做膝胸卧位,可缓解肛门坠胀感。

(2)肠梗阻:严密观察患者有无腹痛、腹胀等症状,观察患者排气、排便,发现异常及时报告医师,嘱其早期下床活动,卧床时勤翻身,术后指导患者咀嚼口香糖,促进肠蠕动,防止肠粘连。用白酒将小茴香浸润合并TDP照射熨烫腹部。

(3)吻合口瘘及吻合口出血:观察患者大便的颜色、性状及生命体征,体位、脉搏、呼吸、血压;观察患者有无腹胀、腹痛、血浆引流颜色、性状、量。

(4)下肢静脉血栓:评估患者下肢有无肿胀、麻木感,下肢是否屈伸灵活,以便及时发现异常情况,同时协助患者进行下肢的被动屈伸运动,间断按摩下肢,防止深静脉血栓形成。

(5)皮下气肿护理:观察面部皮下扪及有无捻发音,有无咳嗽、胸痛、呼吸频率的变化,皮下气肿一般1～2天可自愈。

八、护理评价

针对结肠慢传输型便秘提出以上护理问题采取相应的护理措施,患者无不良反应及不适,其护理诊断均得到缓解及消除。

九、健康教育

(1)通过口头讲解教育、向患者发放健康教育手册、试听播放等不同方式给予患者健康宣教。

(2)向患者讲解慢传输型便秘定义,使其正确认识便秘。

(3)向患者讲解需要改变的生活方式,如饮食、活动、作息等,养成良好的排便习惯,(具体方式同出口梗阻型便秘保守治疗)。

(4)保持乐观、开朗的情绪,丰富生活内容,使气血调达,心气和顺。

(5)治疗过程中做好患者安全宣教,防止患者跌倒、坠床、烫伤的发生。

(刘晓妮)

第四节 结 肠 癌

结肠癌是发生于结肠部位的常见消化道恶性肿瘤,近年来发病率呈逐年上升趋势。据世界肿瘤流行学调查统计,结肠癌在美国、加拿大、丹麦等发达地区发病率高,且城市居民的发病率高于农村。据相关数据统计显示,结肠癌发病率在我国位于恶性肿瘤第3位,位于恶性肿瘤死因的第5位,发病率随年龄的增加而逐步上升,我国以41~65岁人群发病率高,且有结肠癌多于直肠癌的趋势,男女之比为(2~3):1。结肠癌好发于乙状结肠,依次为盲肠、升结肠、横结肠和降结肠,肝曲及脾曲较少见。癌肿多为单个,少数患者可同时或先后有一个以上的癌肿。扩散和转移的方式为直接浸润、淋巴转移(常见)、血行转移、种植转移。

一、病因与发病机制

结肠癌的病因虽未明确,但其相关的高危因素逐渐被认识。根据流行病学调查结果和临床观察分析,可能与以下因素有关:①在许多临床患者中发现结肠息肉可以恶变,其中乳头状腺瘤最易恶变,可达40%;在家族性息肉病的患者中,癌变的发生率则更高,且具有遗传性,这说明结肠癌与结肠息肉关系密切。②部分慢性溃疡性结肠炎可以并发结肠癌,发生率可能比正常人群高出5~10倍。发生结肠癌的原因可能与结肠黏膜慢性炎症刺激有关,一般认为在炎症增生的过程中,经过炎性息肉阶段发生癌变。③在中国,血吸虫病并发结肠癌的患者并不少见,但对其因果关系仍有争论。④结肠癌的发生与居民的饮食习惯有关系,高脂肪、高蛋白、低纤高脂的精致饮食者发病率较高,过多的腌制食品可增加肠道中致癌物质,而维生素、微量元素及矿物质的缺乏可能增加发病概率。

二、临床表现

(一)排便习惯和粪便性状改变

结肠癌早期多无症状或症状轻微,易被忽视。排便习惯和粪便性状改变,常为进展期的首发症状。表现为大便次数增多、粪便不成形或稀便。癌肿增大引起肠腔狭窄造成部分肠梗阻时,可出现腹泻与便秘交替现象。癌肿表面破溃、感染等,会出现脓血、黏液便。

（二）腹痛

也是常见的早期症状,疼痛部位不明确,为持续隐痛或仅为腹部不适或腹胀感。出现肠梗阻时,痛感剧烈,甚至出现阵发性绞痛。

（三）腹部肿块

以右半结肠癌多见,多为肿瘤本身,也可为粪块。若癌肿穿透肠壁并发感染,可表现为固定压痛的肿块。

（四）肠梗阻

多为晚期症状,一般呈低位、慢性、不完全性梗阻。有肠梗阻表现。

（五）全身症状

因长期慢性失血、癌肿溃烂、感染、毒素吸收等,患者有贫血、消瘦、乏力、低热等全身性表现。晚期出现肝大、黄疸、水肿、锁骨上淋巴结肿大及恶病质等。

（六）左半结肠癌与右半结肠癌的临床表现

1.右半结肠癌

以中毒症状和腹部包块为主。右半结肠肠腔较宽大,粪便在此较稀,结肠血运及淋巴丰富,吸收能力强,癌肿多为软癌,易溃烂、坏死致出血感染及中毒。但在病情加重时也可出现肠梗阻表现。

2.左半结肠癌

以肠梗阻和便秘便血为主。左半结肠肠腔相对狭小,粪便至此已黏稠成形,且该部位多为浸润型癌,肠腔常为环状狭窄,故临床上较早出现肠梗阻症状,有的甚至可出现急性梗阻。中毒症状表现轻,出现晚。

三、辅助检查

（一）实验室检查

1.大便隐血试验

可作为高危人群的初筛方法及普查手段,持续阳性者应进一步检查。

2.肿瘤标志物

癌胚抗原（CEA）测定对大肠癌的诊断和术后监测有一定价值。主要用于监测大肠癌的复发,但对术前不伴有 CEA 升高的大肠癌患者术后监测复发无重要意义。

（二）影像学检查

1.X 线钡剂灌肠或气钡双重对比造影检查

X 线钡剂灌肠或气钡双重对比造影检查是诊断结肠癌的重要检查方法,可观察到结肠壁僵硬、皱襞消失、存在充盈缺损及小龛影。采用钡剂和空气灌肠双重对比的检查方法有利于显示结肠内较小的病变,清晰度明显优于单纯 X 线钡剂灌肠检查。

2.B 超和 CT 检查

有助于了解癌肿浸润深度及淋巴转移情况,还可提示有无腹腔种植、是否侵犯邻近组织器官或肝、肺转移灶等。

3.PET-CT 检查

即正电子发射体层显像与 X 线计算机断层成像相结合。在对病灶进行定性的同时还能准确定位,大大提高了诊断的准确性及临床实用价值。

（三）内镜检查

可通过乙状结肠镜或纤维结肠镜检查，观察病灶的部位、大小、形态、肠腔狭窄程度等，并可在直视下获取活组织行病理检查，是诊断大肠癌最有效、可靠的方法。

四、治疗要点

（一）手术治疗

手术切除是结肠癌的主要治疗方法，配合化疗、免疫治疗等可在一定程度上提高疗效。目前，机器人辅助的腹腔镜结直肠癌根治手术的报道在世界范围内日益增多，克服了传统腹腔镜手术的很多局限，使得更为精细的操作成为可能。经自然腔道内镜及单孔腹腔镜结直肠手术凭借其更为微创的优势日益成为微创外科关注的焦点之一。

1.根治性手术

（1）右半结肠切除术：适用于盲肠、升结肠及结肠肝曲部的癌肿。切除范围：回肠末端15～20 cm、盲肠、升结肠及横结肠的右半，连同所属系膜及淋巴结。肝曲的癌肿尚需切除横结肠大部及胃网膜右动脉组的淋巴结。切除后做回、结肠端端吻合或端侧吻合（缝闭结肠断端）（图12-3）。

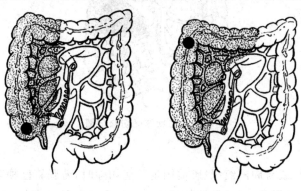

图 12-3　右半结肠切除范围

（2）左半结肠切除术：适用于降结肠、结肠脾曲部癌肿。切除范围：横结肠左半、降结肠、部分或全部乙状结肠，连同所属系膜及淋巴结。切除后做结肠与结肠或结肠与直肠端端吻合（图12-4）。

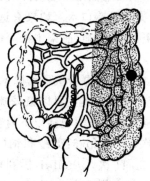

图 12-4　左半结肠切除范围

（3）横结肠切除术：适用于横结肠癌肿。切除范围：横结肠及其肝曲、脾曲。切除后做升、降结肠端端吻合。若吻合张力过大，可加做右半结肠切除，做回、结肠吻合（图12-5）。

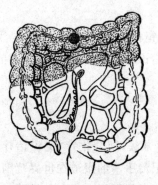

图 12-5　横结肠切除范围

（4）乙状结肠癌肿的根治切除：根据癌肿的具体部位，除切除乙状结肠外，或做降结肠切除或部分直肠切除。做结肠直肠吻合（图 12-6）。

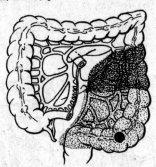

图 12-6　乙状结肠切除范围

2.姑息性手术

肿瘤局部浸润广泛，或与周围组织、脏器固定不能切除时，若肠管已梗阻或不久可能梗阻，可用肿瘤远侧与近侧的短路手术，也可做结肠造口术。如果有远处脏器转移而局部肿瘤尚允许切除时，可用局部姑息切除，以解除梗阻、慢性失血、感染中毒等症状。

3.结肠癌并发急性肠梗阻的处理

肿瘤局部浸润广泛，或与周围组织、脏器固定不能切除时，若肠管已梗阻或不久可能梗阻，可行肿瘤远侧与近侧的短路手术，也可做结肠造口术。如果有远处脏器转移而局部肿瘤尚允许切除时，可用局部姑息切除，以解除梗阻、慢性失血、感染中毒等症状。

（二）化疗

进展期结肠肿瘤局部病灶较大，或需要行联合脏器切除术的患者，目前主张可行术前新辅助化疗，中晚期结肠癌需辅以术后化疗。化疗方案主要以氟尿嘧啶为基础的联合用药。各种不同的综合治疗有其不同的特点。肠癌常用化疗方案包括以下内容。①Xelox：奥沙利铂（第 1 天）＋希罗达（第 1～14 天），每 3 周重复 1 次；②Folfox6：奥沙利铂（第 1 天）＋氟尿嘧啶（第 1 天大剂量）＋氟尿嘧啶泵维持（44 小时）；每 2 周 1 次；③Folfiri：伊利替康（第 1 天）＋氟尿嘧啶（第 1 天大剂量）＋氟尿嘧啶泵维持（44 小时）；每 2 周 1 次。

（三）靶向治疗

靶向治疗是近年来研究的热点，许多研究表明，结肠癌的发生发展是与多种基因表达异常相关的过程。目前已经有多种分子靶向药物应用于临床。资料显示，应用爱必妥等靶向治疗可增加晚期结肠癌患者的生命期。

五、护理评估

(一)术前评估

1.健康史

(1)一般资料:年龄、性别、体重指数、生命体征及饮酒吸烟史、过敏史。

(2)家族史:有无家族性息肉,家族中有无大肠癌或其他肿瘤患者。

(3)既往史:是否有溃疡性结肠炎、克罗恩病、腺瘤病史、手术治疗史及用药情况。

2.心理-社会和家庭支持

(1)疾病认知:患者和家属对疾病的认知程度,对手术的接受程度,对结肠造口知识及术前配合知识的了解和掌握程度。

(2)心理承受程度:患者和家属对接受手术及手术可能导致的并发症、结肠造口带来的自我形象紊乱和生理功能改变的恐惧、焦虑程度和心理承受能力。

(3)经济情况:家庭对患者手术及进一步治疗的经济承受能力。

3.系统评估

(1)营养状况:体重、进食、贫血、低蛋白血症甚至恶病质的表现等。

(2)专科疾病症状及体征:有无便秘、腹泻、便秘与腹泻交替、血便、里急后重等排便形态改变;腹部有无肿块、肿块大小、活动度和压痛程度;腹痛的部位、性质、持续时间和疼痛评分,有无腹膜刺激征,有无寒战、高热。

(3)上消化道症状:恶心、呕吐、食欲缺乏、消瘦、乏力等。

(4)排泄系统:有无呕血和黑便。

(二)术后评估

1.手术情况

手术、麻醉方式,术中出血、输血量,术中用药及术后镇痛方式及泵管固定、通畅及穿刺点局部情况。

2.神志和生命体征变化

生命体征、血氧饱和度、尿量、疼痛、呼吸道通常情况等。

3.切口及导管

切口渗出、愈合情况,各引流管是否妥善固定,引流是否通畅,引流液的量、颜色和性质。中心静脉导管置入长度、敷料、穿刺点局部情况。

4.活动及营养

术后监测患者血糖、血浆清蛋白的变化,TPN使用及患者的进食情况。评估早期活动能力和活动量,活动安全风险。

5.用药情况

药物的作用及不良反应。

6.专科症状及体征

(1)腹痛性质、部位、持续时间和疼痛评分。

(2)有无恶心、呕吐等不适。

(3)有无寒战、高热等表现。

(4)腹部体征,有无压痛、肌紧张、反跳痛等腹膜刺激征。

(5)肛门或造口排气及排便恢复情况。

7.心理-社会状况

评估患者有无焦虑、失眠,家庭支持系统等。

六、护理诊断

(一)焦虑/恐惧

与对癌症治疗缺乏信心,影响家庭、工作和生活等有关。

(二)营养失调:低于机体需要量

与肿瘤消耗、便血、手术创伤和化疗等有关。

(三)潜在并发症

切口感染、出血、术后肠粘连、吻合口瘘等。

七、护理措施

(一)术前护理

1.心理护理

患者可表现为对癌症的否认,对预后的恐惧。做好患者及家属的解释工作,解除其顾虑,使其配合治疗。

2.营养支持

对病程长、体质差、贫血或营养不良的患者,指导进食易消化、营养丰富的食品,必要时给予输血、清蛋白等支持治疗,以纠正贫血,改善全身营养状况。如伴有腹痛、肠梗阻等情况,根据医嘱予以禁食,静脉补充营养。

3.各脏器功能改善

做好呼吸道管理,戒烟,指导深呼吸、有效咳嗽和呼吸功能锻炼;合并心血管、肝、肺、糖尿病等全身性疾病,在术前应做全面检查和处理,确保手术安全。

4.术前准备

(1)外科手术前常规准备。

(2)肠道清洁,一般于术前1天行肠道准备,目前临床多主张采用全肠道灌洗法,若患者年老体弱无法耐受或存在心、肾功能不全或灌洗不充分时,可考虑配合灌肠法,应洗至粪便清水样,肉眼无粪渣为止。常规肠道准备:术前1天午餐后禁食固体食物;14:00起服离子泻药清洁肠道,2~3小时服完(离子泻药服完后可适当饮水,无禁忌者可饮糖水)直至大便呈清水状;晚24:00后禁水直至手术。(有肠梗阻者不服用离子泻药,根据医嘱行肠道准备)。快速康复理念:除行常规肠道准备外,晚20:00口服肠内营养液500 mL,术日清晨口服5%GS 500 mL,后禁食禁水至手术。

(3)根据医嘱术前放置胃管和留置导尿管。

(二)术后护理

(1)执行外科一般护理常规。

(2)体位:手术日按全麻术后常规护理,麻醉清醒、血压平稳后,取半卧位(床头抬高30°)以利于引流,鼓励患者1~2小时改变体位,活动四肢,预防下肢深静脉血栓的形成。

(3)活动:术后第 1 天起指导患者活动,见表 12-1。

表 12-1 术后活动计划表

内容	术后第 1 天	术后第 2 天	术后第 3 天及以后
坐起	3 次,每次 10～20 分钟	≥3 次,每次 10～20 分钟	≥5 次,每次 10～20 分钟
下床行走	3 次,每次≥5 分钟	≥3 次,每次≥10 分钟	≥5 次,每次≥15 分钟

(4)饮食:①术后常规禁食,手术日起嚼口香糖(每天 3 次,每次 1 粒)以促进消化液分泌,加快肠蠕动恢复,直至恢复半流质饮食;禁食期间给予 TPN 营养支持(遵循 TPN 使用规范);②肠蠕动恢复正常后遵医嘱流质饮食,第一天进流质时应少量多餐(每次进食 50～100 mL,每天可进食 5～7 次),进食后如无恶心呕吐及腹胀不适,按医嘱逐渐给予半流质或软食。

(5)呼吸道管理:术后第 1 天起每天深呼吸及有效咳嗽>5 次,咳嗽时注意保护切口;每天 CPT >2 次,排痰困难者遵医嘱雾化吸入。

(6)各种管道的护理。①胃肠减压管:不常规留置,若有胃管妥善固定,引流通畅,及早拔除。②腹腔/盆腔引流管保持通畅,观察引流物量和性状,引出血性或粪性液体等异常情况及时报告医师。③腹腔/盆腔双套引流管在手术当天给予内套管接墙式负压引流,外套管管端给予无菌敷料包裹,调节吸引负压<6.7 kPa(50 mmHg),术后第 1 天改接引流袋(内套管与外套管均接引流袋)。④导尿管术后第 1～2 天,医师、护士评估后即可拔除导尿管,以防止导尿管相关性尿路感染的发生。

(7)并发症的观察与处理。①出血:观察生命体征、切口敷料、胃管及腹腔/盆腔引流液的量及性状、尿量等,给予抗酸治疗预防应激性溃疡等,发现异常及时报告医师。②肠梗阻:观察肠鸣音、肛门排气排便的恢复情况,若患者出现腹胀腹痛、无肛门排气排便,提示可能存在术后肠粘连肠梗阻,及时给予胃肠减压等处理,必要时置入肠梗阻导管或积极手术处理。③吻合口漏:观察腹腔或盆腔引流液的形状,是否为脓性、粪性,有无腹膜刺激征,有无发热、白细胞计数增高等情况。④切口愈合不良:切口感染常发生在术后 3～5 天,表现为切口局部红肿热痛、切口愈合不良、有渗液、体温升高、白细胞计数增高,遵医嘱使用抗生素,加强切口换药,有效引流,使用抗菌敷料等局部处理。切口裂开一般发生在术后 7～14 天,拆除缝线后 1～2 天发生,可因剧烈咳嗽、用力排便、严重腹胀引起,若全层裂开、肠管脱出应用无菌盐水纱布覆盖,腹带加压包扎,急诊手术。

八、护理评价

通过治疗与护理,患者情绪稳定,积极获取疾病知识,治疗护理依从性好;未出现营养失调;肠道功能恢复,未发生术后并发症或并发症被及时发现和处理。

九、健康教育

(1)向患者及家属介绍结肠癌的诱因及预防知识,患者知晓结肠癌的症状和体征,治疗方法,并能积极配合。

(2)患者能正确运用术后相关知识和技能。

(3)与患者讨论并做好出院后计划;清淡饮食,荤素搭配;逐渐增加活动量及恢复日常作息。按时服用出院带药,如需术后辅助化疗,及时返院。造口的自我护理及复诊。出现以下情况时能及时就诊：①切口红肿，有渗液；②肛门排气排便停止，腹痛剧烈；③造口并发症的预防和处理（如造口黏膜炎、周围皮炎、造口狭窄坏死、肠脱出、疝形成或造口回缩等）。术后 2 年内每 3 个月 1 次，2～5 年每半年 1 次，5 年以上每年 1 次进行肿瘤复诊。

（靳燕燕）

第五节 直肠脱垂

直肠脱垂可分为直肠外脱垂和直肠内脱垂。脱垂的直肠如果超出了肛缘即为直肠外脱垂；直肠内脱垂指直肠黏膜层或全层套入远端直肠腔或肛管内而未脱出肛门的一种疾病。直肠内脱垂又称不完全直肠脱垂、隐性直肠脱垂。由于直肠黏膜松弛脱垂，特别是全层脱垂，可导致直肠容量适应性下降，排便困难、大便失禁和直肠孤立性溃疡等。直肠内脱垂是出口梗阻型便秘的最常见临床类型，31%～40%的排便异常患者排便造影检查可发现直肠内脱垂。

一、病因与发病机制

解剖因素，腹压增高，其他内痔或直肠息肉经常脱出，向下牵拉直肠黏膜，造成直肠黏膜脱垂。影像学及临床观察结果等均表明直肠内脱垂和直肠外脱垂的变化相似，手术所见盆腔组织器官变化基本相似；因此，多数学者认为两者是同一疾病的不同阶段，直肠外脱垂是直肠内脱垂进一步发展的结果。

二、临床表现

排便梗阻感、肛门坠胀、排便次数增多、排便不尽感，排便时直肠由肛门脱出，严重时不仅排便时脱出，在腹压增高时均可脱出，大便失禁、肛门瘙痒。黏液血便、腹痛、腹泻及相应的排尿障碍症状等。

三、辅助检查

(一)肛门直肠指检
指检时可触及直肠壶腹部黏膜折叠堆积、柔软光滑、上下移动，内脱垂的部分与肠壁之间可有环状沟。典型患者在直肠指检时让患者做排便动作，可触及套叠环。

(二)肛门镜检查
了解直肠黏膜是否存在炎症或孤立性溃疡及痔疮。

(三)结肠镜及钡餐
排除大肠肿瘤、炎症等其他器质性疾病。

(四)排粪造影
排粪造影是诊断直肠内脱垂的主要手段，可以明确内脱垂的类型是直肠黏膜脱垂还是全层脱垂；明确内脱垂的部位：是高位、中位、低位；并可显示黏膜脱垂的深度。排粪造影的典型表现是直肠壁向远侧肠腔脱垂，肠腔变窄，近侧直肠进入远端的直肠和肛管，而鞘部呈杯口状。并常伴有盆底下降、直肠前突和耻骨直肠肌痉挛等。典型的影像学改变：直肠前壁脱垂、直肠全环内脱垂、肛管内直肠脱垂。

(五)盆腔多重造影

能准确全面了解是否伴有复杂性盆底功能障碍及伴随盆底疝的直肠内脱垂。

(六)肌电图检查

肌电图是通过记录神经肌肉的生物电活动,从电生理角度来判断神经肌肉的功能变化,对判断括约肌、肛提肌的神经电活动情况有重要参考价值。

(七)直肠肛门测压

了解肛管的功能状态。

四、治疗要点

(一)非手术治疗

1.建立良好的排便习惯

让患者了解直肠脱垂发生、发展的原因,认识到过度用力排便会加重直肠脱垂和盆底肌肉神经的损伤。在排便困难时,应避免过度用力,避免排便时间过久。

2.提肛锻炼

直肠内脱垂多伴有盆底肌肉松弛,盆底下降,甚至阴部神经的牵拉损伤。坚持定期进行膝胸位下进行提肛锻炼,可增强盆底肌肉及肛门括约肌的力量。

3.饮食调节

多食富含纤维素的水果、蔬菜,多饮水,每天 2 000 mL 以上;必要时可口服润滑油或缓泻剂,使粪便软化易于排出。

(二)手术治疗

1.直肠黏膜下注射术

治疗部分脱垂的患者,按前后左右四点注射至直肠黏膜下,每点注药 1～2 mL。注射到直肠周围可治疗完全性脱垂,造成无菌炎症,使直肠固定。

2.脱垂黏膜切除术

对部分性黏膜脱垂患者,将脱出黏膜作切除缝合。

3.肛门环缩术

在肛门前后各切一小口,用血管钳在皮下绕肛门潜行分离,使两切口相通,置入金属线(或涤纶带)结成环状,使肛门容一指通过,以制止直肠脱垂。

4.直肠悬吊固定术

对重度的直肠完全性脱垂患者,经腹手术,游离直肠,用两条阔筋膜将直肠悬吊固定在骶骨岬筋膜上,抬高盆底,切除过长的乙状结肠。

5.脱垂肠管切除术

经会阴部切除直肠乙状结肠或经腹部游离直肠后,提高直肠,将直肠侧壁与骶骨骨膜固定,同时切除冗长的乙状结肠。

五、护理评估

(一)术前护理评估

(1)询问患者是否有慢性咳嗽、便秘、排便困难等腹压增高情况,既往是否有内痔或直肠息肉病史。

(2)了解排便情况,有无排便不尽感,排便时是否有肿物脱出,便后能否回纳。

(3)了解辅助检查结果及主要治疗方式。

(4)评估患者对疾病的病因、治疗和预防的认识水平,是否因疾病引起焦虑、不安等情绪。

(二)术后护理评估

(1)了解术中情况,包括手术、麻醉方式、术中用药、输血、出血等情况。

(2)了解患者的生命体征,伤口的渗血、出血情况,及早发现出血;了解术后排尿情况,及时处理尿潴留。

(3)了解血生化、血常规的检验结果。了解患者的饮食及排尿、排便情况。

(4)评估患者对术后饮食、活动、疾病预防的认知程度。

(5)对术后的肛门收缩训练是否配合,对术后的康复是否有信心,对出院后的继续肛门收缩训练是否清楚。

六、护理诊断

(一)急性疼痛

与直肠脱垂、排便梗阻有关。

(二)完整性受损

与肛周炎症、皮肤瘙痒等有关。

(三)潜在并发症

与出血、直肠脱垂有关。

(四)焦虑

与担心治疗效果有关。

七、护理措施

(一)术前护理措施

(1)观察患者排便情况,有无排便困难、排便不尽感,排便时是否有肿物脱出、便后能否回纳。

(2)是否有出血、肛门周围肿胀、疼痛、黏液、瘙痒,症状明显时,嘱其卧床休息,肛门局部给予热水坐浴,以减轻疼痛。

(3)鼓励患者进食高纤维的蔬菜、水果,如番薯叶、芹菜、韭菜、茼蒿及苹果、香蕉,主食以燕麦、麦皮、番薯等,以软化大便,缓解患者的排便困难。

(4)术前1天半流质饮食,术前晚进食流质,配合灌肠,以减少术后早期粪便排出。术前视手术和麻醉方式给予禁食禁饮。

(5)准备手术区域皮肤,保持肛门皮肤清洁。

(二)术后护理措施

(1)腰麻、硬膜外麻醉,术后需去枕平卧6小时,避免脑脊液从蛛网膜下腔针眼处漏出,致脑脊液压力降低引起头痛。监测脉搏、呼吸、血压6~8小时至生命体征平稳。

(2)做好排便管理:术后给予轻泻软便药乳果糖或麻仁丸及纤维增加剂,使粪便松软,易于排出。排便后及时坐浴和换药,以保持肛门周围皮肤清洁。

(3)术后3~5天,指导患者肛门收缩训练。

八、护理评价

(1)能配合术前的饮食,灌肠,保证粪便的排出。
(2)能配合坐浴、换药,肛周皮肤清洁。
(3)能配合术后的饮食、盆底肌锻炼及肛门收缩训练技巧。
(4)掌握复诊指征。

九、健康教育

(1)饮食指导:术后1~2天少渣半流质饮食,之后正常饮食,忌辛辣刺激性食物如辣椒及烈性酒等,进食高纤维的蔬菜、水果,如番薯叶、芹菜、韭菜、茼蒿及苹果、香蕉,主食以燕麦、麦皮、番薯等为主,以软化大便,利于粪便排出。

(2)肛门伤口的清洁:每天排便后用1:5 000高锰酸钾溶液或温水坐浴,坐浴时应将局部创面全部浸入药液中,药液温度适中。

(3)改变如厕的不良习惯:如长时间蹲厕或阅读,减少排便努挣和腹压。

(4)肛门收缩训练:具体做法包括以下内容。戴手套,示指涂液状石蜡,轻轻插入患者肛内,嘱患者收缩会阴、肛门肌肉,感觉肛门收缩强劲有力为正确有效的收缩,嘱患者每次持续30秒以上。患者掌握正确方法后,嘱每天上午、中午、下午、睡前各锻炼1次,每次连续缩肛100下,每下30秒以上,术后早期锻炼次数依据患者耐受情况而定,要坚持,不可间断,至术后3个月。

(5)如发现排便困难、排便有肿物脱出,应及时就诊。

(靳燕燕)

第六节 大肠癌急性梗阻

大肠癌急性梗阻是常见的外科急腹症,是大肠癌晚期特征性表现之一,起病隐匿,发展缓慢,临床表现不典型,易被人们忽视,大肠癌急性梗阻病情发展快,病情重,一旦达到完全梗阻阶段,出现典型肠梗阻表现时,临床处理起来非常棘手。引起梗阻的主要为左半结肠,其中以乙状结肠癌最为多见,而直肠癌所引起的梗阻要少于乙状结肠癌。

一、病因

大肠癌急性肠梗阻是由于腹腔内肿瘤压迫导致肠腔缩窄、肠内容物通过障碍引起;结肠癌发生急性肠梗阻时,病变肠襻两端完全阻塞,称为闭襻性肠梗阻。大肠癌的病因尚未完全阐明,其因素可归纳为两大类。

(一)环境因素

1.饮食习惯

饮食以高蛋白、高脂肪、低纤维素的食品为主,过多摄入腌制及油煎炸食品可增加肠道内致癌物质,诱发大肠癌;维生素、微量元素及矿物质的缺乏均可增加大肠癌的发病率。

2.肠道细菌

肠道内细菌特别是厌氧菌对直肠癌的发生具有极为重要的作用,厌氧菌中又以梭状芽孢杆菌极为重要。

3.化学致癌物质

亚硝胺是导致肠癌发生最强烈的化学物质,与大肠癌的发生有密切联系,油煎和烘烤类食品也具有致癌作用。

(二)内在因素

1.遗传因素

10%～15%的大肠癌患者为遗传性结直肠肿瘤,常见的有家族性腺瘤性息肉病及遗传性非息肉病性结肠癌,在散发性大肠癌患者家族成员中,大肠癌的发病率高于一般人群。

2.血吸虫性结肠炎

血吸虫病流行区是结直肠癌的高发区,由于血吸虫卵长期积存在结直肠黏膜上,慢性炎症反复溃疡的形成和修复,导致黏膜的肉芽肿形成,继而发生癌变。

3.慢性溃疡性结肠炎

慢性溃疡性结肠炎是一种非特异性炎症,好发在直肠和乙状结肠,此病反复发作,病程越长,癌变率越高,一般在发病10年后每10年增加10%～20%的癌变率。

二、临床表现

(一)症状

大肠肿瘤生长缓慢,原发肿瘤的增长时间平均为620天。早期可无症状或缺乏特异性症状而未引起患者或医师注意,出现明显症状或出现梗阻症状就诊时已达晚期。一般的表现,如腹部隐痛不适,贫血、消瘦、消化不良、乏力、排便习惯性改变、便血等症状。以急性肠梗阻就诊的大肠癌表现具有典型的肠梗阻特征,而且结肠梗阻是闭锁性梗阻,出现梗阻后症状逐渐加重,进展快,需要及时救治,症状表现如下。

(1)腹痛:大肠癌的梗阻性疼痛为阵发性腹部绞痛,一般情况下是单纯性梗阻。

(2)呕吐:大肠癌急性梗阻可伴有呕吐,多为反射性,呕吐物以胃液和食物为主。低位梗阻时呕吐可伴有粪样物。

(3)腹胀:由于位置比较低,所以腹胀非常明显,而且由于回盲瓣的单向阀门的作用。结肠内气体和内容物聚积,腹胀无法缓解。

(4)停止排便和排气。

(二)体征

腹部经检查可观察到有不同程度的腹胀,腹壁比较薄的患者,可见到肠型大肠蠕动、肠型在大肠蠕动腹痛发作时明显。触诊时单纯结肠梗阻腹壁柔软,按之有如充气的球囊,有时在梗阻的部位可有压痛。腹部叩诊呈鼓音,肠鸣音亢进,有时不用听诊器就可听到。而且可有气过水声及高调的金属音。

三、辅助检查

(一)X线检查

腹部立位和卧位X线片有典型的肠梗阻表现,立位腹部X线片可呈现气液平面,小肠黏膜环状皱襞可显示"鱼肋骨刺"状改变,结肠可见结肠袋,根据气液平面位置大概可以判断梗阻部位。但如果结肠内气体少而多为肠内容物,气液平面可不明显。

(二)CT 及 MRI 检查

可显示扩张的结肠,增强 CT 可显示肿块影。CT 及 MRI 检查除提示结直肠梗阻外还可评估肿瘤的浸润深度,壁外侵犯程度和转移情况。

(三)B 超检查

在腹部检查扪及肿块时,B 超检查可帮助判断肿块是否为实质性或非实质性,同时超声探测肿块有无转移灶。

(四)纤维结肠镜检查

纤维结肠镜检查是诊断结、直肠癌最可靠的方法,但急性梗阻的情况下肠道准备难度大,只能靠灌肠清洁肠道,同时取病理。

四、治疗要点

大肠癌急性梗阻需立即行急诊手术,术前准备要在最短的时间内完成,包括常规的检查。准备完成后应立即急诊治疗。常用手术方式如下。

(一)单纯造口术

即在梗阻近端做结肠造瘘,术中根据肿瘤位置选择造瘘位置,此手术方式适用于年龄大,一般情况不佳,基础病较多等情况的患者。优点是手术简单、省时、风险小;缺点是肿瘤未切除,需要二期手术。

(二)Hartmann 手术

该手术是目前最常用的术式,适用于一般情况尚可,心肺功能良好的患者。术中将肠管距肿瘤下缘一定长度切断,远端封闭,近端结肠造口。

(三)一期切除吻合术

对于右半结肠一期切除吻合及手术方式早已确定,实践证明只要患者全身状况良好,无严重并发症,肠管血运良好,水肿轻,施行一期右半结肠及横结肠切除、吻合是安全可靠的。而对于左半结肠一期切除吻合仍缺乏大量患者研究报道,争议较大,近年来随着认识的深入,手术技术的进步发展,有部分患者采用。

五、护理评估

(一)术前评估

1.健康史

(1)一般资料:了解患者年龄、性别、饮食习惯。有无烟酒嗜好。了解患者沟通能力,职业等一般情况。

(2)家族史:了解家族中有无腺瘤性息肉病及遗传性非息肉病性结肠癌患者。

(3)既往史:患者有无血吸虫性结肠炎及慢性溃疡性结肠炎病史,患者是否有动脉粥样硬化、手术史、过敏史。是否合并糖尿病、高血压、心脏病、慢性肺部疾病等。

2.身体状况

(1)症状:患者有无腹痛、呕吐、腹胀、停止排便和排气等肠梗阻症状,有无腹部隐痛不适,贫血、消瘦、消化不良、乏力等症状,有无排便习惯性改变,便血等症状。评估生命体征,心肺功能及营养状态,有无眼窝凹陷,脱水体征,有无水、电解质紊乱,酸碱失衡及休克表现。

(2)体征:有无腹部压痛和腹膜刺激征,有无肠鸣音亢进或肠鸣音减弱或消失,有无气过水音。

(3)辅助检查:血常规,术前常规检查及凝血,X线、CT、MRI、B超检查、结肠镜检查、实验室检查是否提示有水、电解质紊乱及酸碱失衡情况。

3.心理-社会状况

评估患者和家属对疾病的认知程度,有无焦虑、恐惧等影响疾病康复的心理状况;评估患者及家属是否接受治疗护理方案,对手术可能导致的并发症有无足够的心理承受能力及家庭经济能力。

(二)术后评估

1.手术情况

了解患者手术方式、麻醉方式,手术过程是否顺利,术中有无出血及出血量,有无输血。

2.康复情况

术后观察患者生命特征是否平稳,引流是否通畅,引流液的颜色、性质、量。记录24小时出入量。造瘘口是否保持清洁干燥,有无腹腔感染。评估患者有无出血、腹痛、尿潴留、肺水肿、心功能衰竭及肺部感染等并发症。评估患者伤口愈合情况,营养状况是否得到保证。

3.心理-社会状况

了解患者术后心理适应程度,能否生活自理。对目前治疗是否达到期望。

六、护理诊断

(1)疼痛:与肠蠕动增强、肠壁缺血及手术创伤有关。

(2)焦虑:与对于疾病的治疗缺乏信心,担心术后康复有关。

(3)营养失调:低于机体需要量,与手术造成体液丢失、炎症引起的机体消耗增加有关。

(4)缺乏有关术前准备知识及术后治疗康复知识。

(5)潜在并发症:感染、出血、尿潴留、肺部感染、心功能衰竭等。

七、护理措施

(一)术前护理

1.常规准备

遵医嘱做好血常规、血型、出凝血时间、尿常规、便常规、肝肾心肺功能等检查,根据辅助检查确定手术方式。

2.心理护理

了解患者对于疾病的认知与心理状态,理解关心患者,告诉患者有关于疾病及手术治疗的必要性,耐心解答患者提问,鼓励患者积极配合治疗和护理。

3.饮食护理

术前如有营养不良,给予患者高蛋白、高热量、高维生素、易消化清淡饮食。

4.皮肤、肠道准备

剃除手术部位毛发,注意防止损伤皮肤。术前3天进流质饮食,遵医嘱给予清洁灌肠或口服缓泻药物,术前排空大便,清洁肠道。

5.对症处理

纠正水、电解质紊乱,留置胃管进行胃肠减压,留置尿管。疼痛患者可遵医嘱应用止痛药物,并密切观察患者用药后反应。

(二)术后护理

1.病情观察

术后密切观察生命体征变化,至少每 30 分钟测生命体征 1 次,直至血压平稳,如果病情较重,仍需每 1～2 小时测量 1 次;详细记录患者 24 小时出入量,保留尿管,密切观察尿量变化,防止尿路感染;维持水、电解质及酸碱平衡,维持有效循环血量。密切关注患者主诉,注意体征变化,及时发现异常情况,并通知医师处理;观察患者神志、体温、切口渗血渗液、有无内出血等情况。

2.体位护理

患者术后给予平卧位。全麻未清醒者头偏向一侧,注意有无呕吐,保持呼吸道通畅。全麻清醒或硬膜外麻醉患者平卧 6 小时,生命体征平稳后改半卧位,以利于腹腔引流,减轻腹痛,并鼓励患者早期活动。

3.持续胃肠减压

保持通畅,待结肠造瘘开放或肛门排气后停止胃肠减压。

4.营养支持

根据患者的营养状况给予营养支持,术后给予全胃肠外营养,待排气排便后逐渐过渡到肠内营养。

5.预防感染

合理应用抗生素,患者全身情况得到改善、临床感染症状消失后,可停用抗生素。保证有效引流,妥善固定各引流装置、引流管,防止脱出、曲折受压,维持有效引流,准确记录引流液的量、颜色和性状,患者无发热和腹胀、白细胞恢复正常,可考虑拔除引流管。

6.肠造口的护理

术后有造瘘口的患者,造瘘口第 1 次排便前应耐心解释说明造瘘的目的,使患者了解造瘘口的护理,排便后必须及时清洗干净,保持造瘘口周围皮肤干燥清洁,防止大便污染伤口。

7.伤口护理

观察伤口敷料是否干燥,有渗血或渗液时应及时更换敷料;观察伤口愈合情况,及早发现感染情况。

8.预防并发症

生命体征平稳时应协助患者翻身、叩背、指导患者有效咳嗽咳痰,必要时给予雾化吸入治疗,促使呼吸道分泌物排出,减少肺部感染的发生。高龄患者切忌补液速度过快,防止肺水肿和心功能衰竭的发生。观察患者有无尿潴留、腹痛、便血、出血等并发症,发现异常情况及时协助医师处理。

八、护理评价

(1)患者生命体征是否平稳。

(2)患者有无水、电解质紊乱或休克表现。

(3)患者各种引流管是否妥善固定,是否通畅。

（4）患者焦虑是否得到减轻，情绪是否稳定，能否顺利配合诊疗和护理。

（5）患者是否得到充分的营养支持。

（6）患者术后排尿、排便是否正常。

（7）患者及家属是否获得精神支持，是否掌握疾病有关知识，是否能复述健康教育内容。

（8）患者是否有并发症出现，若发生是否得到及时发现及处理。

九、健康教育

（一）疾病指导

为患者讲解有关疾病治疗和护理方面的知识。

（二）饮食调整

讲解术后恢复饮食的规律，鼓励循序渐进，少食多餐，多进食富含蛋白质、高热量、高维生素的食物，以提高机体防御能力，促进伤口愈合。少食刺激性的辛辣食物，避免暴饮暴食，忌饭后剧烈运动。

（三）早期活动

鼓励患者早期床上活动，根据病情好转和体力的恢复可下床活动，促进肠功能恢复，防止肠粘连，利于术后康复。适当参加体育锻炼，生活规律，保持心情舒畅。避免劳累和过度运动，保证充分休息，劳逸结合。

（四）保持排便通畅

便秘者可通过饮食调整，腹部按摩等方法保持大便通畅，必要时可服用缓泻剂，避免用力排便。

（五）随访指导

术后定期复查随访，每3～6个月门诊复查。指导患者自我监测，出现腹痛、呕吐、腹胀、停止排气排便或不适症状，及时到医院就诊。

（靳燕燕）

第七节　肛管直肠狭窄

肛管直肠狭窄是指由于先天缺陷或后天炎症反复刺激、肛门直肠损伤、肿瘤等因素，正常的肠道黏膜被瘢痕组织取代或者肠管被瘢痕组织包绕，直肠、肛管、肛门进而出现管径缩小变窄，患者出现排便困难或排便时间延长，常伴有便时肛门疼痛、便形细窄等症状。

一、病因与发病机制

（一）直肠肛门损伤

直肠肛门在受到外伤、烧伤、烫伤、药物腐蚀、分娩时会阴的裂伤、直肠及肛门部术后出现瘢痕生长，形成的直肠与肛门狭窄。

（二）慢性炎症或溃疡粘连

如克罗恩病，结肠与肛门瘢痕会形成挛缩，进而造成结肠、肛门狭窄。

（三）直肠肛门肿瘤等因素

直肠恶性肿瘤、肛门部肿瘤、性病、淋巴肉芽肿、平滑肌瘤、畸胎瘤等，也可引起肛门和肛管狭窄。

二、临床表现

（一）排便困难或排便时间延长

排便困难是肛门狭窄最常见的临床表现之一。肛门直肠腔瘢痕导致肛门直肠腔径变小，瘢痕缺乏弹性使较硬或较粗的粪便较难通过，排便的时间延长。

（二）粪便形状改变

由于肛门狭窄、排便困难，服用泻药后，粪便可成扁形或细条状，且自觉排便不净。即使排便次数增加，也多为少量稀便排出。

（三）疼痛

由于粪便通过困难，排粪便时经常导致肛管裂伤，造成持续性钝痛。也可在排粪便后出现持续性剧痛，甚至长达数小时。

（四）出血

肛门弹性差，粪便通过肛门时，使肛管皮肤破裂而导致出血。

（五）肛门瘙痒

肛门狭窄常合并肛门炎症，肛门狭窄也会导致直肠肛管黏膜或肛门皮肤的裂伤，使分泌物明显增加，导致肛门瘙痒和皮炎。

（六）肛门失禁

括约肌损伤导致的纤维化瘢痕形成会使肛门失去良好弹性，一方面表现为肛门狭窄，另一方面表现为肛门收缩功能差，出现肛门失禁，难于控制气体、液体甚至固体的排出。

（七）全身表现

肛门狭窄，会造成不同程度的肠道机械性梗阻，故部分患者出现腹痛、腹胀的症状；而且部分患者由于出现肛门狭窄、排便困难、排便疼痛等问题，会伴有不同程度的精神症状，如焦虑、紧张。

三、辅助检查

（一）直肠指检

可判断肛门狭窄及较低位的直肠狭窄或肛管直肠狭窄。狭窄处不能通过指尖，并可扪及程度不同的坚硬瘢痕组织。

（二）气钡双重造影和排粪造影

可明确狭窄位置及诊断直肠狭窄。

四、治疗要点

（一）非手术治疗

通过高纤维膳食、灌肠等疗法缓解患者的排便困难及便时疼痛的症状；渐进式扩肛法，如手指扩张法或扩张器扩张法，使狭窄处扩张来缓解症状；内镜下置入球囊扩张器的方法进行扩肛，可获得较好的疗效。

(二)直肠狭窄治疗

对于较低位的直肠狭窄,可应用超声刀、激光、尿道切开器在狭窄环后方切开狭窄,完成纵切横缝的手术;或者经肛门直肠狭窄环切除术也可达到比较好的疗效。

(三)肛门狭窄的手术治疗

瘢痕松解同时行内括约肌切开手术。中至重度的肛门狭窄,可考虑应用皮瓣转移的肛门成形术。

五、护理评估

(1)既往是否有肠道炎症、结直肠肛门部手术、痔注射治疗及臀部外伤或使用腐蚀性药物史。

(2)排便困难的严重程度,是否可以通过高纤维膳食、灌肠等疗法缓解患者的排便困难及便时疼痛的情况。

(3)了解辅助检查结果及主要治疗方式。

(4)心理状态和认知程度,是否存在紧张、焦虑的心理状态,对术后的扩肛是否配合,对术后的康复是否有信心,对出院后的继续扩肛是否清楚。

六、护理诊断

(一)急性疼痛

与肛门狭窄、排便困难有关。

(二)完整性受损

与肛周炎症、皮肤瘙痒等有关。

(三)潜在并发症

与出血、肛门狭窄有关。

(四)焦虑

与担心治疗效果有关。

七、护理措施

(一)术前护理措施

(1)观察患者排便情况,有无腹胀、腹痛、排便出血。

(2)有无肛门周围皮肤红、肿、疼痛、流脓、瘙痒,症状明显时,嘱其卧床休息,肛门局部给予热水坐浴,以减轻疼痛。

(3)鼓励患者进食高纤维的蔬菜、水果,如番薯叶、芹菜、韭菜、竹笋、茼蒿及苹果、香蕉,主食以燕麦、麦皮、番薯等为主,以软化大便,缓解患者的排便困难。

(4)术前1天半流质饮食,术前晚进食流质,配合灌肠,以减少术后早期粪便排出。术前视手术和麻醉方式给予禁食禁饮。

(5)准备手术区域皮肤,保持肛门皮肤清洁。

(二)术后护理措施

(1)腰麻、硬膜外麻醉,术后需去枕平卧6小时,避免脑脊液从蛛网膜下腔针眼处漏出,致脑脊液压力降低引起头痛。监测脉搏、呼吸、血压6～8小时,至生命体征平稳。

(2)做好排便管理。术后给予轻泻软便药乳果糖或麻仁丸及纤维增加剂,使粪便松软,易于排出。排便后及时坐浴和换药,以保持肛门周围皮肤清洁。

(3)术后7～10天,指导患者扩肛。术后扩肛治疗必须长期坚持,半年以上的扩肛会减少肛门部手术再次导致肛门狭窄的可能性,可以巩固手术的治疗效果。

八、护理评价

(1)能配合术前的饮食,灌肠,保证粪便的排出。
(2)能配合坐浴、换药,肛周皮肤清洁。
(3)能配合术后的饮食、活动及扩肛训练技巧。
(4)掌握复诊指征。

九、健康教育

(1)饮食指导:术后1～2天少渣半流饮食,之后正常饮食,忌辛辣刺激性食物如辣椒及烈性酒等,进食高纤维的蔬菜、水果,如番薯叶、芹菜、韭菜、竹笋、茼蒿及苹果、香蕉,主食以燕麦、麦皮、番薯等,以软化大便,利于粪便排出。

(2)肛门伤口的清洁:每天排便后用1∶5 000高锰酸钾溶液或温水坐浴,坐浴时应将局部创面全部浸入药液中,药液温度适中。

(3)术后扩肛指导:渐进式扩肛法,用手指扩张或扩张器扩张,通过逐步增加手指数目或扩张器的大小使狭窄处扩张以达到缓解症状的目的。

(4)如发现排便困难或大便变细、变硬,应及时就诊。

(刘晓妮)

第八节　肛隐窝炎与肛乳头炎

肛隐窝炎与肛乳头炎均为常见病,只是由于其症状较轻而易被忽视。临床上这两种疾病多为伴发而可视为一种疾病。

肛隐窝炎(又称肛窦炎)是指肛隐窝、肛门瓣的急、慢性炎症性疾病。由于炎症的慢性刺激,常可并发肛乳头炎、肛乳头肥大。其临床症状是肛门部不适、潮湿、瘙痒,甚至有分泌物、疼痛等。通常由于症状较轻,又在肛门内部,易被忽视。有研究表明,肛隐窝炎是引起肛肠感染性疾病的主要原因。据统计约有85%的肛门周围脓肿、肛瘘、肛乳头肥大等是由肛窦感染所引起。因此,对本病的早期诊断和治疗,对预防严重的肛管直肠部位感染性疾病有积极的意义。

肛乳头炎是由于排便时创伤或齿状线附近炎症引起的疾病。常与肛窦炎并发,是肛裂、肛瘘等疾病的常见并发症。

一、病因与发病机制

(一)解剖因素

肛隐窝炎的发生与肛门部位的解剖特点有着密切的关联。肛隐窝的结构呈杯状,底在下部,开口朝上,不仅引流差,还使积存的粪渣或误入的外物通过肛管时,引发感染和损伤。

(二)机械因素

干硬粪便通过肛管时,超过了肛管能伸张的限度,造成肛窦及肛门瓣的损伤。

(三)细菌侵入

肛窦中存在大量细菌,当排便时肛窦加深呈漏斗状,造成粪渣积存,肛腺分泌受阻,细菌易繁殖,病原菌从其底部侵入肛腺,引起肛隐窝炎,继而向周围扩散引发其他肛肠疾病。

(四)病理改变

局部水肿、充血、组织增生。

二、临床表现

轻度的肛隐窝炎和肛乳头炎常无明显的症状,病变程度较重时可出现以下表现。

(一)肛隐窝炎临床表现

1.肛门不适

往往会有排便不尽、肛门坠胀及异物感。

2.疼痛

为常见症状,一般为灼痛或撕裂样痛。撕裂样痛多为肛门瓣损伤或肛管表层下炎症扩散所致,排便时加重。若肛门括约肌受炎性刺激,可引起括约肌轻度或中度痉挛性收缩使疼痛加剧,常有短时间阵发性钝痛,或疼痛持续数小时,严重者疼痛可通过阴部内神经、骶神经、会阴神经出现放射性疼痛。

3.肛门潮湿、瘙痒、分泌物

由于肛隐窝炎和肛门瓣的炎症致使分泌物增加。肛门周围组织炎性水肿可引起肛门闭锁不全性渗出,出现肛门潮湿、瘙痒。

(二)肛乳头炎临床表现

发生急性炎症时,而引起肛内不适感或隐痛。长时期炎症刺激可引起肛乳头肥大,并随多次排便动作使肥大的乳头逐渐伸长而成为带蒂的白色小肿物,质地较硬,不出血。该肿物起源齿状线,在排便时脱出肛门外,同时加重肛门潮湿和瘙痒症状。

三、辅助检查

直肠指诊和肛门镜是主要的检查手段。明确诊断可以通过上述的临床表现,再结合直肠指诊和肛门镜即可。

(一)直肠指诊

检查时常会感到肛门括约肌较紧张,转动手指时在齿线附近可扪及明显隆起或凹陷,并伴有明显触痛,多在肛管后方中线处。

(二)肛门镜检查

检查时可看见肛窦和肛门瓣充血、水肿,轻压肛窦会有分泌物溢出,肛乳头炎也肿大、充血。

四、治疗要点

(一)肛隐窝炎

1.非手术治疗

非手术治疗包括中药灌肠,每天 2 次;栓剂有止痛栓、消炎栓。大便后清洗肛门,坐浴后将栓剂轻轻塞入肛门内,每天 2 次,每次 1～2 粒;化腐生肌膏外敷,同时配合坐浴等治疗。

2.手术治疗

手术治疗对于药物治疗无效者,可行肛窦切开术等。肛窦切开术方法:先用钩形探针钩探加深的肛隐窝,然后沿探针切开肛隐窝到内括约肌,切断部分内括约肌,切除病窦及结节,做梭形切口至皮肤,创面修整,使引流通畅。可在切口上方黏膜缝合 1 针以止血。注意切除不可过深以防术后出血,本术式可根治肛窦炎。

(二)肛乳头炎

1.非手术治疗

非手术治疗适用于急性肛乳头炎,同肛隐窝炎的非手术治疗处理。

2.手术治疗

可行肛乳头切除术。患者侧卧位,在骶麻下用止血钳将肛乳头基底部钳夹,用丝线结扎,然后切除。对术后患者,应每天中药熏洗坐浴,口服润肠通便的药物,防止大便干燥,影响伤口愈合。同时,在3～5 天后以手指扩张肛管,以免伤口粘连。

五、护理评估

(一)术前评估

1.健康史

(1)一般情况:包括性别、年龄、婚姻状况。

(2)家族史:了解患者家庭中有无肿瘤等病史。

(3)既往史:了解患者有无习惯性便秘、肠炎等病史。

2.身体情况

(1)主要症状与体征:评估患者大便性质、次数,大便后有无疼痛、坠胀,肛门有无肿物脱出,有无分泌物从肛门流出,肛周皮肤有无瘙痒等情况。

(2)辅助检查:直肠指诊、肛门镜等检查结果异常。

(3)心理-社会状况:了解患者对本病及手术的认知情况、心理承受能力,家庭对患者支持度、患者承担手术的经济能力等。

(二)术后评估

1.手术情况

了解术后手术、麻醉方式及术中情况。

2.康复情况

了解术后生命体征是否平稳,伤口出血和愈合情况,有无感染并发症发生,肛门功能恢复情况。

3.心理-社会状况

了解患者情绪变化,对术后护理相关知识的知晓及配合程度。

六、护理诊断

(一)疼痛

与排便时肛管扩张,刺激肛管引起括约肌痉挛有关。

(二)便秘

与不良饮食或不良的排便习惯或患者恐惧排便疼痛等因素有关。

(三)潜在并发症

感染,与直肠肛管脓肿、肛门周围脓肿与积存粪渣,细菌繁殖引起局部感染,并向周围组织扩张有关。

七、护理措施

(一)非手术治疗护理

1.缓解疼痛

(1)坐浴:便后用中药熏洗坐浴或温水坐浴,可松弛肛门括约肌,改善局部血液循环,缓解肛门疼痛。坐浴过程中注意观察患者意识、神志、面色等防止虚脱;严格控制水温防止烫伤。

(2)药物:疼痛明显者,可遵医嘱口服止痛药或肛门内塞入止痛或消炎栓,注意观察用药后的反应。

2.肛门护理

每次大便后及时清洗肛门,定期更换内裤,保持局部清洁干燥。肛门局部瘙痒时,勿用手抓挠,以免损伤皮肤。

3.保持大便通畅

(1)饮食上要多饮水,多食含粗纤维多的蔬菜和水果。如笋类纤维素含量达到30%～40%。此外,还有蕨菜、菜花、菠菜、南瓜、白菜、油菜菌类等;水果有其红果干、桑葚干、樱桃、酸枣、黑枣、大枣、小枣、石榴、苹果、鸭梨等,其中含量最多的是红果干,纤维素含量接近50%。少食辛辣刺激的食物,防止大便干燥,引起便秘。

(2)养成良好的排便习惯。每天定时排便,适当增加机体活动量,促进肠蠕动,利于排便。

(3)对于排便困难者,必要时服用缓泻剂或灌肠,以润肠松软大便,促进大便的排出。

(二)手术治疗护理

1.术前护理

(1)心理护理:多与患者沟通,讲解疾病的相关知识及术前术后注意事项等,消除患者紧张的心理,积极配合治疗,使其以良好的心态迎接手术。

(2)肠道准备:术前1天晚上7点开始口服润肠药如聚乙二醇电解质散,排便数次。晚10点起禁食水。术日晨首先给肥皂水500 mL灌肠,排一次便后,再给予甘油灌肠剂110 mL肛注。

2.术后护理

(1)病情观察:观察患者神志、生命体征是否平稳、有无肛门坠胀疼痛、伤口敷料有无渗血等,发现异常,及时报告医师,给予相应处理。

(2)饮食与活动:手术当天给予清淡的半流食,术后第一天开始进普食。可选择高蛋白、高热量、高维生素的饮食。手术当天卧床休息,术后第一天开始下地活动,以后逐渐增加活动量。目的是防止由于过早排便造成伤口出血或感染。

(3)伤口换药:每天伤口换药1～2次,换药时评估伤口创面肉芽生长情况。换药时注意消毒要彻底,动作要轻柔,以免增加患者痛苦。

(4)排便的护理:术后控制大便2天,术后第一天晚上口服润肠药如聚乙二醇电解质散,术后第二天早晨开始排便,以后保持每天排成形软便1次。便后首先用温水冲洗伤口,再用中药熏洗坐浴10分钟。目的是清洁伤口,减轻疼痛,促进创面愈合、预防感染的发生。熏洗坐浴过程中要防止患者虚脱、烫伤等意外发生。

八、护理评价

(1)患者疼痛缓解或消失。

(2)患者排便正常。

(3)并发症能够被有效预防或及时发现并得到相应治疗。

九、健康教育

(1)加强饮食调节,防止大便干燥。多食新鲜的水果和蔬菜,多饮水,禁食辣椒等刺激性食物。

(2)积极锻炼身体,增强体质,增进血液循环,加强局部的抗病能力。

(3)保持肛门清洁,勤换内裤,坚持每天便后清洗肛门,防止感染。

(4)积极防治便秘及腹泻,对预防肛隐窝炎和肛乳头炎的形成有重要意义。

(5)一旦发生肛隐窝炎或肛乳头炎,应早期医治,以防止并发症的发生。

(靳燕燕)

第九节 肛乳头瘤

肛乳头瘤又称肛乳头肥大或乳头状纤维瘤,是一种肛门常见的良性肿瘤。由于直肠下端与口径较小的肛管相接,呈现8～10个隆起的纵形皱襞,称肛柱。肛管与肛柱连接部位的三角形乳头状隆起,称为肛乳头。有很多学者认为,肛乳头肥大是一种增生性炎症改变的疾病,是肛乳头因粪便或慢性炎症的长期刺激,持续地纤维化增生而逐渐增大变硬而形成的。临床上随着肛乳头逐渐增大,有时可随排大便脱出肛外,反复脱出,刺激肛管,可使局部分泌物增多,有时还会出现便后带血,排便不净的感觉和肛门瘙痒。很少癌变,但不排除恶变倾向,因此积极的治疗可早期切除。

一、病因与发病机制

(1)肛乳头周围组织的反复炎性刺激便秘致粪便长期存留刺激、腹泻致排便刺激频繁,局部肛窦炎、肛乳头炎长期迁延。

(2)慢性肛裂三期以上的肛裂的顶端与肛窦接近,肛裂反复发作,炎性刺激此处的肛乳头,致逐渐增生而成。

(3)外伤或肛门其他疾病致局部血流障碍、淋巴回流不畅。

二、临床表现

(1)早期一般无明显症状,常在体检时被指诊发现。

(2)肿物逐渐生长增大,部分患者可出现某些症状,如肛内坠胀、排便不尽感。

（3）瘤体反复脱出可有异物摩擦不适感，少数患者发生嵌顿感染时，可有疼痛、出血，或看见表面破溃、糜烂。另外，因生长部位不同临床表现也不尽相同。①肛门不适：初起，肛门有坠胀的感觉，有时肛门瘙痒不适，如有炎症，不仅坠胀感明显，还可因刺激而频欲排便。②肛乳头脱出：肛乳头长到一定程度，大便时能脱出肛外。开始大便后能自行回缩于肛内，逐渐需用手推方能缩回肛内，甚至长期脱出肛外。③出血和疼痛：遇干硬大便擦伤肛门，可带血、滴血及疼痛。④嵌顿：肥大肛乳头脱出肛门外后，若未及时推回肛内，则会发生嵌顿，嵌顿后水肿、疼痛较剧烈，行动不便，坐卧不宁，甚至大小便均困难。⑤肛门镜检查可见齿线处充血水肿。⑥肛门瘙痒和易潮湿。

三、辅助检查

（一）肛门镜或电子直肠乙状结肠镜
于齿线水平可见单发或多发肥大肛乳头或乳头状瘤。

（二）病理切片
可见肛乳头肥大，间质慢性炎及血管扩张。

四、治疗要点

为解除其恶变的后顾之忧，宜早期手术切除或结扎。

（一）非手术治疗
对一些症状比较轻的患者，非手术疗法仍然是主要的治疗方法。热水坐浴每天 $1\sim2$ 次，局部热敷，改善血液循环，促使炎症的吸收。

早期瘤体较小时，可呈锥状或乳头状突起，若暂不予手术时应注意其生长变化情况，若伴有肛窦炎、便秘、腹泻等需积极治疗，避免持续刺激瘤体增生。

（二）手术治疗
对于可触及齿线处明显隆起肿物，或有脱出，或呈明显增长趋势。伴有反复破溃出血、疼痛、局部摩擦感等不适等症状者，可选择手术切除术。

五、护理评估

术前详细了解病史，认真做好全身检查，注意患者有无心脏病、高血压、糖尿病等全身性疾病。常规行血、尿、便、胸片、凝血机制、心电图、肝功能、肾功能等检查，肛门直肠的局部检查包括直肠指诊、直肠乙状结肠镜检查等。做好患者的思想工作，消除其紧张情绪。

六、护理诊断

（一）急性疼痛
与血栓形成，肥大肛乳头嵌顿，术后创伤有关。

（二）便秘
与不良饮食，排便习惯等有关。

（三）潜在并发症
贫血、肛门狭窄、尿潴留、创面出血、切口感染等。

七、护理措施

(一)非手术治疗护理/术前护理

1.饮食与活动

嘱患者多饮水,多吃新鲜蔬菜、水果,多吃粗粮,少饮酒,少吃辛辣刺激食物。养成良好生活习惯,养成定时排便的习惯。适当增加运动量,促进肠蠕动,切忌久站、久坐、久蹲。必要时使用通便药物。

2.温水坐浴

便后及时清洗,保持局部清洁舒适,必要时用肛洗一号坐浴,控制温度在43~46 ℃,每天2~3 次,每次 20~30 分钟,以预防病情进展及并发症。

3.脱出肥大乳头回纳

痔块脱出时应及时回纳,嵌顿性肥大乳头应尽早行手法复位,注意动作温柔,避免损伤;急性肛乳头炎应局部应用抗生素软膏。

4.术前准备

缓解患者的紧张情绪,指导患者进少渣饮食,术前排空大便,必要时灌肠,做好会阴部备皮及药物敏感试验,贫血患者应及时纠正。

(二)术后护理

1.饮食与活动

术后 1~2 天应以无渣或少渣流质、半流质为主。术后 24 小时内可在床上适当活动四肢、翻身等,24 小时后可适当下床活动,逐渐延长活动时间,并指导患者进行轻体力活动。伤口愈合后可以恢复正常工作,学习和劳动,但要避免久站或久坐。同时,便后坚持肛门坐浴,可用 1∶1 000 高锰酸钾液或肛洗一号,或用中药煎熬坐浴熏洗肛门,每次 10~15 分钟。还要忌食生冷之物及油腻之品,以防发生腹泻或粪渣堵塞肛窦。注意创面有无渗血,如敷料已被染湿应及时更换。按医嘱补充液体或抗生素,或口服各类药物。饮食以高蛋白、低脂肪为主,多喝汤汤水水,促进营养吸收。

2.控制排便

术后早期患者会存在肛门下坠感或便意,告知其是敷料刺激所致,术后 3 天尽量避免解大便,促进切口愈合,可于术后 48 小时内口服阿片酊以减少肠蠕动,控制排便。之后应保持大便通畅,避免便干,避免排便时用力。如有便秘,口服液状石蜡或其他缓泻剂,但切忌灌肠。肛乳头瘤术后患者如果已行肛门直肠周围脓肿手术,术后的护理及换药即成为主要的治疗手段,是关键所在。所以患者应遵从医嘱,注意饮食,忌食辛辣刺激醇酒之品,多食瓜果蔬菜,以保持大便通畅。

3.疼痛护理

大多数肛肠术后患者创面疼痛剧烈,是由于肛周末梢神经丰富,或因括约肌痉挛,排便时粪便对创面的刺激,敷料堵塞过多等导致。判断疼痛原因,给予相应处理,如使用镇痛剂、去除多余敷料等。

4.并发症的观察与护理

(1)尿潴留:术后 24 小时内,每 4~6 小时嘱患者排尿 1 次,避免因手术、麻醉刺激、疼痛等原因造成术后尿潴留。若术后 8 小时仍未排尿且感下腹胀痛隆起时,可行诱导排尿,针刺耳穴埋籽或导尿等。

(2)创面出血:由于肛管直肠的静脉丛丰富,术后容易因为止血不彻底、用力排便等导致创面出血。通常术后 7 天内粪便表面会有少量出血,如患者出现恶心、呕吐、心慌、出冷汗、面色苍白等,并伴肛门坠胀感和急迫排便感进行性加重,敷料渗血较多,应及时通知医师行相应处理。

(3)切口感染:直肠肛管部位由于易受粪便,尿液等的污染,术后易发生切口感染。应注意术前改善全身营养状况;术后 2 天内控制好排便;保证肛门周围皮肤清洁,便后用 1∶5 000 高锰酸钾溶液坐浴;切口定时换药,充分引流。

(4)肛门狭窄:术后观察患者有无排便困难及大便变细,以排除肛门狭窄。如发生狭窄,及早行扩肛治疗。

(5)如有发热、寒战等症状,须及时加用清热凉血药,也可使用抗生素治疗。

(6)并发肛裂则一并切除。

(7)如伴有多个肛乳头肥大者,需分次手术。

5.术后换药护理

换药时肉芽以新鲜红色为佳,如遇肉芽组织生长高出表皮,应做修剪;遇有创口桥形愈合或缝合创口有感染者,则应剥离敞开创口,或拆除缝线敞开创口。有挂线者,如术后 7~9 天挂线未脱落,做线再挂处理,缝合创口以 5~7 天拆线为佳,还要注意保持创面的引流通畅,填塞凡士林纱条或药条,应紧贴创面,内口应到位,以创面肉芽从下朝上、从内至外生长为最佳,这样就能避免桥形愈合,获得最佳的手术效果。

八、护理评价

(1)患者疼痛得到缓解或控制,自述疼痛减轻。

(2)患者排便正常。

(3)患者未发生并发症,或并发症能够及时发现并得到相应处理。

九、健康教育

肛乳头肥大的预防:肛乳头肥大是由慢性炎症长期刺激而引起的,得了肛乳头肥大使患者坐立不安,心情低落,要如何预防肛乳头肥大,下面简单介绍肛乳头肥大的预防措施。

(1)避免吃一些刺激性食物,如辛辣。

(2)改正不良的生活习惯,如饮酒、久坐都会刺激。

(3)保持肛门清洁,勤换内裤,坚持每天便后清洗肛门,对预防感染有积极作用。

(4)积极锻炼身体,增强体质,增进血液循坏,加强局部的抗病能力,预防感染。

(5)及时治疗可引起肛周脓肿的全身性疾病,如溃疡性结肠炎、肠结核等。

(6)不要久坐湿地,以免肛门部受凉受湿,引起感染。

(7)积极防治其他肛门疾病,如肛隐窝炎和肛乳头炎,以避免肛周脓肿和肛瘘发生。

(8)防止便秘和腹泻,对预防肛周脓肿与肛瘘形成有重要意义。

(9)一旦发生肛门直肠周围脓肿,应早期医治,以防蔓延、扩散。

(靳燕燕)

第十节 肛门失禁

肛门失禁又称大便失禁,是指因各种原因引起的肛门自制功能紊乱,以致不能随意控制排气和排便,不能辨认直肠内容物的物理性质,不能保持排便能力。它是多种复杂因素参与而引起的一种临床症状。据国外文献报道,大便失禁在老年人中的发生率高达1.5%,女性多于男性。

一、病因及发病机制

(一)先天异常
肛门闭锁、直肠发育不全、脊椎裂、脊髓膜突出等先天性疾病均可造成肛门失禁。

(二)解剖异常
医源性损伤、产科损伤(阴道分娩)、直肠肛管手术、骨盆骨折、肠道切除手术、肛门撕裂、直肠脱垂、内痔脱出等。

(三)神经源性
各种精神及中枢、外周神经病变和直肠感觉功能改变如痴呆、脑动脉硬化、运动性共济失调、脑萎缩、精神发育迟缓;中风、脑肿瘤、脊柱损伤、多发性硬化、脊髓瘤;马尾损伤,多发性神经炎,肛门、直肠、盆腔及会阴部神经损伤、"延迟感知"综合征等疾病均能导致肛门失禁。

(四)平滑肌功能异常
放射性肠炎、炎症性肠病、直肠缺血、粪便嵌顿、糖尿病、儿童肛门失禁。

(五)骨骼肌疾病
重症肌无力、肌营养不良、硬皮病、多发性硬化等。

(六)其他
精神疾病、全身营养不良、躯体残疾、肠套叠、肠易激综合征、特发性甲状腺功能减退等。

二、临床表现

(一)症状特点
患者不能随意控制排便和排气。完全失禁时,粪便自然流出,污染内裤,睡眠时粪便排出污染被褥;肛门、会阴部经常潮湿,粪性皮炎、疼痛瘙痒、湿疹样改变。不完全失禁时,粪便干时无失禁,粪便稀时和腹泻时则不能控制。

(二)专科体征
1.视诊

(1)完全性失禁:视诊常见肛门张开呈圆形,或有畸形、缺损、瘢痕、肛门部排出粪便、肠液,肛门部皮肤可有湿疹样改变或粪性皮炎的发生。

(2)不完全失禁:肛门闭合不紧,腹泻时可在肛门部有粪便污染。

2.直肠指诊

肛门松弛,收缩肛管时括约肌及肛管直肠环收缩不明显和完全消失,如损伤引起,则肛门部可扪及瘢痕组织,不完全失禁时指诊可扪及括约肌收缩力减弱。

3.肛门镜检查

可观察肛管部有无畸形,肛管皮肤黏膜状态,肛门闭合情况。

三、辅助检查

(一)肛管直肠测压

可测定内、外括约肌及耻骨直肠肌有无异常。肛门直肠抑制反射,了解其他基础压、收缩压和直肠膨胀耐受容量。失禁患者肛管基础、收缩压降低,内括约肌反射松弛消失,直肠感觉膨胀耐受容量减少。

(二)肌电图测定

可测定括约肌功能范围,确定随意肌、不随意肌及其神经损伤恢复程度。

(三)肛管超声检查

应用肛管超声检查,能清晰显示出肛管直肠黏膜下层、内外括约肌及其周围组织结构,可协助诊断肛门失禁,观察有无括约肌受损。

四、治疗要点

(一)非手术治疗

1.提肛训练

通过提肛训练以改进外括约肌、耻骨直肠肌、肛提肌随意收缩能力,从而锻炼盆底功能。

2.电刺激治疗

常用于神经性肛门失禁。将刺激电极置于内、外括约肌和盆底肌,使之有规律收缩和感觉反馈,提高患者对大便的感受,增加直肠顺应性,调节局部反射,均可改善肛门功能。

3.生物反馈治疗

生物反馈治疗是一种有效的治疗肛门失禁的方法。生物反馈仪监测到肛周肌肉群的生物信号,并将信号以声音传递给患者,患者通过声音和图片高低形式显示进行模拟排便的动作,达到锻炼盆底肌功能的作用。生物反馈的优点是安全无痛,但需要医患双方的耐心和恒心。

(二)手术治疗

由于手术损伤或产后、外力暴力损伤括约肌致局部缺陷。先天性疾病、直肠癌术后肛管括约肌切除等则需要进行手术治疗,手术方式较多,根据情况选用。包括肛管括约肌修补术、括约肌折叠术、肛管成形术等。

五、护理评估

(一)焦虑

与大便不受控制影响生活质量有关。

(二)自我形象紊乱

与大便失禁污染有关。

(三)粪性皮炎

与大便腐蚀肛周皮肤有关。

(四)睡眠形态紊乱

与大便失禁影响睡眠质量有关。

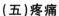

（五）疼痛

与术后伤口有关。

（六）潜在并发症

尿潴留、出血、伤口感染。

六、护理措施

（一）焦虑护理

（1）术前患者心理护理：与患者及家属进行沟通，向患者及家属讲解所患疾病发生的原因、治疗方法、护理要点、影响手术效果的因素、可能出现的并发症和不适，使其对肛门失禁有正确的认识，积极配合手术治疗，对术后出现的并发症有心理准备。

（2）术后做好家属宣教使其亲人陪护在身边，使患者有安全感。向患者讲解手术的过程顺利使其放心，护士在护理过程中以耐心、细心的优质服务理念贯穿整个护理工作中让患者感到安心。

（二）自我形象紊乱的护理

护士做好患者基础护理，保持肛周及会阴清洁。及时协助患者更换衣裤及病床。护理操作过程中注意保护患者隐私。

（三）粪性皮炎护理

（1）一旦患者发生粪性皮炎护士应指导患者正确清洗肛周的方法。

（2）及时更换被粪便污染的衣裤。

（3）保持肛周、会阴局部清洁干燥。需要在护理粪性皮炎时同压疮做好鉴别。

（四）睡眠形态紊乱护理

病房保持安静，定时通风，鼓励患者养成良好的睡眠习惯。向患者及家属做好沟通，使其放松心情，评估影响患者睡眠的因素，帮助其排除，并讲解良好的睡眠质量对术后恢复的重要性。

（五）疼痛护理

术后建立疼痛评分表，根据评分值采取相应的护理措施，必要时常规使用镇痛泵。给予患者心理疗法，让其分散注意力，以缓解疼痛。

（六）并发症的护理

1.尿潴留

嘱患者小便时可听流水声、热敷小腹诱导排便。

2.出血

严密观察患者伤口敷料是否有渗血渗液；严密观察患者的生命体征、脉搏、心率、呼吸、神志、体温；观察患者排便时有无带血，嘱患者勿用力排便，以免引起伤口出血。如患者伤口敷料有鲜红色血液渗出，应立即通知医师并协助医师进行止血甚至抢救处理。

3.伤口感染

每天给予伤口换药，严密观察患伤口愈合情况及有无发热等症状。

七、护理评价

患者围术期细致的护理不仅是提高患者满意度，也是提高手术成功的重要保障，通过相应的护理措施可促进患者早日康复，在治疗护理过程中，心理护理尤为重要，可帮助患者及家属减轻心理负担,减少和消除患者术后不必要的并发症,提高患者的生活质量,使患者早日回归社会。

八、健康教育

(1)嘱患者清淡饮食避免刺激辛辣等食物。

(2)指导患者正确的提肛运动。

(3)向患者讲解扩肛的目的、方法、注意事项。

(4)以多种形式的健康教育指导患者包括口头讲解、书面法、操作示范等,使患者充分掌握自我观察和自我调护的方法。

(5)对出院患者进行出院指导,并讲解随访时间,定期随访。

(6)告知患者适当活动,不可进行剧烈运动,保持肛周局部清洁干燥。

(靳燕燕)

第十一节　肛门周围化脓性汗腺炎

肛门周围化脓性汗腺炎是由于各种因素导致的肛周大汗腺开口发生角化性阻塞而继发的慢性复发性感染,是一种慢性蜂窝织炎样皮肤病。特点为肛周、会阴、臀部或骶尾反复出现疖肿,自行溃破或切开后形成瘘管,反复发作,病程较长,发病缓慢,常影响患者生活质量,若疏于治疗有恶变倾向。

一、病因与发病机制

人体大汗腺有较复杂的腺管,一般位于真皮深度,分布在腋下、腹股沟、阴囊、颈后、会阴部和肛门周围。分布在肛门周围的大汗腺约占11%,这种大汗腺由毛囊发育而来。当全身或局部的汗腺分泌功能障碍,或腺管阻塞、水肿感染,即可引起化脓性汗腺炎。若多数腺体均有严重的感染,即可发生脓肿。由于肛门周围的皮下毛囊与汗腺之间有导管相通,并和淋巴管相连,炎症可沿淋巴管或导管向会阴、臀部蔓延,形成广泛性脓肿和蜂窝织炎。反复感染即造成慢性化脓性汗腺炎,在皮下形成复杂性窦道和瘘管,甚至相互连通而形成"桥形瘢痕"。致病菌主要为金黄色葡萄球菌、链球菌。本病以20~40岁青壮年男性为多,尤其是有吸烟习惯、糖尿病、痤疮和肥胖者易患此病,可能与雄性激素分泌异常相关,由于本病有家族高发倾向,因此可能存在遗传易感性。

二、临床表现

(一)症状和体征

1.症状

初起肛门周围皮肤表面出现单发或多发的皮下或皮内、大小不等、与汗腺毛囊位置一致的小硬结,色红肿胀时有脓液,形如疖肿,触痛明显。脓肿自溃或切开后排出黏稠糊状有臭味的脓性分泌物,反复发作,愈合与复发交替出现,逐渐形成广泛皮下窦道和瘘口融合成片,瘘口可达数个至数十个。一般全身症状较轻,若继发感染,向深部蔓延,则有发热、头痛、全身不适、白细胞升高、淋巴结疼痛肿大等症。病程较长的可表现为慢性疾病容,贫血、消瘦、低蛋白血症等。

2.体征

病变部位色素沉着,皮肤呈褐色;皮肤萎缩、变硬、肥厚,形成片状瘢痕;窦道、瘘管和小脓肿融合成片,相互连通,炎症可广泛蔓延至会阴、臀部等处。病变一般相对浅表,仅位于皮下,但极少情况下也可侵犯深部组织;一般不深入内括约肌。若伴有腋窝、乳腺等大汗腺分布处相同的感染,则更易确诊。

(二)分类

赫尔利分期。①Ⅰ期:单发或多发的孤立性脓肿形成,不伴窦道和瘢痕。②Ⅱ期:≥1个复发性脓肿,伴有窦道形成和瘢痕。③Ⅲ期:多个窦道相互联通和广泛脓肿形成。

三、辅助检查

彩超检查可见瘘管表浅,位于皮下组织,未深及肌肉筋膜。

四、治疗要点

肛周化脓性汗腺炎的治疗,初期以抗感染治疗为主,可以局部或系统使用抗生素治疗;成脓、形成窦道或反复感染者,以手术彻底切除炎症累及的大汗腺组织为主。

(一)非手术治疗

1.抗生素的使用

抗生素可根据培养加药敏决定,针对软组织感染推荐的抗生素有头孢菌素类、克林霉素、青霉素、米诺环素、环丙沙星等,虽然抗生素不能治愈,但能有效缓解疼痛和减少排脓,可以对赫尔利Ⅰ期的患者起到控制感染的作用,宜早期介入。由于本病病变部位长期慢性炎症刺激,局部病灶纤维化明显,药物浸润困难,所以药物敏感试验不一定与临床效果一致。

2.抗雄性激素治疗

没有足够的证据支持化脓性汗腺炎患者使用抗雄激素治疗。对于疾病分期为轻、中度(赫尔利Ⅰ、Ⅱ期),抗感染治疗无效的女性患者或激素水平异常的女性患者可考虑抗雄激素治疗。

3.激素治疗

早期皮损局部使用激素软膏可以迅速缓解局部症状。大剂量抗生素控制不佳的患者可全身性使用激素,阻止硬结形成脓肿。激素治疗需要尽快减量并撤药。

4.急性炎症期

可局部应用温高渗性盐水冲洗。

(二)手术治疗

反复发作形成皮内窦道、瘘管及瘢痕时,应选择手术治疗。

1.术前准备

完善术前辅助检查:血、尿常规,凝血机制,生化等实验室检查,腹部彩色多普勒超声等影像学检查。清洁灌肠1~2次。根据病情选择腰部麻醉、硬膜外麻醉或全身麻醉,需术前禁食禁水。一般取侧卧位或折刀位。

2.手术方法

(1)急性期:可简单切开引流术。

(2)缓解期:根据病变情况,手术可一期或分期进行。

初期阶段,各病变部位范围局限且独立未融合,可将各病灶分别切开,并充分敞开引流。

病灶广泛,有感染,深达正常筋膜者可行扩创术,充分切开潜在皮下瘘管,术中将病变区瘘管全部切开,彻底搔刮管壁,术中用过氧化氢溶液冲洗。手术时充分暴露化脓性汗腺炎瘘管的基底,修剪时必须在正常组织的边缘,目的是去除可能因炎症的纤维化反应而使汗腺管道堵塞,防止病变复发。要细心检查残留的瘘管基底。任何微小的残留肉芽都应用细探针详细探查,以发现极微细的瘘管,广泛切除感染灶,开放引流,用填塞法或袋形缝合术创口Ⅱ期愈合或植皮。切除时,既要范围广泛,使窦道彻底开放,又要尽量保留皮岛或真皮小岛,以利于伤口愈合。

病灶特大者,可行广泛切除加转流性结肠造口术。造口是为了避免创口污染,并非常规,一般不轻易采用。

3.术后处理

由于本病的手术主要是扩创,故术后换药至关重要,密切观察创面,直到整个创面完全被皮肤覆盖。可选用甲硝唑、碘伏等局部换药,紫草膏等促进愈合。

4.注意事项

(1)汗腺炎的治疗必须个体化,并且涉及多学科。对于皮肤缺损大的患者可采用皮瓣移植的方法,本病对患者的心理影响也不能被医师忽视。

(2)易复发是本病的特点,尽管有多种治疗方式,复发仍然很常见。

(3)皮肤或皮下有较多窦道,故应注意探查切除,以免遗漏。切除时,既要范围广泛,切开全部瘘管,使窦道彻底开放,又要尽量保留皮岛或真皮小岛,以利于伤口的愈合。

五、护理评估

(一)健康史

了解患者年龄、性别、身高、体重、既往史(肛周有反复发作的化脓性感染、破溃或切开引流史,病程持续 3 个月以上)、家族史、职业、生活及饮食习惯等,找出诱发疾病发生发展的因素。本病以 20~40 岁青壮年男性为多,尤其是有吸烟习惯、糖尿病、痤疮和肥胖者易患此病,由于本病有家族高发倾向,因此可能存在遗传易感性。

(二)身体情况

肛门周围可见数个甚至数十个瘘口,瘘口周围增厚、变硬,色素沉着,呈暗紫色,瘘口处瘢痕多,融合成片,以致病变区凹凸不平。

(三)心理-社会状况

由于本病发病年龄较年轻,多有痤疮和肥胖,病程较长,发病缓慢,又容易反复发作,易形成瘢痕,常影响患者生活质量,若疏于治疗有恶变倾向。给患者生活和工作带来痛苦和不适,而产生焦虑、恐惧或自卑心理。

(四)辅助检查

彩色多普勒超声检查可见瘘管表浅,位于皮下组织,未深及肌肉筋膜。

六、护理诊断

(一)疼痛

与肛周疾病或手术创伤有关。

(二)便秘

与饮水或纤维素摄入量不足、惧怕排便时疼痛有关。

(三)潜在并发症

切口出血、感染等。

(四)尿潴留

与麻醉后抑制排尿反射、切口疼痛等有关。

(五)焦虑

与病情反复、病程长、易形成瘢痕等因素有关。

(六)知识缺乏

缺少有关疾病的治疗和术后康复知识有关。

七、护理措施

(一)非手术治疗护理

1.饮食护理

高脂食物会使皮脂腺分泌过量皮脂。含糖高的食品如摄入过量,大量的糖可以转化为脂类,可加重痤疮生长。因而嘱家属为患者提供低脂、低糖、高维生素、高蛋白质饮食,并鼓励患者多饮水,多进食新鲜蔬菜、水果,避免辛辣刺激性食物。

2.养成良好排便习惯

习惯性便秘者,轻症可每天服用适量蜂蜜,重症可用缓泻药。粪便过于干结有排便困难者,可考虑灌肠通便。

3.肛周中药熏洗

可以清洁肛门,改善局部血液循环、促进炎症吸收、缓解括约肌痉挛、减轻疼痛。

4.缓解疼痛

对有剧烈疼痛的患者,可肛周使用消炎镇痛的药膏。

5.保持肛周清洁

每天便后或睡前清洗肛周。

(二)手术治疗护理

1.术前护理

(1)饮食:术前1天禁食辛辣、刺激、肥腻的食物。术前晚18点遵医嘱服用清肠药。术前禁食10小时,禁水4小时。

(2)肠道准备:术日晨给予清洁灌肠,以确保肠道清洁。

2.术后护理

(1)饮食:手术当天宜进少渣的半流质饮食,如稀饭、米粥、面条等。不宜过早饮用豆浆、牛奶,以免肠胀气不适;术后第1天可进普食,适当摄入肉、蛋等营养食物;术后第2天可进食含纤维素的蔬菜、水果。禁烟酒、辛辣刺激、肥甘食品,同时应多饮水以软化大便。

(2)保持大便通畅:48小时后鼓励患者排便,并要养成每天定时排便的习惯,保持大便通畅。便秘时,用手绕脐周顺时针按摩腹部,每天3次,每次20~30圈。有一部分患者因为害怕排便引起伤口疼痛,故通过严格控制饮食来控制排便,常常因此导致营养不良使伤口愈合延迟,作为护理人员应及时发现此类患者并加以劝导,告之为控制饮食而控制排便会人为导致排便困难的后果,应顺其自然形成规律饮食、规律排便的良性循环。

(3)疼痛护理:由于肛周部血管、神经丰富,神经末梢对炎症、水肿、压力等刺激非常敏感,也和患者对疼痛的耐受性有关。要多与患者交谈,分散其注意力,如疼痛较重不能耐受者,中医疗法可给予中药熏洗、耳穴压豆、穴位按摩、理疗、中药湿敷等,必要时遵医嘱给予止痛药物。

(4)病情观察:密切观察术后情况,及时测量血压、脉搏、呼吸及面色变化,注意创面有无渗血,敷料是否染血等。观察有无切口感染等其他并发症。如发现异常,应及时报告医师,做到及时处理。

(5)尿潴留处理:术后患者出现排尿障碍是因为麻醉、精神紧张、切口疼痛等所致,要做到心平气和,不要急躁,正常饮水。可听流水声,热敷小腹部,一般都能自行排出,如上述措施无效,可遵医嘱给予耳穴压豆。若患者腹部难忍、有急迫排尿感、膀胱充盈,小便仍未自行解出,则考虑为尿潴留,遵医嘱可导尿。

(6)换药与肛周中药熏洗:术后应保持伤口清洁,要每天换药。伤口在排便后中药熏洗,并更换敷料。护理程序为先排便-再清洗-再熏洗-后换药。

3.心理护理

在护理本病患者时,护理人员首要问题是鼓励患者主动宣泄疾病带来的各种身心压抑,用心倾听患者,主动调动患者积极性,对患者表示理解与同情。耐心向患者讲解肛门周围化脓性汗腺炎的病情及相关知识,消除或减轻患者的焦虑、恐惧、自卑心理。

八、护理评价

(1)患者疼痛是否减轻或消失。
(2)患者的排便是否正常。
(3)患者有无并发症发生或并发症得以及时发现或处理。
(4)患者的排尿是否正常。
(5)患者是否发生过焦虑或焦虑减轻。
(6)患者是否了解肛门周围化脓性汗腺炎治疗和术后康复知识的方法。

九、健康教育

(1)患者应多进食新鲜蔬果,发病时禁饮酒或食辛辣刺激食物,少食厚味食物。

(2)加强局部卫生护理,保持皮肤功能的完整性及肛周干燥,对于皮肤病,尤其是瘙痒性皮肤病,应及时进行合理治疗,防治皮肤损伤,避免搔抓及皮肤摩擦等刺激。嘱患者注意个人卫生,既要保持皮肤、头发清洁,又要避免过度清洗。清洁皮肤时应以温水为宜,如需选择洗涤剂,则应选择中性、柔和的洗涤剂,不能选择碱性或刺激性强的洗涤剂。穿着以宽松、柔软的棉质衣服为宜,尤其是贴身衣服,宜勤换并用开水烫洗或阳光曝晒消毒。嘱患者不与他人混用梳子,宜选用稀齿梳,尖端不可过锐,用力不能过猛,以免损伤头皮,用后定时清洁消毒。

(3)养成良好的生活习惯,勤剪指甲,勿搔抓、搓擦皮肤,严禁挤压痤疮脓点,尤其面部三角区部位的脓点,防止继发颅内感染。

(4)本病易发生于肥胖人群,故控制吸烟、减轻体重、多运动,有利于改善患者内环境的代谢紊乱。

(5)给予患者适当的心理疏导,帮助患者建立正确的疾病观,益于治疗。

(刘晓妮)

第十二节　肛门直肠大出血

肛门直肠为下消化道出血的好发部位,出血时因肛门括约肌收缩,血液多向上逆流至结肠,当患者有便意时排出大量血便,导致血压下降甚至引起休克。对疑有肛门直肠大出血的患者,应做到密切观察,早发现,早治疗,防止因大出血而造成患者死亡。

一、病因

(一)直肠疾病

直肠息肉是直肠的良性肿瘤,便血多因息肉继发感染,带蒂息肉脱落所致,儿童多见。如果出现持续便血,伴下坠感,大便次数增加,有便秘与腹泻交替出现的情况,同时有体重在短期内明显下降的情况,则提示可能发生直肠恶变的可能,老年人应特别注意,少数直肠癌患者可发生急性大出血。

(二)结肠疾病

结肠也可有息肉与恶变发生,少数结肠癌患者也可发生急性大出血。溃疡性结肠炎可致急性大出血,严重者造成肠外综合征,甚至死亡。细菌性痢疾也可引起便血。此外,一些比较少见的疾病,如肠套叠、肠伤寒、肠结核等,也偶见肛门直肠出血发生。

(三)肛门疾病

内痔、肛裂等肛门疾病是引起便血最常见的原因。

(四)全身性疾病

血液系统如白血病、再生障碍性贫血、原发性血小板减少性紫癜、血友病等;传染病如斑疹伤寒、流行性出血热、艾滋病等,都会出现便血。维生素 K 缺乏,中毒和严重感染如败血症、尿毒症后期等都会出现便血。

(五)其他疾病

憩室病、先天性肠道血管病、粪便嵌塞、缺血性肠病、子宫内膜异位症等均可引起直肠肛门出血。

(六)医源性损伤

痔及肛裂手术后,直肠息肉切除或电灼,肛门镜、结肠镜等检查操作不当,可引起肛门直肠大出血。

二、临床表现

一次出血量 $400\sim800$ mL 者为急性大出血,$800\sim1~000$ mL 为严重大出血。

(1)肛裂引起的便血常伴有排便后肛门疼痛。内痔出血是在排便用力时,有小肿块由肛门内向外凸出,并有便后滴鲜血或有喷射状鲜血排出,血与粪便不相混淆,出血量可大可小,内痔为无痛性出血。

(2)细菌性痢疾、肠结核、溃疡性结肠炎等疾病引起的便血多混有黏液或呈脓血便,并伴有腹痛、发热、里急后重等症状。

（3）出血性坏死性肠炎、肠系膜血管栓塞、肠套叠等疾病引起的便血，可伴剧烈腹痛，严重者出现休克。

（4）肿瘤、肠结核、肠套叠等疾病，除便血症状外，体征检查时可触及腹部包块。

（5）血液系统疾病、急性感染性疾病，便血同时会伴有皮肤或其他器官出血。

（6）内痔手术后引起的大出血，出血量一般在 400～600 mL，严重者可达 1 000 mL，可有肠鸣音亢进、腹痛、腹胀、嗳气、便感强烈、难以入睡，随着出血量的增加可排出大量鲜红血液或暗红的血液及血凝块，由于大量出血及腹压的短时间内下降，患者可出现失血性休克症状。

三、辅助检查

（一）直肠指检

有助于查明距肛缘 7 cm 的中、下段直肠内病变；若患者取蹲位行直肠指诊，指尖可达距肛缘 10 cm 的直肠。

（二）肛门镜检查

对于有痛性便血，可见特定部位小溃疡；对于痔、肛裂出血，可明确病因，还可在肛门镜下采取止血治疗。

（三）纤维结肠镜检查

下消化道出血 2/3 以上病因在大肠，直肠指检未发现病灶者，结肠镜检查应列为首选；诊断阳性率最高，可发现由肿瘤、憩室、息肉、炎症、血管畸形等病变引起的出血，约 80% 的患者通过纤维结肠镜检查能明确出血病因及部位。

（四）选择性动脉造影

出血速度快、出血量大患者可做此检查，对肠壁血管畸形，憩室与肿瘤等有很高的诊断价值。

（五）结肠气钡造影检查

对肿瘤或肠镜通过困难的患者，此检查较有诊断价值。检查应在出血静止期进行，不仅能显示病变轮廓，还能观察结肠功能。

四、治疗要点

（一）保守治疗

对于病变广泛，出血量不大的炎性疾病如溃疡性结肠炎、肠伤寒等，保守治疗为主要的治疗措施。对大肠良性出血可采用冰盐水保留灌肠，使局部血管收缩从而达到止血目的，再进一步病因治疗。

对出血量较大患者应快速输液、输血，补充有效循环血容量，改善组织血液灌注，若患者发生休克，在迅速补充血容量仍未见好转时可考虑应用多巴胺等血管活性药物。同时注意纠正水电解质及酸碱平衡紊乱。因感染导致出血的患者，应给予足量有效的抗生素治疗，以控制炎症。

对于一、二期内痔及一期肛裂出血可行保守治疗，必要时输血，并局部注射血管收缩药或硬化剂。

（二）内镜治疗

浅表性出血病灶可将止血药物作用于出血部位，起到收敛、凝血作用，还可采用高频电凝、激光等方法止血。当出血部位广泛或局限出血显示不清时，应避免使用高频电凝止血。出血局限的某些良性病变如息肉、血管畸形等，可应用结肠镜行激光、电灼治疗。有些晚期肿瘤患者，因不耐受手术治疗,发生出血时也可通过内镜行姑息性止血治疗。

(三)介入治疗

可经留置导管持续滴注血管收缩剂或生长激素类药物止血。

动脉栓塞常常导致肠管缺血坏死,引起严重的并发症。对于出血严重,但暂不能手术的患者,可先选择吸收性明胶海绵、自体血凝块或聚乙烯醇等进行动脉栓塞疗法,待病情稳定后择期手术。年老体弱患者,应首选介入治疗,若介入不成功,再选择手术治疗。

(四)手术治疗

出现失血性休克,血流动力学不稳定者;有急性出血合并有肠梗阻、肠套叠、肠穿孔、腹膜炎者;经保守治疗仍不能止血者;已明确出血原因,需要手术治疗并可耐受者;反复多次出血导致患者贫血,再次复发者都应尽早手术治疗。

对结肠、直肠病变广泛而无法止住的大出血,可做肠系膜下动脉、直肠上动脉或髂内动脉结扎术,以控制出血。右半结肠及其以上的病变,或无梗阻的病变,可考虑一期吻合,左半结肠的病变,尤其是伴左半结肠及其以上的病变,做一期吻合应慎重。如缺乏把握,应作哈特曼手术,即切除病变肠段近端造瘘,远端缝闭。

五、护理评估

(一)术前评估

1.健康史

了解病情、有无肛门直肠疾病、血液系统疾病等既往病史,有无继发感染及全身性疾病。了解饮食、排便情况、活动情况、过敏史及诱发因素等。

2.身体情况

评估便血性质、出血量大小,有无烦躁不安、面色苍白、出汗、四肢湿冷、心悸、心率加快、血压下降等失血性休克症状。评估辅助检查结果,明确出血部位及原因,选择治疗方案,评估患者对于手术的耐受力。

3.心理-社会状况

评估患者有无对疾病及拟采取的治疗护理,而产生的紧张、焦虑情绪;评估家属对于患者的关心和支持程度。

(二)术后评估

1.手术情况

了解麻醉方式和手术类型,术中出血量、有无输血,补液量。

2.身体情况

评估患者生命体征及引流管情况;手术切口愈合情况,有无出血、感染等并发症发生。

3.心理-社会状况

评估患者对于疾病和术后有无焦虑等心理反应,患者及家属对于术后康复及健康宣教的认知程度。

六、护理诊断

(1)焦虑、恐惧:与肛门直肠疾病所致便血有关。

(2)体液不足:与肛门直肠疾病大出血致血容量降低有关。

(3)知识缺乏:缺乏疾病治疗与康复有关知识。

(4)潜在并发症:低血容量性休克、出血、感染等。

七、护理措施

(一)非手术治疗护理/术前护理

1.积极抢救

备好心电监护、氧气及各种抢救用药和器械,如患者出现面色苍白、心率加快等休克早期的临床表现,应密切观察并给予高度重视。出现休克表现,应取平卧位或中凹位,绝对卧床,减少搬动,迅速建立静脉通路以补充血容量,开始输液时速度宜快,待休克纠正后可减慢输液速度,密切观察生命体征变化,对轻度、中度休克的患者,在补充血容量的同时积极止血治疗。

2.常规准备

遵医嘱做好血常规、血型、出凝血时间、尿常规、便常规、肝肾及心肺功能等检查,并根据辅助检查结果确定治疗方案。

3.心理护理

肛门直肠大出血患者易有恐惧、焦虑等情绪,应给予无微不至的关心、体贴,安慰患者,鼓励患者积极配合诊疗及护理;向患者讲解止血方法的可靠性和术后注意事项,消除患者的顾虑。

4.对症处理

遵医嘱立即采取止血措施,应用止血药物或冰盐水保留灌肠等。

5.饮食护理

应暂禁食,出血停止后可根据恢复情况,进流质或无渣半流质饮食,逐渐增加富含蛋白质、高热量、高维生素、清淡易消化食物,可提高机体防御能力,促进伤口愈合。肛门疾病引起的大出血经止血治疗后,注意排便时勿用力,保持大便通畅,以免再次出血。

6.病情观察

严密观察血压、脉搏、尿量、中心静脉压及周围循环情况,密切观察便血的量、性质,判断有无活动性出血及止血效果。若出血不止,应立即报告医师,并配合做好术前准备。

7.术前皮肤、肠道准备

剃除手术部位毛发,注意防止损伤皮肤。术前排空大便,保证直肠清洁无便。

(二)术后护理

1.病情观察

术后密切观察生命体征变化,至少每 30 分钟测生命体征 1 次,直至血压平稳,如果病情较重,仍需每 1~2 小时测量 1 次;详细记录患者 24 小时出入量,密切观察尿量变化;维持水、电解质及酸碱平衡,维持有效循环血量。密切关注患者主诉,注意体征变化,及时发现异常情况,并通知医师处理;观察患者神志、体温、切口渗血、渗液及引流情况等。

2.体位护理

患者术后给予平卧位。全麻未清醒者头偏向一侧,注意有无呕吐,保持呼吸道通畅。全麻清醒或硬膜外麻醉患者平卧 6 小时,生命体征平稳后改为低半卧位,以减轻切口张力和疼痛,有利于呼吸及循环。

3.引流管护理

经手术治疗后的患者常留置胃管、腹腔引流管、导尿管等,护理时应注意妥善固定,保持引流管通畅,并注意观察记录引流液量、性质、颜色。患者无发热和腹胀、白细胞恢复正常,可考虑拔除引流管。留置胃管可起到胃肠减压作用,待结肠造瘘开放、胃肠减压量减少或肛门排气后,可停止胃肠减压。

4.鼓励早期活动

除年老体弱或病情较重者,鼓励协助患者术后第一天可在床上轻微活动,第二天可协助患者床边活动,第三天可逐渐增加活动量。术后早期活动目的在于可促进肠蠕动,预防肠粘连及下肢静脉血栓的发生。

5.营养支持

根据患者的营养状况,给予营养支持。术后给予全胃肠外营养,待出血停止、排气排便后可逐渐过渡到肠内营养。必要时给予血浆、全血输注,改善贫血状况。

6.预防感染

合理应用抗生素,患者全身情况得到改善、临床感染症状消失后,可停用抗生素。观察伤口敷料是否干燥,有渗血或渗液时及时更换敷料;观察伤口愈合情况,及早发现感染情况。

7.预防并发症

生命体征平稳时应协助患者翻身、叩背,指导患者有效咳嗽咳痰,必要时给予雾化吸入治疗,促使呼吸道分泌物排出,减少肺部感染的发生。高龄患者补液速度切忌过多、过快,防止肺水肿和心功能衰竭的发生。密切观察患者有无尿潴留、腹痛、便血及出血等并发症,发现异常情况及时通知医师并协助处理。

八、护理评价

(1)患者生命体征是否平稳,止血是否彻底。

(2)患者有无水、电解质紊乱或休克表现。

(3)患者焦虑、恐惧是否得到减轻,情绪是否稳定,能否顺利配合诊疗和护理。

(4)患者是否得到充分的营养支持。

(5)患者术后排便是否正常。

(6)患者有无术后并发症出现,发生异常情况是否得到及时处理。

(7)患者及家属是否获得精神支持,是否掌握疾病有关知识,是否能复述健康教育内容。

九、健康教育

(一)疾病指导

为患者讲解有关疾病治疗和护理方面的知识。

(二)饮食调整

讲解术后恢复饮食的规律,鼓励循序渐进,少食多餐,多进食富含蛋白质、高热量、高维生素的食物,以提高机体防御能力,促进伤口愈合,保持大便通畅。少食刺激性的辛辣食物,避免暴饮暴食,禁烟禁酒。

(三)注意休息

肛门直肠大出血患者应以休息为主,待病情平稳后可适当活动。

(四)保持排便通畅

因肛门疾病引起大出血的患者,应告知患者禁止排便时间过长,禁止排便用力过猛,保持大便通畅,如大便干燥可适当应用润肠通便药物,避免做肛门镜等检查。

(五)积极治疗

结、直肠息肉患者应积极治疗,防止发生癌变;对于患溃疡性结肠炎、肠结核、血液系统疾病的患者,应指导其规律治疗与用药。

(六)随访指导

出院后定期复查随访,出现腹痛、便血等不适症状,及时到医院就诊。

(刘晓妮)

第十三节　肛门直肠异物

肛门直肠异物是指各种异物进入直肠后,造成肠壁、肛管及周围组织的损伤,临床上比较少见,其发病率仅占消化道异物的 3%～5%。异物可由口、肛门进入,一般异物均可自行排出体外,部分异物可在直肠狭窄部或弯曲处发生刺伤或梗阻,其中最常见的部位为肛管直肠部。

一、病因与发病机制

直肠异物来源于两方面,一是下行的上消化道异物,二是直接经肛门进入。误吞的异物体积较小,多为短骨、发卡、别针、义齿等;蓄意吞服的异物相对较大,可有铁条、木条、铁钉等。异物一旦进入下消化道,细长或锐利的异物易造成肠穿孔,最常穿孔的部位是回盲部,其次为乙状结肠,80%需结肠镜取出的异物位于这些部位。

在临床上,所常见的肛门直肠异物其种类和来源可以分为三类:①口源性异物;②肛源性异物;③内源性异物。其常见程度:肛源性异物＞口源性异物＞内源性异物。

根据异物的位置不同,通常将其分为低位与高位异物,前者指异物在直肠壶腹可以触及,后者位于直乙状结肠交界,通常距肛缘 10 cm 以上。

二、临床表现

因异物的大小、形状和所在部位深浅,以及损伤轻重的不同、临床上会出现轻重不等的症状。如肛门内坠胀、沉重、刺痛、灼痛、里急后重等;疼痛常呈持续性,往往大便时加重;异物在直肠内,还可以引起出血,黏膜溃烂,排粪不畅,有时有下腹绞痛,或有恶心呕吐、呃逆、腹泻或昏迷等症状;如继发感染,可引起肛门直肠周围脓肿,出现一系列症状。有些直肠内异物,也可无明显症状。

三、辅助检查

(一)实验室检查

白细胞总数及中性粒细胞增高。

(二)影像学检查

1.腹部 X 线检查

腹平片是最常用的检查方法,立位腹平片可以显示异物的数目、形状、轮廓、位置和有无膈下游离气体。异物导致排尿困难可见膀胱充盈影像,还可见结肠或小肠襻膨胀。结肠气钡造影可以更确切地显示异物的位置,异物与肠壁的关系,还能显示常规腹平片检查不显影的异物。

2.腹部 CT 或 B 超检查

对于腹平片检查改变不明显的患者,腹部 CT 或 B 超检查也是为诊断提供进一步依据的简单方法。

3.肛门镜和结肠镜检查

肛门镜和结肠镜检查可以进一步确定异物的位置和性质,了解异物对结直肠黏膜的损伤情况,条件允许的情况下可以直接取出异物。

四、治疗要点

(1)自行排出法:适用于异物小且光滑者。

(2)经肛门取异物法:适用于异物相对光滑规整且位置不高者能通过肛门取出者。

(3)经腹取异物法:适用于异物偏大不规整位置偏高经肛门不能取出者,并发肠穿孔腹膜炎等。

五、护理评估

(一)健康史

了解患者的年龄、性别、嗜好、饮食习惯、性取向等病史。

(二)目前身体状况

评估患者目前异物所在的部位、程度、性质,是间断性还是持续性及变化情况;异物出现的时间、性状等;有无排气排便。评估患者的全身情况,了解目前采取的治疗方法,有无并发症,观察手术患者术后恢复情况等。

(三)心理-社会状况

评估患者对肛门直肠异物情况出现的羞愧、自卑、恐惧等心理。仔细评估患者的情况,必要时给予心理支持。

六、护理诊断

(1)自我形象紊乱:与肛门直肠异物产生的方式、部位隐私有关。

(2)疼痛:与异物压迫有关。

(3)出血:与部分异物在直肠狭窄部或弯曲处发生挤压、刺伤、摩擦有关。

(4)潜在并发症:肛门直肠周围脓肿、肛周感染、肠穿孔。

七、护理措施

按肛肠科一般护理常规进行,注意患者的情绪变化,及时报告医师。

(一)心理护理

了解患者的心理状况及造成异物的原因,积极开展心理疏导,解除患者的心理顾虑,配合医师的手术治疗,引导患者认识自己的疾病。

(二)疼痛及出血的护理

解释异物压迫摩擦直肠会引起的症状,安排舒适的病房环境,做好健康宣教。

(三)完善术前检查

除一般检查外,还要进行免疫检查等。

八、护理评价

(1)患者直肠异物不适症状是否解除。

(2)患者是否恢复正常生活。

(3)患者情绪是否稳定,是否愿意表达出自卑、羞愧,并耐心倾听并参与对治疗和护理的决策。

(4)患者是否发生肛门直肠周围脓肿、肛周感染、肠穿孔等,若发生,是否被及时发现和处理。

九、健康教育

(1)引导正确认识自身问题,采取积极的态度配合治疗,鼓励患者培养、养成健康积极的生活态度和拥有健康的心理。

(2)指导患者劳逸结合,保证足够的休息和睡眠,多食营养丰富、均衡和富含维生素的食物,以清淡、易消化为主。

(3)保持大便通畅,防止便秘。

(4)如果自己感觉肛门部不适,不能用异物刺激肛门,应及时来医院检查治疗。

(靳燕燕)

第十四节　肛门湿疹

肛门湿疹是肛肠科常见的一种过敏性皮肤病。其病变多局限于肛门口及其肛周皮肤,也可延及会阴部及外生殖器等部位。临床以瘙痒、局部分泌物增多、皮疹呈多形,易复发为主要特点。由于其病程较长,分泌物反复刺激,故肛门及其肛周皮肤常常变厚、皮革样化,皮肤皲裂。本病任何年龄与性别均可发生。现代医学认为,其发生主要与变态反应、疾病因素(如消化不良、营养失调、新陈代谢障碍、内分泌失调、肠寄生虫病、肛瘘、痔、肛裂、脱肛、神经功能障碍)有关。

一、病因及发病机制

湿疹病因复杂多变,由多种因素相互影响而发病,包括物理的、化学的、生物的外界因素和机体内在的精神神经失衡,代谢功能障碍,器官功能失调。病因分原发性和继发性两种,前者原因不明,后者多由肛瘘、肛裂等炎症或分泌物刺激所致,常见因素有下列几种。

(一)变态反应

这是发病的主要原因,有内在和外在方面,如病灶感染,致敏的食物,药物或接触某些致敏物品。

(二)疾病因素

在某些疾病,如内分泌失调、营养不良、消化功能紊乱、肠道寄生虫病等的患病过程中,患者对某些过敏性物质感受性增强容易诱发。

(三)局部病变

如痔、肛瘘、肛裂、肛门失禁等疾病的慢性炎症刺激,也可诱发。

(四)刺激性因素

肛门直接受到碘酒、乙醇、强酸、强碱等刺激而诱发湿疹。

(五)神经功能障碍及内分泌失调

因过度疲劳、精神紧张、忧郁、失眠等也可诱发本病。

二、临床表现

(一)肛门潮湿

由于湿疹的分泌物而引起,轻则肛门终日潮湿,有腥臭气味,内裤发黄变硬,重则内裤黏附于肛门上,需经常用手将内裤从黏附处撕开,夜间尤为加重。

(二)瘙痒

瘙痒为初起症状,也是促使患者就医的症状之一,患者觉肛门及肛周皮肤瘙痒剧烈,自觉或不自觉地用手通过内裤揩擦局部,略觉舒适。

(三)多形性皮疹

皮疹形态表现多样,初起表现为患处皮肤潮红、肿胀,向健康皮肤蔓延,呈"红斑性湿疹";继而出现散在或片状的小米粒大小的丘疹,呈"丘疹性湿疹";继续发展,丘疹充满浆液,形成丘疱或水疱,呈"水疱样湿疹";感染后形成脓疱,呈"脓疱性湿疹"。

三、辅助检查

组织病理学检查:急性湿疹表现为表皮内海绵形成,真皮浅层毛细血管扩张,血管周围有淋巴细胞浸润,少数为中性和嗜酸性粒细胞;慢性湿疹表现为角化过度与角化不全,棘层肥厚明显,真皮浅层毛细血管壁增厚,胶原纤维变粗。

四、治疗要点

(一)一般治疗

(1)对急性湿疹、亚急性湿疹应积极寻找致病因素加以治疗。若为变态反应引起,应尽量避免内、外源性刺激;若为消化不良、肠寄生虫病、肛门疾病所引起,则积极治疗原发病;若为神经功能障碍所引起;则应做好解释和说服工作,帮助患者树立战胜疾病的信心。局部用药以湿敷为主。

(2)对慢性湿疹,因其反复发作、迁延不愈,则应注意护理,避免进食烟、酒、鱼、虾等刺激性食物和已知的过敏物品。还应避免外界刺激,如热水烫洗、肥皂和强烈的刺激性药物外用。尽量不用暴力搔抓,同时避免穿通透性不良、过紧过窄的内裤,内裤以柔软的棉纱制品为宜。另外,需特别指出的是,应注意激素类药物的使用量。应该说,皮质激素外用,如氟轻松、地塞米松丙二醇、肤疾宁等药物的使用有肯定的疗效。但若使用时间过长,可形成对该类药物的依赖性,非用不可,用久疗效却逐渐减退,甚至出现对机体的不良反应,故临床一定要谨慎使用。

另外,据临床报道,有人用口腔溃疡膜治疗渗出较多的湿疹疗效良好。具体方法:患处用0.1%新洁尔灭液消毒后,利用疮面湿度将口腔溃疡膜一片片排列贴敷于患处,将患处全部覆盖,表面用消毒纱布覆盖,并用胶布固定,每天1~2次。

(二)药物治疗

1.内服药

(1)抗组胺类药:可选择 1～2 种服用,盐酸苯海拉明、氯苯那敏、异丙嗪等。

(2)非特异性脱敏疗法:可用 5％溴化钙或 10％葡萄糖酸钙 10 mL 静脉注射,每天 1 次。也可口服维生素 C 片 500 mg,每天 3 次。

(3)镇静剂:可口服氯丙嗪 25 mg,每天 3 次,或晚饭后与睡前各服 1 次。

2.外用药

(1)对急性湿疹,渗液多的应用湿敷,可用 5％硼酸溶液或 5％醋酸铝溶液,也可用 1∶20 硫酸铜溶液或 2％间苯二酚,0.1％依沙吖啶溶液,热敷可用 1∶8 000 或 1∶10 000 的高锰酸钾溶液。

(2)对慢性湿疹:可用 3％～5％糖馏油糊剂或 2％～5％的硫黄煤焦油糊剂,也可先用乳剂(配方:樟脑 2 g,薄荷脑 2 g,硫黄 2 g,水杨酸 2 g,香脂加至 100 g)薄涂一层后可再扑粉剂(配方:樟脑 5 g,薄荷脑 4 g,苯佐卡因 10 g,氧化锌 20 g,滑石粉加至 100 g)。

五、护理评估

(一)发病诱因

1.外界因素

(1)衣:如果内裤是非棉质的或者是穿着过于紧身的衣裤,肛门周围流出的汗液就很难挥发出去,对于女性,白带增多时很容易出现潮湿的情况,继而引发肛门瘙痒症状。

(2)食:在饮食上如果过多的摄入不利于肠道健康的食物,如海鲜、辛辣食物,很容易损伤肠道正常功能,导致肛门疾病发生。

(3)住:如果居住处过于潮湿或者干燥,身体就会出现一定的不适应现象。

(4)行:对于一些需要长时间走动或者是站立的人,出现肛肠疾病的概率要比别人高出很多。这样诱发肛门湿疹的情况也会增加很多。

2.内部原因

(1)全身性疾病:对于糖尿病或者是汗腺炎这类全身症状患者来说,由于疾病因素经常会诱发肛门不适的情况,如瘙痒。瘙痒症状长期得不到很好的控制,就会诱发肛门湿疹这样症状的疾病。

(2)肛肠疾病:对于一些常见的疾病,如痔疮、肛瘘等,当症状恶化时,很容易使肛周皮肤受到分泌物或者是脓液等刺激,导致众多不适症状发生。

(3)身体自身因素:通常情况下,年纪较大或者是身体比较虚弱者,出现肛门湿疹的情况还是较为常见的。这主要和肛门括约肌的正常功能退化有关。

(4)精神因素:长期处于高压、紧张或者是兴奋的情况下,也会使神经末梢受到刺激,继而出现肛门瘙痒的情况。

肛门湿疹会引起肛门瘙痒,并反复发作,而且任何年龄均可发作肛门湿疹。

(二)过去健康状况

1.原发性和继发性肛门湿疹

原发性湿疹病因复杂多变原因不明,物理的、化学的、生物的外界因素和机体内在的精神神经失衡,代谢功能障碍,器官功能失调,表现于临床是一种非特异性变态反应,难以确认某一单纯因素引发湿疹,也难以用排除某一因素而使症状缓解而痊愈,病因分原发性和继发性两种,继发性肛门湿疹多由肛瘘,肛裂等炎症或分泌物刺激所致。

2.变态反应和疾病史

变态反应是发病的主要原因,有内在和外在两方面,如病灶感染,致敏的食物、药物或接触某些致敏物品。在某些疾病,如内分泌失调、营养不良、消化功能紊乱、肠道寄生虫病等的患病过程中,患者对某些过敏性物质感受性增强容易诱发。

3.局部病变及其他因素

患痔、肛裂、肛门失禁等疾病,则都会诱发肛门湿疹。如果肛门直接受到碘酒或者乙醇等刺激,则也会诱发湿疹的。同时过度劳累、精神紧张、失眠等,也会诱发湿疹。

(三)生活状况和自理程度

1.长期熬夜、作息紊乱

过于操劳,经常熬夜睡眠不足,影响到皮肤及内分泌,大大增加患上湿疹的概率;秋季冷暖温差大,加上花粉、尘螨等各种刺激,皮肤如果稍微脆弱一点,会出现湿疹的现象。

2.饮食

进食海鲜、牛羊肉、酒过量,容易诱发各种过敏和肛门湿疹。

3.局部皮肤污染

湿疹本身已破坏了皮肤的屏障功能,若不注意保持清洁,如长期肛瘘、肛裂等炎症或分泌物刺激,引起感染、发炎、化脓,使许多微生物趁机而入,则加重湿疹的症状,延长康复时间。

4.情绪不稳定

皮肤是人的"心理器官",生活起居没有规律、压抑、紧张、焦急、恐惧,可诱发和加重病情。

(四)心理-社会状况

1.耻于就医

对于肛门湿疹,很多女性患者由于羞涩感,不好意思去医院诊治,而自行盲目用药治疗,认为抹点药膏就会好,殊不知这种认识是错误的。针对肛门湿疹的药膏,大都是一些刺激性的药物,虽对瘙痒有一定的缓解但不利于长期的治疗,因临床上肛门湿疹的形成原因有很多种,盲目的用药,只能祛除表面症状,而不能针对性地治疗瘙痒,若是由疾病引起的瘙痒,久拖不治还会加重病情。

2.过度洁癖

患者要注意保持肛门的卫生、干爽,每天用温水清洗肛门处,便后用柔软的纸巾轻轻擦干。但是要注意避免用热水烫洗,避免用肥皂等碱性较强的物质清洗肛门,这样会洗掉肛周皮肤皮脂,破坏肛门皮肤环境,引起肛门湿疹。

3.烫水熏洗肛周皮肤的习惯

很多肛门湿疹患者喜欢用烫水熏洗肛周皮肤的方法治疗肛门湿疹,虽然能够达到一时解痒之痛快。如此清洗法,不但没有减轻病情,反而促使瘙痒、渗出加重了。这是因为过烫的水刺激了肛门皮肤,引起分泌物增多、渗出浸淫,导致局部皮肤的炎症加重,使病情长期不能治愈。因此,肛门湿疹患者,不能用烫水清洗肛门。

六、护理措施

(1)生活有规律,避免长时间久坐。

（2）瘙痒严重时避免抓挠，以免破溃。

（3）肛门湿疹患者还应避免用肥皂刷洗，热水烫洗患处。

（4）在饮食方面要避免吃刺激性的食物，如虾、蟹、辣椒等。

（5）保持良好的心态，要尽量积极地治疗本病。

（6）向患者讲解疾病的原因，对患者的不舒适表示同情和理解。

七、护理评价

参照中药新药临床研究指导原则（试行）进行瘙痒程度评分。0分，无瘙痒；5分，轻度瘙痒，偶尔发作；10分，阵发性瘙痒，时轻时重；15分，瘙痒剧烈，影响工作和睡眠。

临床疗效标准，参照《中医病症诊断疗效标准》中药新药临床研究指导原则（试行）。①治愈：皮疹全部消退，症状消失，皮肤恢复正常，1年内无复发；②好转：肛门不适感减轻，皮损有所减轻；③无效：皮损消退不足30%，治疗前后症状和皮损无明显改善。

八、健康教育

（1）正确求医，到正规医院检查、治疗，避免误诊、误治。

（2）早发现，早治疗。

（3）遵医嘱进行治疗，勿自行使用刺激性强的外用药。

（4）性伴侣应同时诊治。

（5）治疗期间避免性生活。

（6）治疗期间遇药物反应等，应及时到正规医院检查咨询。

（7）定期复查对判断治疗和预后很有意义。

（8）注意消毒隔离，内衣裤要勤烫洗，不要与家人混在一起洗，分开使用浴盆，与小孩分床睡。

（9）保持良好情绪、营养及适当锻炼，可降低复发率。

（10）检查是否合并其他性病，如梅毒、艾滋病等。

（靳燕燕）

第十五节　肛门瘙痒症

肛门瘙痒症是一种常见的局部瘙痒症。肛门部有时有轻微发痒，如瘙痒严重，经久不愈则成为瘙痒症。它是一种常见的局限性神经功能障碍性皮肤病。一般只限于肛门周围，有的可蔓延到会阴、外阴或阴囊后方。

一、病因及发病机制

肛门瘙痒症是局限于肛门局部的瘙痒症，多与肛门及直肠疾病有关，或继发于肛门直肠疾病。局部炎症充血使皮肤循环增加，温度上升，臀间又是不易散热的部位，促使汗液排泄增多，湿润浸渍，引起不适和瘙痒。初发病患者常以热水烫洗或较长时间外用含有类固醇皮质激素等药涂敷，虽可一时缓解瘙痒症，日久可形成瘙痒不良刺激，使局部症状更加严重。嗜食辛辣食品也可引起肛门瘙痒,卫生习惯不良,不及时清洗肛门会阴,隔裤搔抓摩擦,可使瘙痒加剧。着装不良,穿着窄小的衣裤,或穿质地不适的内裤如某些化纤织衣物或厚实而粗糙衣物,使臀围汗液不易散发及摩擦也可诱发肛门瘙痒。

二、临床表现

本病初期,仅限于肛门周围皮肤瘙痒,时轻时重,有时刺痛或灼痛,有时如虫行蚁走,有时如蚊咬火烤,有时剧痒难忍,入夜更甚,令人坐卧不安。由于瘙痒使皮肤溃烂、渗出、结痂,长期不愈,致肛周皮肤增厚,皱襞肥厚粗糙呈放射状褶纹,苔藓样变,色素沉着或色素脱失,蔓延至会阴、阴囊、阴唇或骶尾部。患病日久,易继发皲裂。久之可引起神经衰弱,精神萎靡,食不知味,夜不成眠。

三、辅助检查

根据典型的肛门瘙痒史,结合临床症状、体征,对本病不难诊断,但要明确病因则比较困难。一般肛门局部有原发病变为继发性瘙痒症,否则为原发性瘙痒症。此外,还应进行全身体检,有针对性地做必要的实验室检查,如血、尿、大便常规,肝、肾功能,尿糖、血糖、糖耐量试验及活组织和涂片等检查。

四、治疗要点

(1)治疗原发病或并发症,如痔、肛瘘、蛲虫病等。给予相应抗生素或抗菌药治疗合并感染。

(2)避免不适当的自疗,不少肛门瘙痒病患者不愿到医院就诊,采取不当的自我治疗,如用热水烫洗,外用高浓度类固醇皮质激素或含对抗刺激药物,自购某些粗制家用理疗器械自疗等,这些方法弊多利少,仅能有暂时抑制瘙痒,日久致使病变迁延增剧,应劝告患者停用。

(3)注意卫生,不食或少食刺激性食物,如辛辣食品、浓茶和咖啡、烈性酒等。衣裤应宽松合体,贴身内衣以棉织品为好。

(4)局限性肛门瘙痒病的药物治疗应以局部外用治疗为主,全身治疗所用的各类药剂,如类固醇皮质激素、抗炎介质类制剂、各种镇静剂等对肛瘙痒并无明显止痒作用,但都有不少不良反应或不利影响,在没有明确适应证情况下应避免应用。

(5)对仅有局部瘙痒而肛门皮肤正常者,以硼酸水清洗冷敷肛门,若加冰块使水温在4~5 ℃冷敷。患者蹲位以纱布或脱脂棉冷敷肛门,每天早、晚各1次,每次约5分钟,冷敷后以干毛巾拭干局部,保持干燥。此型肛门瘙痒不宜外敷软膏,软膏妨碍散热,增多汗液易诱发瘙痒。宜用清凉干燥洗剂,如白色洗剂、炉甘石洗剂等。

(6)肛门皮肤呈粗糙肥厚的苔藓化损害者多有合并感染,可用适当抗生素或抗菌药剂,感染控制后,施行局部包封治疗;在清洗局部后,以乙醇或新洁尔灭溶液局部消毒,注射用泼尼松注射液或地塞米松注射液以注射针将药液滴于皮损部位,需使皮损充分浸入药液,患者感瘙痒减轻,局部药液干燥,再按病灶大小贴敷普通橡皮膏或含有止痒剂的软膏,也可用含有药物的成膜剂或凝胶剂做膜状包封。此方法宜于睡前施行,6~8小时后去除硬膏或成膜包封物,清洗局部,涂以干燥洗剂或止痒气雾剂喷涂。此法对缓解瘙痒促使苔藓化损害消退效果佳。

(7)注射疗法:将药物注射到皮下或皮内,破坏感觉神经,使局部感觉减退,症状消失,局部损伤治愈,约50%的患者可永久治愈。

(8)手术疗法：瘙痒经过上述治疗后不见好转或多次复发的，可用手术治疗。手术方法有除去肛门部皮肤神经支配和切除肛门部皮肤两种。

五、护理评估

(一)发病状况

多发生在 20～40 岁中年，20 岁以下的青年较少，很少发生于儿童。男性比女性多见，习惯安静和不常运动的人多发生这种瘙痒症。继发性瘙痒症有明显致病原因，容易治疗；自发性或原因不明的不易治愈，也常复发，约占全部患者的 50%。部分为全身性皮肤瘙痒病的局部症状，则多见于老年人。

(二)过去健康状况

1.全身因素

(1)如糖尿病、风湿病、痛风等和一些腹泻、便秘、黄疸等临床症状，都可以伴发肛门瘙痒症。

(2)在惊吓、精神忧郁或过度激动等精神因素存在时，也发生肛门瘙痒。

(3)妇女绝经期、男性更年期也可以引起肛门瘙痒。部分患者与家族遗传因素有关系。

2.局部因素

(1)寄生虫病：最常见的是蛲虫病，其瘙痒多在晚间睡眠时加重，这时肛门括约肌松弛，雌性蛲虫爬到肛门外产卵，从而刺激肛周皮肤引起奇痒。此外，阴虱、滴虫等也容易引起肛门的瘙痒。

(2)各种肛肠疾病：如痔疮、肛裂、脱肛、直肠炎，及肛门手术后均会因肛门周围分泌物增多，刺激皮肤发炎而引起瘙痒。

(3)肛门皮肤病：如肛门周围湿疹、神经性皮炎、股癣等皮肤病均可引起肛门瘙痒症状。患有痔的患者，粪便附着在痔体间或肛门皮肤的皱褶里，产生刺激，引起瘙痒和刺激的症状。

(三)生活习惯和自理程度

肛门瘙痒症多发生在：肛门周围不清洁，内裤过紧、过硬，不及时更换；搔抓肛门，用过硬的物品擦肛门；吃蔬菜、水果太少，或者吃刺激性食物，如辣椒、浓茶、咖啡、高度酒等；用带化工染料及带有油墨字迹的纸张、植物叶等揩擦肛门；食用和接触对自己易产生过敏的食物、化学药品、花粉、辛辣等刺激性食物，以及某些药品；使病灶感染和致病的食物、药物或接触某些致敏物质，局部直接受到化学物质等刺激而诱发湿疹；过度劳累、精神紧张、忧郁、失眠等。儿童不洁生活习惯的肛门瘙痒以蛲虫病、形成机械刺激引起肛门瘙痒多见。

(四)心理-社会状况

疾病的敏感性导致患者的心理产生紧张、排斥等不良的状态，使其无法与医护人员进行有效的沟通，影响治疗的效果，使病情有发生反复的可能。或者患者因局部奇痒，多采用自疗，随意乱用药物，或者随意购买理疗器械等，要劝告患者及时就医。女性患者的心理比较脆弱和敏感，对于治疗也比较害羞，不对医护人员说明情况，延误治疗；此外，还有不注意饮食及卫生，食用辛辣的食物，咖啡、浓茶及烈酒等。

六、护理措施

(一)了解肛门瘙痒症的原因

肛门瘙痒症常表现为肛门周围皮肤有剧烈疼瘙痒感，肛门周围皮肤瘙痒多为长久不愈。局部炎症可以使皮肤充血水肿，循环增加，温度上升，会阴部本身散热较差，黏液汗液分泌较多，湿邪浸渍致不适瘙痒,部分肛门瘙痒症可以是全身性皮肤瘙痒病的局部症状。肛门直肠疾病:肛瘘、肛裂、痔、肛窦炎、肛乳头炎、肛门失禁等,使肛门口分泌物增多,潮湿刺激皮肤也引起瘙痒。寄生虫局部刺激,神经末梢病变均引起肛门瘙痒。

(二)解除患者各种顾虑

肛周瘙痒与心理因素息息相关,有压力或焦虑时瘙痒可明显加重。肛肠患者有各种顾虑,如年轻女性害羞,老年患者不方便,痒痛难忍,精神紧张、这些不利心理因素将影响治疗。护理要掌握自己的语言艺术,护士的言行对患者影响极大,要接近患者,善待患者如亲人,想患者所想,急患者所急,随时掌握患者的心理变化,疏导患者,使患者精神愉快,思想放松,情绪稳定。要为患者负责,消除患者的不安情绪,在检查、治疗、护理时,动作宜正确、轻柔,尽量减少患者痛苦,要积极沟通,调动患者及家属的积极性,请其配合治疗,促进疾病的康复。

(三)注意清洁卫生

习惯不良,习惯太差,不及时洗肛门会阴,有粪便残留,致局部污染细菌滋生刺激。加之瘙痒难忍,搔抓摩擦,皮肤因搔抓出现抓痕、血痂、苔藓样硬化或湿疹样变,甚者可继发感染均可使瘙痒加剧。全身性原因和寄生虫感染当标本兼顾,积极治疗原发病并予以杀虫止痒。内衣太紧、被褥太厚、衣物粗糙、化纤内衣,肥胖,天气炎热多汗。汗液不易散发,或者过多、频繁使用肥皂等,也可诱发肛门瘙痒,所以要避免使用劣质的护肤洗涤用品,内衣应宽大舒适,衣料棉质,利于减少汗液的分泌,增加汗液及排泄物的挥发及排除,易于局部保持卫生干燥,减轻避免瘙痒的发生。

(四)指导合理用药

有人习惯在清洗时加入一些消毒剂,其实大可不必,有时甚至适得其反。因为人体的每个部位都有正常的菌群,由于消毒剂的使用,会破坏了正常菌群,影响其正常功能,肛门皮肤的真菌感染和细菌感染易致瘙痒。针对真菌感染要指导患者全身及局部用药。临症用灭虫止痒洗剂熏洗,热时先熏患处约15分钟,待药温适宜时坐浴清洗,清洗后拭干或吹干患处。对水温的要求一般不能太烫,以免损伤皮肤。高温止痒是一误区,水温应保持在正常体温左右,适宜人手即可。老年人局部皮肤感觉功能障碍,对水温不敏感,常常会在清洗中烫坏皮肤,也加重肛门瘙痒症。每个人都要保持良好习惯,注意不要与他人共用卫生用具,公共场合积极防护,在公共场所感染真菌等,甚至淋病导致瘙痒者皆有之。

(五)正确的饮食护理

肛门是食物消化吸收后排出粪便的器官,建议患者合理的膳食可以促进康复。肛门瘙痒症患者饮食宜清淡,在日常饮食中应适当增加蔬菜、水果,保持大便通畅。肛门瘙痒也可以因嗜食辛辣食品所引起,要忌食辛辣刺激食物,忌食过敏食物及药物,忌饮酒,不宜浓茶、咖啡等。不切实际地过食补品,会犯"气有余便是火"之戒。火锅、炖品老汤等均应忌食,可有效地避免瘙痒症的发生。

(六)麻醉术后伤口疼痛影响

由于麻醉术后伤口疼痛等因素的影响,患者可能出现下腹部胀痛,自行排尿困难的现象。此时护士应鼓励患者自行排尿,可给予腹部按摩热毛巾热敷或利用听流水声以反射性诱导患者排尿,效果不佳应遵医嘱给予留置导尿管。留置导尿管期间,应每天进行会阴护理2次,防止尿路感染。

七、护理评价

疗效判定标准疗效判定:根据《中医病证诊断疗效标准》判定。①无效:临床症状无任何改善,瘙痒感及肛门周围皮肤受损无改善,病情无缓解,停药后即复发;②有效:肛门瘙痒感减轻,临床症状逐渐改善,肛门周围受损皮肤开始愈合,病情开始好转,停药一段时间后才复发;③显效:临床症状显著改善,肛门周围受损皮肤几乎全部愈合,病情显著好转,停药较长时间复发或不再复发,周围皮肤大部分恢复正常;④痊愈:临床症状完全消失,肛门周围皮肤恢复正常,病情消失,停药后不再复发。

八、健康教育

(1)多吃蔬菜、水果,不吃或少吃刺激性食物,如辣椒、浓茶、咖啡、高度酒等。过敏体质者应少食用易致过敏的食品,如鱼、虾等,避免接触引起过敏的化学物质。

(2)保持肛门清洁干燥,尽可能每晚清洗1次肛门。清洗肛周宜用温水,一般不用肥皂,尤其不能用碱性强的肥皂。清洗用的毛巾、脸盆等要专人专用,以免交叉感染。也不要一天洗好几次,这会将肛门附近的黏膜冲掉,导致肛门附近太干燥可能会导致肛门瘙痒。

(3)注意劳逸结合,保持心情愉快,防止过度紧张和焦虑不安,不搔抓肛门,不用过硬的物品擦肛门。痒的时候可涂止痒霜或激素膏;也可用冷水冲洗数分钟。如因瘙痒而影响睡眠,可在临睡前服氯苯那敏、赛庚啶和阿司咪唑等。

(4)内裤不要过紧、过硬,宜穿纯棉宽松合体的内裤,不要穿人造纤维内裤,并要勤洗勤换。便纸要用清洁柔软吸水的卫生纸,不要用带油墨字迹的纸张,或用植物叶、土块擦肛门,这容易使细菌、病毒感染造成肛门瘙痒。及时治疗引起肛门瘙痒症的局部和全身性疾病,如内痔、肛裂、肛瘘、腹泻、糖尿病、寄生虫病等。

(5)防止病毒感染、性传染病所造成的肛门瘙痒:除了治疗肛门瘙痒的症状外,也必须及早治疗病毒感染、性传染病等重大疾病,因此病患千万不要忽视肛门瘙痒的症状。如果发现了肛门瘙痒,最好采取相应的治疗措施,及时去医院就诊。

(靳燕燕)

第十六节　肛门尖锐湿疣

肛门尖锐湿疣是感染人乳头瘤病毒(human papilloma virus,HPV)引起的增生性疣状赘生物。主要通过性接触而发生肛门生殖器疣,是一种十分常见的性传播疾病,其发病率仅次于淋病,占第2位,肛周发病多见,占总发患者数的1/4。

一、病因及发病机制

本病主要由于长期肛门部皮肤不洁或分泌物刺激、摩擦而引起皮肤慢性炎症性损害,继而感染人乳头瘤病毒所致。该类病毒在人体潮湿温热部位容易生长繁殖。所以肛门生殖器部位是最常见发病部位。人乳头瘤病毒的主要传染途径是性接触传染,在与尖锐湿疣患者性接触后约2/3的人会被感染,也可能因接触尖锐湿疣患者的分泌物或污染物而间接感染。免疫力低下或长期的肛周疾病(如肛周瘙痒)降低了局部皮肤的屏障作用,更容易感染该病毒。调查表明,肛门瘙痒、公共浴池的公用毛巾、不安全的性接触、肛周疾病可能是发病的促进因素。

314

引起本病的人乳头瘤病毒为非包膜病毒,为乳多空病毒科 A 属成员,直径为 $50\sim55$ nm,具有由 72 个病毒壳微粒组成的 20 面体衣壳及含有 8 000 个碱基对的双链环状 DNA。人类是 HPV 的唯一自然宿主。HPV 具有高度组织特异性,能引起皮肤和黏膜的鳞状上皮增殖。近年来,利用分子生物学技术已检测出 HPV 有 100 种以上的亚型,其中有 20 余种与肛门尖锐湿疣有关,如 HPV 6、HPV 11、HPV 16、HPV 18、HPV 33 和 HPV 42。HPV 6 和 HPV 11 两型最常见于肛门生殖器部位的肛门尖锐湿疣,而 HPV 16、HPV 18、HPV 31、HPV 33 和 HPV 35 则与亚临床宫颈感染及生殖器肿瘤有关,现已受到重视。

目前已知,肛门尖锐湿疣的发生、自发消退、对治疗的反应及恶性转化还与机体免疫有关,尤其是细胞免疫。机体感染 HPV 后,全身及局部免疫反应受到抑制。实验发现,在皮疹持久不退的肛门尖锐湿疣患者中,外周血胸苷酸合成酶升高,自然杀伤细胞活性下降,白细胞介素-2 也下降;而在皮疹消退期的肛门尖锐湿疣患者中,可见自然杀伤细胞浸润和活化的 Tc,表现出机体免疫功能恢复。有人认为,局部免疫反应受抑制的关键是 HPV 对郎格汉细胞具有直接的毒性作用,抑制其抗原递呈功能,导致 T-T 细胞和 T-M9 细胞之间的相互作用减弱。在疣消退时,可测到抗 HPV 的 IgG 抗体,此抗体可能对再感染起着免疫作用。

二、临床表现

尖锐湿疣感染后潜伏期为 $1\sim6$ 个月,约 2/3 的患者 3 个月内与肛门生殖器疣患者有接触史。HPV 感染后,无临床表现者可多达 90%,可能是亚临床型、潜伏状态,也可能终身不发病。发病部位多在肛管黏膜与皮肤交界处、肛门边缘及外阴部。初起时,可呈微小淡红色、暗红色或污灰色乳头状隆起,表面呈颗粒状或粗糙不平,形如帽针头或花蕊状,逐渐增多增大,并可融合成片或相互重叠生长,可呈菜花状、鸡冠状或巨大团块,其根部常有蒂。如果继发感染或疣体内供血不足可有脱落、糜烂和溃疡形成。初起时可无明显不适,随着疣体增大可出现局部瘙痒(常夜间加重)、压迫感、轻微刺痛,肛管内发病者可有里急后重感,或便鲜血。表面若溃烂则渗出混浊浆液,带有恶臭。长期不及时治疗,可癌变。

三、辅助检查

(一)病理组织学检查

病理组织学检查主要表现为表皮角化不全或轻度角化过度,棘层肥厚,表皮突增宽及延长,呈乳头瘤样增生,增生的程度可达到如假性上皮瘤样。最突出的表现为颗粒层和棘层上部细胞出现特征性的灶性分布的空泡化细胞,即凹空细胞。这种凹空细胞比正常细胞大,胞质着色淡,中央有大而圆的嗜碱性核,核周围有透明晕。真皮通常有水肿,毛细血管扩张及周围有较致密的慢性炎症细胞浸润。

(二)醋酸白试验

醋酸白试验以 5% 醋酸溶液涂于会阴及肛门周围皮肤,$3\sim5$ 分钟后即可在 HPV 感染区域出现有光泽、均匀一致、界限清楚的变白区,用放大镜观察更为明显。但局部若有炎症,也可发白而出现假阳性。

(三)梅毒血清检查

尖锐湿疣为阴性,扁平湿疣则呈阳性,可供鉴别。

(四)阴道内镜检查

(1)最常见为扁平疣状,多发性,表面呈白色,颗粒状。

(2)菜花样上皮增生,表面粗糙,有指状突起,表面有很多毛细血管。

(3)穗状,呈白色,表面粗糙不平。

(4)湿疣宫颈阴道炎,黏膜表面可见许多粗糙面或菜花状湿疣。

(五)肛门直肠镜检查

齿线上下和直肠末端,可见淡红色乳头状或菜花状柔软赘生物,质脆,触之易出血。

四、治疗要点

(一)局部药物治疗

初发较小者,可用腐蚀剂,如苯酚、足叶草脂、足叶草毒素、三氯乙酸、二氯乙酸、氟尿嘧啶霜等外抹患处,可促使疣体脱落,涂药时注意保护周围的正常皮肤与黏膜。也可通过中医药辨证论治,用中药煎煮后熏洗患处。

(二)物理疗法

小而分散的湿疣,可用低温液氮冷冻、光动力、电灼、激光、微波、β射线治疗、电离子治疗机等物理手段破坏病灶组织,使其脱落。其中,光动力是通过光敏剂选择性地富集于病灶,通过纳米光照射,光敏剂吸收后则可较精准的作用于病灶,损伤也更小。

(三)免疫治疗

免疫治疗包括自体免疫法、抗病毒药、干扰素和转移因子等。其中,自体免疫法是通过将感染组织里的 HPV 灭活,提取后注射于患者自身上,从而产生免疫力。免疫治疗常综合其他治法一起应用,尤其适用于反复发作者。

(四)手术治疗

1.结扎法

对单个疣赘,其基底较小也可用结扎疗法,数天后疣赘可自行脱落,然后外用玉红膏,促使伤口愈合。

2.切除法

对于单发、面积小的湿疣,或湿疣堆积成团、基底较大者,可用手术切除,切除深度最好到真皮层。侵犯肛管全周的湿疣叫一次性切除,切口之间应尽量保留正常皮桥,若切除组织较大,可选择合适皮瓣游离至齿线处缝合,以防术后肛管狭窄,还可离断内括约肌。

五、护理评估

(一)发病情况

本患者群普遍易感,多发生于 16~25 岁,男性平均 22 岁,女性平均 19 岁。高峰发病年龄为 20~24 岁。本病传染源主要为临床型和亚临床型感染患者。患病期 3 个月内其传染性最强。其主要表现为生殖器、会阴、肛门等部位的表皮瘤样增生。除了外生殖器外,尖锐湿疣还可见于宫颈、尿道、阴道等处。

尖锐湿疣的主要传播途径就是性接触。性接触和性滥交是本病流行的重要因素。本病一次性交的感染概率为 50%~60%。

间接接触污染物也可感染,此时皮肤和黏膜的损伤是重要诱因。此外,分娩过程中产道接触或产后的密切接触可使母亲的尖锐湿疣传染给婴儿。

(二)过去健康状况

1.性行为

性伴数及过早性交是造成发生 HPV 感染的因素。

2.免疫抑制

HPV 感染和与 HPV 有关的癌似乎是慢性免疫功能抑制的晚期并发症。肾异体移植者中患肛门尖锐湿疣的危险性增加。

3.HIV 感染

HIV 阳性发生 HPV 感染及 HPV 相关肿瘤的概率增加。

4.年龄妊娠

在妇科涂片中检测 HPV 高峰流行率的年龄为 20～40 岁,随着年龄的增长,流行率稳步下降;妊娠期间的 HPV 检出率高,产后 HPV 检出率下降。

(三)生活习惯和自理程度

此感染的传播方式包括直接与间接传播,但以性接触最为常见,而且越是近期损害越有传染性,一次性接触估计有 50% 被传染的可能性;其次为直接非性接触,如自体传染及新生儿经产道受染;再次为间接接触,通过污染传染、推测有可能,但因此病病毒尚不能培养,未能证实。发病率高者与性紊乱、性伴侣数、吸烟、长期使用避孕药或免疫抑制剂等有关。由于本病为性传播疾病,临床多见于性活跃人群。一般认为患者机体细胞免疫功能降低,外在原因可能与创面不透气、潮湿、易感染及在行走和活动时容易受到摩擦损伤有关。有不洁性接触。与性伴侣互相感染。肛周疣在未治愈前性生活,尤其是肛交的生活习惯。肛门湿疣还可以通过性传播、间接接触被污染的物品、洗浴等非性交的方式传播。

(四)心理-社会状况

此病往往羞于启齿,加上广告及江湖游医对性病的夸大宣传及欺骗恐吓,易产生恐惧、紧张、焦虑的心理。

六、护理措施

(1)术后 24 小时内严密观察生命体征的变化,观察切口敷料有无出血,发现异常及时报告医师。

(2)向患者讲解疾病的原因,对患者的疼痛表示同情和理解。

(3)卧床休息,取舒适的卧位,可侧卧位或俯卧位。

(4)注意个人卫生,勤换内衣内裤。在洗涤内裤时,最好以温和的肥皂手洗,不要用强效的洗衣粉或洗衣机。保持外生殖器的清洁干燥,禁止性生活,因为性生活可能会把病毒传染给对方,还会传染自己的其他地方。

(5)肛门局部采取热水坐浴,便后及时清洗,保持创面清洁干燥,避免感染。

(6)遵医嘱及时使用止痛剂。

(7)术后进食半流质低渣饮食,避免干燥。

(8)避免感染真菌,应少吃淀粉类、糖类及刺激性的食物,如酒、辣椒等,多吃蔬菜、水果。

(9)养成定时排便的习惯,改变不良的生活习惯。

(10)对以往便秘者可采用服香油、蜂蜜等软化粪便。

(11)讲解术后尿潴留的原因,减轻紧张心理。为患者创造良好的环境,鼓励患者尽早排尿。采用腹部热敷、听流水声、腹部按摩等方法诱导排尿,必要时留置导尿管。

七、护理评价

(1)治疗期间和临床治愈后 3 个月避免性生活。

(2)术中宣教:术中对患者进行检查和消毒的同时,介绍术中可能出现的不适及应对方法,鼓励其放松与配合。对患者关心体贴,密切观察生命体征、手术情况及身体状况,同时与其交谈,分散注意力,配合手术的顺利进行。

(3)术后宣教:告知患者术后的注意事项,注意出血及发炎,解除术后疼痛及焦虑情绪;进行饮食营养和生活的指导,及时对术后出现的任何不适予以科学的解释,消除患者的疑虑或顾虑;定期复查,如有身体不适及时就诊。

(4)出院后随访:通过随访,对患者及家属进行指导。指导患者出院后进行运动锻炼,增强身体素质,加强营养,合理调配膳食,提高机体抗病能力,注意性生活保健。

八、健康教育

肛门尖锐湿疣是一种对患者日常生活影响比较大的疾病,不仅影响到患者的身体健康,还会影响到患者的性生活,如果长期得不到有效治疗还会对患者的心理造成很大的压力。因此患病之后患者一定要及时接受治疗,但是除了要配合医师的治疗外,还需要加强在日常生活中的护理工作。

(1)在饮食上要以补充营养为主,可补充大量的蛋白质,如鱼肉、猪肉、牛奶、蛋、豆制品等,营养的增加才能增强身体的免疫力,促进身体恢复。此外,还要注意补充维生素和微量元素。患急性性病时,可服维生素 C,因维生素 C 可增强免疫力和抗炎。

(2)女性患者不要冲洗阴道,由于阴道有自清的功能,假如刻意冲洗反而不利。内裤的洗涤最好以温顺的肥皂手洗,不要用强效的洗衣粉或洗衣机。

(3)杜绝不洁性乱,一旦病情在尚未治愈的情况下,要禁止发生性行为,以免再次被病毒感染。因性生活会对尿道造成机械性损伤,加重病情。性病传染性很强,性生活会导致性病传播,危害其他人的健康。

(4)调整心态,保持乐观开朗的性格,并积极配合医师进行治疗,这样才能使治疗效果发挥到最大,进而增加治愈的概率。人的情绪与疾病及身体免疫力有很大关系,情绪不好时,人体免疫力下降,易患传染病或加重原有疾病的病情。

(5)请穿棉质内裤,尽量不要穿尼龙、合成纤维的质料,才能保持透风、透气。所以牛仔裤也要少穿,多穿裙子或是西装裤。

(6)观察治疗期间是否按医师要求用药。定期复查,及时接受医师的指导。治疗期间及治疗后要改善不良的卫生习惯。保持外生殖器及肛门的清洁干燥。尽量做到少吸烟、不饮酒。注意劳逸结合。设立个人专用卫生器具,每次使用后都要消毒。自己的内裤坚持每天换洗,要与家人的衣物分开洗涤,并在洗后开水煮沸消毒后再穿。大小便前后要充分冲洗双手。

(靳燕燕)

第十七节　肛周皮肤癣

肛周皮肤癣是存在于肛门周围皮肤的真菌感染所致。一般为直接接触传染或由股癣蔓延而致,为常见的皮肤癣菌病之一,属浅部真菌病。男性患者明显多于女性患者。其特点是剧烈瘙痒,皮损常呈环形水肿性红斑。主要的致病菌为毛癣菌属和花斑癣菌。其主要侵袭场所为毛囊、皮脂腺和汗腺组织。

一、病因及发病机制

肛周皮肤癣的发生是由存在于人的皮肤、黏膜、肠道等处的真菌所致,主要由红色毛癣菌、须癣毛癣菌等侵犯肛周皮肤角质层,引发浅部真菌感染,也称肛门皮肤癣菌病。正常条件下各菌群间相互影响,相互制约,平衡代谢。但由于长期使用抗生素可造成体内菌群失调,当人体皮肤破损,抵抗力下降时,致病性真菌则大量繁殖,侵入皮肤,皮下组织而引起癣的发生。本病多是接触传染,如通过衣物、用具或自身手足癣传染致病。环境条件也有影响,其发病与温暖潮湿的环境、如在温热季节和潮湿地区,肛门皮肤受轻微损伤或体态肥胖及肛周潮湿多汗容易发病。

二、临床表现

肛周皮肤癣是发生在股部的表浅真菌感染,累及的部位主要在肛周皮肤,男女均可发生。可以波及外阴、会阴、肛门周围及臀部。皮损的特征为弧形或环形红斑,边界清楚,中有鳞屑,自觉奇痒,历久皮肤浸润增厚呈苔藓化。患者大多有足癣史,炎热潮湿的夏季容易发病。肛周皮肤癣属于真菌性皮肤病的一种。真菌可分为浅部真菌和深部真菌两大类,浅部真菌即皮肤癣菌,主要包括毛癣菌属、小孢子菌属及表皮癣菌属等,而仅表皮癣菌属就有40种之多。其中,引起肛周皮肤癣病的病原菌则主要是絮状表皮癣菌。此外,还有石膏样毛癣菌、红色毛癣菌。本病可以通过直接接触患者、患癣家畜(狗、猫等)或间接接触被患者污染的衣物而引起,也可以由自身感染(先患有手、足、甲癣等)而发生。长期应用糖皮质激素,或患有糖尿病、慢性消耗性疾病的患者,也易患本病。若气候温暖、环境潮湿,则更有利于本病的发生。

初起时,表现为边缘清楚、微微隆起的红斑,范围逐渐扩大后,表面有鳞屑,并由红色渐变为褐红色或为正常的肤色,红斑中心自愈的部分慢慢扩大,而边缘的炎症却日渐显著,上皮有小水疱、糜烂、结痂,从而形成了环形红斑。由于剧痒,经常搔抓,还可继发湿疹或变成苔藓化。

三、辅助检查

(一)显微镜检

取鳞屑和分泌物,用氢氧化钾涂片镜检,阳性表示有真菌存在,但不能确定菌种,一次阴性不能完全否定。

(二)细菌培养

常用培养基为沙堡培养基,培养阳性后可转种到特殊的培养基,根据形态、生化等特性进行菌落鉴定。

四、治疗要点

(一)全身治疗

全身治疗以抗真菌为主,可选用灰黄霉素、酮康唑、氟康唑等。

(二)局部治疗

用5%～10%冰醋酸溶液、克霉唑癣药水外涂患处。新药达克宁霜、酮康唑霜外涂有较好疗效。久治不愈者,也可选用亚甲蓝肛周皮内或者皮下注射,亚甲蓝2 mL加1%利多卡因20 mL,肛周皮内或皮下多点注射。

(三)手术治疗

皮肤切除术:在腰麻或者局部麻醉下,于肛门两侧癣区皮肤各做一弧形切口,深度以能清楚毛囊(包括部分皮下脂肪)为度。将该部下皮肤及皮下组织切除,创面以丝线间断缝合。术后6～7天拆线。

五、护理评估

(一)发病情况

一般为直接接触传染或由股癣蔓延而致,为常见的皮肤癣菌病之一,属浅部真菌病。男性患者明显多于女性患者。常在夏天发作或加重,入冬痊愈或减轻。

(二)过去健康状况

带菌者是造成肛门周围癣传播的主要原因。由生活、起居不慎,感染真菌造成皮肤浅部癣,使肛门周围感染。机体自身抵抗力强弱对本病流行也有不容忽视的作用:患有全身性疾病患者,如糖尿病、恶性肿瘤等,长期因病而使用皮质激素、免疫抑制剂及抗生素等,对癣病的发生起促进作用。

(三)生活状况和自理程度

由于患者对癣的危害性认识还不够,因而不重视它,有病往往任其发展。多数患者,病情不很严重,仅微痒而已,故从不主动去求医;某些患者即使有较明显症状,也仍不积极医治,缘于患病日久,习以为常;还有部分患者,虽经治疗而获痊愈,但因感染源没有控制,又无预防措施,所以往往再次复发。以上列举的三种人都是带菌者,其最终造成的后果为:对己则可能引起自身传染而招引他处发生癣;对社会可以通过各种途径向周围人群传播。

(四)心理-社会状况

抑郁、悲观此类患者的病情严重,有反复发作的、久治不愈的病史,不善言谈,长期处于抑郁、消极的状态,对生活失去情趣及治疗的信心。精神紧张,恐惧,学习工作不能集中注意力,由于疾病和精神负担的长期折磨,忧心忡忡,不能自拔。心情烦躁易怒此类患者因全身皮疹,瘙痒不堪,严重影响休息和睡眠,心情烦躁易怒。滥用药物盲目就医,相信土方、偏方,导致病情不见好转,而进一步加重恶化。

六、护理措施

(1)生活有规律,避免长时间久坐。

(2)瘙痒严重时避免抓挠,以免破溃。

(3)注意避免自行滥用止痒药物及刺激性的药物治疗。

(4)在饮食方面要避免吃刺激性的食物,比如虾、蟹、辣椒等。

(5)保持良好的心态,要尽量积极地治疗本病。

(6)向患者讲解疾病的原因,对患者的不舒适表示同情和理解。

七、护理评价

患者的治疗效果、痒痛缓解时间、红肿消退时间进行对比分析。临床病症彻底消失,皮肤损伤完全愈合为痊愈;主要症状减轻,皮肤损伤四周可见红晕,但基本愈合为显效;临床症状有所消减,渗出物明显减少,皮损面积缩小,但浸渍溃疡面仍清晰可见为有效;症状无改善迹象甚至愈加严重者为无效。

八、健康教育

(1)正确求医,到正规医院检查、治疗,避免误诊、误治。

(2)早发现,早治疗。

(3)遵医嘱进行治疗,勿自行使用刺激性强的外用药。

(4)性伴侣应同时诊治。

(5)治疗期间避免性生活。

(6)治疗期间遇药物反应等应及时到正规医院检查咨询。

(7)定期复查对判断治疗和预后很有意义。

(8)注意消毒隔离。内衣裤要勤烫洗,不要与家人混在一起洗,分开使用浴盆,与小孩分床睡。

(9)保持良好情绪、营养及适当锻炼可降低复发率。

(10)检查是否合并其他性病:梅毒、艾滋病等。

(靳燕燕)

第十三章

血液科疾病护理

第一节 缺铁性贫血

一、定义

缺铁性贫血(iron deficient anemia,IDA)是指体内可用来制造血红蛋白的贮存铁缺乏,血红蛋白合成减少而引起的一种小细胞、低色素性贫血,是最常见的一种贫血,以生育年龄的妇女(特别是孕妇)和婴幼儿发病率较高。

二、临床表现

(一)贫血表现

常见乏力、易倦、头昏、头痛、耳鸣、心悸、气促、食欲缺乏等,伴苍白、心率增快。

(二)组织缺铁表现

精神行为异常,如烦躁、易怒、注意力不集中、异食癖;体力、耐力下降;易感染;儿童生长发育迟缓、智力低下;口腔炎、舌炎、舌乳头萎缩、口角炎、缺铁性吞咽困难(称 Plummer-Vinson 征);毛发干枯、脱落;皮肤干燥、皱缩;指(趾)甲缺乏光泽、脆薄易裂,重者指(趾)甲变平,甚至凹下呈勺状(匙状甲)。

(三)缺铁原发病表现

如消化性溃疡、肿瘤或痔疮导致的黑便、血便、腹部不适,肠道寄生虫感染导致的腹痛或大便性状改变,妇女月经过多,肿瘤性疾病的消瘦,血管内溶血的血红蛋白尿等。

三、诊断

(1)患者具有缺铁性贫血的症状及体征:乏力、易倦、气促、食欲缺乏等,注意患者是否存在精神行为异常和缺铁原发病表现。

(2)根据国内的诊断标准,缺铁性贫血的诊断标准符合以下 3 条:①贫血为小细胞低色素性。男性血红蛋白<120 g/L,女性血红蛋白<110 g/L,孕妇血红蛋白<100 g/L;平均红细胞体积<80 fl,平均血细胞比容<27 pg,平均血红蛋白浓度<32%。②有缺铁的依据:符合贮铁耗尽(ID)或缺铁性红细胞生成(IDE)的诊断。

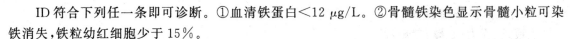

ID 符合下列任一条即可诊断。①血清铁蛋白<12 μg/L。②骨髓铁染色显示骨髓小粒可染铁消失,铁粒幼红细胞少于 15%。

IDE:①符合 ID 诊断标准。②血清铁低于 8.95 μmol/L,总铁结合力升高>64.44 μmol/L,转铁蛋白饱和度<15%。③FEP/Hb>4.5 μg/g。

(3)存在铁缺乏的病因,铁剂治疗有效。

四、治疗

(一)病因治疗

IDA 的病因诊断是治疗 IDA 的前提,只有明确诊断后方有可能去除病因。如婴幼儿、青少年和妊娠妇女营养不足引起的 IDA,应改善饮食;胃、十二指肠溃疡伴慢性失血或胃癌术后残胃癌所致的 IDA,应多次检查大便潜血,做胃肠道 X 线片或内镜检查,必要时手术根治。月经过多引起的 IDA,应调理月经;寄生虫感染者应驱虫治疗等。

(二)补铁治疗

首选口服铁剂,如琥珀酸亚铁 0.1 g,3 次/天。餐后服用胃肠道反应小且易耐受。应注意,进食谷类、乳类和茶等会抑制铁剂的吸收,鱼、肉类、维生素 C 可加强铁剂的吸收。口服铁剂后,先是外周血网织红细胞增多,高峰在开始服药 5~10 天,2 周后血红蛋白浓度上升,一般 2 个月左右恢复正常。铁剂治疗在血红蛋白恢复正常至少持续 4 个月,待铁蛋白正常后停药。若口服铁剂不能耐受或吸收障碍,可用右旋糖酐铁肌内注射,每次 50 mg,每天或隔天 1 次,缓慢注射,注意变态反应。注射用铁的总需量(mg)=(需达到的血红蛋白浓度−患者的血红蛋白浓度)×0.33×患者体重(kg)。

五、护理措施

(一)一般护理措施

1.休息活动

轻度的缺铁性贫血症可适当活动,一般生活基本能自理,但不宜进行剧烈运动和重体力劳动;严重的缺铁性贫血多存在慢性出血性疾病,体质虚弱,活动无耐力,应卧床休息,给予生活协助。患者调整变换体位时要缓慢并给予扶持,防止因体位突变发生晕厥、摔伤。

2.皮肤毛发

保持皮肤、毛发的清洁,除日常洗漱,如洗脸、洗手、泡足、洗外阴、刷牙漱口之外,定时周身洗浴、洗头、更衣,夏日每天 1~2 次洗澡,春秋每周 1~2 次,冬日每周 1 次,每月理发 1 次。重度卧床患者可在床上洗头、擦浴、更衣、换被单。长期卧床者要有预防压疮的措施,如定时翻身、变换卧位,同时对受压部位给予温水擦拭及压疮贴贴敷,保持床单位平整、清洁、干燥、舒适。

3.营养

给予高蛋白、富含铁的饮食,纠正偏食不良习惯。除谷物主食外,多选用动物肝、肾、瘦肉、蛋类、鱼类、菌藻类,增加维生素 C 含量,食用新鲜蔬菜和水果,以利于铁的吸收。

4.心理

主动关心、体贴患者,做好有关疾病及其自我护理知识的宣传教育。多与患者沟通交谈,了解和掌握其心理状态,特别是久病的重症者,要及时发现其情绪上的波动,并给予有针对性的帮助,疏导解除其不良心态,使之安心疗养。

(二)重点护理措施

1.疲乏、无力、心悸、气短者

应卧床休息以减少耗氧量,必要时给予吸氧疗法。

2.皮肤干皱,指(趾)甲脆薄者

注意保护,应用维生素 A 软膏或润肤霜涂擦,滋润皮肤防止干裂出血、疼痛;不留长指(趾)甲,定时修剪,防止折断、损伤;选用中性无刺激性洗涤剂,不用碱性皂类。

3.口腔炎、舌炎疼痛者

给予漱口液漱口,餐后定时进行特殊口腔护理,有溃疡时可用 1% 龙胆紫涂抹创面或贴敷溃疡药膜。

4.出现与缺铁有关的异常行为者

及时与医师联系,给予合理的处理。

5.药物护理

按医嘱给患者服用铁剂,并向患者说明服用铁剂时的注意事项:①为避免胃肠道反应,铁剂应进餐后服用,并从小剂量开始。②服用铁剂时忌饮茶,避免与牛奶同服,以免影响铁的吸收。③可同服维生素 C 以增加铁的吸收。④口服液体铁剂时,患者必须使用吸管,避免牙齿染黑。⑤要告诉患者对口服铁剂疗效的观察及坚持用药的重要性。治疗后网织红细胞数开始上升,1 周左右达高峰,血红蛋白于 2 周后逐渐上升,1～2 个月后可恢复正常。在血红蛋白完全正常后,仍需继续补铁 3～6 个月,待血清铁蛋白 $>50\ \mu g/L$ 后才能停药。

(三)治疗过程中可能出现的情况及应急措施

1.贫血性心脏病

心率增加,心前区可闻及收缩期杂音,心脏扩大,心功能不全。向家属讲解引起贫血性心脏病的原因及如何预防其发生。保持病室安静、舒适,尽量减少不必要的刺激。卧床休息,减轻心脏负担。密切观察心率、呼吸、血压及贫血的改善状况。必要时吸氧。控制输液速度及输液的总量,必要时记录 24 小时出入水量。

2.活动无耐力

活动后乏力、虚弱、气喘、出汗、头晕、眼前发黑、耳鸣应注意休息,适量活动,贫血程度轻的可参加日常活动,无须卧床休息。对严重贫血者,应根据其活动耐力下降程度制定休息方式、活动强度及每次活动持续时间。增加患者的营养,提供高蛋白、高维生素、易消化饮食,必要时静脉输血、血浆、清蛋白。

3.有感染的危险

体温高于正常范围。病室每天通风换气,限制探视人员,白细胞过低者给予单独隔离房间。医护人员严格执行无菌操作规程。保持床单清洁、整齐,衣被平整、柔软。保持口腔卫生,指导年长、儿童晨起、饭后、睡前漱口,避免用硬毛牙刷。气候变化,要及时添减衣服,预防呼吸道感染。向患者及家属讲解导致感染发生的危险因素,指导家属掌握预防感染的方法与措施。

4.胃肠道反应

服用铁剂的护理:铁剂可引起胃肠不适、疼痛、恶心、呕吐及便秘或腹泻。口服铁剂从小剂量开始,在两餐之间服药,可与维生素 C 同服,以利吸收;服铁剂后,牙往往黑染,大便呈黑色,停药后恢复正常,应向家属说明其原因,消除顾虑。铁剂治疗有效者,于服药 3～4 天可见网织红细胞上升,1 周后可见血红蛋白逐渐上升。如服药 3～4 周无效,应查找原因。注射铁剂时应精确计算剂量,分次深部肌内注射,更换注射部位,以免引起组织坏死。

5.营养失调的护理

及时添加含铁丰富的食物,帮助纠正不良饮食习惯。合理搭配患者的膳食,让患者了解动物血、黄豆、肉类含铁较丰富,是防治缺铁的理想食品;维生素 C、肉类、氨基酸、果糖、脂肪酸可促进铁吸收,茶、咖啡、牛奶等抑制铁吸收,应避免与含铁多的食物同时食用。

6.局部疼痛及静脉炎

肌内注射铁剂时,因其吸收缓慢且疼痛,应在不同部位轮流深部注射。治疗中应密切观察可能出现注射铁剂部位的疼痛、发热、头痛、头昏、皮疹,甚至过敏性休克等不良反应,应及时到医院进行对症处理。在注射铁剂时,应常规备好肾上腺素。有肝肾功能严重受损者禁用。静脉滴注铁剂反应多而严重者一般不用。一旦静脉注射铁剂,应避免外渗,以免引起局部疼痛及静脉炎。注射时不可与其他药物混合配伍,以免发生沉淀而影响疗效。

(四)健康教育

1.介绍疾病知识

缺铁性贫血是指由于各种原因使机体内贮存铁缺乏,导致血红蛋白合成不足,红细胞的成熟受到影响而发生的贫血。红细胞的主要功能是借助所含的血红蛋白把氧运输到各组织器官,所以缺铁性贫血主要表现是与组织缺氧有关的系列症状和体征。血红蛋白又是血液红色来源,故贫血患者可有不同程度的皮肤黏膜苍白、毛发干枯无华,同时可有疲乏、无力、心慌、气短等症状,个别的有异食癖。如果患者存在原发疾病,还应介绍相关的疾病知识,令其了解缺铁性贫血是继发引起,应积极配合诊治原发疾病。一般的缺铁性贫血通过合理的治疗是可以缓解和治愈的。

2.心理指导

缺铁性贫血病程长,患者多有焦虑情绪,应鼓励患者安心疗养。对于可能继发某种疾病引起的缺铁性贫血患者,在原发性疾病未查清之前患者疑虑重的,给予安慰和必要的解释,使之减少顾虑,指导其积极配合检查以明确诊断,以利于更合理的治疗。

3.检查治疗指导

常用检查项目有血液化验和骨髓穿刺检查,以确定是否为缺铁引起的贫血。检查操作前向患者做解释,如检查目的、方法、采血或采骨髓的部位、体位及所需的时间等。在接受治疗的过程中,有些检查要重复做,以观察疗效或确诊,这一点需向患者做详细说明,减少患者顾虑,使之愿意配合。对于缺铁原因不明的还须进行其他检查,如胃肠内窥镜、X线片、粪潜血检验等,也要向患者说明查前、查中如何配合医护人员及检查后的注意事项。治疗过程中,尤其铁剂治疗,要向患者说明用药方法和可能的不良反应,让患者有心理准备,一旦出现不良反应,主动及时地向医护反映,尽早得到处置。

4.饮食指导

(1)选用高蛋白含铁丰富的食物:谷类,如小米、糯米、高粱、面粉等;肉禽蛋类,如羊肝、羊肾、牛肾、猪肝、鸡肝、鸡肫、鸭蛋、鸡蛋等;水产类,如黑鱼、咸带鱼、蛤蜊、海蜇、虾米、虾子、虾皮、鲫鱼等;蔬菜,如豌豆苗、芹菜、小白菜、芥菜、香菜、金花菜、太古菜、苋菜、辣椒、丝瓜等;豆类及其制品,如黄豆、黑豆、芝麻、豇豆、蚕豆、毛豆、红腐乳、豆腐、腐竹、豆腐干、豆浆等;菌藻类(含铁非常丰富),如黑木耳、海带、紫菜、蘑菇等;水果,如红果(大山楂)、橄榄、海棠、桃、草莓、葡萄、樱桃等;硬果类,如西瓜子、南瓜子、松子仁、葵花子、核桃仁、花生仁等;调味品,如芝麻酱、豆瓣酱、酱油等。其中动物性食物铁的吸收率较高,故当首选动物性食物。

（2）多食含维生素 C 的食物有利于铁的吸收：新鲜蔬菜和水果含维生素 C 丰富，应多选用。茶叶含鞣酸能使铁沉淀而影响铁的吸收，故纠正贫血阶段忌用浓茶。

（3）克服偏食：从多种食物中获取全面的营养，制定食谱，有计划地将饮食多样化；改进烹调技巧，促进食欲。

（4）用铁锅烹调。

5.休息、活动指导

病情危重者绝对卧床休息，避免活动时突然变换体位致直立性低血压，进而头晕、摔倒。生活规律，睡眠充足，休养环境安静、舒适，病情许可的可适当娱乐，如看电视、听广播、读书、看报。根据病情设定活动强度，病情好转过程中逐渐加大活动量。

（马荣荣）

第二节　巨幼细胞性贫血

一、定义

叶酸、维生素 B_{12} 缺乏或某些药物影响核苷酸代谢导致细胞核脱氧核糖核酸（DNA）合成障碍所致的贫血称巨幼细胞性贫血（megaloblastic anemia，MA）。

二、临床表现

（一）血液系统表现

起病缓慢，常有面色苍白、乏力、耐力下降、头昏、心悸等贫血症状。重者全血细胞减少，反复感染和出血。少数患者可出现轻度黄疸。

（二）消化系统表现

口腔黏膜、舌乳头萎缩，舌面呈"牛肉样舌"，可伴舌痛。胃肠道黏膜萎缩可引起食欲缺乏、恶心、腹胀、腹泻或便秘。

（三）神经系统表现和精神症状

因脊髓侧束和后束有亚急性联合变性，可出现对称性远端肢体麻木、深感觉障碍如震动感和运动感消失；共济失调或步态不稳；锥体束征阳性、肌张力增加、腱反射亢进。患者味觉、嗅觉降低，视力下降，黑蒙征；重者可有大、小便失禁。叶酸缺乏者有易怒、妄想等精神症状。维生素 B_{12} 缺乏者有抑郁、失眠、记忆力下降、谵妄、幻觉、妄想，甚至精神错乱、人格变态等。

三、诊断

（一）症状及体征

（1）消化道症状最早为舌质鲜红伴剧痛，乳头呈粗颗粒状，晚期舌乳头萎缩，舌面光滑如镜。同时存在消化不良、腹泻。

（2）患者贫血貌，皮肤轻度黄染、水肿。

（3）神经系统症状以手足麻木、肢端刺痛多见。

（4）维生素 B_{12} 缺乏者还表现为震动感和位置觉的消失、步态异常、共济失调、视力障碍等。

（5）叶酸缺乏者多有狂躁、抑郁、定向力和记忆力减退等精神症状,称为"巨幼细胞性痴呆"。黏膜和皮肤可有出血点。免疫力低下,易感染。

（二）实验室检查

1.血常规

血常规呈大细胞性贫血,平均红细胞体积、平均血细胞比容均增高,平均血红蛋白浓度正常。网织红细胞计数可正常。重者全血细胞减少。血片中可见红细胞大小不等、中央淡染区消失,有大椭圆形红细胞、点彩红细胞等;中性粒细胞核分叶过多（5 叶核占 5% 以上或出现 6 叶以上的细胞核）,也可见巨杆状核粒细胞。

2.骨髓常规

增生活跃或明显活跃,骨髓铁染色常增多。造血细胞出现巨幼变:红系增生显著,胞体大,核大,核染色质疏松细致,胞浆较胞核成熟,呈"核幼浆老"状;粒系可见巨中、晚幼粒细胞,巨杆状核粒细胞,成熟粒细胞分叶过多;巨核细胞体积增大,分叶过多。

3.血清维生素 B_{12}、叶酸及红细胞叶酸含量测定

血清维生素 B_{12} 缺乏,低于 74 pmol/L（100 ng/mL）。血清叶酸缺乏,低于 6.8 nmol/L（3 ng/mL）,红细胞叶酸低于 227 nmol/L（100 ng/mL）,若无条件测血清维生素 B_{12} 和叶酸水平,可给予诊断性治疗,叶酸或维生素 B_{12} 治疗 1 周左右网织红细胞上升者,应考虑叶酸或维生素 B_{12} 缺乏。

4.其他

（1）胃酸降低、恶性贫血时内因子抗体及 Schilling 试验（测定放射性核素标记的维生素 B_{12} 吸收情况）阳性。

（2）维生素 B_{12} 缺乏时伴尿高半胱氨酸 24 小时排泄量增加。

（3）血清间接胆红素可稍增高。

四、治疗

（一）原发病的治疗

有原发病（如胃肠道疾病、自身免疫性疾病等）的 MA,应积极治疗原发病;用药后继发的 MA,应酌情停药。

（二）补充缺乏的营养物质

1.叶酸缺乏

口服叶酸,每次 5～10 mg,2～3 次/天,用至贫血表现完全消失。若无原发病,不需维持治疗;如同时有维生素 B_{12} 缺乏,则需同时注射维生素 B_{12},否则可加重神经系统损伤。

2.维生素 B_{12} 缺乏

肌内注射维生素 B_{12},每次 500 μg,每周 2 次;无维生素 B_{12} 吸收障碍者可口服维生素 B_{12} 片剂 500 μg,1 次/天;若有神经系统表现,治疗维持半年到 1 年;恶性贫血患者,治疗维持终身。

五、护理措施

（一）一般护理措施

1.休息活动

根据病情适当休息,重度营养不良或有明显神经系统受影响者绝对卧床休息,给予生活照顾。经治疗症状缓解后可做轻度活动,但注意安全,防摔倒、损伤。

2.皮肤毛发

保持皮肤、毛发清洁。除日常漱洗外,定时洗澡、洗头、理发、更衣。重症卧床者要在床上洗头、擦浴、更衣及换被单,长期卧床者要有预防压疮的措施,特别是有神经系统症状者,可有肢体麻木、感觉异常的情况,应定时翻身、变换体位,同时对受压部位及肢体给予温水擦拭及按摩,保持床单位平整、清洁、干燥、舒适。

3.营养

摄取富含维生素 B_{12} 及叶酸的食品,如瘦肉及新鲜绿叶蔬菜等,纠正不正确的烹调习惯,烧煮时间不宜过长,否则蔬菜中叶酸损失过大。鼓励患者多吃水果以增加维生素 C 的摄入量,因为维生素 C 参与叶酸还原合成 DNA,维生素 C 缺乏也能导致叶酸缺乏。婴儿期合理增加辅食。克服偏食,鼓励多种营养摄入。

4.心理

主动关心、体贴患者,做好有关疾病及其自我护理知识的宣传教育。特别对于有精神、神经症状的患者,更应给予关照,关注其情绪变化,及时疏导其不良心理状态,使之安心疗养。

(二)重点护理措施

(1)舌炎患者给予特殊口腔护理,可加用 0.1% 红霉素液或 0.1% 新霉素液漱口,局部溃疡可用锡类散或 1% 龙胆紫涂抹,局部疼痛影响进食者可在饭前用 1% 普鲁卡因漱口,待止痛后再进食,饭后用漱口水漱口或行口腔护理。

(2)胃肠道症状明显,如食欲差、腹胀、腹泻等,酌情改用半流食,每天 5~6 餐,少食多餐,忌油腻。根据情况给予助消化药物缓解胃肠消化不良症状。

(3)神经系统症状者减少活动,必要时卧床休息。需用拐杖的患者,要耐心指导其使用拐杖的方法,防止跌伤。

(4)观察用药反应,服用叶酸期间观察疗效的同时,注意观察不良反应,如变态反应(表现为红斑、皮疹、瘙痒、全身不适、呼吸困难、支气管痉挛)。大剂量(15 mg/d 连用 1 个月或更长时间)可引起胃肠不适,如食欲缺乏、恶心、腹胀、胃肠胀气、口内不良气味等;还可出现睡眠不佳、注意力分散、易激动、兴奋或精神抑郁、精神错乱、判断力减弱等征象,一旦发生不良反应征象及时与医师联系,给予处理。应用维生素 B_{12} 治疗时,大量新生红细胞生成,细胞外钾迅速移到细胞内,血钾下降,应按医嘱口服钾盐。治疗过程中还应注意观察肾功能变化,因为维生素 B_{12} 治疗可引起血清和尿中的尿酸水平升高以致肾脏损害,所以随时了解患者有无肾功能不全的征象。此外,由于维生素 B_{12} 治疗后血小板计数骤增,还须注意观察患者有无发生血栓栓塞,特别在治疗第 1 周时更要随时警惕。

(三)治疗过程中可能出现的情况及应急措施

1.心力衰竭

应排除其他原因引起的心力衰竭,因为本病严重的贫血可使心肌缺氧而发生心力衰竭,所以使患者采取端坐位或倚靠坐位,双下肢下垂,以减少回心血量,并给予持续高流量氧气吸入,氧流量 5~6 L/min,同时联系输注红细胞,并给予利尿剂、强心剂等药物,以防心力衰竭加重。

2.出血

由于血小板计数减少及其他凝血因子的缺乏,本病出血也不少见。出血严重者,可输注血小板,并选用止血剂,如卡巴克洛(安络血)5 mg,3 次/天,口服。

3.痛风

严重的巨幼细胞贫血可见骨髓内无效造血引起的血细胞破坏亢进,致使血清内尿酸增高,引起痛风的发作,但极为罕见。发生痛风,应卧床休息,抬高患肢,直至缓解后72小时开始恢复活动,并多饮水,可给予别嘌呤醇口服。

4.精神抑郁症

严重的巨幼细胞贫血不仅可发生外周神经炎,也有发生精神异常者,这可能与维生素 B_{12} 缺乏有关。需加大维生素 B_{12} 的剂量,每周每次 $500\sim1\,000\ \mu g$。精神抑郁明显者,给予多塞平,每次 25 mg,3 次/天,口服。

5.溶血

本病并发溶血,应考虑巨幼样变的红细胞遭破坏发生了溶血,所并发的急性溶血,以适量输血治疗为及时有效的方法。

6.低血钾症

严重巨幼细胞性贫血患者在补充治疗后,血钾可突然降低,要及时补钾盐,尤其对老年患者及原有心血管病患者、食欲缺乏者要特别注意。

(四)健康教育

1.简介疾病的知识

巨幼细胞贫血是由于维生素 B_{12}、叶酸缺乏所引起的一组贫血病,我国的营养不良引起的营养性巨幼细胞贫血多见,且多见于儿童和孕妇。另一类是恶性贫血,以北欧、北美等地老人多见,有遗传倾向和种族差异,我国罕见。一般营养性巨幼细胞贫血经过适当治疗可迅速治愈。恶性贫血需要终身治疗,疗效甚佳。

2.心理指导

鼓励安慰患者安心疗养,消除不良情绪,积极配合诊疗和护理。有神经症状者,活动受限制而沮丧、焦虑,应给予精神安慰和支持,多与之交谈,掌握心理状态,消除消极心理。

3.检查治疗指导

除常规一般检查外,血液化验和骨髓穿刺检查、24 小时留尿化验等也必不可少。检查前向患者解释检查目的、方法、所需时间及注意事项。接受治疗过程中有些检查需重复做以观察疗效或出于诊断目的,均要耐心说明,减少患者顾虑,使其能积极配合。治疗过程中,特别是补充维生素 B_{12} 或叶酸制剂之前应向患者说明用药的目的、方法和可能的不良反应,使其有心理准备,一旦发生不良反应可主动向医护人员说明,以得到及时处理。

4.饮食指导

(1)进食叶酸和维生素 B_{12} 含量丰富的食物:叶酸在新鲜绿叶蔬菜或水果中含量最多,如胡萝卜、菠菜、土豆及苹果、西红柿等,而大豆、牛肝、鸡肉、猪肉、鸡蛋中含量也不少。维生素 B_{12} 在动物食品中含量较多,如牛肝、羊肝、鸡蛋、牛肉、羊乳、干酪、牛奶、鸡肉等,臭豆腐、大豆和腐乳中含量也很丰富。

(2)母乳、羊乳中维生素 B_{12} 含量不高,所以婴儿喂养要及时添加辅助食品。

(3)食物烹调后叶酸含量的损失在 50% 以上,尤其加水煮沸后更甚,因此,烧煮食物不要时间过长。

(4)克服偏食,从多种食物中获取营养。制定食谱,有计划地将饮食品种多样化。改进烹调技巧,促进食欲,以利于纠正贫血。

(5)维生素 C 参与叶酸代谢,多食维生素 C 含量丰富的食物有助于纠正叶酸缺乏。

5.休息、活动指导

病情重的、有神经、精神症状者限制活动,卧床休息。病情允许的可在床上听广播,看电视或读书报等,但要适度,要保证充足的睡眠。病情转好的过程中逐渐加大活动量,制定活动计划,保证活动量的渐进性。休养环境安静、舒适。有周围神经炎症状的要注意肢体的保暖。如果用热水袋须注意水温不超过 60 ℃,且热水袋外加套,以防烫伤。

6.出院指导

营养性巨幼细胞贫血大多数可以预防,注意进食含叶酸及维生素 B₁₂ 的食物,纠正偏食及不正确的烹调方法。胃全切或次全切者按医嘱补充维生素 B₁₂。恶性贫血患者终身维持治疗,不可随意停药。患者出院后半年复查 1 次。

(马荣荣)

第三节　再生障碍性贫血

一、定义

再生障碍性贫血(aplastic anemia,AA,简称再障)通常指原发性骨髓造血功能衰竭综合征,病因不明。主要表现为骨髓造血功能低下、全血细胞减少和贫血、出血、感染。免疫抑制治疗有效。

根据患者的病情、血常规、骨髓常规及预后,可分为重型(SAA)和非重型(NSAA)。曾有学者将非重型进一步分为中间型和轻型,从重型中分出极重型(VSAA)。国内学者曾将 AA 分为急性型(AAA)和慢性型(CAA);1986 年以后,又将 AAA 改称为重型再障-Ⅰ型(SAA-Ⅰ),将 CAA 进展成的急性型称为重型再障-Ⅱ型(SAA-Ⅱ)。

二、临床表现

(一)重型再生障碍性贫血(SAA)

起病急,进展快,病情重;少数可由非重型 AA 进展而来。

1.贫血

苍白、乏力、头昏、心悸和气短等症状进行性加重。

2.感染

多数患者有发热,体温在 39 ℃ 以上,个别患者自发病到死亡均处于难以控制的高热之中。以呼吸道感染最常见,其次有消化道、泌尿生殖道及皮肤、黏膜感染等。感染菌种以革兰阴性杆菌、金黄色葡萄球菌和真菌为主,常合并败血症。

3.出血

皮肤可有出血点或大片瘀斑,口腔黏膜有血疱,有鼻出血、牙龈出血、眼结膜出血等。深部脏器出血时可见呕血、咯血、便血、血尿、阴道出血、眼底出血和颅内出血,后者常危及患者的生命。

(二)非重型再障(NSAA)

起病缓慢,以贫血为首起的主要表现。出血多限于皮肤、黏膜,且不严重。患者可合并感染,但常以呼吸道感染为主,容易控制。若治疗得当,不少患者可获得长期缓解以致痊愈。也有部分患者迁延不愈,病程长达数十年,久治无效者可发生颅内出血。少数后期出现急性再障的临床表现,称为慢性重型再障Ⅱ型(SAA-Ⅱ)。

三、诊断

(一)AA 诊断标准

(1)全血细胞减少,网织红细胞百分数<0.01,淋巴细胞比例增高。

(2)一般无肝、脾大。

(3)骨髓多部位增生减低,造血细胞减少,非造血细胞比例增高,骨髓小粒空虚。有条件者做骨髓活检,可见造血组织均匀减少。

(4)除外引起全血细胞减少的其他疾病,如:阵发性睡眠性血红蛋白尿、骨髓增生异常综合征、自身抗体介导的全血细胞减少、急性造血功能停滞、急性白血病。

(5)一般抗贫血治疗无效。

(二)AA 分型诊断标准

(1)SAA:发病急,贫血进行性加重,严重感染和出血。血常规具备下述三项中两项:①网织红细胞绝对值<5×10⁹/L。②中性粒细胞<0.5×10⁹/L。③血小板计数<20×10⁹/L。骨髓增生广泛重度减低。

(1)SAA:发病急,贫血进行性加重,严重感染和出血。血常规具备下述三项中两项:①网织红细胞绝对值$<5\times10^9$/L。②中性粒细胞$<0.5\times10^9$/L。③血小板计数$<20\times10^9$/L。骨髓增生广泛重度减低。

(2)NSAA:指达不到 SAA 诊断标准的 AA。

四、治疗

(一)支持治疗

1.保护措施

预防感染,注意饮食及环境卫生,SAA 需要保护性隔离;避免出血,防止外伤及剧烈活动;不用对骨髓有损伤作用和抑制血小板功能的药物。

2.对症治疗

(1)纠正贫血:通常认为血红蛋白低于 60 g/L,且患者对贫血耐受较差时,可输注红细胞,但应防止输血过多。针对严重贫血及存在出血倾向的患者给予输血治疗,一般以输浓缩红细胞为宜。慢性再障患者长期多次输血后可产生同种异体血小板和白细胞抗体,易发生输血反应,应选用洗涤红细胞或冰冻储存血。如为纠正血小板计数减少所致的出血,最好输血小板,无条件的可输新鲜全血。

(2)控制出血:可用酚磺乙胺(止血敏),氨基己酸(泌尿生殖系统出血患者禁用)。女性子宫出血可肌内注射丙酸睾酮。输浓缩血小板对血小板计数减少引起的严重出血有效。当血小板输注无效时,可输 HLA 配型相配的血小板。肝脏疾病如有凝血因子缺乏时应予纠正。

(3)控制感染:及时采用经验性广谱抗生素治疗,同时取感染部位的分泌物或尿、大便、血液等做细菌培养和药物敏感试验,药物敏感试验有结果后应换用敏感的抗生素。长期广谱抗生素治疗可诱发真菌感染和肠道菌群失调。真菌感染可用两性霉素 B 或伊曲康唑(斯皮仁诺)等抗真菌药物。

(4)护肝治疗:AA 常合并肝功能损害,应酌情选用护肝药物。

(二)针对发病机制的治疗

1.免疫抑制治疗

(1)抗淋巴/胸腺细胞球蛋白(ALG/ATG):用于 SAA。马 ALG 10~15 mg/(kg·d)连用 5 天或兔 ATG 3~5 mg/(kg·d)连用 5 天;用药前需做过敏试验,静脉滴注 ATG 不宜过快,每天剂量应维持点滴 12~16 小时,用药过程中用糖皮质激素防治变态反应和血清病;可与环孢素(CsA)组成强化免疫抑制方案。

(2)环孢素:6 mg/(kg·d)左右,疗程一般长于 1 年。

(3)其他:CD3 单克隆抗体、麦考酚吗乙酯(MMF,骁悉)、环磷酰胺、甲泼尼龙等治疗 SAA。

2.促造血治疗

(1)雄激素:司坦唑醇(康力龙)2 mg,3 次/天;十一酸睾酮(安雄)40~80 mg,3 次/天;达那唑 0.2 g,3 次/天;丙酸睾酮 100 mg/d 肌内注射。应视药物的作用效果和不良反应,如男性化、肝功能损害等调整疗程及剂量。

(2)造血生长因子:特别适用于 SAA。重组人粒系集落刺激因子(G-CSF),剂量为 5 μg/(kg·d);重组人红细胞生成素(EPO),常用 50~100 U/(kg·d)。一般在免疫抑制治疗 SAA 后使用,剂量可酌减,维持 3 个月以上为宜。

3.造血干细胞移植

对 40 岁以下、无感染及其他并发症、有合适供体的 SAA 患者,可考虑造血干细胞移植。

(三)中西医结合治疗

治疗宜补肾为本兼益气活血,常用中药为鹿角胶、仙茅、淫羊藿、黄芪、生熟地黄、首乌、当归、苁蓉、巴戟、补骨脂、菟丝子、枸杞子、阿胶等。国内治疗慢性再障常用雄激素合并中医补肾疗法。

(四)造血细胞因子和联合治疗

红细胞生成素(EPO)治疗再障需要大剂量才可能有效,一般剂量不会取得任何效果。造血细胞因子价格昂贵,目前仅限于重型再障免疫抑制治疗时的辅助用药。目前再障治疗多采用联合治疗,包括ALG/ATG和 CsA 联合治疗、CsA 和雄激素的联合治疗等。

五、护理措施

(一)一般护理措施

1.休息活动

急性再障患者应绝对卧床休息;慢性再障,贫血不严重的可适当活动。对卧床不能生活自理的患者给予生活照顾。

2.皮肤毛发

保持皮肤、毛发的清洁,除日常漱洗外,定时洗澡、洗头、剪指(趾)甲、理发、剃须、更衣。重症卧床者做床上擦浴、更衣和换被单。长期卧床者制定预防压疮的措施,定时翻身、变换体位,受压部位以温水擦拭及按摩,保持床单位平整、清洁、干燥、舒适。尽量不用肌内或皮下注射给药法。此外,患者口腔、外阴及肛周的清洁十分重要,为预防感染每天早晚刷牙,饭后漱口,大便后坐浴,有痔者尤需预防感染。

3.营养

给予高蛋白、高维生素、易消化的饮食,如鸡肉、猪肉、牛肉、羊肉、蛋、鱼、动物肝脏及各种果蔬等,烹调食品宜清淡和无刺激,禁用辛辣油腻饮食。急性患者,特别是有出血倾向的,改用无渣半流食或流食。有严重消化道出血者应禁食,以静脉补充营养。

4.心理

注意观察、掌握患者的心理状态,及时疏导不良情绪,使之安心接受治疗。发现情绪异常及时向医师及有关人员报告并采取措施处理。有针对性地介绍有关疾病的知识及自我护理的方法,使之主动配合医疗、护理措施的实施。病情稳定者可安排定时看电视、听广播。

5.环境

保持住院环境的清洁、整齐、舒适、安静,定期彻底清扫消毒病室,控制探视和陪伴者的人数和时间。保护性隔离期间,室内采取家庭化布置,可配备花窗帘、花卉(用假花可清洁消毒),电视机并接通对讲机,使患者能与亲属交谈。

(二)重点护理措施

1.严重贫血

有疲乏、无力、心悸、气短者减少活动,卧床休息以减少耗氧。

2.出血倾向者

密切观察出血倾向有无加重,如皮肤黏膜出血、鼻出血、齿龈出血及眼底出血时给予适当的对症处理,如少量鼻出血可用干棉球或蘸 1:1 000 肾上腺素棉球填塞压迫止血并局部冷敷;如果大量鼻出血而简单止血无效时,需请耳鼻喉科医师应用器械进行止鼻血术。迅速做好物品的准备,包括止鼻血手术包、止血药物、敷料等,协助医师操作,安排患者合理的体位,床旁增加照明灯并随时观察患者生命体征。口腔黏膜出血时可用冷开水或小苏打水漱口,必要时用 1:1 000 肾上腺素棉球贴敷渗血黏膜处;眼底出血者注意不能揉擦眼球,以防止出血加重。如果患者发生咯血、消化道出血或颅内出血时,立即通知医师,同时做好一切抢救准备,按咯血、消化道大出血及颅内出血护理常规实施。

3.感染发热

协助医师尽快找出感染灶所在部位,以利于行细菌培养和药物敏感试验,有效应用抗菌药物。患者感染引起发热体温在 39 ℃以上者可给予物理降温,以温水擦浴并以冰帽、冰袋或冷水毛巾冷敷头部。患者不宜用乙醇擦浴。如果患者出汗多,应及时协助擦汗,必要时更换贴身衣服、被单,鼓励多饮水,补充水分的丢失。注意患者体温、脉搏、呼吸和血压等生命体征的变化,随时警惕感染引起败血症而发生感染性休克,或水、电解质丢失,引起低血容量性休克。再障患者尽量不用退热剂,禁止应用可疑引起再障的药物,尤其一些解热止痛剂、抗生素、镇静安定药,最好在患者的病历夹封面处明显标出,以示医护人员注意。

4.用药观察

应用雄激素会有不同程度的不良反应,最常见的为痤疮,女性患者易出现停经和男性化现象并可有水肿、失眠。儿童病者用药后除男性化之外,可能出现精神兴奋、不能入睡或阴茎勃起等异常表现等,故用药前向患者或其家属做适当说明并让其明了停药后不良反应可逐渐消失,解除顾虑和不安。长期肌内注射丙酸睾酮易引起局部硬结,为纤维化改变,阻碍药物吸收,故注射时应多部位轮换及深部肌内注射,选用适当的注射针头。已纤维化的局部可应用热敷以利软化。口服的雄激素制剂易发生肝脏损害,应定期检查肝功能,注意观察并及时与医师报告。

CsA 的不良反应主要为肝肾损害、胃肠紊乱、白细胞计数减少及牙龈增生,少数可有多毛、手颤、末梢感觉异常、高血压、头痛等,停药后均可消退。

应用抗淋巴细胞球蛋白或抗胸腺细胞球蛋白治疗期间安排患者住保护性隔离病房,空气层流洁净病室最为理想。患者躯体做清洁、消毒处理并口服缓释抗生素,防治肠道感染。ATG 的不良反应可有发热、皮疹、血清病,注意观察。

(三)治疗过程中可能出现的情况及应急措施

1.感染

对其实行保护性隔离,可住层流病房,避免交叉感染,病室定时开窗通风,每天用紫外线消毒房间,用消毒液擦拭地面、家具和用物。向患者和家属说明减少探视的重要性,防止交叉感染。医护人员严格无菌操作,患者做好口腔护理和皮肤护理,每天进食前后用口泰或生理盐水漱口,每次便后用温水擦洗肛周皮肤,并每天进行高锰酸钾坐浴,防止肛周感染的发生。

2.脑出血的护理

观察患者有无脑出血先兆,如头痛、视物模糊、喷射性呕吐、精神烦躁不安等。①迅速通知医师。②协助患者取平卧位,头偏一侧,随时清理呕吐物或分泌物,头枕冰袋或冰帽。调节吸氧流量,保持呼吸道通畅。③迅速建立静脉通道,按医嘱给予脱水剂、止血药或输浓缩血小板。④观察患者意识状态、血压、脉搏及呼吸频率、节律,记录 24 小时出入量。

(四)健康教育

1.简介疾病知识

再生障碍性贫血简称再障。多数患者发病起因不清楚,但不能排除有可能接触过某些化学的、物理的或生物的致病源而引起人体内造血干细胞的数量减少或造血功能异常,使全血细胞减少而贫血。临床表现为贫血、感染发热、出血,根据临床表现的程度与发病缓急不同,分为急性再障和慢性再障。目前再障已不是不治之症,只要及时适当的治疗,合理的疗养,病情完全可以缓解或治愈。

2.心理指导

慢性再障患者多因病情迁延不愈,时有病情反复而产生消极失望情绪,宜给予精神鼓励,使之对疾病治疗抱有希望,以安心坚持治疗。急性再障患者起病急,病情严重,其精神负担重,可因自身疾病痛苦难熬,拖累亲友及医药费用等因素而产生心理危机,发生如自杀、自残等行为。应通过与患者或亲友交谈掌握患者心理,及时劝慰,协助解决患者生活中的难题,指导家属尽量阻断不利于患者疗养的信息,避免各种外来精神刺激。与患者多沟通交谈,使身体不适及时得到对症处理,减少患者痛苦,消除不良心理。

3.检查治疗指导

在确定诊断和观察治疗效果的过程中,患者需要接受各种检查。在检查之前护士应向其做必要说明,如检查的目的、方法和时间等,使之有心理准备,以利于配合。再障患者对多次抽血、骨髓穿刺易有顾虑,认为抽血和骨髓会加重贫血,特别需要做耐心的解释,告诉患者这种检查是明确诊断和观察治疗不可少的措施,一般采标本量极少,不会对身体发生不良影响。

实施各种治疗措施之前要患者有心理准备和明了如何配合医护,对于治疗中的不良反应给予解释,如用雄激素后产生男性化现象,特别是女患者十分苦恼、顾虑多,甚至不接受用药。向患者说明病情好转停药后不良反应将逐渐消失,使之解除顾虑,坚持治疗。长期应用糖皮质激素的患者易发生向心性肥胖、满月脸而形象改变,为此,患者不太情愿接受此种治疗,或暗自停药、丢弃药物而中断治疗。护士要指导患者坚持用药,切不可突然停药,病情允许的情况下,必须按医嘱逐渐减量至停药,否则易引发应激性胃溃疡及病情反弹。如果患者接受免疫抑制疗法或骨髓

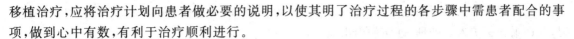

移植治疗,应将治疗计划向患者做必要的说明,以使其明了治疗过程的各步骤中需患者配合的事项,做到心中有数,有利于治疗顺利进行。

4.饮食指导

患者应选用高蛋白、高维生素食品。为保证营养摄入可指导患者制定周日食谱,做到每餐荤素搭配,荤菜以鸡肉、猪肉、牛羊肉、蛋类、鱼类及肝脏为主,素菜选用新鲜蔬菜制作,尤其以绿叶菜为好。烹调食品尽量适合个人口味以促进食欲,两餐之间应加新鲜水果或果汁。进食宜清淡,避免用辛辣、过酸、过麻、过热等刺激性和油腻食物。患者高热、食欲缺乏或出现轻度消化道出血时改为半流食或无渣流食。半流食是呈半流动状易咀嚼和消化的食物,每天 5～6 餐,如米粥、面条汤、肉末稀饭等;无渣流食呈流体状,无渣,不用咀嚼,易消化,每天 6～8 餐(每餐间隔 2～3 小时)。消化道出血严重时必须禁止饮食,避免食物刺激加重出血。

5.休息活动指导

(1)急性再障或慢性再障病情恶化者,绝对卧床休息,病情稳定后逐渐做适当活动。

(2)慢性贫血严重者尽量卧床休息,避免活动过多及骤起骤立,起床时须由人扶持稍坐片刻,待适应后再下床。入厕排便应用坐式便桶,避免蹲式排便后起立时晕厥。

(3)病情稳定的慢性再障患者,可做轻微的活动,如适当的娱乐,看电视、听广播和看书报,也可做些小手工,为住院生活增加乐趣。

6.预防感染指导

(1)患者全血细胞减少,抵抗力低下而易并发各种感染,保持病室环境的洁净,定时通风并行空气消毒,使空气新鲜,阳光充足。床单位用物简洁,尤其床头柜内不要堆放过多的携带物品,随时清理废弃垃圾。平时病友之间少走动,因为互串病房和病床单位易发生交叉感染。减少探视,一般病情允许不必留陪伴人员在院,有利于住院环境的卫生管理。当白细胞计数$<0.5×10^9/L$时,最好进行保护性隔离(住单间或住无菌层流室),室内严格消毒,谢绝探视。

(2)患者因体虚无力和怕受凉常常拒绝洗澡、洗头等躯体清洁措施实施,应向患者及家属说明皮肤清洁的必要性:因为发热、出汗,皮脂腺丰富处(毛发密集部位)易发生疖肿而成为感染灶,故保持皮肤的清洁非常重要。勤洗澡,及时更换内衣,勤理发和剃须,以免毛囊皮脂腺管发生阻塞致感染发生。洗浴时,注意适合的温度和关好门窗保持室温,避免拖延时间过久,引起受凉感冒。长期卧床患者按时翻身和行床上擦浴,对受压处进行按摩,改善局部血液循环,预防压疮的发生。

(3)保持口腔清洁,减少口腔感染的机会。口腔无出血者可用软毛牙刷于晨起、睡前刷牙。每饭后用盐水或专用漱口液漱口,将口腔内食物残渣漱洗净为止。口腔血泡、牙龈渗血或形成溃疡的改为盐水和漱口液漱口,随时进行,餐后由护士进行特殊口腔护理。

(4)注意肛门、外生殖器的清洁,每次便后用温水冲洗,大便后 1：5 000 高锰酸钾液坐浴15～20 分钟,每天更换内裤。女性尤应注意经期卫生。

7.出血防治方法指导

(1)不要用力擤鼻涕和挖鼻。宜用软毛牙刷,口腔如已有出血改用漱口液漱口,防止因刷牙加重出血。

(2)活动时避免损伤,进行各种穿刺检查后要局部施压 5～7 分钟。

(3)内衣应柔软、宽大、舒适,避免粗糙、紧束的衣着。勤修剪指(趾)甲,防止自搔时抓伤。

(4)保持大便通畅,预防呼吸道疾病,避免因便秘和剧烈咳嗽而诱发和加重出血。

(5)注意观察大小便颜色、性状,皮肤、黏膜出血征象,出现头痛、视物模糊、喷射性呕吐等情况,立即报告医护人员处理,谨防颅内出血。

8.出院指导

病情缓解出院的患者,仍要注意休息,避免劳累,及时添加衣被,避免受凉感冒,以防诱发、加重病情。每1~2周追踪检查血常规。病情变化随时回院就诊。

(马荣荣)

第四节 白 血 病

白血病是造血系统的恶性肿瘤。其特征为造血细胞(主要为白细胞)有数量和质量的异常增生,具有恶性肿瘤特征,故也称"血癌"。病变主要累及骨髓、肝、脾、淋巴结,并浸润体内各脏器组织。疾病自然发展过程呈不可逆性,最终导致死亡。

一、发病情况

我国白血病的发病率为3/10万~4/10万,已被列为我国十大高发恶性肿瘤之一。白血病的发病率在不同年龄组有一定的差别,一般来说,年龄曲线呈两个高峰,婴幼儿至4岁阶段是第一个高峰,以后则渐渐下降,至10岁时下降至最低点,20~29岁则又趋上升。第二个高峰出现在45岁以后,至55岁到达顶点。在我国,急性白血病发病率较高,尤其在年轻人与儿童中不但占肿瘤发病率中的首位,而且其死亡率也逐渐上升为该年龄组的前几位。

二、分类

白血病分类的目的,是为了进一步认识不同类型白血病的性质,并分别作出诊断,拟订治疗方案,预测治疗效果。按白血病发病经过分为急性和慢性,按细胞形态又分若干亚型。1976年法、美及英国血液病学者制定的 FAB 细胞形态学分类法已为世界各国所接受,即急性髓性白血病(AML)分为 M_1~M_7 个亚型:①M_1,即急性粒细胞白血病未分化型;②M_2,即急性粒细胞白血病部分分化型;③M_3,即急性早幼粒细胞白血病;④M_4,即急性粒单核细胞白血病;⑤M_5,即急性单核细胞白血病;⑥M_6,即急性红白血病;⑦M_7,即急性巨核细胞性白血病。

急性淋巴细胞白血病(ALL)分为 L_1、L_2、L_3 亚型。

三、生存与预后

近年来,由于对白血病的病因及发病机制进行了积极的研究,对疾病本质的认识有所提高,诊断及治疗方法也有较多改进,故白血病的缓解率及存活时间都有显著提高。儿童急性淋巴细胞白血病5年存活率已超过50%,甚至有治愈者。其他类型白血病的疗效也有不同程度的提高。白血病已不再是一种令人极为悲观的绝症,而是一种有可能根治的疾病。

四、病因与发病机制

人类白血病的病因与发病机制比较复杂。目前认为可能是多方面因素相互作用的结果。

(一)病毒因素

目前已能从多种患有白血病的动物分离到 RNA 肿瘤病毒。实验证明 C 型 RNA 肿瘤病毒可能是人类白血病的病因之一。1980 年成人 T 细胞白血病(ATLV)的发现,对病毒学说是有力的支持。

(二)物理因素

接触 γ 射线达到一定剂量后可使白血病的发病率增加。人体受电离辐射后可能会引起细胞核型克隆的畸变而导致单株性恶性增生发病。

(三)化学因素

能引起骨髓损伤的药物可导致白血病的发生。苯与甲苯与白血病的发病有一定的关系。氯霉素、保太松、六六六也有致白血病作用。烷化剂等细胞毒药物能诱发白血病。

(四)其他因素

关于家族性或遗传性的倾向则尚需作深入的调查,需排除有否相同的环境因素的可能。

五、临床表现

急性白血病的基本病理改变为白血病细胞的增生与浸润、出血、组织营养不良和坏死,以及继发感染。临床表现与血液中正常细胞的减少及白血病细胞浸润有密切关系。

(一)起病可急骤或缓慢

急骤者常以高热、贫血、显著出血倾向及全身酸痛为主要症状;起病较缓慢者先有一段时间的进行性乏力、贫血、体重减轻,甚至局部疼痛,然后表现为上述急骤症状。

(二)发热

发热是白血病最常见的主要症状之一,于各患者中程度不同,热型也不同。近年来认为感染是发热的主要原因。常见的感染是上呼吸道感染、肺炎、肠炎、肾盂肾炎、肛周炎、疖肿等。严重的感染有败血症、重症肺炎等,有时发热而找不到明显的感染灶。易有病毒感染,如流感、带状疱疹等,治疗过程中易并发真菌感染。易感染的原因如下:①缺乏功能成熟的粒细胞;②白血病细胞广泛浸润与组织出血增加了细菌滋生的机会;③机体免疫力减退;④抗白血病药物进一步抑制白细胞和免疫力。

(三)出血

出血的程度轻重不一,部位可遍及全身,尤以急性早幼粒细胞白血病最为严重。早期以皮肤、口腔、鼻黏膜的出血较为多见,可为瘀点、瘀斑、鼻出血及齿龈出血、阴道出血等,严重时有消化道、呼吸道大出血和颅内出血,可以致命。出血的原因:①血小板量和质的异常;②白血病细胞浸润血管壁;③凝血因子减少;④纤维蛋白溶解或弥散性血管内凝血。

(四)贫血

常见面色苍白,伴软弱、乏力、心悸、气急,头晕、头痛、耳鸣等。贫血为进行性,病情加重时多为中至重度贫血,但与出血程度不成比例。贫血主要由于:①幼红细胞的生成、增殖、分化受到异常增生的白血病细胞的干扰;②免疫性红细胞生成;③红细胞寿命缩短;④急性、慢性出血,脾功能亢进等。

(五)淋巴结及肝、脾大

其以急性淋巴细胞白血病较明显。多数为全身淋巴结肿大,少数仅表现为局部淋巴结(颌下、颈部、腋窝、腹股沟)肿大。一般呈轻至中度肿大,质地中等,无压痛,与周围组织无粘连。

(六)骨和关节疼痛

白血病细胞浸润破坏骨皮质、骨膜和关节时可引起疼痛,以隐痛、酸痛为主。临床常见胸骨压痛,对诊断有意义。游走性关节疼痛较为常见,多为大关节,局部无红、肿、发热。

(七)神经系统表现

由于化疗药物不易透过血-脑屏障,白血病细胞浸润脑膜引起脑膜白血病,以急性淋巴细胞白血病多见。可有颅内压增高的症状,如头痛、恶心、呕吐、视盘水肿等,而脊髓压迫会出现截瘫、大小便障碍等。

(八)急性白血病的特殊表现

1.牙龈增生

白血病细胞浸润使牙龈肿胀、糜烂、出血。在急性白血病时有所见,以急性粒单核细胞及急性单核细胞白血病显著,是由于单核细胞对皮肤和黏膜浸润的倾向较大之故。白血病性牙龈增生沿唇侧及舌侧很快发展,充血呈海绵状,质较松软,重者可将牙冠全部盖住。局部可坏死、出血,有不同程度的继发感染。口腔其他部位黏膜可有红斑、出血或溃疡。

2.白细胞淤滞综合征

此为内科急症,多见于 AML,少见于 ALL。外周血白细胞≥$100×10^9$/L 可发生此综合征。如>$200×10^9$/L 几乎均有小血管内白细胞壅滞。临床表现因脏器而异,主要发生于脑和肺。脑小血管白血病细胞淤滞患者很快出现眩晕、视力障碍,共济失调、搐搦、脑内出血、视网膜静脉扩张、视神经盘水肿、谵妄、嗜睡、木僵、昏迷等。肺白血病细胞淤滞表现有呼吸急促、呼吸困难、发绀、心动过速。血气分析有明显低氧血症。急性早幼粒细胞白血病应用全反式维甲酸(ATRA)治疗过程中可出现白细胞增高,引起白细胞淤滞综合征。

3.坏死性脓皮病

作为白血病患者对白血病细胞的一种特异性反应,PG 可为首发表现,而于 1 年内发生急非淋或慢性粒细胞白血病。皮损单发或多发,先为小红斑,继之水泡,向心性扩展,边缘红色或紫色,有水泡,有痛感,多分布于下肢胫前,也见于躯干、腹部,也可发生在注射或穿刺部位皮肤,容易继发感染,为细菌进入体内的重要途径。

4.Sweet 综合征

本病也称急性热病性中性粒细胞增多性皮病,常与白血病同在或于白血病病程中出现,也是患者对白血病细胞的反应。临床表现有发热、疼痛性皮损,皮肤呈暗红色或棕红色,圆形或椭圆形或不规则隆起,红斑或结节,可有大泡及溃疡。多分布在颜面、颈、上肢,也可累及下肢和口腔黏膜。且有系统症状,如发热、关节肌肉痛,结膜炎、虹膜炎、蛋白尿、血尿甚至肾衰竭、肝炎及肺浸润等。

5.妊娠期白血病

急性白血病为妊娠期恶性肿瘤之一,比较少见,发生率约 1/10 万。若不治疗容易引起流产、早产、死胎及孕妇死亡。急性早幼粒细胞白血病在生育期较多,故妊娠期白血病常为此型。

(九)化疗期并发症

1.急性肿瘤溶解综合征(ALL)

ATLS 为对化疗较敏感的白血病细胞,或白细胞增多型白血病,经化疗后大量白血病细胞破坏,释出其内容物,引起核酸代谢亢进,特别容易发生 ALL。主要表现有高尿酸血症、高磷血症、低钙血症、高尿酸性肾病,以及出血倾向。

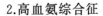

2.高血氨综合征

常发生在强烈化疗后骨髓抑制、白细胞计数减少或有严重感染时。表现为不同程度眩晕、无力、呕吐、肌肉震颤、躁动、运动失调、换气过度、呼吸性碱中毒,进行性嗜睡,终而昏迷。

3.维甲酸综合征

用全反式维甲酸(ATRA)治疗急性早幼粒细胞白血病,无论白细胞计数增高与否均可发生。表现为发热、呼吸困难、体重增加、下肢水肿、胸腔积液,胸片示肺间质浸润,可有肾功能减退、低血压、高胆红素血症,也可有心包积液和皮肤浸润等。

4.高颅压综合征

ATRA 治疗过程中可出现头痛、畏光、呕吐、颈抵抗、视神经盘边缘模糊、视网膜水肿、脑脊液压力增高、潘氏试验阴性。减量或停药可缓解。

六、实验室检查

(一)血常规

红细胞计数与血红蛋白均降低,贫血程度轻重不等,血红蛋白常低于 70 g/L,红细胞计数低于 $2.5 \times 10^{12}/L$。血小板计数早期可正常或轻度减少,晚期则明显减少,可低于 $30 \times 10^9/L$,其功能也发生改变。白细胞计数一般在 $(2 \sim 20) \times 10^9/L$,也可高达 $100 \times 10^9/L$ 甚至更多,提示预后多不良。分类中可出现大量原始及幼稚的白血病细胞。

(二)骨髓常规

骨髓常规多呈增生活跃,明显活跃甚至极度活跃,少数可呈增生低下,见于 50 岁以上的急粒白血病患者。骨髓中主要为一种细胞系列的原始和幼稚(早幼粒)细胞的大量增生。按国际通用标准,原始加幼稚(早幼粒)达到 50% 者应确定诊断。

(三)急性白血病化疗期检查常规

急性白血病化疗期检查常规内容见表 13-1。

表 13-1　急性白血病患者化疗期间检查常规

(1)每周系统体检 1 次,包括血压、体重,注意口腔情况、肛周感染、睾丸。
(2)每周 3 次血常规检查。包括白细胞、血红蛋白、血小板计数与分类,白细胞、血小板计数过低患者须每天检查血常规。
(3)化疗前与每疗程末各做 1 次骨髓检查,以后每 2 周检查 1 次,直至 CR。
(4)体温>38.5 ℃,2 小时不退,则做血培养;持续不退则做骨髓培养。
(5)每月胸片 1 次。
(6)每周至少查血清生化 21 项(包括肝、肾、心脏指标、糖、某些电解质)1 次。
(7)应用对肾功能有损害药物时应每天查尿常规、记录尿量,隔天查血尿素氮。
(8)应用门冬酰胺酶时,测血浆纤维蛋白原,每周 1~2 次。
(9)多次输血患者测乙与丙型肝炎等抗原与抗体。
(10)查脑脊液、心电图,必要时做咽拭子与痰培养。

当患者出现并发症时,还须作相应的常规检查与处理。

七、护理

(一)观察要点

(1)评估临床症状与体征,提供诊治依据,制定护理计划。

(2)观察生命体征变化,早期发现并发症,及时防治。

(3)观察化疗、放疗后反应,做好并发症的防护。

(4)定期观察血常规、骨髓常规变化,了解疗效和预后。

(5)观察患者心理反应和行为变化,评估患者对疾病的认知程度,给予宣教。

(二)一般护理

1.病室环境要求

病室清洁,阳光充足,空气清新。每天用消毒液擦拭环境、物品、地面,紫外线消毒空气 1 次,定时开窗通风,室内空气细菌总数每立方米不超过 500 个。病床间距符合要求,防止交叉感染。限制探视。

2.休息

有发热、严重贫血及明显出血时应卧床休息,一级护理。

3.饮食

给予高热量、高蛋白、高维生素、低脂肪、易消化饮食。化疗、放疗期给予清淡饮食。

(三)发热护理

(1)观察 24 小时体温变化,热型特点。

(2)及时物理降温或药物降温,勿用乙醇擦浴。

(3)协助多饮水,出汗多时用干毛巾擦干全身,及时更衣,注意保暖,防止感冒,加强口腔护理。

(4)体温升高至 39 ℃以上时,抽取血培养。

(5)合理、有效使用抗生素。

(四)预防出血

(1)评估患者出血的症状和体征,制定护理措施。

(2)监测血小板计数,当血小板计数低于 $50×10^9$/L 时,实施全面预防措施。

(3)尽量避免肌内、皮下注射,必须注射时,选择较细针头,注射毕延长压迫时间或局部冷敷 5 分钟。

(4)嘱患者不搔抓皮肤,不用手抠鼻,不用牙签剔牙,不穿过紧的衣服,使用软毛牙刷。

(5)静脉穿刺时,止血带不宜过紧,时间不宜过长。测血压时,袖带不要过度充气。

(6)防止外伤,特别是当患者高热、神志不清和虚弱时,注意防护。

(7)保持大便通畅,养成按时排便的习惯。

(8)当有黏膜出血时,给予冷敷或使用吸收性明胶海绵、止血纤维、凝血酶等止血药物。

(9)多部位广泛出血时,应考虑弥散性血管内凝血的可能,尤其是急性早幼粒细胞白血病患者更易发生,应作相应临床与实验检测。

(10)静脉输注止血药物,必要时输注新鲜血小板悬液。

(11)避免使用影响血小板功能的药物,如阿司匹林或阿司匹林的制品、非甾体类药物和抗凝药等。

(12)避免情绪过分激动和任何不良刺激。

(13)密切观察颅内出血,眼底出血是颅内出血的预兆,若患者有头痛、视力模糊,须警惕颅内出血的发生,注意瞳孔大小,观察有无颈项强直、意识障碍、偏瘫、昏迷、血压升高、喷射性呕吐。一旦发生颅内出血,即予脱水、止血、肾上腺皮质激素、输注新鲜血小板悬液等措施。

(五)预防感染

(1)评估患者感染的症状与体征,采取相应的预防护理措施。

(2)监测白细胞和中性粒细胞计数,当粒细胞绝对值低于 $1.0 \times 10^9/L$ 时,给予保护性隔离措施,预防外源性感染。

(3)遵医嘱,按时给予抗细菌、抗真菌、抗病毒药物,维持药物浓度,发挥其最大的药效。

(4)严格执行无菌技术操作,尤其加强留置静脉导管的护理。

(5)避免接触患有传染性疾病的人。

(6)指导患者保持个人卫生,如正确的洗手方法和良好的卫生习惯,经常温水洗浴,勤换内衣;早晚刷牙、饭后漱口;便后 1:5 000 高锰酸钾或 1:2 000 氯己定(洗必泰)坐浴 20 分钟,女患者会阴护理每天 2 次,注意经期卫生。

(7)有口腔溃疡、牙龈糜烂、出血时,加强口腔护理,每天 3 次;0.05% 氯己定(洗必泰)与 4% 碳酸氢钠交替含漱,每天 4 次;1% 碘甘油涂口腔患处,每天 4 次。

(六)化疗期护理

(1)卧床休息为主,协助生活护理。

(2)观察化疗药物的不良反应,对症处理。

(3)积极预防感染、出血、静脉炎等。

(4)密切观察血常规,粒细胞绝对值低于 $0.5 \times 10^9/L$ 时,应住隔离病房。

(5)预防高尿酸血症,于化疗前、化疗期预防性应用别嘌呤醇减少尿酸的形成,监测肾功能变化,观察有无恶心、呕吐、嗜睡、肾绞痛、痛风等症状,嘱患者多饮水,每天液量不少于 3 000 mL,碱化尿液,尿 pH 7~8,准确记录 24 小时出入量。

(6)使用抗癌灵(三氧化二砷)时,须严防外渗,防过敏,并定期查肝肾功能。

(七)心理护理

当患者得知身患白血病时,往往在情绪上受到极大打击而不能自持,但是如不告知诊断则会使其无从配合,后果更坏。因此,在适当的时候,采用适当的方式向患者说明诊断是必要的。同时,介绍白血病的现代治疗进展,使其对治疗抱乐观态度。当病情危重、恶化时,应采取保护性医疗制度,不应将疾病的全部真相告诉患者。当患者有某些异常行为或精神症状时,预防重于治疗。要细致观察患者有无异常行为,因为在精神急症发生的前几日往往已有异常行为的蛛丝马迹。精神急症包括自杀的意念或行为,暴力或攻击行为,拒绝治疗,甚至扬言自动出院,狂躁或极度激动,幻觉与精神错乱、反应迟钝等。诊断时要除外颅内器质性病变和某些药物引起的精神症状。护士应作为患者的朋友,理解他们的悲痛,尊重他们的感受,与他们进行有效的沟通,在精神上给予支持,在生活上给予关心、照顾,使患者能够现实地面对生活,积极地配合治疗。

(八)其他

(1)针对处于疾病不同时期的患者,直接或间接使患者对诊断、治疗计划和预后有所了解,教育患者正确对待疾病,接受各项治疗与护理。

(2)解释可能发生的并发症、出血和感染,使患者充分了解积极配合预防、治疗的必要性。

(3)介绍治疗白血病的信息和治疗后长期缓解的患者,以建立治疗信心。

(4)宣教良好的生活、卫生、饮食习惯,指导预防感染、出血的方法,做好自我保护。

(5)教育患者必须按照治疗计划坚持治疗,定期随访。

(马荣荣)

第十四章

眼科疾病护理

第一节 泪 囊 炎

一、新生儿泪囊炎

(一)概述

新生儿泪囊炎也是儿童常见眼病之一。其是由于鼻泪管下端先天残膜未开放造成泪道阻塞,致使泪液滞留于泪囊之内,伴发细菌感染引起的。常见致病菌为葡萄球菌、链球菌、假白喉杆菌等。

(二)诊断

1.症状

出生后数周或数天发现患儿溢泪并伴有黏液脓性分泌物。

2.体征

内眦部有黏液脓性分泌物,局部结膜充血,下睑皮肤浸渍或粗糙,可伴有湿疹。指压泪囊区有脓性分泌物从泪小点溢出。

3.辅助检查

分泌物行革兰染色,血琼脂培养以确定感染细菌类型。

(三)鉴别诊断

1.累及内眦部眼眶蜂窝织炎

挤压泪囊区无分泌物自泪小点溢出。

2.急性筛窦炎

鼻骨表面疼痛、肿胀,发红区可蔓延至内眦部。

3.急性额窦炎

炎症主要累及上睑,前额部有触痛。

(四)治疗

1.按摩

用示指沿泪囊上方向下方挤压,挤压后滴抗生素滴眼液,2～4 次/天。

2.滴眼液或眼膏

有黏液脓性分泌物时,滴抗生素滴眼液或眼膏,2~4次/天。

3.泪道探通术

对于2~4个月患儿可以施行泪道探通手术,探通后滴抗生素眼药1周。

4.泪道插管手术

对于大于5个月或者存在反复泪道探通手术失败的患儿可以考虑行泪道插管手术治疗。

5.抗感染治疗

继发急性泪囊炎或眼眶蜂窝织炎时,须及时全身及局部抗感染治疗。

二、急性泪囊炎

(一)概述

急性泪囊炎是儿童比较少见但十分严重的泪道疾病。其常继发于新生儿泪囊炎、先天性泪囊突出、泪囊憩室及先天性骨性鼻泪管发育异常等。常见致病菌为葡萄球菌、链球菌等。

(二)诊断

1.症状

内眦部红肿,疼痛,患眼流泪并伴有黏液脓性分泌物。

2.体征

内眦部充血肿胀,患眼局部结膜充血,可伴有全身症状如发热等。

3.辅助检查

分泌物行革兰染色、血琼脂培养以确定感染细菌类型。

(三)鉴别诊断

1.累及内眦部眼眶蜂窝织炎

挤压泪囊区无分泌物自泪小点溢出。

2.急性筛窦炎

鼻骨表面疼痛、肿胀,发红区可蔓延至内眦部。

3.急性额窦炎

炎症主要累及上睑,前额部有触痛。

(四)治疗

(1)全身及局部应用广谱抗生素治疗。根据眼部分泌物细菌培养加药敏实验结果调整用药。

(2)局部脓肿形成,可以先尝试经上、下泪小点引流脓液。如果上述方法无效,则只能行经皮肤的切开引流。

(3)炎症控制后尽快行进一步影像学检查如CT等,明确发病原因。根据不同的发病原因行进一步的治疗。

三、护理措施

(一)慢性期护理重点

1.指导正确滴眼药

每次滴眼药前,先用手指按压泪囊区或行泪道冲洗,排空泪囊内的分泌物后,再滴抗生素眼药水,每天4~6次。

2.冲洗泪道

选用生理盐水加抗生素行泪道冲洗,每周 1~2 次。

(二)急性期护理重点

(1)指导正确热敷和超短波物理治疗,以缓解疼痛,注意防止烫伤。

(2)按医嘱应用有效抗生素,注意观察药物的不良反应。

(3)急性期切忌泪道冲洗或泪道探通,以免感染扩散,引起眼眶蜂窝织炎。

(4)脓肿未形成前,切忌挤压,以免脓肿扩散,待脓肿局限后切开排脓或行鼻内镜下开窗引流术。

(三)新生儿泪囊炎护理重点

指导患儿父母泪囊局部按摩方法,置患儿立位或侧卧位,用一手拇指自下睑眶下线内侧与眼球之间向下压迫,压迫数次后滴用抗生素眼水,每天进行 3~4 次,坚持数周,促使鼻泪管下端开放。操作时应注意不能让分泌物进入婴儿气管内。如果保守治疗无效,按医嘱做好泪道探通手术准备。

(四)经皮肤径路泪囊鼻腔吻合术护理

1.术前护理

(1)术前 3 天滴用抗生素眼药水并行泪道冲洗。

(2)术前 1 天用 1%麻黄碱液滴鼻,以收缩鼻黏膜,利于引流及预防感染。

(3)向患儿家属解释手术目的、意义、注意点。泪囊鼻腔吻合术是通过人造骨孔使泪囊和中鼻道吻合,使泪液经吻合孔流入中鼻道。

2.术后护理

(1)术后患儿置半坐卧位:术后 24 小时内可行面颊部冷敷,以减少出血及疼痛。

(2)做好鼻腔护理:术后第 2 天开始给予 1%麻黄碱液、雷诺考特喷雾剂等喷鼻,以收敛鼻腔黏膜,利于引流,达到消炎、止血、改善鼻腔通气功能的目的。注意鼻腔填塞物的正确位置,嘱患儿勿牵拉填塞物、勿用力擤鼻及挖鼻腔,以防止填塞物松动或脱落而引起出血。

(3)做好泪道护理:术后患儿眼部滴用抗生素眼液,滴眼时,患儿面部处于水平稍偏健眼位置,有利于药液聚集在患眼内眦部,从而被虹吸入泪道,增强伤口局部药物浓度,促进局部炎症的消退。

(4)术后嘱患儿注意保暖、防止感冒。术后当天进温凉饮食,多吃水果蔬菜,加强营养,忌食酸辣刺激性食物,禁烟、酒,忌喝浓茶、咖啡。

(五)鼻内镜下泪囊鼻腔吻合术护理

(1)加强并发症的观察和护理:术后短时间内鼻腔或口腔的少许血丝不需处理;若有大量鲜血顺前鼻流出或吐出血性分泌物,色鲜红,则可能为伤口活动性出血,应及时通知医师给予处理。

(2)术后 3~5 天起,每天在鼻内镜下对手术侧腔道进行彻底清理,以减少腔道内结痂、黏膜炎症,加快愈合。

(3)术后应用抗菌药物加地塞米松进行泪道冲洗,每天 1 次,连续 1 周。冲洗时注意动作轻柔,应顺着泪道方向缓慢进针。如植入人工泪管,嘱患儿不要用力揉眼、牵拉泪管,以免人工泪管脱落。

(4)教会患儿家属正确滴鼻药和眼药方法,嘱家属带患儿定期随访,坚持复诊。在内镜下彻底清理鼻腔凝血块、分泌物和结痂等;按时冲洗泪道,冲刷泪道内分泌物,避免泪道再次堵塞。

（高　爽）

第二节 角 膜 炎

角膜炎是我国常见的致盲眼病之一。角膜炎的分类尚未统一,根据病因可分为感染性角膜炎、免疫性角膜炎、外伤性角膜炎、营养不良性角膜炎,其中感染性角膜炎最为常见,其病原体包括细菌、真菌、病毒、棘阿米巴、衣原体等,以细菌和真菌感染最为多见。角膜炎最常见的症状是眼痛、畏光、流泪、眼睑痉挛,伴视力下降,甚至摧毁眼球。其典型体征为睫状充血、角膜浸润、角膜溃疡的形成。

角膜炎病理变化过程基本相同,可以分为如下四期。①浸润期:致病因子侵入角膜,引起角膜边缘血管网充血,随即炎性渗出液及炎症细胞进入,导致病变角膜出现水肿和局限性灰白色的浸润灶,如炎症及时得到控制,角膜仍能恢复透明。②溃疡形成期:浸润期的炎症向周围或深层扩张,可导致角膜上皮和基质坏死、脱落形成角膜溃疡,甚至角膜穿孔,房水从角膜穿破口涌出,导致虹膜脱出、角膜瘘、眼内感染、眼球萎缩等严重并发症。③溃疡消退期:炎症控制、患者自身免疫力增加,阻止致病因子对角膜的损害,溃疡边缘浸润减轻,可有新生血管长入。④愈合期:溃疡区上皮再生,由成纤维细胞产生的瘢痕组织修复,留有角膜薄翳、角膜斑翳、角膜白斑。

一、细菌性角膜炎

(一)概述
细菌性角膜炎是由细菌感染引起的角膜炎症的总称,是临床常见的角膜炎之一。

(二)病因与发病机制
本病常由于角膜外伤后被感染所致,常见的致病菌有表皮葡萄球菌、金黄色葡萄球菌、肺炎双球菌、链球菌、铜绿假单胞菌(绿脓杆菌)等。眼局部因素(如慢性泪囊炎、倒睫、戴角膜接触镜等)和导致全身抵抗力低下因素(如长期使用糖皮质激素和免疫抑制剂、营养不良、糖尿病等)也可诱发感染。

(三)护理评估
1.健康史

(1)了解患者有无角膜外伤史、角膜异物剔除史、慢性泪囊炎、眼睑异常、倒睫病史,或长期佩戴角膜接触镜等。

(2)有无营养不良、糖尿病病史,是否长期使用糖皮质激素或免疫抑制剂,以及此次发病以来的用药史。

2.症状与体征

(1)发病急,常在角膜外伤后 24～48 小时发病,有明显的畏光、流泪、疼痛、视力下降等症状,伴有较多的脓性分泌物。

(2)眼睑肿胀,结膜混合充血或睫状充血,球结膜水肿,角膜中央或偏中央有灰白色浸润,逐渐扩大,进而组织坏死脱落形成角膜溃疡。并发虹膜睫状体炎,表现为角膜后沉着物,瞳孔缩小、虹膜后粘连及前房积脓,是因毒素渗入前房所致。

(3)革兰阳性球菌角膜感染表现为圆形或椭圆形局灶性脓肿,边界清楚,基质处出现灰白色浸润。革兰阴性球菌角膜感染多表现为快速发展的角膜液化坏死,其中铜绿假单胞菌角膜感染者发病迅猛,剧烈眼痛,严重充血水肿,角膜溃疡浸润灶及分泌物略带黄绿色,前房严重积脓,感染如未控制,可导致角膜坏死穿孔、眼球内容物脱出或全眼球炎。

3.心理-社会状况评估

(1)通过与患者及其家属的交流,了解患者及其家属对细菌性角膜炎的认识程度及有无紧张、焦虑、悲哀等心理表现。

(2)评估患者视力对工作、学习、生活等能力的影响。

(3)了解患者的用眼卫生和个人卫生习惯。

4.辅助检查

了解角膜溃疡刮片镜检和细胞培养是否发现相关病原体。

(四)护理诊断

1.疼痛

疼痛与角膜炎症刺激有关。

2.感知紊乱

感知紊乱与角膜炎症引起的角膜混浊导致的视力下降有关。

3.潜在并发症

角膜溃疡、穿孔、眼内炎等。

4.知识缺乏

缺乏细菌性角膜炎相关的防治知识。

(五)护理措施

1.心理护理

向患者介绍角膜炎的病变特点、转归过程及角膜炎的防治知识,鼓励患者表达自己的感受,解释疼痛原因,帮助患者转移注意力,及时给予安慰理解,消除其紧张、焦虑、自卑的心理,正确认识疾病,树立战胜疾病的信心,争取患者对治疗的配合。

2.指导患者用药

根据医嘱积极抗感染治疗,急性期选择高浓度的抗生素滴眼液,每 15～30 分钟滴眼一次,严重患者,可在开始 30 分钟内每 5 分钟滴药一次。同时全身应用抗生素,随着病情的控制逐渐减少滴眼次数,白天使用滴眼液,睡前涂眼药膏。进行球结膜下注射时,先向患者解释清楚,并在充分麻醉后进行,以免加重局部疼痛。

3.保证充分休息、睡眠

要提供安静、舒适、安全的环境,病房要适当遮光,避免强光刺激,减少眼球转动,外出应佩戴有色眼镜或眼垫遮盖。指导促进睡眠的自我护理方法,如睡前热水泡脚、喝热牛奶、听轻音乐等,避免情绪波动。患者活动空间不留障碍物,将常用物品固定摆放方便患者使用,教会患者使用传呼系统,鼓励其寻求帮助。厕所必须安置方便设施,如坐便器、扶手等,并教会患者如何使用,避免跌倒。

4.严格执行消毒隔离制度

换药、上药均要无菌操作,药品及器械应专人专眼专用,避免交叉感染。

5.严密观察

为预防角膜溃疡穿孔,护理时要特别注意如下几点:①治疗操作时,禁翻转眼睑,勿加压眼球。②清淡饮食,多食易消化、富含维生素、粗纤维的食物,保持大便通畅,避免便秘,以防增加腹压。③告知患者勿用手擦眼球,勿用力闭眼、咳嗽及打喷嚏。④球结膜下注射时,避免在同一部位反复注射,尽量避开溃疡面。⑤深部角膜溃疡、后弹力层膨出者,可用绷带加压包扎患眼,配合局部及全身应用降低眼压的药物,嘱患者减少头部活动,避免低头,可蹲位取物。⑥按医嘱使用散瞳剂,防止虹膜后粘连而导致眼压升高。⑦可用眼罩保护患眼,避免外物撞击。⑧严密观察患者的视力、角膜刺激征、结膜充血及角膜病灶和分泌物的变化,注意有无角膜穿孔的症状,例如,角膜穿孔时,房水从穿孔处急剧涌出,虹膜被冲至穿孔处,可出现眼压下降、前房变浅或消失、疼痛减轻等症状。

6.健康教育

(1)帮助患者了解疾病的相关知识,树立治疗信心,保持良好的心理状况。

(2)养成良好的卫生习惯,不用手或不洁手帕揉眼。

(3)注意劳逸结合,生活规律,保持充足的休息和睡眠,戒烟酒,避免摄入刺激性食物(如咖啡、浓茶等)。

(4)注意保护眼睛,避免角膜受伤,外出要戴防护眼镜。

(5)指导患者遵医嘱坚持用药,定期随访。

二、真菌性角膜炎

(一)概述

真菌性角膜炎为致病真菌引起的感染性角膜病。近年来,随着广谱抗生素和糖皮质激素的广泛应用,其发病率有升高趋势,是致盲率极高的角膜疾病。

(二)病因与发病机制

其常见的致病菌有镰刀菌和曲霉菌,还有念珠菌属、青霉菌属、酵母菌等。它常发生于植物引起的角膜外伤后,有的则发生于长期应用广谱抗生素、糖皮质激素和机体抵抗力下降者。

(三)护理评估

1.健康史

(1)多见于青壮年男性农民,有农作物枝叶或谷物皮壳擦伤眼史。

(2)有长期使用抗生素及糖皮质激素史。

2.症状与体征

疼痛、畏光、流泪等刺激性症状均较细菌性角膜炎为轻,病程进展相对缓慢,呈亚急性,有轻度视力下降。体征较重,眼部充血明显,角膜病灶呈灰白色或黄白色,表面微隆起,外观干燥而欠光滑,似牙膏样或苔垢样。溃疡周围抗体与真菌作用,形成灰白色环形浸润即"免疫环"。有时在角膜病灶旁可见"伪足""卫星状"浸润病灶,角膜后可有纤维脓性沉着物。前房积脓为黄白色的黏稠脓液。由于真菌穿透力强,易发生眼内炎。

3.心理-社会状况评估

了解患者职业,评估该病对患者的工作学习及家庭经济有无影响。评估患者对真菌性角膜炎的认识度,有无紧张、焦虑、悲哀等心理表现。

4.辅助检查

(1)角膜刮片革兰染色和 Giemsa 染色可发现真菌菌丝,是早期诊断真菌最常见的方法。

(2)共聚焦显微镜检查角膜感染灶,可直接发现真菌病原体(菌体和菌丝)。

(3)病变区角膜组织活检,可提高培养和分离真菌的阳性率。

(四)护理诊断

1.疼痛

慢性眼痛与角膜真菌感染刺激有关。

2.焦虑

焦虑与病情反复及担心预后不良有关。

3.感知紊乱

感知紊乱与角膜真菌感染引起的角膜混浊导致的视力下降有关。

4.潜在并发症

角膜溃疡、穿孔、眼内炎等。

5.知识缺乏

缺乏真菌性角膜炎防治知识。

(五)护理措施

(1)由植物引起的角膜外伤史者,长期应用广谱抗生素及糖皮质激素滴眼液或眼药膏者,应严密观察病情,注意真菌性角膜炎的发生。

(2)遵医嘱应用抗真菌药物,同时要观察药物的不良反应,禁用糖皮质激素。

(3)对于药物不能控制或有角膜溃疡穿孔危险者,可行角膜移植手术。

(4)真菌性角膜炎病程长,易引起患者情绪障碍,应对患者做好解释疏导工作,并告知患者真菌复发的表现,如患眼出现畏光、流泪、眼痛、视力下降等,应立即就诊。

三、单纯疱疹病毒性角膜炎

(一)概述

单纯疱疹病毒性角膜炎是指由单纯疱疹病毒所致的严重的感染性角膜病,其发病率及致盲率均占角膜病首位。其特点是复发性强,角膜知觉减退。

(二)病因与发病机制

本病多为单纯疱疹病毒原发感染后的复发,多发生在上呼吸道感染或发热性疾病以后。原发感染常发生于幼儿,单纯疱疹病毒感染三叉神经末梢和三叉神经支配的区域(头、面部皮肤和黏膜),并在三叉神经节长期潜伏下来。当机体抵抗力下降时,潜伏的病毒被激活,可沿三叉神经至角膜组织,引起单纯疱疹病毒性角膜炎。

(三)护理评估

1.健康史

(1)了解患者有无上呼吸道感染史,全身或局部有无使用糖皮质激素、免疫抑制剂。

(2)评估有无复发诱因存在,如过度疲劳、日光暴晒、月经来潮、发热、熬夜、饮酒、角膜外伤等。

(3)了解有无疾病反复发作史。

2.症状与体征

(1)原发感染常见于幼儿,有发热、耳前淋巴结肿大、唇部皮肤疱疹,呈自限性。眼部表现为急性滤泡性或假膜性结膜炎、眼睑皮肤疱疹,可有树枝状角膜炎。

(2)复发感染常在诱因存在下引起角膜感染复发,多为单侧。患眼可有轻微眼痛、畏光、流泪、眼痉挛,若中央角膜受损,则视力明显下降,并有典型的角膜浸润灶形态。①树枝状和地图状角膜炎:最常见的类型。初起时患眼角膜上皮呈小点状浸润,排列成行或成簇,继而形成小水疱,水疱破裂互相融合,形成树枝状表浅溃疡,称为树枝状角膜炎。随病情进展,炎症逐渐向角膜病灶四周及基质层扩展,可形成不规则的地图状角膜溃疡,称为地图状角膜炎。②盘状角膜炎:炎症浸润角膜中央深部基质层,呈盘状水肿,增厚,边界清楚,后弹力层皱褶。伴发前葡萄膜炎时,可见角膜内皮出现沉积物。③坏死性角膜基质炎:角膜基质层内出现单个或多个黄白色浸润灶、溃疡甚至穿孔,常可诱发基质层新生血管。疱疹病毒在眼前段组织内复制,可引起前葡萄膜炎、小梁网炎。炎症波及角膜内皮时,可诱发角膜内皮炎。

3.心理-社会状况评估

注意评估患者的情绪状况、性别、年龄、职业、经济、文化、教育背景。

4.辅助检查

角膜上皮刮片可见多核巨细胞、病毒包涵体或活化性淋巴细胞,角膜病灶分离培养出单纯疱疹病毒;酶联免疫法发现病毒抗原;分子生物学方法如聚合酶链反应查到病毒核酸,有助于病原学的诊断。

(四)护理诊断

1.疼痛

急性眼痛与角膜炎症反应有关。

2.焦虑

与病程长、病情反复发作、担心预后不良有关。

3.感知紊乱

与角膜透明度受损导致视力下降有关。

4.潜在并发症

角膜溃疡、穿孔、眼内炎等。

5.知识缺乏

缺乏单纯疱疹病毒性角膜炎的防治知识。

(五)护理措施

(1)严密观察患者病情,注意角膜炎症的进展。

(2)指导患者据医嘱正确用药:①急性期每1~2小时滴眼一次,睡前涂眼药膏。注意观察眼睛局部药物的毒性作用,如出现点状角膜上皮病变和基质水肿。②使用糖皮质激素滴眼液者,要告知患者按医嘱及时用药。停用时要逐渐减量,不能随意增加使用次数和停用,并告知其危害性。注意观察激素的并发症,如出现细菌、真菌的继发感染,出现角膜溶解,出现青光眼等。③用散瞳药的患者,外出可戴有色眼镜,以减少光线刺激,并加强生活护理。④使用阿昔洛韦者要定期检查肝、肾功能。

(3)鼓励患者参加体育锻炼,增强体质,预防感冒,以降低复发率。

(4)药物治疗无效、反复发作、角膜溃疡面积较大者,有穿孔危险,可行治疗性角膜移植术。

(高　爽)

第三节　结　膜　炎

结膜表面大部分暴露于外界环境中,容易受各种病原微生物的侵袭和物理、化学因素的刺激。正常情况下,结膜组织具有一定的防御能力。当全身或局部的防御能力减弱或致病因素过强时,将使结膜组织发生急性或慢性的炎症,统称为结膜炎。结膜炎是最常见的眼病之一,根据病因可分为细菌性、病毒性、衣原体性、真菌性和变态反应性结膜炎;细菌和病毒感染性结膜炎是最常见的结膜炎。

一、急性细菌性结膜炎

(一)概述

急性细菌性结膜炎是指由细菌所致的急性结膜炎症的总称,临床上最常见的是急性卡他性结膜炎和淋球菌性结膜炎,两者均具有传染性及流行性,通常为自限性,病程在 2 周左右,一般不引起角膜并发症,预后良好。

(二)病因与发病机制

1.急性卡他性结膜炎

以革兰阳性球菌感染为主的急性结膜炎症,俗称"红眼病"。常见致病菌为肺炎双球菌、Koch-Weeks杆菌和葡萄球菌等。本病多于春、秋季流行,通过面巾、面盆、手或患者用过的其他用具接触传染。

2.淋球菌性结膜炎

本病主要由淋球菌感染所致,是一种传染性极强、破坏性很大的超急性化脓性结膜炎。由于接触患有淋病的尿道、阴道分泌物或患眼分泌物而引起感染。成人主要为淋球菌性尿道炎的自身感染,新生儿则在通过患有淋球菌性阴道炎的母体产道时被感染。

(三)护理评估

1.健康史

(1)了解患者有无与本病患者接触史,或有无淋球菌性尿道炎史。或患儿母亲有无淋球菌性阴道炎史。成人淋球菌性结膜炎潜伏期为 10 小时至 3 天,新生儿则在出生后 2～3 天发病。

(2)了解患者眼部周围组织的情况。

2.症状与体征

(1)起病急,潜伏期短,常累及双眼。自觉眼睛刺痒、异物感、灼热感、畏光、流泪。

(2)急性卡他性结膜炎眼睑肿胀、结膜充血,以睑部及穹隆部结膜最为显著,重者出现眼睑及结膜水肿,结膜表面覆盖一层伪膜,易擦掉。眼分泌物增多,多呈黏液或脓性,常发生晨起睁眼困难,上、下睑睫毛被粘住。Koch-Weeks 杆菌或肺炎双球菌所致者可发生结膜下出血斑点。

(3)淋球菌性结膜炎病情发展迅速,单眼或双眼先后发病,眼痛流泪、畏光、眼睑及结膜高度水肿、充血,而致睁眼困难,或肿胀的球结膜掩盖角膜周边或突出于睑裂。睑结膜可见小出血点及薄层伪膜。初期分泌物为浆液性或血水样,不久转为黄色脓性,量多而不断溢出,故又称脓漏眼。淋球菌侵犯角膜,严重影响视力。重者耳前淋巴结肿痛,为引起淋巴结病变的仅有的细菌性结膜炎。

细菌培养可见相应的细菌,即肺炎双球菌、Koch-Weeks 杆菌、淋球菌等。

3.心理-社会状况评估

急性结膜炎起病急,症状重,结膜充血、水肿明显且有大量分泌物流出,影响外观,患者容易产生焦虑情绪,同时实行接触性隔离,患者容易产生孤独情绪。护士应评价患者的心理状态、对疾病的认识程度及理解、接受能力。

4.辅助检查

(1)早期结膜刮片及结膜囊分泌物涂片中有大量多形核白细胞及细菌,提示细菌性感染,必要时还可作细菌培养及药物敏感试验。

(2)革兰染色,显微镜下可见上皮细胞和中性粒细胞内或外的革兰阴性双球菌,提示淋球菌性结膜炎。

(四)护理诊断

1.疼痛

疼痛与结膜炎症累及角膜有关。

2.潜在并发症

角膜炎症、溃疡和穿孔、眼内炎、眼睑脓肿、脑膜炎等。

3.知识缺乏

缺乏急性结膜炎的预防知识。

(五)护理措施

(1)向患者解释本病的发病原因、病程进展和疾病预后,解除患者的忧虑,使其树立战胜疾病的信心,配合治疗。

(2)结膜囊冲洗:以清除分泌物,保持清洁。常用的冲洗液有生理盐水、3%硼酸溶液。淋球菌性结膜炎用1:5 000的青霉素溶液冲洗。冲洗时使患者取患侧卧位,以免冲洗液流入健眼。冲洗动作轻柔,以免损伤角膜。如有假膜形成,应先除去假膜再冲洗。

(3)遵医嘱留取结膜分泌物送检细菌培养及药物敏感试验。

(4)药物护理:常用滴眼液有0.25%氯霉素、0.5%新霉素、0.1%利福平,每1～2小时滴眼1次;夜间涂眼药膏。淋球菌感染则局部和全身用药并重,遵医嘱使用阿托品软膏散瞳。

(5)为减轻不适感,建议佩戴太阳镜。炎症较重者,为减轻充血、灼热等不适症状,可用冷敷。禁忌包扎患眼,因包盖患眼,使分泌物排出不畅,不利于结膜囊清洁,反而有利于细菌的生长繁殖,加剧炎症。健眼可用眼罩保护。

(6)严密观察角膜刺激征或角膜溃疡症状。对淋球菌性结膜炎还要注意观察患者有无全身并发症的发生。

(7)传染性结膜炎急性感染期应实行接触性隔离。①注意洗手和个人卫生,勿用手拭眼,勿进入公共场所和游泳池,以免交叉感染。接触患者前后的手要立即彻底冲洗与消毒。②向患者和其家属传授结膜炎预防知识,提倡一人一巾一盆。淋球菌性尿道炎患者,要注意便后立即洗手。③双眼患病者实行一人一瓶滴眼液。单眼患病者,实行一眼一瓶滴眼液。做眼部检查时,应先查健眼,后查患眼。④接触过眼分泌物和病眼的仪器、用具等都要及时消毒隔离,用过的敷料要烧毁。⑤患有淋球菌性尿道炎的孕妇须在产前治愈。未愈者,婴儿出生后,立即用1%硝酸银液或0.5%四环素或红霉素眼药膏涂眼,以预防新生儿淋球菌性结膜炎。

二、病毒性结膜炎

(一)概述

病毒性结膜炎是一种常见的急性传染性眼病,由多种病毒引起,传染性强,好发于夏、秋季,在世界各地引起过多次大流行,通常有自限性。临床上以流行性角结膜炎、流行性出血性结膜炎最常见。

(二)病因与发病机制

1.流行性角结膜炎

由 8 型、19 型、29 型和 37 型腺病毒引起。

2.流行性出血性结膜炎

由 70 型肠道病毒引起。

(三)护理评估

1.健康史

(1)了解患者有无与病毒性结膜炎接触史,或其工作、生活环境中有无病毒性结膜炎流行史。

(2)了解患者发病时间,评估其潜伏期。

2.症状与体征

(1)潜伏期长短不一。流行性角结膜炎约 7 天;流行性出血性结膜炎约在 24 小时内发病,多为双眼。

(2)流行性角结膜炎的症状与急性卡他性结膜炎相似,自觉异物感、疼痛、畏光、流泪及水样分泌物。眼睑充血水肿,睑结膜滤泡增生,可有假膜形成。

(3)流行性出血性结膜炎症状较急性卡他性结膜炎重,常见球结膜点状、片状出血,分泌物为水样。耳前淋巴结肿大、压痛。角膜常被侵犯,发生浅层点状角膜炎。

(4)部分患者可有头痛、发热、咽痛等上呼吸道感染症状。

3.心理-社会状况评估

因患者被实行接触性隔离,容易产生焦虑情绪。护士应评价患者的心理状态、对疾病的认识程度和理解、接受能力等。

4.辅助检查

分泌物涂片镜检可见单核细胞增多,并可分离到病毒。

(四)护理诊断

1.疼痛

眼痛与病毒侵犯角膜有关。

2.知识缺乏

缺乏有关结膜炎的防治知识。

(五)护理措施

(1)加强心理疏导,告知患者治疗方法、预后及接触性隔离的必要性,消除其焦虑情绪。

(2)药物护理:抗病毒滴眼液以 0.5％利巴韦林、1％碘苷、3％阿昔洛韦等配制,每小时滴眼 1 次;合并角膜炎、混合感染者,可配合使用抗生素滴眼液;角膜基质浸润者可酌情使用糖皮质激素,如 0.02％氟米龙等。

(3)生理盐水冲洗结膜囊,眼局部冷敷以减轻充血和疼痛,注意消毒隔离。

(4)做好传染性眼病的消毒隔离和健康教育,防止疾病的传播。

三、沙眼

(一)概述

沙眼是由沙眼衣原体引起的一种慢性传染性结膜角膜炎,因其睑结膜面粗糙不平,形似沙粒,故名沙眼。其并发症常损害视力,甚至失明。

(二)病因与发病机制

沙眼是由 A 抗原型沙眼衣原体、B 抗原型沙眼衣原体、C 抗原型沙眼衣原体或 Ba 抗原型沙眼衣原体感染结膜角膜所致的,通过直接接触眼分泌物或污染物传播。

(三)护理评估

1.健康史

(1)沙眼多发生于儿童及青少年时期,男女老幼皆可罹患。其发病率和严重程度与环境卫生、生活条件及个人卫生有密切关系。沙眼在流行地区常有重复感染。

(2)其潜伏期为 5～14 天,常为双眼急性或亚急性发病。急性期过后 1～2 个月转为慢性期,急性期可不留瘢痕而愈。在慢性期,结膜病变被结缔组织所代替而形成瘢痕。

2.症状与体征

(1)急性期有异物感、刺痒感、畏光、流泪、少量黏性分泌物。眼睑红肿、结膜明显充血、乳头增生。

(2)慢性期症状不明显,仅有眼痒、异物感、干燥和烧灼感。体征:结膜充血减轻,乳头增生和滤泡形成,角膜缘滤泡发生瘢痕化改变称为 Herbet 小凹,若有角膜并发症,可出现不同程度的视力障碍及角膜炎症。可见沙眼的特有体征,即角膜血管翳(角巩膜缘血管扩张并伸入角膜)和睑结膜瘢痕。

(3)晚期并发症:发生睑内翻及倒睫、上睑下垂、睑球粘连、慢性泪囊炎、结膜角膜干燥症和角膜混浊。

3.心理-社会状况评估

(1)注意评估患者生活或工作的环境卫生、生活居住条件和个人生活习惯。

(2)评估患者的文化层次、对疾病的认识程度、心理特点。

4.辅助检查

结膜刮片行 Giemsa 染色可找到沙眼包涵体;应用荧光抗体染色法或酶联免疫法,可测定沙眼衣原体抗原,是确诊的依据。

(四)护理诊断

1.疼痛

异物感、刺痛与结膜炎症有关。

2.潜在并发症

倒睫、睑内翻、上睑下垂、睑球粘连、慢性泪囊炎等。

3.知识缺乏

缺乏沙眼预防及治疗知识。

(五)护理措施

(1)遵医嘱按时滴用抗生素滴眼液,每天 4～6 次,晚上涂抗生素眼药膏,教会患者及其家属正确使用滴眼液和涂眼药膏的方法,注意随访观察药物疗效。

(2)遵医嘱全身治疗急性沙眼或严重的沙眼,可口服多西环素、红霉素和螺旋霉素等。

(3)积极治疗并发症,介绍并发症及后遗症的治疗方法。如倒睫可选电解术,睑内翻可行手术矫正,角膜混浊可行角膜移植术,向患者解释手术目的、方法,使患者缓解紧张心理,积极配合治疗。

(4)健康教育:①向患者宣传沙眼并发症的危害性,做到早发现、早诊断、早治疗,尽量在疾病早期治愈。②沙眼病程长,容易反复,向患者说明坚持长期用药的重要性,一般要用药 6~12 周,重症者需要用药半年以上。③指导患者和其家属做好消毒隔离,预防交叉感染,接触患者分泌物的物品通常选用煮沸和 75% 乙醇消毒法。④培养良好的卫生习惯,不与他人共用毛巾、脸盆、手帕,注意揉眼卫生,防止交叉感染。⑤选择公共卫生条件好的地方理发、游泳、洗澡等。

(高 爽)

第四节 葡 萄 膜 炎

一、概述

葡萄膜炎是一类发生于葡萄膜、视网膜、视网膜血管及玻璃体的炎症统称。多发于青壮年,常合并全身性自身免疫性疾病,反复发作,引起继发性青光眼、白内障及视网膜脱离等严重并发症,是严重的致盲性眼病。按其发病部位可分为前葡萄膜炎(虹膜炎、虹膜睫状体炎和前部睫状体炎)、中间葡萄膜炎、后葡萄膜炎和全葡萄膜炎。

二、病情观察与评估

(一)生命体征
监测生命体征,观察患者有无体温异常。

(二)症状体征
(1)观察患者有无视力减退、视物模糊、畏光、流泪、眼痛、眼前黑影等。

(2)了解患者有无自身免疫性疾病、结核病、消化道溃疡、梅毒等病史。

(三)安全评估
(1)评估患者有无因视力下降导致跌倒/坠床的危险。

(2)评估患者及家属有无担心疾病的预后导致的焦虑、悲观。

三、护理措施

(一)用药护理
(1)散瞳剂可预防和拉开虹膜前后粘连,解除瞳孔括约肌和睫状肌的痉挛,缓解症状,防止并发症。滴药后压迫内眦部 2~3 分钟,以减少药物经泪道进入鼻腔由鼻黏膜吸收引起的全身毒副作用。如出现心跳加快、面色潮红、口渴等药物反应,症状加重时立即停药,通知医师,协助处理。

(2)糖皮质激素具有抗炎、抗过敏作用。用药过程中注意补钾,补钙,使用胃黏膜保护剂;饮食宜低盐、高钾,适当限制水的摄入;长期用药者应遵医嘱逐渐减量,不能自行突然停止用药。

(3)使用免疫抑制剂患者定期复查血常规、肝肾功能等。

(4)非甾体抗炎药抑制炎性介质的产生,达到抗炎的作用。

(二)眼部护理

(1)患眼湿热敷,扩张血管,促进血液循环,减轻炎症反应,缓解疼痛。每天 2～3 次,每次 15 分钟。

(2)观察患者视力改善情况及畏光、流泪、眼痛、眼部充血、眼前黑影飘动、遮挡感、闪光感等症状有无减轻。

(3)观察患者有无视力下降、视野缺损、眼压升高等青光眼症状;有无视物模糊、晶体混浊等白内障症状;有无眼前黑影、视物变形、闪光感、视野缺损等视网膜脱离症状。

(三)心理护理

加强与患者沟通,做好心理疏导,消除其焦虑、悲观心理,增强战胜疾病的信心,积极配合治疗。

四、健康指导

(一)住院期

(1)讲解疾病的病因、治疗方法及预后等知识,增强患者依从性,积极配合治疗。

(2)告知患者应生活规律、劳逸结合,适当参加体育锻炼以增强体质,戒烟酒、防感冒,保持心情舒畅、情绪稳定,预防疾病复发。

(二)居家期

(1)本病易反复发作,如有自身免疫性疾病或眼部感染性疾病时应积极治疗。

(2)强调使用糖皮质激素的注意事项,提高药物治疗的依从性。

(3)定期门诊复查,如有病情变化及时就诊。

（高 爽）

第五节 视神经炎

一、概述

视神经炎是指阻碍视神经传导,引起视功能一系列改变的视神经病变,如炎性脱髓鞘、感染、自身免疫性疾病等。临床上常分为视神经乳头炎及球后视神经炎。视神经乳头炎是指视神经乳头局限性炎症,多见于儿童及青少年,一般预后较好;球后视神经炎则以慢性多见,一般预后较差。

二、病情观察与评估

(一)生命体征

监测生命体征,观察患者有无体温、脉搏、呼吸、血压异常。

(二)症状体征

(1)观察患者视力、瞳孔对光反射、眼球运动情况。

(2)了解患者 VEP、眼底及视野的改变,有无眼球压痛、转动痛、色觉减退等。

（3）了解患者近期有无感冒、疲劳、接触有害物质等情况；有无神经系统及自身免疫性疾病；有无局部及全身感染。

（三）安全评估

（1）评估患者有无因视力障碍导致跌倒/坠床的危险。

（2）评估患者对疾病的认知程度，有无焦虑、急躁等表现。

三、护理措施

（一）用药护理

1.用药原则

遵医嘱给予激素、血管扩张剂、活血化瘀、神经营养支持等治疗。

2.使用糖皮质激素注意事项

（1）结核、消化道溃疡史者禁用；糖尿病、高血压患者慎用。

（2）骨质疏松、低钙、低钾、消化道溃疡是常见的药物不良反应，使用过程中注意补钙、补钾、使用胃黏膜保护剂。饮食宜低盐、高钾、适当限制水的摄入。

（3）长期大剂量使用可引起脂肪重新分布从而出现满月脸、水牛背等症状，停药或减量后可逐渐消退。

（4）长期大剂量使用会使机体抵抗力、免疫力下降，应预防感冒、皮肤及口腔感染。

（5）告知患者监测血糖、血压、电解质、眼压及体重变化的目的及重要性。

（6）长期用药者应遵医嘱逐渐减量，不能自行停止用药。

（二）预防跌倒/坠床

根据患者视力障碍程度及自理能力，协助其完成进食、洗漱、如厕等生活护理。将常用的物品置于随手可得之处，保持周围环境无障碍物，晚上使用夜灯，指导患者使用厕所、浴室、通道的扶手，活动及外出时有人全程陪同，避免跌倒/坠床。

（三）心理护理

加强与患者沟通，关心患者，讲解疾病的病因、诱因、治疗方法及预后等知识，消除其紧张、焦虑心理，以增强战胜疾病的信心，积极配合治疗。

四、健康指导

（一）住院期

（1）告知患者 VEP、眼底荧光血管造影、头部 MRI 等检查的目的及配合要点。

（2）告知患者视神经炎常与炎性脱髓鞘、感染、自身免疫性疾病等有关。一旦出现视力急剧下降、视野变小、眼球或眼眶后疼痛、色觉减退时，应立即就医。

（二）居家期

（1）遵医嘱用药，强调使用糖皮质激素的注意事项。

（2）讲解预防视神经炎复发的方法：生活有规律、劳逸结合、保证充足睡眠；饮食合理搭配，营养丰富，戒烟酒；适当参加体育锻炼，增强体质；保持情绪稳定；防感冒。

（3）出院后 1 周门诊复查。

（高　爽）

第十五章

老年科疾病护理

第一节　心　绞　痛

一、疾病简介

本病是老年人常见的疾病,是由冠状动脉供血不足,心肌急剧和暂时的缺血与缺氧而致阵发性前胸压榨感或疼痛为特点的临床证候。常有劳累或情绪激动诱发,持续数分钟,经休息或使用硝酸酯制剂后完全缓解。

二、主要表现

心绞痛是患者自觉症状,典型病史诊断率达 90%。因此,仔细询问病史是诊断心绞痛的主要手段,任何实验室检查均不能替代。心绞痛症状包括 5 个方面。

(一)疼痛部位

典型部位位于胸骨后或左胸前区,每次发作部位相对固定,手掌大小范围,甚至横贯全胸,界限不很清楚。可放射至左肩、左臂内侧,达无名指和小指,或放射至咽、牙龈、下颌、面颊。

(二)疼痛性质

为一种钝痛,常为压迫、发闷、紧缩、烧灼等不适感,重症发作时常伴出汗。

(三)诱因

劳力性心绞痛发生在劳力时或情绪激动时,包括饱餐、排便均可诱发;卧位心绞痛常在平卧后 1~3 小时,严重者平卧数十分钟发生;自发心绞痛发作常无诱因;变异心绞痛常在午间或凌晨睡眠中定时发作。

(四)持续时间

一般 3~5 分钟,重度可达 10~15 分钟,极少数>30 分钟,超过者需与心肌梗死鉴别。

(五)缓解方式

劳力性心绞痛发作时被迫停止动作或自行停止活动数分钟即可完全缓解;舌下含硝酸甘油 1~3 分钟即完全缓解,一般不超过 5 分钟;卧位心绞痛需立即坐起或站立才可逐渐缓解。

三、治疗要点

心绞痛的治疗原则是降低心肌耗氧量、增加心肌供血、改善侧支循环。

(一)纠正冠心病易患因素

如治疗高血压、高血脂、糖尿病、戒烟、减轻体重等;对贫血、甲状腺功能亢进症、心力衰竭等增加心肌氧耗的因素也加以纠治。

(二)调整生活方式,减轻或避免心肌缺血的发生

对于心绞痛,应养成良好的生活习惯,消除各种诱发因素,如避免劳累、情绪激动、饱餐、寒冷、大量吸烟等。

(三)药物治疗

1.硝酸酯类

重要的抗心绞痛药物。硝酸酯类药物是静脉和动脉扩张剂,在低剂量下以静脉扩张为主,大剂量时同时扩张动、静脉。

2.β受体阻滞剂

β受体阻滞剂治疗心绞痛的机制是通过降低心率、心肌收缩力和心室壁张力而使心肌耗氧量降低,故适用于劳力性心绞痛。

3.钙通道阻滞剂

其作用机制如下:①阻滞钙离子细胞内流,使心肌收缩力降低,血管扩张;②解除冠状动脉痉挛;③减慢心率;④对抗缺血引起的心肌细胞内钙超负荷。

4.抗血小板药物

常用阿司匹林 50~150 mg,每天 1 次;双嘧达莫 25 mg,每天 3 次。

(四)手术和介入性治疗

对于心绞痛,待临床症状控制以后,有条件者应行冠脉造影检查,根据造影结果,视病变的范围、程度、特点分别选择行冠状动脉腔内成形术或冠状动脉搭桥术。

四、护理措施

(一)病情观察

1.症状观察

(1)部位:常见于胸骨中段或上段之后,其次为心前区,可放射至颈、咽部,左肩与左臂内侧,直至环指和小指。

(2)性质:突然发作的胸痛,常呈压榨、紧闷、窒息感,常迫使停止原有动作。

(3)持续时间:多在 1~5 分钟,很少超过 15 分钟。

(4)诱因因素:疼痛多发生于体力劳动、情绪激动、饱餐、受寒等情况下。

(5)缓解方式:休息或含服硝酸甘油后几分钟内缓解。

2.体征

发作时面色苍白、冷汗、气短或有濒死恐惧感,有时可出现血压波动或心律、心率的改变。

3.症状的处理

密切观察脉搏、血压、呼吸的变化情况;密切观察疼痛的部位、性质、范围、放射性、持续时间、诱因及缓解方式,以利于及时正确地判断、处理。在有条件情况下应进行心电监护,无条件时,对心绞痛发作者应定期检测心电图观察其改变。

(二)护理要点

(1)主要表现为疼痛,应即刻给予休息、停止活动、舌下含服硝酸甘油,必要时给予适量镇静剂,如地西泮等,发作期可给予吸氧。休息心绞痛发作时应立即就地休息、停止活动。

(2)饮食:给予高维生素、低热量、低动物脂肪、低胆固醇、适量蛋白质、易消化的清淡饮食,少量多餐,避免过饱及刺激性食物与饮料,禁烟酒,多吃蔬菜、水果。

(3)保持大便通畅。

(4)心理护理。

五、保健

(1)指导合理安排工作和生活,急性发作期间应就地休息,缓解期注意劳逸结合。

(2)消除紧张、焦虑、恐惧情绪,避免各种诱发因素。

(3)指导正确使用心绞痛发作期及预防心绞痛的药物。

(4)宣传饮食保健的重要性让主动配合。

(5)定期随访。

(陈　丽)

第二节　心　包　炎

一、疾病简介

心脏外面有脏层和壁层两层心包膜,如它们发生炎症改变即为心包炎,可使心脏受压而舒张受限制。心包炎可分为急性和慢性两类,慢性心包炎较严重的类型是缩窄性心包炎。

二、主要表现

症状可能为原发性疾病,如感染时的发冷、发热、出汗、乏力等症状所掩盖。心包炎本身的症状有以下几方面。

(一)心前区疼痛

主要见于炎症变化的纤维蛋白渗出阶段。心前区疼痛常于体位改变、深呼吸、咳嗽、吞咽、卧位尤其当抬腿或左侧卧位时加剧,坐位或前倾位时减轻。疼痛通常局限于胸骨下或心前区,常放射到左肩、背部、颈部或上腹部,偶向下颌,左前臂和手放射。右侧斜方肌嵴的疼痛是心包炎的特有症状,但不常见。

(二)心脏压塞的症状

可出现呼吸困难、面色苍白、烦躁不安、发绀、乏力、上腹部疼痛、水肿,甚至休克。

(三)心包积液对邻近器官压迫的症状

肺、气管、支气管和大血管受压迫引起肺淤血,肺活量减少,通气受限制,加重呼吸困难,使呼吸浅而速。常自动采取前卧坐位,使心包渗液向下及向前移位,以减轻压迫症状。气管受压可产生咳嗽和声音嘶哑。食管受压可出现咽下困难症状。

(四)全身症状

心包炎本身也可引起发冷、发热、心悸、出汗、乏力等症状,与原发疾病的症状常难以区分。

三、治疗要点

治疗原发病,改善症状,解除循环障碍。

(一)一般治疗

急性期应卧床休息,呼吸困难者取半卧位,吸氧,胸痛明显者可给予镇痛剂,必要时可使用可待因或哌替啶。加强支持疗法。

(二)病因治疗

结核性心包炎给予抗结核治疗,用药方法及疗程与结核性胸膜炎相同,也可加用泼尼松每天15~30 mg,以促进渗液的吸收减少粘连。风湿性者应加强抗风湿治疗。

(三)解除心脏压塞

大量渗液或有心脏压塞症状者,可施行心包穿刺术抽液减压。

四、护理措施

(一)病情观察

(1)疼痛:急性心包炎主要表现为心前区尖锐的剧痛或沉重的闷痛。可放射至左肩,疼痛可随呼吸或咳嗽加剧。应十分重视的主诉并及时给予处理。

(2)呼吸困难:为急性心包性渗液时最突出症状,为慢性缩窄性心包炎最主要症状。护理人员应密切观察呼吸频率及节律,及时与医师联系。

(3)当出现心脏压塞征象时可出现静脉压升高,动脉压降低,严重者可出现休克。由于渗液积聚还可出现体循环淤血征,如肝-颈回流征阳性、胸腔积液、腹水,面部及下肢水肿。常有奇脉,并注意有无心律失常发生。

(二)护理要点

1.休息与卧位

应卧床休息,取半卧位,认真做好一级护理。

2.饮食

给予高热量、高蛋白、高维生素饮食。

3.保持大便通畅

见循环系统疾病护理常规。

4.高热护理

及时做好降温处理,及时更换衣裤,定时测量体温并做好记录。

五、保健

(1)加强个人卫生,预防各种感染。

(2)遵医嘱及时、准确地使用药物并定时随访。

(陈 丽)

第三节 急性心肌梗死

一、疾病简介

急性心肌梗死是冠心病4种类型中最严重的一种,也是危害老年人最严重的疾病之一,由于冠状动脉分支完全梗死,引起心肌坏死。本病多发生于安静状态或夜间睡眠时,但是尽管其发作突然,但它在发作之前大多有些征兆,如原来没有心绞痛者,突然发作心绞痛,或者原来有心绞痛发作者,发作越加频繁,时间延长,服硝酸甘油效果不佳甚至无效,或者原来有高血压,心绞痛发作时血压反而下降,并出现晕厥等情况,此时均应警惕急性心肌梗死的发生。

二、主要表现

(一)先兆

据统计15%～65%的患者有各种先兆症状,表现为发作性肌无力,以四肢最为明显,或诉乏力、体力下降、消化不良、呕吐等,或有稳定型心绞痛突然演变为恶性心绞痛,或临床表现为梗死前心绞痛的患者均提示心肌梗死随时可能发生。

(二)疼痛

最常见的是原有的稳定型心绞痛变为不稳定型,或继往无心绞痛,突然出现长时间心绞痛。疼痛典型的心肌梗死症状包括突然发作剧烈持久的胸骨后压榨性疼痛、休息和含硝酸甘油不能缓解,常伴烦躁不安、出汗、恐惧或濒死感;少数患者无疼痛,一开始即表现为休克或急性心力衰竭。

(三)胃肠症状

部分患者疼痛位于上腹部,被误认为胃穿孔、急性胰腺炎等急腹症,脑卒中样发作可见于年龄大的。

(四)全身症状

发热、白细胞增高,血沉增快;胃肠道症状多见于下壁梗死患者;心律失常见于75%～95%患者,发生在起病的1～2周内,而以24小时内多见,前壁心肌梗死易发生室性心律失常,下壁心肌梗死易发生房室传导阻滞;心力衰竭主要是急性左心衰竭,在起病的最初几小时内发生,发生率为32%～48%,表现为呼吸困难、咳嗽、发绀、烦躁等症状。

(五)体征

心界可轻到中度增大,心率增快或减慢,心音减弱,可出现第四心音或第三心音,10%～20%患者在发病2～3天出现心尖部收缩期杂音提示乳头肌功能不全,但要除外室间隔穿孔,此时常伴有心包摩擦音,若合并心力衰竭与休克会出现相应体征。

三、治疗要点

及早发现,及早住院,并加强入院前就地处理。治疗原则为挽救濒死的心肌,缩小梗死面积,保护心脏功能,及时处理各种并发症。

（一）监护和一般治疗

急性期绝对卧床 1～3 天；吸氧；持续心电监护观察心率、心律变化及血压和呼吸，监护 3～5 天，必要时监测肺毛楔入压和静脉压；低盐、低脂、少量多餐、保持大便通畅，1 周下床活动，2 周在走廊内活动，3 周出院，严重者适当延长卧床与住院时间。

（二）镇静止痛

用吗啡或哌替啶肌内注射，4～6 小时可重复 1 次。烦躁不安者用哌替啶和异丙嗪肌内注射或静脉注射。

（三）调整血容量

入院后尽快建立静脉通道，前 3 天缓慢补液，注意出入平衡。

（四）缩小梗死面积的措施

溶栓治疗：可使血运重建，心肌再灌注。发病 6 小时内，有持续胸痛，ST 段抬高，且无溶栓禁忌证者，可选用尿激酶或链激酶加入 0.9％氯化钠溶液中 30 分钟内滴入，继用肝素抗凝治疗 3～5 天。

（五）抗心律失常

利多卡因预防性用于易产生心室颤动、发病 6 小时内的初发年轻。

（六）急性心肌梗死后合并心源性休克和泵衰竭的治疗

肺水肿时首选硝普钠静脉滴注，同时用吗啡、呋塞米、毛花苷 C，并须监测血容量、血压、心排血量及肺毛楔入压，心源性休克可用多巴胺、多巴酚丁胺或间羟胺，如能维持血压，可加用硝普钠。有条件者用主动脉内气囊反搏术，可提高存活率。

（七）急性心肌梗死二期预防

出院前利用 24 小时动态心电监测、超声心动图、放射性同位素运动试验，发现有症状或无症状性心肌缺血和严重心律失常，了解心功能，从而估计预后，决定并实行冠状动脉造影，经皮腔内冠状动脉成形术或冠状动脉搭桥术，以预防再梗死或猝死。

（八）生活与工作安排

出院后经 2～3 个月，酌情恢复部分或轻工作，以后部分患者可恢复全天工作，但要避免过劳或过度紧张。

四、护理措施

（一）病情观察

1.急性心肌梗死的早期发现

（1）突然严重的心绞痛发作或原有心绞痛程度加重，发作频繁，时间延长或含服硝酸甘油无效并伴有胃肠道症状者，应立即通知医师，并加以严密观察。

（2）心电图检查 S-T 段一时性上升或明显下降，T 波倒置或增高。

2.三大合并症观察

（1）心律失常：①室性期前收缩，即期前收缩出现在前一心搏的 T 波上；②频发室性期前收缩，每分钟超过 5 次；③多源性室性期前收缩或室性期前收缩呈二联律。以上情况有可能发展为室性心动过速或心室颤动。必须及时给予处理。

（2）心源性休克：早期可以出现烦躁不安，呼吸加快，脉搏细速，皮肤湿冷，继之血压下降、脉压变小。

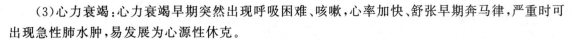

（3）心力衰竭：心力衰竭早期突然出现呼吸困难、咳嗽，心率加快、舒张早期奔马律，严重时可出现急性肺水肿，易发展为心源性休克。

（二）护理要点

（1）疼痛：绝对卧床休息，注意保暖，并遵医嘱给予解除疼痛的药物，如硝酸异山梨酯，严重者可选用吗啡等。

（2）心源性休克：应将头部及下肢分别抬高 30°～40°，高流量吸氧，密切观察生命体征、神志、尿量，必要时留置导尿管观察每小时尿量，保证静脉输液通畅，有条件者可通过中心静脉或肺微血管楔压进行监测。应做好的皮肤护理、口腔护理、按时翻身预防肺炎等并发症，做好 24 小时监测记录。

（3）密切观察生命体征的变化，预防并发症，如乳头肌功能失调或断裂、心脏破裂、室壁瘤、栓塞等。

五、保健

（1）积极治疗高血压、高脂血症、糖尿病等疾病。

（2）合理调整饮食，适当控制进食量，禁忌刺激性食物及烟、酒，少吃动物脂肪及胆固醇较高的食物。

（3）避免各种诱发因素，如紧张、劳累、情绪激动、便秘、感染等。

（4）注意劳逸结合，当病程进入康复期后可适当进行康复锻炼，锻炼过程中应注意观察有否胸痛、呼吸困难、脉搏增快，甚至心律、血压及心电图的改变，一旦出现应停止活动，并及时就诊。

（5）按医嘱服药，随身常备硝酸甘油等扩张冠状动脉的药物，并定期门、随访。

（6）指导及家属当病情突然变化时应采取简易应急措施。

（陈　丽）

第四节　慢性肺源性心脏病

一、疾病简介

患有多年慢性支气管炎的中老年人可并发阻塞性肺气肿，常可出现逐渐加重的呼吸困难，初时往往在活动后气短，渐至休息时也感气促，在寒冷季节常因呼吸道感染使症状加重，甚至发生发绀或呼吸衰竭。由于长期反复咳嗽使肺泡膨胀、压力增高、肺泡周围毛细血管受压而阻力加大，加重了心脏负担，久之可导致肺源性心脏病。

肺源性心脏病是老年常见病。简单地说就是肺源性心脏病的简称，慢性支气管炎反复发作，支气管黏膜充血、水肿，大量黏液性渗出物阻塞小气道，气道不通畅，造成肺泡间隔断裂，影响气体交换功能，就会出现肺气肿。由于支气管炎不断发作，甚至引起支气管周围炎和肺炎，炎症波及附近的肺动脉和支气管动脉，致使这些动脉的管壁增厚、管腔变得狭窄，就会引起肺动脉压力增高，进而引起右心室和右心房肥大。发展成为阻塞性肺气肿，最后导致肺源性心脏病。支气管炎→肺气肿→肺源性心脏病，这就是本病演变的 3 个阶段。

二、主要表现

(一)原有肺部疾病的表现

有长期的咳嗽、咯痰、气促和哮喘等症状和肺气肿体征,如桶状胸,肺部叩诊呈高清音,肺下界下移。听诊呼吸音减弱或有干湿啰音,心浊音界不易叩出,心音遥远,某些患者可伴有杵状指。

(二)心脏受累的表现

肺部疾病累及心脏的过程是逐渐的长期的,早期仅为疲劳后感到心悸气短,以及肺动脉高压及右心室肥大,如肺动脉第二心音亢进。剑突下有较明显的心脏搏动。叩诊可能肺动脉及心浊音界扩大,但多数因伴有肺气肿而不易查出,随病程进展逐渐出现心悸,气急加重,或有发绀。后期可出现右心衰竭的表现,如颈静脉曲张、肝大和压痛、下肢水肿和腹水。心悸常增快,可有相对性二尖瓣关闭不全,在三尖瓣区或剑突下可闻及收缩期吹风样杂音,或心前区奔马律。

(三)呼吸衰竭的表现

病变后期如继发感染,往往出现严重的呼吸困难、咳喘加重。白黏痰增多或吐黄绿色脓痰,发绀明显,头痛,有时烦躁不安,有时神志模糊,或嗜睡,或谵语,四肢肌肉抖动即所谓"肺性脑病";其原因是血氧减少,二氧化碳潴留中毒,酸碱平衡失调,电解质紊乱及脑组织 pH 下降等一系列内环境紊乱所致。

三、治疗要点

(一)基础疾病和发病诱因的治疗

在治疗肺实质性疾病引起的肺源性心脏病时,应积极有效地控制感染。根据临床表现和痰细菌培养及药物敏感试验结果合理选用抗生素。感染细菌不明确时应使用兼顾球菌和杆菌的抗菌药物。保持呼吸道通畅,鼓励咯痰,气道局部湿化或用祛痰药排痰,应用支气管扩张药,包括 β 受体激动药、茶碱及抗胆碱药物等。合理实施氧疗,合并呼吸衰竭伴中度以上二氧化碳潴留的宜用持续性控制性给氧,以达到既能将血氧含量提高到生命安全水平,又能避免二氧化碳过度升高对呼吸的抑制。氧流量通常控制在 0.8~1.5 L/min,使氧分压调整在 6.7~8.0 kPa(50~60 mmHg);往往病情愈重,氧流量控制愈严格。若在前述治疗过程中神志状态恶化,呼吸明显抑制,咳嗽反射减弱,二氧化碳分压>10.7 kPa(80 mmHg)时,可试用呼吸兴奋药。对其效果尚有不同的看法。常用药物的疗效依次为多沙普仑、香草酸二乙胺、氨苯噻唑、巴豆丙酰胺及尼可刹米。重症呼吸衰竭经保守治疗 12~24 小时无效时,应及时实施机械通气治疗。经鼻腔插管比经口腔或气管切开有更多的优点,已被普遍应用。在治疗肺血管病引起的肺源性心脏病时,对肺血栓形成或栓塞宜应用口服抗凝药(如华法林)或肺动脉血栓摘除术治疗;活动性肺血管炎需抗炎或服用肾上腺皮质激素。

(二)肺动脉高压的降压治疗

降低肺动脉压为一辅助治疗,常用的血管扩张药有钙通道阻滞剂(硝苯地平)、肼屈嗪、肾上腺能受体阻断药(酚苄明、酚妥拉明、妥拉唑林、哌唑嗪)、硝酸盐制剂及血管紧张素转换酶抑制剂(后者只用于缺氧性肺源性心脏病)。血管扩张药可产生某些不良反应,特别在重症,可引起低血压、低氧加重、矛盾性肺动脉压升高,甚至猝死,因此,应在密切监护下使用。

(三)心力衰竭的治疗

与一般心力衰竭的治疗基本相同,可慎用地高辛,使用利尿药、血管扩张药和血管紧张素转换酶抑制剂(卡托普利、依那普利)等。当并存有重度呼吸衰竭时,应侧重于使呼吸通畅,注意防止过度利尿引起排痰困难。

(四)稳定期的康复治疗

康复治疗的目的是稳定情绪,逆转的心理和心理病理状态,并尽可能提高心肺功能和生活质量。常用的疗法如下。

1.教育

对及其家庭成员进行有关肺源性心脏病的卫生常识教育和医护指导,以调动战胜疾病的主动精神。

2.长期家庭氧疗

每天吸氧至少 15 小时以上,长期坚持。这不仅能降低肺动脉压力,增加心排血量,缓解症状,增强体质,改善预后,甚至可使增厚的肺血管改变逆转。

3.中药扶正固本、活血化瘀治疗

常用的药物有黄芪、党参、白术、防风、茯苓、麦冬、五味子、紫河车、丹参、当归、川芎等。

4.预防感冒、及时控制肺部感染

可用肺炎球菌疫苗和流感病毒疫苗预防肺内感染,也可试服黄芪或间歇注射核酪以提高机体的免疫功能。继发于病毒感染的呼吸道细菌感染以流感嗜血杆菌、肺炎链球菌及部分革兰阴性杆菌最为常见,因此,应及时选用对这些细菌比较敏感的抗生素进行治疗。

5.改善心肺功能

常用的药物有肾上腺能受体激动药和茶碱类药物,部分可试用皮质激素。其他尚有气功疗法、呼吸治疗及物理治疗等。

四、护理措施

(一)心理护理

因长期患病,对治疗失去信心,护士应经常与谈心,解除对疾病的忧虑和恐惧,增强与疾病斗争的信心;同时要解决实际困难,使其安心治疗。

(二)生活护理

心肺功能代偿良好时,可让适当参加体能锻炼,但不易过度活动,还应注意休息。当出现呼吸困难、发绀、水肿等症状加重时、心肺功能失代偿时,应绝对卧床休息或半坐卧位,抬高床头减轻呼吸困难,给低流量持续氧气吸入,生活上满足需求,做好生活护理,加强巡视病情。

(三)基础护理

病室保持整洁、光线充足,经常开窗,空气对流,温湿度要适当。对长期卧床应预防压疮发生,保持皮肤清洁,每 4 小时按摩受压部位或给气垫床,骨突部位给棉垫圈或气圈,每天早晚用温水擦洗臀部,经常为翻身,更换衣服。保证营养供给,做好口腔护理,防止口腔溃疡、细菌侵入,必要时用复方硼砂溶液漱口。减少院内感染,提高护理质量。

(四)饮食指导

肺源性心脏病是慢性疾病,应限制钠盐摄入,鼓励进高蛋白、高热量、多维生素饮食,同时忌辛辣刺激性食物,戒烟、酒,出汗多时应给钾盐类食物,不能进食者可行静脉补液,速度不宜过快,以减轻心脏负担。

（五）控制感染

控制呼吸道感染是治疗肺源性心脏病的重要措施。应保持呼吸道通畅,可给氧气吸入,痰多时可行雾化吸入,无力排痰者及时吸痰,协助患者翻身;按医嘱给抗生素,注意给药方法和用药时间,输液时应现用现配,以免失去疗效;做好24小时出入量记录,对于全身水肿,注射针眼处应压迫片刻,以防感染。用利尿剂时,需观察有无水电解质紊乱及给药效果。

（六）密切观察病情,提高对病情的观察能力

要认真观察神志、发绀,注意体温、脉搏、呼吸、血压及心率变化,输液速度不宜过快,一般以20～30滴/分为宜,以减轻心脏负担。护士夜间加强巡视,因肺源性心脏病的死亡多发生夜间0～4时,询问病情要详细,观察有无上消化道出血及肺性脑病的征象,警惕晚期合并弥散性血管内凝血,发现情况及时报告医师,所以护士在抢救治疗肺源性心脏病中起着重要作用。

五、保健

（1）严寒到来时,要及时增添衣服,尽量避免着凉,不能让自己有畏寒感,外出时更要注意穿暖。因一旦受凉,支气管黏膜血管收缩,加之肺源性心脏病免疫功能低下,很容易引起病毒和细菌感染。一般先是上呼吸道,而后蔓延至下呼吸道,引起肺炎或支气管肺炎。此外,脚的保暖对肺源性心脏病也十分重要,不可忽视。

（2）多参加一些户外活动,接触太阳光。天气晴朗时早上可到空气新鲜处如公园或树林里散散步,做一些力所能及的运动,如打太极拳、做腹式呼吸运动,以锻炼膈肌功能,并要持之以恒。出了汗及时用干毛巾擦干,并及时更换内衣。研究结果表明,长期坚持力所能及的运动,可提高机体免疫功能,能改善肺功能。运动量以不产生气促或其他不适为前提。避免到空气污浊的地方去。

（3）保持室内空气流通。早上应打开窗户,以换进新鲜空气。在卧室里烧炭火或煤火尤其是缺乏排气管时,对肺源性心脏病不利,应尽量避免。

（4）生活要有规律。每天几点钟起床,几点钟睡觉,何时进餐,何时大便,何时外出散步,都要有规律。中午最好睡睡午觉。心情要舒畅,家庭成员要和睦相处。肺源性心脏病由于长期受疾病折磨,火气难免大些,应尽量克制,不要发脾气。

（5）吸烟者要彻底戒烟,甚至不要和吸烟者一起叙谈、下棋、玩牌等,因被动吸烟对肺源性心脏病同样有害。有痰要及时咳出,以保持气道清洁。

（6）要补充营养。肺源性心脏病多有营养障碍,消瘦者较多,但又往往食欲不好。原则上应少食多餐,还可适当服一些健胃或助消化药。不宜进食太咸的食品。

（7）肺源性心脏病并发下呼吸道感染的表现往往很不典型,发热、咳嗽等症状可能不明显,有时仅表现为气促加重、痰量增多或痰颜色变浓。这都应及时到医院就诊,不要耽误。

（8）自己不要滥用强心、利尿和普萘洛尔类药物。因用药不当可加重病情,甚至发生意外。

（9）有条件者可进行家庭氧疗,这对改善缺氧,提高生活质量和延长寿命都有所裨益。

（10）为提高机体免疫功能,在严寒到来之前可肌内注射卡介苗注射液,每次1 mL,每周2次,共3个月。这样可减少感冒和上呼吸道感染发生。

（陈 丽）

第五节 肺 炎

一、疾病简介

老年人感染性疾病中,肺部感染最为常见,是老年人的重要死亡原因之一。老年人由于机体抵抗力降低及患慢性支气管炎、肺气肿、糖尿病等基础疾病者较多,肺炎的发生率和病死率较一般人群高,今后 65 岁以上的老年人逐年增多,老年人肺炎的诊治必将会受到重视。

老年人肺炎的病因绝大多数由微生物引起,其中以细菌性肺炎最为多见,如肺炎球菌、金黄色葡萄球菌、革兰阴性菌、真菌等。病毒、支原体也是老年肺炎的常见病原体。这些病原体常常是复合致病。近年来,革兰阴性菌在老年人肺炎中的发病率有所增加,其中以铜绿假单胞菌、克雷伯杆菌为多见。此外,放射、物理、化学等因素也可引起肺炎。老年人解剖结构有生理功能变化引起上呼吸道保护性反射减弱,病原体易进入下呼吸道;免疫功能下降;口咽部细菌寄生增加,也更易进入下呼吸道发生肺炎。临床中常遇到的无明显诱因而发生吸入性肺炎,多见于年老体弱,各系统及器官功能下降,行动障碍或长期卧床及吞咽动作不协调者,易误吸而致的肺部感染。

二、主要表现

大多数特别是老年人症状不典型,起病多缓慢而隐袭。发热不显著或有中度不规则发热,很少畏寒或寒战。全身症状较重,乏力倦怠、食欲锐减。轻度咳嗽,痰多黏稠,咳出困难,量不大,有些患者的起始症状是嗜睡或意识模糊、腹泻。脉速、呼吸急促,肺突变体征不典型,常发现呼吸音减低,肺底部啰音。

本病可并发心力衰竭和休克,严重者可出现弥散性血管内凝血、急性肾衰竭等并发症。

三、治疗要点

(一)控制感染

细菌性肺炎合理的治疗应该做痰培养及药物敏感试验,痰培养是哪种细菌,对哪种抗菌药敏感,就选用哪种抗生素,这样在治疗上才有针对性。但在痰培养结果未出现以前或因某些因素的影响,培养不出阳性结果,经验治疗也很重要。临床上一般地细菌性肺炎分为革兰阳性球菌肺炎和革兰阴性杆菌肺炎。起病急剧,血白细胞计数明显增高、中性粒细胞计数增高,再结合临床表现,一般可考虑为革兰阳性球菌肺炎,可选用哌拉西林钠、头孢唑林钠、阿米卡星、环丙沙星等药物治疗。年老体弱、久病卧床,白细胞计数不增高或略增高,一般以革兰阴性杆菌肺炎的可能性大,选用氨基苷类加第二代头孢菌素或第三代头孢菌素等药物治疗。

(二)支持疗法

患者应卧床休息。鼓励其翻身、咳嗽、咯痰,对痰黏稠不易咳出者加用止咳化痰药。有缺氧及呼吸困难症状者给予吸氧。给予高热量、高蛋白、高维生素饮食,酌情静脉给予清蛋白、血浆、氨基酸等。

（三）并发症治疗

老年肺炎并发症有时可引起严重后果，积极治疗并发症极为重要。呼吸衰竭发病率较高，应加强氧疗，如仍不改善可行气管插管，机械通气。心力衰竭是肺炎死亡的重要原因，一旦发生心力衰竭应立即给予强心、利尿治疗。休克多见于低血容量休克和感染性休克，应补充血容量，并合理选用血管活性药物。

四、护理措施

在老年肺炎整个过程中精心护理极为重要。

（1）急性期应多卧床休息，活动困难者应定时翻身，急性期后应加强活动。

（2）严密观察病情变化 注意的神志改变警惕感染性休克的发生。定时测生命体征，记出入量，注意出入量平衡。

（3）给予高蛋白、高维生素、高热量流质饮食，适当食用纤维蔬菜水果以保持大便通畅，鼓励多饮水。

（4）对急性期，应加强氧疗，给予低流量持续吸氧。

（5）高热者应给予物理降温 如乙醇擦浴、冰袋。使体温控制在 38 ℃以下，必要时可给予药物降温。

（6）鼓励咳嗽，咯出痰液 房间空气湿化，给予祛痰药或雾化吸入，定时进行叩背、咳嗽练习，以利排痰。

（7）留取痰标本的方法：尽量在抗生素使用前或停止使用抗生素 2 天以上留取痰标本，患者晨起用白开水漱口 3～4 次，用力从肺深部咳出痰液，留置在消毒痰盒中，及时送检。

五、保健

避免受寒，过度疲劳，酗酒等诱发因素，老年人应重视合理饮食，保证充足营养，坚持户外活动，并学会心理调节，对增强体质，预防呼吸道感染都非常重要。对于易感人群如慢性肺疾病，糖尿病慢性肝病，以及年老体弱者，应使用多价肺炎球菌疫苗、流感病毒疫苗，对提高免疫力预防或减轻疾病的发生，都会产生积极的效果。

（陈　丽）

第六节　肺　癌

一、疾病简介

肺癌的发病率随着年龄的增长而提高，近年来，恶性肿瘤中死亡率上升最快的是肺癌。因此，肺癌是威胁老年人生命的一个重要疾病，应引起足够的重视。其主要致病因素与长期大量吸烟有关，且随吸烟年限、吸烟量的增长而患病率增加。同时与空气污染、职业因素、病毒感染，以及家庭遗传因素有关。

二、主要表现

(一)呼吸系统症状

1.咳嗽

常以阵发性、刺激性干咳为首发症状,当支气管阻塞,继发感染时痰量增多,变为脓性痰。

2.咯血或血痰

多为间断或持续性痰中带血,偶有大咯血。

3.胸痛

轻度胸痛常见,当胸膜或胸壁受侵犯时常出现严重持续、剧烈的疼痛。

(二)全身症状

发热及恶病质,当合并有阻塞性肺炎或肺不张时常有发热,肺部炎症可以反复发生,可因肿瘤组织坏死出现癌性发热。晚期肺癌可以出现疲乏、无力、消瘦、贫血和食欲缺乏。

(三)肺外表现

肺外表现是指与肺癌有关所引起的内分泌、神经肌肉、结缔组织及血液、血管异常改变,又称副癌综合征。

(四)转移的表现

当肺癌出现转移,可出现相应的表现如声音嘶哑、咽下困难、胸腔积液、胸闷、气憋等。

三、治疗要点

(一)手术治疗

手术仍为非小细胞肺癌的首选治疗,因为手术治疗可为提供最大的治愈的可能性。凡是无远处转移,不侵犯胸内主要脏器或胸膜腔、心肺功能可以耐受手术者,都应采取手术治疗。

(二)化学治疗

化学治疗仍是当今小细胞肺癌的首选治疗。

(三)放射治疗

放射治疗是一种局部治疗手段。主要起辅助治疗作用。

(四)免疫治疗

免疫治疗是继手术、化学治疗和放射治疗三大治疗措施之后的一种新的治疗方法。主要有干扰素、白细胞介素-2、植物多糖等。可与任何治疗措施配合应用。

(五)中药治疗

中药可改善临床症状和生存质量,提高生存率,减轻对化、放射治疗的不良反应,预防肿瘤复发转移。

(六)介入治疗

介入治疗是指在 X 线设备的监视下,将抗肿瘤药物和/或栓塞剂经动脉导管注入,对肿瘤病变进行直接治疗。

四、护理措施

老年由于衰老,患病后身心变化与青壮年不同,尤需重视下列措施。

（一）饮食

进食高蛋白、高维生素、高热量易消化饮食，少量多餐，向患者说明保证营养的重要性，鼓励主动进餐。

（二）卧床休息与适量活动交替

保证身心休息，以降低基础代谢率，间断起床活动，到室内或室外空气新鲜，人群稀少的地方，活动量以自觉无疲劳为度，少量多次活动为好。

（三）症状护理

肿瘤压迫出现呼吸困难、肺炎、疼痛均应及时吸氧，姑息放射治疗、给予止痛。

（四）化学治疗、放射治疗护理

化学治疗药物静脉注射速度要慢，以减轻对血管的刺激。若有血管外渗应即刻停止静脉注射，并予以局部普鲁卡因封闭。化学治疗前注射止吐药以减轻恶心呕吐反应，化学治疗期间患者出现心悸胸闷应及时听心率，做心电图；化学治疗、放射治疗均应定时查白细胞、血小板；患者均可能脱发，使患者有思想准备，并解除思想顾虑。放射治疗中患者出现咳嗽、呼吸困难加重，应考虑放射性肺炎的可能，应及时吸氧，保持呼吸道通畅。进食吞咽不适有可能发生放射性食管炎，应给予流质饮食。

五、保健

既然吸烟与肺癌的发生有一定关系，首先提倡不吸烟。我国已重视"三废"的处理，严格控制工业和机动车所产生的废气，对预防有重要的意义。肺癌的关键在于早期发现，早期治疗，因此要定期查体，特别是40岁以上长期吸烟者要每半年或一年做X线胸部检查，以便早期发现及时手术，取得好的效果。

（陈　丽）

第七节　气　胸

一、疾病简介

气胸指当空气或其他气体进入肺周围的胸膜间隙时所有或部分的肺塌陷。气胸有不同的类型，分为开放性、自发性和张力性气胸。本病是常见的呼吸急症，大多发病急骤，病情严重，要求迅速作出诊断和正确处理。否则可因肺脏萎缩和纵隔受压移位导致急性进行性呼吸、循环衰竭而死亡。

二、主要表现

（一）闭合性气胸

根据胸膜腔积气量及肺萎陷程度可分为小量、中量和大量气胸。小量气胸指肺萎陷在30％以下，患者可无明显呼吸与循环功能紊乱。中量气胸肺萎陷在30％～50％，而大量气胸肺萎陷在50％以上，均可出现胸闷、气急等低氧血症的表现。查体可见气管向健侧偏移，伤侧胸部叩诊呈鼓音,呼吸音明显减弱或消失,少部分伤员可出现皮下气肿且常在肋骨骨折部位。胸部 X 线片是诊断闭合性气胸的重要手段,但小量气胸尤其是伤情不允许立位后前位摄片者易被漏诊。胸腔穿刺可有助于诊断,也是治疗手段。

(二)张力性气胸

患者常表现有严重呼吸困难、发绀,伤侧胸部叩诊为高度鼓音,听诊呼吸音消失。若用注射器在第 2 或第 3 肋间穿刺,针栓可被空气顶出。这些均具有确诊价值。另外,检查时可发现脉搏细弱,血压下降,气管显著向健侧偏移,伤侧胸壁饱满,肋间隙变平,呼吸动度明显减弱。并可发现胸部、颈部和上腹部有皮下气肿,扪之有捻发音,严重时皮下气肿可扩展至面部、腹部、阴囊及四肢。胸部 X 片虽可直观显示胸腔大量积气,肺萎缩成小团,纵隔明显向健侧移位,以及纵隔内、胸大肌内和皮下有气肿表现,但应强调指出,千万不可依赖和等待 X 线检查而致耽误时间,引起不良后果。

(三)开放性气胸

开放性气胸患者常在伤后迅速出现严重呼吸困难、惶恐不安、脉搏细弱频数、发绀和休克。检查时可见胸壁有明显创口通入胸腔,并可听到空气随呼吸进出的"嘶-嘶"声音。伤侧叩诊鼓音,呼吸音消失,有时可听到纵隔摆动声。

三、治疗要点

(一)排气的适应证选择

闭合性气胸肺压缩<30%时,大多能自行吸收,不需排气。肺压缩>30%时,需排气。

(二)排气方法

(1)紧急简易排气法:病情危重无专用设备情况下,可用 50~100 mL 注射器;在患侧锁骨中线第 2 肋间或腋前线第 4~5 肋间穿刺排气。也可用一根粗注射针,尾部扎一橡皮指套在其末端剪一裂缝起活瓣作用,插入胸腔排气。

(2)闭式引流排气法:部位选择同上。

(3)负压吸引连续排气法。

(三)复发性气胸

除上述处理外,一般采用外科处理,对年龄大、心肺功能差的主张采用胸膜融合术;可用四环素等,诱发化学性无菌性胸膜炎,使两层胸膜粘连,减少复发。

四、护理措施

(一)病情观察

(1)观察胸痛、咳嗽、呼吸困难的程度,及时与医师联系采取相应措施。

(2)观察呼吸、脉搏、血压及面色变化。

(3)胸腔闭式引流术后应观察创口有无出血、漏气、皮下气肿及胸痛情况。

(二)护理要点

(1)尽量避免咳嗽,必要时遵医嘱给止咳剂。

(2)减少活动,保持大便通畅,避免用力屏气,必要时采取相应的排便措施。

(3)胸痛剧烈,可遵医嘱给予相应的止痛剂。

(4)根据病情准备胸腔穿刺术、胸腔闭式引流术的物品及药物,并及时配合医师进行有关处理。胸腔闭式引流时按胸腔引流护理常规。

(5)给予高蛋白,适量粗纤维饮食。

(6)半卧位,给予吸氧,氧流量一般在 3 L/min 以上。

(7)卧床休息。

五、保健

(1)饮食护理,多进高蛋白饮食,不挑食,不偏食,适当进粗纤维素食物。

(2)气胸痊愈后,1 个月内避免剧烈运动,避免抬、举重物,避免屏气。

(3)保持大便通畅,2 天以上未解大便应采取有效措施。

(4)预防上呼吸道感染,避免剧烈咳嗽。

(陈　丽)

第八节　腹　膜　炎

一、疾病简介

腹膜炎是腹腔壁腹膜和脏腹膜的炎症,可由细菌、化学、物理损伤等引起。按发病机制可分为原发性腹膜炎和继发性腹膜炎。急性化脓性腹膜炎累及整个腹腔称为急性弥漫性腹膜炎。

二、主要表现

(1)发病前常有上呼吸道感染,或在肾病猩红热,肝硬化腹水及免疫功能低下时发生。

(2)主要症状是突然发作急性腹痛,开始部位不明确,很快弥漫至全腹。

(3)伴恶心呕吐、发热、脉快等全身中毒症状。

(4)腹胀,全腹肌紧张,压痛反跳痛,肠鸣音减弱或消失。

三、治疗要点

本病的治疗关键为早期、联合、适量、规则及全程抗菌药物治疗。休息和营养是治疗中的重要辅助措施。必要时手术治疗。

四、护理措施

(一)病情观察

(1)密切观察体温是否升高,脉搏是否加快,血压是否下降,以及腹部疼痛、压痛、反跳痛、肌紧张等体征有无加重,如有以上变化,说明病情发展,需要紧急手术治疗。

(2)观察期间不宜用吗啡类止痛剂,以免掩盖病情。

(3)急性患者的观察、护理,必须在医护人员的监护下进行,家属要积极配合,不要擅自处理,以免贻误病情。

(4)注意观察患者血压、血糖及粪便的情况。

（二）护理要点

（1）患者采取半坐位，以便腹腔脓液流向盆腔，便于引流，减少毒素吸收，使腹肌松弛疼痛减轻。

（2）胃肠道穿孔或肠麻痹的患者，绝对禁食禁水，并采用胃肠减压，以避免消化道内容物继续流向腹腔，减轻肠内积气，积液。

（3）使用有效抗生素控制感染。静脉输血、输液以纠正水电解质紊乱及酸碱平衡失调。

（4）禁止灌肠，以免消化道内容物自穿孔处向腹腔内广泛扩散，加重腹腔污染。

（5）结核性腹膜炎应早期、联合、全程抗结核治疗：一般选用链霉素、异烟肼、利福平及乙胺丁醇等联合化学治疗，及时反映有关抗结核药物的不良反应。定期检查听力、视力及肝炎功能、血常规等。

（6）抗结核治疗的基础上用肾上腺皮质激素：对有血行播散或严重毒血症者，可同时加用肾上腺皮质激素，以减轻症状，减少肠粘连、肠梗阻。

（7）大量腹水者，可进行腹腔穿刺适当放腹水，可及时检查腹水性质并可向腹腔内注药。以加快腹水消退，减轻腹膜粘连。护士应协助医师做腹腔穿刺及放液治疗。对于腹穿次数较多的患者，要做好腹部皮肤护理。

五、保健

（一）休息

发热时要卧床休息，腹水较多时可取半卧位。

（二）饮食

给高热量、高蛋白、高维生素、易消化、富于营养的食物。

（三）加强病情观察

除了全身毒血症外，要考虑是否有肠穿孔、肠梗阻等并发症。对于高热患者，注意观察热型，做好高热患者的护理。

（陈 丽）

第九节 肠 结 核

一、疾病简介

肠结核是结核杆菌侵入肠道引起的慢性特异性感染，多继发于肠外结核，特别是开放性肺结核，且好发于回盲部。其临床表现为腹痛，大便习惯改变，腹部包块及发热、盗汗、消瘦等结核毒性反应，但缺乏特异的症状和体征。本病治疗以抗结核药为主。通过合理、充分用药，本病一般可获痊愈。

二、主要表现

肠结核女性多于男性。常有体弱、消瘦、贫血、食欲下降、不规则发热和盗汗等全身症状。但增殖型肠结核全身症状较轻。

(一)溃疡型

溃疡型肠结核的临床表现主要是肠炎症状。多有慢性右下腹痛及脐周痛,有时疼痛可波及全腹。腹痛为隐痛或痉挛性疼痛,餐后加重,排便后减轻。除腹痛外,常有腹泻和便秘交替出现。腹泻多为水泻或稀便。病变累及结肠时,可有黏液和脓血便及里急后重感。尚有低热、盗汗、消瘦、食欲减退等全身症状。体验时右下腹有压痛,肠鸣音活跃,伴有肠腔狭窄时可见肠型。急性穿孔时,可出现剧烈腹痛和弥漫性腹膜炎体征。

(二)增殖型

增殖型病变在临床上主要表现为慢性不完全性低位肠梗阻症状。随着肠腔的缩小,梗阻趋向完全,此时有典型的肠梗阻症状:有腹胀、阵发性腹痛,停止排便排气,时有呕吐。体检时可见腹部胀气和肠型、肠鸣音亢进。有时也可扪及腹部肿块,肿块多位于右下腹、质地较硬,不易推动,较难与癌性肿块相鉴别。

三、治疗要点

(一)抗结核药物

常采用异烟肼 0.3 g,口服,每天 1 次;利福平 0.45 g,口服,每天 1 次,联合化学治疗,疗程6~9 个月。对严重肠结核或伴有肠外结核者,一般加用链霉素 0.75 g,肌内注射,每天 1 次,或吡嗪酰胺 0.5 g,口服,3 次/天,或乙胺丁醇 0.25 g,口服,3 次/天。

(二)全身支持疗法

加强营养支持。

(三)对症治疗

腹痛时用颠茄 16 mg,口服,3 次/天,或山莨菪碱 10 mg,肌内注射。腹泻严重应补液,纠正电解质紊乱。合并完全性肠梗阻、急性穿孔及大出血者,应及时采用外科手术治疗。

(四)手术治疗

伴有活动性肺结核的溃疡型肠结核患者不宜行外科治疗,因该型肠结核病变广泛,不易全部切除,术后复发可能甚大,且可导致结核播散。

四、护理措施

(一)疾病观察

(1)疼痛情况。

(2)腹泻及肠功能改变情况。

(3)消瘦及发热。

(二)护理要点

1.肠结核护理注意要点

应注意劳逸结合,避免劳累,应加强营养,进食富含多种维生素、蛋白质和热量的饮食,腹痛可口服阿托品 0.3~0.6 mg,颠茄合剂 10~15 mL;腹泻可口服止泻药及钙剂,严重腹泻者应注意维持水电解质平衡。

2.疼痛的护理

(1)与患者多交流,分散其注意力。

（2）严密观察腹痛特点，正确评估病程进展状况。

（3）采用按摩、针灸方法，缓解疼痛。

（4）根据医嘱给患者解痉、止痛药物。

（5）如患者突然疼痛加剧，压痛明显，或出现便血等应及时报告医师并积极抢救。

3.营养失调的护理

（1）给患者解释营养对治疗肠结核的重要性。

（2）与患者及家属共同制订饮食计划。应给予高热量、高蛋白、高维生素饮食。

（3）严重营养不良者应协助医师进行静脉营养治疗，以满足机体代谢需要。

（4）每周测量患者的体重，并观察有关指标，如电解质、血红蛋白。

五、保健

（一）休息与营养

活动性肠结核，须卧床休息，积极改善营养，必要时给予静脉高营养治疗，以增强抵抗力。

（二）预防

主要是针对肠外结核，特别是肺结核的预防。对于肺结核应早期诊断、早期治疗，肺结核患者不要吞咽痰液。加强防治结核病的卫生宣传教育，牛奶要经过灭菌消毒，提倡分餐制，切实做好卫生监督。

（陈　丽）

第十节 低 血 压

一、疾病简介

什么是低血压？无论是由于生理或病理原因造成血压收缩压低于 13.3 kPa(100 mmHg)，那就会形成低血压，平时我们讨论的低血压大多为慢性低血压。慢性低血压据统计发病率为 4% 左右，老年人群中可高达 10%。慢性低血压一般可分为 3 类：①体质性低血压，一般认为与遗传和体质瘦弱有关，多见于 20～50 岁的妇女和老年人，轻者可无如何症状，重者出现精神疲惫、头晕、头痛，甚至昏厥。夏季气温较高时更明显。②直立性低血压是从卧位到坐位或直立位时，或长时间站立出现血压突然下降超 2.7 kPa(20 mmHg)，并伴有明显症状。这些症状包括头昏、头晕、视力模糊、乏力、恶心、认识功能障碍、心悸、颈背部疼痛。直立性低血压与多种疾病有关，如多系统萎缩、糖尿病、帕金森病、多发性硬化病、围绝经期障碍、血液透析、手术后遗症、麻醉、降压药、利尿药、催眠药、抗精神抑郁药等，或其他如久病卧床，体质虚弱的老年人。③继发性低血压是由某些疾病或药物引起的低血压，如脊髓空洞症、风湿性心脏病、降压药、抗抑郁药和慢性营养不良症、血液透析患者。

二、主要表现

病情轻微症状可有头晕、头痛、食欲缺乏、疲劳、脸色苍白、消化不良、晕车船等；严重症状包括直立性眩晕、四肢冷、心悸、呼吸困难、共济失调、发音含糊,甚至昏厥、需长期卧床。这些症状主要因血压下降,导致血液循环缓慢,远端毛细血管缺血,以致影响组织细胞氧气和营养的供应,二氧化碳及代谢废物的排泄。尤其影响了大脑和心脏的血液供应。长期如此使机体功能大大下降,主要危害包括视力、听力下降,诱发或加重老年性痴呆,头晕、昏厥、跌倒、骨折发生率大大增加。乏力、精神疲惫、心情压抑、忧郁等情况经常发生,影响了患者生活质量。据国外专家研究显示,低血压可能导致脑梗死和心肌梗死。直立性低血压病情严重后,可出现每当变换体位时血压迅速下降,发生晕厥,以致被迫卧床不起,另外诱发脑梗死、心肌缺血、给患者、家庭和社会带来严重问题。

三、治疗要点

低血压轻者如无任何症状,无须药物治疗。主要治疗为积极参加体育锻炼,改善体质,增加营养,多喝水,多吃汤,每天食盐略多于常人。重者伴有明显症状,必须给予积极治疗,改善症状,提高生活质量,防止严重危害发生。近年来推出 α 受体激动剂管通,具有血管张力调节功能,可增加外周动、静脉阻力,防止下肢大量血液瘀滞,并能收缩动脉血管,达到提高血压,加大脑、心脏等重要脏器的血液供应,改善低血压的症状,如头晕、乏力、易疲劳等症状。其他药物还有麻黄碱、双氢麦角碱、氟氢可的松等,中药治疗等效果和不良反应有待进一步考察。

四、护理措施

(1)适当增加食盐用量,同时多饮水,较多的水分进入血液后可增加血容量,从而可提高血压。

(2)增加营养,吃些有利于调节血压的滋补品,如人参、黄芪、生脉饮等。此外,适当喝些低度酒也可提高血压。

(3)加强体育锻炼,提高机体调节功能。体育锻炼无论对高血压或低血压都有好处。

(4)为防止晕倒,老年低血压平时应注意动作不可过快过猛,从卧位或坐位起立时,动作应缓慢一点。排尿性低血压还应注意,在排尿时最好用手扶住一样较牢固的东西,以防摔倒。

(5)药物治疗,可选用米多君、哌甲酯、麻黄碱等升压药及三磷腺苷、辅酶 A、B 族维生素及维生素 C,以改善脑组织代谢功能。

五、保健

(1)平时养成运动的习惯,均衡的饮食,培养开朗的个性,及足够的睡眠。所以低血压的人,应过规律的生活。

(2)低血压入浴时,要小心防范突然起立而晕倒,泡温泉也尽量缩短时间。

(3)对血管扩张剂、镇静降压药等慎用。

(4)有直立性低血压的人可以穿弹性袜。夜间起床小便或早晨起床之前先宜活动四肢,或伸一下懒腰,这样活动片刻之后再慢慢起床,千万不要一醒来就猛然起床,以预防短暂性大脑缺血。也可以在站立之前,先闭合双眼,颈前屈到最大限度,而后慢慢站立起来,持续 10~15 秒后再走动,即可达到预防直立性低血压的目的。

(陈 丽)

第十一节 贫 血

一、疾病简介

贫血是老年人临床常见的症状。随着年龄的增加,贫血发病率也会上升,因为老年人的某些生理特点与贫血的发生也有一定的关系。老年人贫血主要是缺铁性贫血和慢性疾病性贫血,其次为营养性巨幼细胞贫血。在经济条件较差的人群中易发生营养性贫血。老年人贫血的发生较为缓慢、隐蔽,常会被其他系统疾病症状所掩盖。如心悸、气短、下肢水肿及心绞痛等症状在贫血及心血管疾病时均可出现,临床上多考虑为心血管疾病而忽视了贫血的存在。实际上,也可能是贫血加重了心血管的负担,使原有的心脏病症状加重。此外,贫血时神经精神症状常较为突出,如淡漠、无欲、反应迟钝,甚至精神错乱,常被误诊为老年精神疾病。

贫血是一种症状,造成贫血的原因比较复杂,对老年人贫血应该寻找出造成贫血的真正原因。老年人贫血常见原因是营养不良或继发于其他全身性疾病。再生障碍性贫血及溶血性贫血不多见。营养不良性贫血中以缺铁性贫血最常见。食物缺铁,吸收不良或慢性失血均可造成铁的缺乏。老年人咀嚼困难,限制饮食,胃酸缺乏,吸烟喝酒,饭后饮茶等都可造成铁吸收障碍。慢性失血以胃溃疡出血、十二指肠溃疡出血、消化道肿瘤出血、痔疮、鼻出血及钩虫感染为常见。继发性贫血的常见原因是老年人肿瘤、肾炎和感染。有些药物如某些降糖、氯霉素、抗风湿药、利尿药等,除可直接对骨髓造血功能影响外,还可通过自身免疫机制造成溶血性贫血。

二、主要表现

老年人贫血进展缓慢,其症状、体征与贫血本身及由引起贫血的原发病共同所致,其表现与贫血的程度、发生的进度、循环血量有无改变有关。

(一)皮肤黏膜

皮肤黏膜苍白最为常见,苍白程度受贫血程度、皮内毛细血管的分布、皮肤色泽、表皮厚度及皮下组织水分多少的影响。苍白比较明显的部位有睑结膜、口唇、甲床、手掌及耳轮。

(二)肌肉

主要表现为疲乏无力,是由于骨骼肌缺氧所致。

(三)循环系统

表现为活动后心悸、气短,严重贫血可出现心绞痛、贫血性心脏病、心脏扩大乃至心力衰竭。

(四)呼吸系统

表现为气短和呼吸困难。

(五)中枢神经系统

缺氧可致头昏、头痛、耳鸣、眼花、注意力不集中及记忆力减退、困倦、嗜睡乃至意识障碍。

(六)消化系统

常见食欲减退、腹胀、恶心、腹泻、便秘、消化不良等。

三、治疗要点

老年人贫血的治疗原则与年轻人相同,首先针对病因。一般用药原则是针对性强,尽量单一用药,剂量要充足,切忌盲目混合使用多种抗贫血药。老年人贫血一般多为继发性贫血,当然是要以治疗原发病为主,只有治好了原发病,贫血症状才有可能得到纠正。

四、护理措施

(一)休息

可视贫血的严重程度及发生速度而定,对严重贫血并伴有临床症状的,要采取适当休息,限制下床活动,卧床或绝对卧床休息。对有一定代偿能力的,要给予一定的关照。休息的环境应清洁、安静、舒适、阳光充足,空气流通。温湿度适宜,并与感染隔离。

(二)病情观察

观察体温、脉搏、呼吸、血压情况的变化,及可能合并出现的出血与感染的早期临床表现,及时处理。

(三)营养

应给予高热量、高蛋白、高维生素及含无机盐丰富的饮食。通过适当调整饮食以协助改善胃肠道症状。

(四)症状护理

心悸、气短应尽量减少活动,降低氧的消耗,必要时吸氧。头晕由脑组织缺氧所致,应避免突然变换体位,以免造成晕厥后摔倒受伤。有慢性口腔炎及舌炎时应注意刷牙,用复方硼砂溶液定时漱口,口腔溃疡时可贴溃疡药膜。

(五)皮肤毛发护理

定期洗澡、擦澡、保持皮肤和毛发清洁。

(六)心理护理

耐心、细致地做好思想工作,关心体贴,解除的各种不良情绪反应及精神负担,增强战胜疾病的信心。心力衰竭或烦躁、易怒、淡漠、失眠、面色、手掌和黏膜苍白。

五、保健

(1)平时应注意膳食的均衡,食物中应有充足的新鲜蔬菜、肉类、奶类及蛋类制品,菠菜、芥蓝菜、黑木耳、桂圆、红枣、海带、猪肝富含铁质食物,经常调配食用,对预防营养不良性贫血有较好的作用。对已查明正在治疗原发病的贫血老人,有辅助配合治疗的效果。

(2)对老年人来讲,许多急性、慢性疾病,特别是常见的感染性疾病都可引起继发性贫血,如肿瘤、慢性支气管炎、结核、胆囊炎、肾盂肾炎、前列腺肥大、尿路感染、糖尿病及慢性肝炎或肝硬化等。因此,积极有效地预防这些疾病,一旦患有疾病应及时进行治疗,不让疾病长期不愈,就可减少继发性贫血的发生率。

(陈　丽)

参考文献

[1] 任潇勤.临床实用护理技术与常见病护理[M].昆明:云南科技出版社,2020.

[2] 管清芬.基础护理与护理实践[M].长春:吉林科学技术出版社,2020.

[3] 徐翠霞.实用临床护理学[M].天津:天津科学技术出版社,2019.

[4] 黄俊蕾,赵娜,李丽沙.新编实用临床与护理[M].青岛:中国海洋大学出版社,2019.

[5] 王燕红.临床常见疾病护理[M].北京:科学技术文献出版社,2018.

[6] 张铁晶.现代临床护理常规[M].汕头:汕头大学出版社,2019.

[7] 毕经芳.实用临床常见疾病护理[M].北京:中国纺织出版社,2019.

[8] 曾广会.临床疾病护理与护理管理[M].北京:科学技术文献出版社,2020.

[9] 姜永杰.常见疾病临床护理[M].长春:吉林科学技术出版社,2019.

[10] 魏敏.现代疾病临床护理要点[M].合肥:安徽科学技术出版社,2019.

[11] 刘阳.常见疾病护理常规[M].北京:科学技术文献出版社,2018.

[12] 池末珍,刘晓敏,王朝春.临床护理实践[M].武汉:湖北科学技术出版社,2018.

[13] 李春燕.临床常见病护理精要[M].长春:吉林科学技术出版社,2018.

[14] 张书霞.临床护理常规与护理管理[M].天津:天津科学技术出版社,2020.

[15] 魏晓莉.医学护理技术与护理常规[M].长春:吉林科学技术出版社,2019.

[16] 吴林.现代临床护理实践[M].天津:天津科学技术出版社,2019.

[17] 钱汝伟.临床疾病护理指导[M].北京:科学技术文献出版社,2018.

[18] 杜娟.临床常见疾病护理[M].天津:天津科学技术出版社,2018.

[19] 宋爱玲.实用临床疾病护理常规[M].长春:吉林科学技术出版社,2019.

[20] 邓梅.实用临床疾病护理常规[M].北京:中国纺织出版社,2019.

[21] 万燕铃.实用临床常见疾病护理学[M].昆明:云南科技出版社,2019.

[22] 薛丹.临床实用护理[M].长春:吉林科学技术出版社,2020.

[23] 吕晓民.当代护理技术与临床[M].北京:科学技术文献出版社,2020.

[24] 孙平.实用临床护理实践[M].天津:天津科学技术出版社,2018.

[25] 陈艳.现代临床常见病护理技术[M].北京:科学技术文献出版社,2018.

[26] 林杰.新编实用临床护理学[M].青岛:中国海洋大学出版社,2019.

[27] 刘乐娥.新编护理学[M].天津:天津科学技术出版社,2019.

[28] 于伟萍.临床常见病护理规范[M].长春:吉林科学技术出版社,2018.

[29] 张丽萍.实用护理学精粹[M].天津:天津科学技术出版社,2019.

[30] 屈庆兰.临床常见疾病护理与现代护理管理[M].北京:中国纺织出版社,2020.

[31] 周艳丽.常见病护理精要[M].长春:吉林科学技术出版社,2020.

[32] 刘广芬.临床常见病护理[M].天津:天津科学技术出版社,2018.

[33] 吴小玲.临床护理基础及专科护理[M].长春:吉林科学技术出版社,2019.

[34] 郑学风.实用临床护理操作与护理管理[M].北京:科学技术文献出版社,2020.

[35] 孙彩琴.当代临床护理新实践[M].长春:吉林科学技术出版社,2019.

[36] 任海燕.全程无缝隙护理在手术室护理中的应用及预后分析[J].中国药物与临床,2021,21(1):157-159.

[37] 纪美娥,张琪.协同护理模式在心内科护理中的应用价值分析[J].中国卫生标准管理,2021,12(1):128-130.

[38] 孙晓娥.细节护理和常规护理在手术室护理中的效果对比框架[J].智慧健康,2021,7(24):94-96.

[39] 杨青毓.手术室细节护理在确保手术室护理安全中的应用价值分析[J].中外医疗,2021,40(34):143-147.

[40] 蔡晓芳,胡斌春,戴丽琳,等.心内科疾病诊断相关组权重与护理工作量的相关性研究[J].护理学杂志,2021,36(11):56-59.